エボラとエイズと国際政治

NO TIME TO LOSE《ノー・タイム・トゥ・ルーズ》

ピーター・ピオット Peter Piot
宮田一雄＋大村朋子＋樽井正義＝訳

慶應義塾大学出版会

NO TIME TO LOSE:

A Life in Pursuit of Deadly Viruses

by Peter Piot

日本語版への序文

――エボラは再来し、ＨＩＶ感染は今も続いている

日本にはずっと愛着を持ち続けているので、回想録『NO TIME TO LOSE』の日本語版刊行には特別な思いがあります。初めて訪れたのは一九七九年、京都で国際感染症学会が開かれたときでした。私はすでにエボラウイルス発見者の一人となっていましたが、一九八〇年代の初めにもっと大きなパンデミック（世界的大流行）が起き、そのＨＩＶ／エイズの流行と生涯をかけて闘うことになるなどとは想像もしていませんでした。でもそのとき以来、日本の医学、公衆衛生、文化、料理の探求を続け、数多くの親しい友人に恵まれることになりました。こうして外国人がめったに足を踏み入れないようなところにまで行くようになりましたが、すべてが分かったなどと言うつもりはありませんし、互いに信頼していればそんなことは問題になりません。新橋にある居酒屋の「だいご」に行けば（二四七頁参照）、一日を振り返り、良き友人たちと楽しい時を過ごすことができます。

二〇一三年には、天皇皇后両陛下ご臨席のもと安倍晋三首相から野口英世アフリカ賞を授与されました。公衆衛生分野の偉大な先駆者である野口英世博士の功績を称えて創設された権威ある賞であり、科学と公衆衛生とアフリカに対する私の思いを日本政府から認めていただいたという意味でも、受賞は私にとって大きな栄誉であります。この受賞はまた、私の日本との関わりを公式に認めていただいたものだと思いま

す。これまでの行政や議会、東京大学、京都大学、慶應義塾大学、そしてエイズNGOの友人たちとの交流はもちろん、革新的な公益社団法人グローバルヘルス技術振興基金（GHIT Fund）の理事就任や長崎大学と私が学長を務めるロンドン大学衛生・熱帯医学大学院との新たなパートナーシップも含め、その絆は一層、強いものになりました。また、国連合同エイズ計画（UNAIDS）の事務局長だった当時は、厚生労働省から派遣された日本の同僚がいつも私を補佐してくれました。その人たちとは今も、日本を訪れると再会し、夕食をともにします。

この回想録は二〇〇八年一二月三一日に私がUNAIDSを去るところで終わっています。その後、二〇一四年になってエボラ出血熱が新聞の一面で報じられるニュースとなり、私もしばしば意見を求められてきました。香港では大衆紙が私のことを「エボラの父」（！）という見出しで報じているほどです。エボラは今、西アフリカのとりわけギニア、リベリア、シエラレオネで予想もしなかった重大な人道上の危機を招いています。回想録の中で私が願っていたことの一つは、エボラが最初に発生したコンゴ民主共和国のヤンブク村を再訪することでした。私は六五歳になったのを記念して二〇一四年二月にその願いをかなえました。私がヤンブクを訪ね、人生を変えた一九七六年の劇的な体験を思い返したときにもまだ、再びエボラに取り組むことになろうとは思ってもみませんでした。エボラウイルスが三カ国にまたがるこれほど大きな流行を生み出すとは想像できなかったのです。二〇一四年末の段階で、すでに二万もの人が感染し、七五〇〇人以上が亡くなっています。過去のすべてのエボラによる死者の合計より何倍も大きな犠牲が出ています。一九七六年の最初の流行以来、これまでに発生した二五回の流行は時間も場所も非常に限定的だったし、亡くなった人は多くても数百人でした。今回はそれとは大きく異なっています。ウイル

ノー・タイム・トゥ・ルーズ
――エボラとエイズと国際政治

2015 年 3 月 30 日　初版第 1 刷発行

著　者――――ピーター・ピオット
訳　者――――宮田一雄・大村朋子・樽井正義
発行者――――坂上　弘
発行所――――慶應義塾大学出版会株式会社
〒 108-8346　東京都港区三田 2-19-30
TEL 〔編集部〕03-3451-0931
〔営業部〕03-3451-3584〈ご注文〉
〔 〃 〕03-3451-6926
FAX 〔営業部〕03-3451-3122
振替　00190-8-155497
http://www.keio-up.co.jp/
装　丁――――土屋　光／Perfect Vacuum
組　版――――キャップス
印刷・製本――中央精版印刷株式会社
カバー印刷――株式会社太平印刷社

Printed in Japan ISBN 978-4-7664-2197-2

［著　者］

ピーター・ピオット（Peter Piot）

ロンドン大学衛生・熱帯医学大学院学長、元国連合同エイズ計画（UNAIDS）事務局長。
1949年ベルギー生まれ。1976年、ヘント大学でM. D. 医学博士、1980年にアントワープ大学でPh. D（微生物学）取得。アントワープ熱帯医学研究所の微生物免疫学教授等を経て、1995年から2008年まで国連合同エイズ計画（UNAIDS）初代事務局長。2010年から現職。常に活動の拠点をアフリカに置き、エボラ出血熱、HIV／エイズをはじめとする感染症に関する研究を行う。またUNAIDS事務局長としてHIVの世界的流行に対する国際的関心を惹起し、地球規模での対策を実現させるうえで中心的役割を担った。2013年、アフリカでの医学研究・医療活動の分野において顕著な功績を挙げた者に贈られる「野口英世アフリカ賞」（第2回）を受賞。

［訳　者］

宮田一雄（みやた　かずお）

産経新聞特別記者。

大村朋子（おおむら　ともこ）

元NHK記者・国際放送キャスター。

樽井正義（たるい　まさよし）

慶應義塾大学名誉教授。

［日本語版出版協力］

特定非営利活動法人 エイズ&ソサエティ研究会議

公益社団法人 グローバルヘルス技術振興基金

公益財団法人 日本国際交流センター／グローバルファンド日本委員会

索　引

あ行

アイザクソン，マーガレタ　Isaacson, Margaretha　26-7, 30, 54, 65, 70, 94
アインシュタイン，アルベルト　Einstein, Albert　162
アヴォンツ，ディルク　Avonts, Dirk　160
アーサー，オーウェン　Arthur, Owen　336-7
アサド，ファクリ　Assad, Fakhry　173
アナン，コフィー　Annan, Kofi　259, 286-7, 291, 318-19, 322, 329, 335, 338-43, 360, 365, 370, 373-4, 376, 378, 383, 385, 399, 401, 414, 424, 436
アナン，パンヤーラチュン　Anand, Panyarachun　276-77
アハマット，ザッキー　Achmat, Zackie　333
アブドゥール・カリム，カライシャ　Abdool Karim, Quarraisha　239, 267
アブドゥール・カリム，サリム　Abdool Karim, Salim　239
アブネ・パウロス総主教（エチオピア正教会）　Abune Paulos　317
アムブリー，ジョアンヌ　Embree, Joanne　209
アライン，ジョージ　Alleyne, George　301, 336
アルトマン，ラリー　Altman, Larry　289, 303
アルベール二世（ベルギー）　Albert II　271
アルメダル，カレ　Almedal, Kalle　314
アレキサンダー，アショク　Alexander, Ashok　232, 410
アレクシイ総主教（ロシア正教会）　Alexy II　406
アンダーソン，ロイ　Anderson, Roy　67, 191, 199
李 鍾郁　Lee, Jong Wook　382-3, 389, 407
池田 千絵子　247
イスカンダール，フリッカ・チア　Iskandar, Frika Chia　412
イスコウィッツ，マイケル　Iskowitz, Michael　384-6, 427
岩本 愛吉　247
インノケンティウス十世（ローマ教皇）　Innocent X　315
ヴァージペーイー，アタル・ビハーリー　Vajpayee, A. B.　410
ヴィクトリア女王（英国）　Victoria　337
ウィラシット・シティトライ　Werasit Sittitrai　237, 260, 262, 276
ウィリ（著者の友人）　Willy　145, 195, 225
ウェグ，ケン　Weg, Ken　360, 362
ヴェネマン，アン　Veneman, Ann　304

ウェブ，パトリシア　Web, Patricia　74
ウエヤロ　Weyalo, Dr.　104, 106
ヴェルヌ，ジュール　Verne, Jules　5
ヴェルホフスタット，ギー　Verhofstadt, Guy　382
ウェンズリー，ペネロペ（ペニー）　Wensley, Penelope “Penny”　341, 343, 346
ウォルフェンソン，ジェームズ（ジム）　Wolfensohn, Jim　286, 347
ウォレン，リック　Warren, Rick　386, 425-6
ウフェーボワニ，フェリックス　Houphouet-Boigny, Félix　313
梅田 珠実　247
エセックス，マックス　Essex, Max　200, 229
エドムンダ修道女　Edmunda, Sister　37
エモン，マリーオディル　Emond, Marie-Odile　346, 435
エリオット，ブライアン　Elliott, Brian　356
エルダーズ，ジョイスリン　Elders, Joycelyn　253
遠藤 弘良　247
オーガスト神父　August, Father　37
オクワレ，サム　Okware, Sam　248, 276
オディオ，ウォビン　Odio, Wobin　171
オニシェンコ，ゲナディ　Onishchenko, Gennady　403
オバサンジョ，オルシェグン　Obasanjo, Olusegun　337-8, 340, 423
オバマ，バラク　Obama, Barack　282, 387, 426
オプロ，デイヴィッド　Opulo, David　276
オルブライト，マデリーン　Albright, Madeleine　271
オロウォーフリーア，ベルナデット　Olowo-Freers, Bernadette　252
オロンガ，イポヤ　Olonga, Citoyen Ipoya　37-9, 85
温 家宝　414, 416-18

か行

カ，イブラヒム　Ka, Ibrahim　341, 346
カガメ，ジャネット　Kagame, Jeannette　304
カガメ，ポール　Kagame, Paul　304-6, 380
カザツキン，ミシェル　Kazatchkine, Michel　391, 406, 424-5
ガーシーーダメ，ギーミシェル　Gershey-Dammet, Guy-Michel　220
カシャムカ（カシュ）　Kashamuka, “Kash”　188
カストベルフ，ニルス・アルネ　Kastberg, Nils Arne　252, 270
カストロ，フィデル　Castro, Fidel　275, 299-302
カッセルス，アンドリュー　Cassells, Andrew　375
ガーソン，マイケル　Gerson, Michael　386
カタビラ，エリー　Katabira, Elly　276, 349
カダフィ，ムアンマル　Kadhafi, Moammar　340, 423
カピタ，ビラ　Kapita, Bila　150-1, 163, 165, 171, 216-7, 228
カビラ，ジョセフ　Kabila, Joseph　432
カミンス，ジョセフ　Cummins, Joseph　349
カラン，ジェームズ　Curran, James　147, 164, 179, 205, 260
カリーバ，クリストファー　Kaleeba, Christopher　255
カリーバ，ノエリーン　Kaleeba, Noerine　248, 255, 260, 262, 276, 427
カリングス，ラース・O　Kallings, Lars O.　440
カルドー，ジョン　Kaldor, John　199
カルドーゾ，フェルナンド・エンリケ

Cardoso, Fernando Henrique 298
ガルニエ，ジャン－ピエール Gamier, Jean-Pierre 365
カルロス神父 Carlos, Father 36-7, 41, 50, 60-1, 73, 85, 88, 189, 192
カレエル，ミシェル Carael, Michel 219-20
ガンディ，ソニア Gandhi, Sonia 410
カント，イマヌエル Kant, Immanuel 247
キヴィツ Kivits, Dr. 19, 21, 23
キバンガ，シモン Kibanga, Simon 75
キム，ジム Kim, Jim 389
キムゼケ，グレータ Kimzeke, Greta 18-9, 21, 73, 84, 117, 121, 193, 230
キャメロン，エドウィン Cameron, Edwin 267
ギャレット，ローリー Garrett, Laurie 97
ギャロ，ロバート Gallo, Robert 155, 186, 200
キヨンガ，クリスパス Kyonga, Chrispus 376
クイン，トム Quinn, Tom 120, 147-8, 150-1, 158, 162-3, 179, 188, 227-8
クシュナー，ベルナール Kouchner, Bernard 110, 357
グジュラール，インドラ・クマール Gujral, Inder Kumar 380
グースビー，エリック Goosby, Eric 387
クチマ，レオニード Kuchma, Leonid 297
クマテ・ロドリゲス，ヘスス Kumate Rodriguez, Jesus 245, 251
クライス，ジョアン Kreiss, Joan 209, 238
クラヴェロ，キャスリン Cravero, Kathleen 323-4, 336, 341, 343
クラシ，S・ヤコーヴ Quraishi, S. Yacoov 410
クラッツマン，ダヴィッド Klatzmann, David 155-6
グラント，ジェームズ Grant, James 245, 253, 435
クリーヴス，ジュリア Cleves, Julia 291, 363, 375, 431, 435
クリストファーソン，ウルフ Kristofferson, Ulf 321
クリム，マチルド Krim, Mathilde 238
クリュメク，ナタン Clumeck, Nathan 145-6, 196, 216
クーリルスキ，フィリップ Kourilsky, Philippe 442
クリントン，ビル Clinton, Bill 253, 308, 319, 338, 340, 355, 367, 380, 388
クールテイユ，ジャック Courteille, Jacques 4, 13, 29-30
グルニツキー－ベケレ，メスケレム Grunitzky-Bekele, Meskerem 187
クレプス，ロルフ Krebs, Rolf 366
クレメンツ，メリー・ルー Clements, Mary Lou 291
クローズ，グレン Close, Glenn 32
クローズ，ビル Close, Bill 32, 82
クローズ，リチャード Krause, Richard 147-8
グワラジンバ，ファザイ Gwaradzimba, Fadzai 350
ゲイツ，ビル Gates, Bill 424
ゲイル，ヘレン Gayle, Helene 248, 252, 289
ケネディ，テッド Kennedy, Ted 384
ケリー，ジョン Kerry, John 385
ゴア，アル Gore, Al 322, 355
コイナンゲ，ウィルフリード Koinange, Wilfrid 194
コーヴァディア，ホーセン・M（ジェリー） Coovadia, Hoosen M "Jerry" 331
高 強 417
呉 儀 415
コーサリア，ペリアサミ Kousalya, Periasamy 410
コスタ，アントニオ・マリア Costa, Antonio Maria 413

コダキエヴィッチ，レーフ　Kodhakievich, Lev　185
コーチ，ダヴィ　Koech, Davy　349
コット，アンドレ　Koth, André　27, 29, 31
ゴーナ，ロビン　Gorna, Robin　395-6
コッホ，ロベルト　Koch, Robert　327
コルーセク，アワ　Coll-Seck, Awa　187, 263, 330, 356
コーレブンダース，ボブ　Colebunders, Bob　164-5, 178-9
コワル，サリー　Cowal, Sally　262-3, 271, 291, 311-2, 316
コン，デル　Conn, Del　94

さ行

サイクス，リチャード　Sykes, Richard　311, 356
サディク，ナフィス　Sadik, Nafis　286, 347
サーマン，サンディ　Thurman, Sandy　308, 319, 380
サム，バダラ　Sam, Badara, I　364
サラーントンガ，ロジャー　Salla-N'tounga, Roger　435
サンバ，エブラヒム　Samba, Ebrahim　354
サンパイオ，ジョルジェ　Sampaio, Jorge　380
シィ，エルハッジ・アマドゥ（アス）　Sy, Elhadj Amadou（As）187, 252, 268, 325-6, 341
シェケル，ペドロ　Chequer, Pedro　298
シェヌーダ三世（コプト正教会）　Shenouda III　316
シェリー，ジム　Sherry, Jim　242, 253, 263, 291, 318, 321, 341, 372, 375, 396, 421
ジェルマン，バートン　Gellman, Barton　310, 351
ジスカール・デスタン，ヴァレリー　Giscard d'Estaing, Valéry　82
シディベ，ミシェル　Sidibé, Michel　292, 424, 433, 435
シモン，ヨランダ　Simon, Yolanda　336
シャカリシュヴィリ，アンナ　Shakarishvili, Anna　408
ジャナ，スマラジット　Jana, Smarajit　232
ジャメ，ヤヒヤ　Jammeh, Yahya　350
シャレイラ，ドナ　Shalala, Donna　282
シュヴァルトレンダー，ベルンハルト　Schwartländer, Bernhard　272, 291, 339
シュロ，ピエール　Sureau, Pierre　26, 28-30, 37, 47, 51-5, 59-60, 65, 69-70, 72, 77-8, 91
ジョセフ（著者の友人）　Joseph　225
ジョンソン，カール　Johnson, Karl　18, 22, 26-9, 54, 59, 64-5, 68, 70, 72, 75, 78, 82, 84, 91, 93, 115-6, 180
ジョンソン，ンコジ　Johnson, Nkozi　332
シラク，ジャック　Chirac, Jacques　308, 351, 357
ジルマーティン，レイ　Gilmartin, Ray　360, 362
ジレスピー，ダフ　Gillespie, Duff　289, 308-9
シン，マンモハン　Singh, Manmohan　410
スカト（エボラの回復者）　Sukato　50, 59-60, 62, 93, 105
スタイガー，ビル　Steiger, Bill　375
スターチオ，ジェフ　Sturchio, Jeff　362
スタンリー，ヘンリー・モートン　Stanley, Henry Morton　5
ストッフェルス，ポール　Stoffels, Paul　240
スピーク，ジョン　Speke, John　5
スピルバーグ，スティーヴン　Spielberg, Steven　5
ズマ，ジェイコブ　Zuma, Jacob　329
ズマ，ンコサザナ　Zuma, Nkosazana　311

ズル，ウィンストン　Zulu, Winstone 248, 260
ゼウディ，デブレワーク　Zewdie, Debrework 286, 289, 318
セラ，ホセ　Serra, José 298
セルワダ，デイヴィッド　Serwadda, David 276
セワンカンボ，ネルソン　Sewankambo, Nelson 276
ソフィ（エボラの回復者） Sophie 49-50, 59-60, 62
ゾフティアーク，ウラジーミル Zhovtyak, Vladimir 408
ソマビア，フアン　Somavia, Juan 331
ソーヤー，エリック　Sawyer, Eric 295

た行

醍醐 克行 247
ダイブル，マーク　Dybul, Mark 387, 425
タクシン，チナワット　Thaksin, Shinawatra 426
ダグラス，デンジル　Douglas, Denzil 336
ダ・コスタ　Da Costa, Dr. 128
ダッタ，プラティバ　Datta, Pratibha 132, 209
ダミアン神父　Damien, Father 6, 135, 160, 426
タラントーラ，ダニエル　Tarantola, Daniel 182, 273, 289, 292, 363
樽井 正義 247
タルマン，アンリ　Taelman, Henri 142-3, 146, 148, 150-1, 195
ダンゴール，アハマット　Dangor, Achmat 378-9, 396
タンターウィー，シャイフ・サイイド（アルアズハルのイマーム） Tantawy, Sheikh Said 316
チャクラバルティ，スマ　Chakrabarti, Suma 305, 397
チャバララームシマング，マント Tshabalala-Msimang, Manto 330, 333, 352, 364
チャン，マーガレット　Chan, Margaret 407
チルバ，フレデリック　Chiluba, Frederick 305
ツウェリティニ，グッドウィル（ズールー王） Zwelithini, Goodwill 325
ツツ，デズモンド 大司教　Tutu, Archbishop Desmond 317
デ・コック，ケヴィン　De Cock, Kevin 189, 199-200
ディウフ，アブドゥ　Diouf, Abdou 229, 277, 303
テイシェイラ，パオロ　Teixeira, Paolo 389
テイラー，エリザベス　Taylor, Elizabeth 238
デコッサス，ジョー　Decossas, Joe 260
デスミタ，ヤン　Desmyter, Jan 146
テドロス，アダノム・ゲブレイエスス Tedros Adhanom Ghebreyesus 397, 432
テマーマン，マーリーン　Temmerman, Marleen 127, 353
デュースバーグ，ピーター　Duesberg, Peter 325, 329
デュモン，セルジュ　Dumont, Serge 414
デラポルト，エリック　Delaporte, Eric 207
デルガディッロ，ルネ　Delgadillo, René 4, 8, 15
デ・レイス，ボブ　De Leys, Bob 206
テレサ，マザー　Teresa, Mother 78
鄧 小平 361
トーゴヴニク，ジョナサン　Torgovnik, Jonathan 305
ドーセット，ジョニー　Dorset, Johnny 431
トビアス，ランディ　Tobias, Randy 386-7, 394, 416

トーマス，ガレス　Thomas, Gareth　395
ドュ・ガニエ，ドン　de Gagne, Don　247
トラハー，トニー　Trahar, Tony　372
ドラミニ，ググ　Dlamini, Gugu　422
トルヒーヨ，ロペス 枢機卿　Trujillo, Cardinal Lopez　314
ドンド，ケンゴ・ワ　Dondo, Kengo wa 110,
トンプソン，トミー　Thompson, Tommy 379

な行

中嶋 宏　204, 211-12, 243, 245, 251, 253, 257, 265, 286, 355
ナチオス，アンドリュー　Natsios, Andrew　353
ナット・バマラプラワット　Natth Bhamarapravati　237
ナバロ，デイヴィッド　Nabarro, David 270, 289, 309, 362, 373
ナポレオン一世（フランス）　Napoleon I 414
ナマーラ，ワレン　Namaara, Warren 132
ナルス，パトリシア　Nalls, Patricia　427
徳仁親王　247
ニウエンホーフェ，シモン・ファン Nieuwenhove, Simon Van　89
ニチェ，アニャ　Nitzsche, Anja　435
ヌジョマ，サム　Nujoma, Sam　331
ネガソ，ギダダ　Negasso, Gidada　317

は行

バーク，ジャン　Burke, Jean　27
バーク，ロバート　Burke, Robert　5
バークリー，セス　Berkley, Seth　259
パスツール，ルイ　Pasteur, Louis　441
ハッチ，オリン　Hatch, Orrin　384
パッテン，ステファン　Pattyn, Stefaan 8-9, 11-9, 21-3, 25-6, 29, 64, 94, 97, 102-4, 107, 111, 135, 140
パッテン，レネ　Pattyn, Renee　23
バトラー，リチャード　Butler, Richard 268
バートン，リチャード　Burton, Richard 5
パプ，ジャン・ウイリアム（ビル）　Pape, Jean William “Bill”　172
ハミード，ユスフ　Hamied, Yusuf　359, 364-5
バラード，ロン　Ballard, Ron　125
バレーシヌシ，フランソワーズ　Barré-Sinoussi, Françoise　186
潘 基文　Ban Ki-moon　399-400, 432-3
パング，カザ・アシラグ　Pangu, Kaza Asilag　171
ピオット，クリスチャン　Piot, Christian 79
ピオット，サラ　Piot, Sara　131, 262, 296, 324
ピオット，ブラム　Piot, Bram　106, 117, 193, 195
ピオット，モーリス　Piot, Maurice　235
ビナグワホ，アグネス　Binagwaho, Agnes　304, 432
ビャムギシャ，ギデオン　Byamugisha, Gideon　313
ピンチュク，エレナ　Pinchuck, Elena 297
ビンデルト，フランツ　Bindert, Franz 248
ファウチ，アンソニー　Fauci, Anthony 164, 384-5
ファルコー，スタンリー　Falkow, Stanley 113, 118-9, 160, 437
ファン・ダイク，エディ　Van Dyck, Eddy　125
ファンデペレ，フィリッペ　Vandeperre, Philippe　209
ファン・デル・グルーン，ハイド　Van Der Groen, Guido　3-4, 8, 16, 21, 64, 68, 74, 92, 101-3

フィッシャー，マリー　Fisher, Mary　435
フィーチャム，リチャード　Feachem, Richard　377-8, 389
フィールフォント，ヤン　Vielfont, Jan　218
フェルナンデス，オスカー　Fernandes, Oscar　409
フォージ，ビル　Foege, Bill　116
フォスター，スタン　Foster, Stan　115
フォスター，マーク　Foster, Mark　362
フォックス，エミール　Fox, Emile　414
フォーブ，ピーター　Folb, Peter　350
プーチン，ウラジーミル　Putin, Vladimir　406
ブッシュ，ジェナ　Bush, Jenna　431
ブッシュ，ジョージ・H・W　Bush, George H. W.　200-1
ブッシュ，ジョージ・W　Bush, George W.　340, 368, 373-5, 384-9, 426
ブッシュ，バーバラ　Bush, Barbara　431
ブートマンス，エディ　Boutmans, Eddy　319
ブトロス－ガーリ，ブトロス　Boutros-Ghali, Boutros　253
プラット，ジェフ　Platt, Geoff　93
プラパン・パーヌパーク　Prahpan Phanuphak　237
プラマー，フランク　Plummer, Frank　129, 194, 209
プラムリー，ベン　Plumley, Ben　311, 357, 362-3, 396, 421
ブラン－ヴェジネ，フランソワーズ　Brun-Vézinet, Françoise　158
フランシス，ドン　Francis, Don　283
フランシス，ヘンリ（スキップ）　Francis, Henri “Skip”　163, 188-9, 228
フランセン，リーフェ　Fransen, Lieve　129, 201, 364, 374
ブランハム，ボブ　Brunham, Bob　120
フリスト，ビル　Frist, Bill　385
フリート，ジュリアン　Fleet, Julian　364, 366, 435
ブリンク，ブライアン　Brink, Brian　371
ブルジンスキー，リチャード　Bruczynski, Richard　247
ブルニク，キャロリーヌ　Bournique, Caroline　435
ブルネ，ジャン－バプティスト　Brunet, Jean-Baptiste　199, 220, 260
ブルントラント，グロ・ハーレム　Brundtland, Gro Harlem　360, 362, 374, 380-2, 389
ブレア，トニー　Blair, Tony　389
フレシェット，ルイーズ　Frechette, Louise　318, 322, 341, 345, 373
ブレマン，ジョエル　Breman, Joel　26, 29, 41-2, 47, 54, 57, 65, 91-3, 106, 114, 180
フレンク，フリオ　Frenk, Julio　382, 407
フロイト，シグムント　Freud, Sigmund　220
プローディ，ロマーノ　Prodi, Romano　364
ブンバ将軍　Bumba, General　32, 61, 95
ベアータ修道女　Beata, Sister　37, 48
ベイコン，フランシス　Bacon, Francis　315
ヘイス，ピーター　Ghys, Peter　200
ヘイマン，デイヴィッド　Heymann, David　95
ペイラン，トーマス　Parran, Thomas　159
ペクール，ベルナール　Pécoul, Bernard　364
ペータース，マルチネ　Peeters, Martine　206-7
ヘノフェーファ修道女　Genoveva, Sister　44, 58, 78-9, 192
ベヘッツ，フリーダ　Behets, Frieda　69, 166, 176, 227
ベラミー，キャロル　Bellamy, Carol　286, 347, 383, 428
ペリエンス，ヨース　Perriens, Jos　179, 228, 364

ヘルダ，シルヴィ　Herda, Sylvie　435
ベルトッツィ，ステファノ　Bertozzi, Stefano　265, 431
ヘルマン神父　Germain, Father　37
ヘルムズ，ジェシー　Helms, Jesse　384
ヘレルツ，イェフ　Geraerts, Jef　43
ベン，ヒラリー　Benn, Hilary　391, 394
ホーク，スーザン　Holck, Susan　260, 262
ポクロフスキー，ワジム　Pokrovsky, Vadim　205, 402, 406
ボーショー男爵　Bauchau, Le Chevalier（Knight）　164
ホートン，カレン　Horton, Karen　435
ボノ　Bono　424
ホームズ，キング　Holmes, King　113-4, 118-20, 127, 147
ホルケリ，ハッリ　Holkeri, Harri　341
ボルトン，ジョシュア　Bolton, Joshua　386
ホルブルック，リチャード　Holbrooke, Richard　320-2
ホワイツカーヴァー，ジャック　Whitescarver, Jack　147
ホワイト，マイク　White, Mike　90, 92
ボンゴ，オマー　Bongo, Omar　306

ま行

マイ，カール　May, Karl　5
マウラス，マルタ　Mauras, Marta　341
マガザニ，カンバリ　Magazani, Kambali　202
マッカーシー，ジョセフ　McCarthy, Joseph　299
マッカートニー，ポール　McCartney, Paul　64
マクエヴォイ，ペギー　McEvoy, Peggy　299, 301
マックグリーヴィー，ビル　McGreevy, Bill　351
マクゴバ，マレガプル　Makgoba, Malegapuru　329, 350
マグリット，ルネ　Magritte, Rene　xviii
マコーミック，ジョー　McCormick, Joe　64, 89, 148, 150-1, 158, 162, 188
雅子妃　247
マシェル，グラサ　Machel, Graca　380
マセケラ，ヒュー　Masekela, Hugh　334
マーソン，マイケル（マイク）　Merson, Michael　212, 214, 226, 229, 242, 262, 265, 269, 323, 371
マチルド妃（現ベルギー王妃）　Mathilde, Crown Princess　408
マトンド，マサンバ　Matondo, Masamba　41, 55, 57
マネ，プルニマ　Mane, Purnima　261, 421
マーラー，ハルフダン　Mahler, Halfdan　173-5, 204
マリー－アントワネット（モブツ大統領夫人）　Marie-Antoinette　105
マリエッテ修道女　Mariette, Sister　44-5
マルクス，グルーチョ　Marx, Groucho　162
マルセラ修道女　Marcella, Sister　43-6, 51, 53-4, 192
マルティノー，ティム　Martineau, Tim　435
マロック・ブラウン，マーク　Malloch Brown, Mark　335, 347, 373, 401
マン，ジョナサン　Mann, Jonathan　162-3, 165, 168-170, 173-6, 182, 184, 186, 188, 194, 198, 203-4, 211-2, 214, 226, 264, 273, 284, 291-2, 363
マンデラ，ネルソン　Mandela, Nelson　267, 311, 325, 334, 342, 355, 379-80, 424
ミアトゥディラ　Miatudila, Dr.　90
ミッチェル，シーラ　Mitchell, Sheila　155
ミチャイ・ウィラワイタヤ　Mechai Viravaidya　205, 276
ミッテラン，フランソワ　Mitterrand, François　186

ミリアム修道女　Myriam, Sister　37
ムーア，ジョージ　Moore, George　377
ムエンベ，ジャン－ジャック　Muyembe, Jean-Jacques　27, 154-5
ムガベ，ロバート　Mugabe, Robert　302
ムギエニ，ピーター　Mugyenyi, Peter　356
ムシスカ，ローランド　Msiska, Roland　260
ムショラ，ンゴイ　Mushola, N'goy　40-1, 74
ムスワティ三世（スワジランド）　Mswati III　429
ムセベニ，ヨウェリ　Museveni, Yoweri　275, 289, 303
ムーディ，ロブ　Moodie, Rob　260, 262, 284
ムバーラク，スーザーン　Mubarak, Suzanne　316
ムブイ　Mbuyi, Dr.　90
ムブズ　→ソフィ
ムブプ，スレイマン　Mboup, Souleymane　187, 200, 229, 277, 350
ムベキ，ザネレ　Mbeki, Zanele　326, 328
ムベキ，タボ　Mbeki, Thabo　267, 274, 325-35, 349, 432
ムルケルク，ハンス　Moerkerk, Hans　243, 248, 260
ムワンギ，メジャ　Mwangi, Meja　127
メイ，ロバート　May, Robert　67, 191
メッテ－マリット妃（ノルウェー）　Mette-Marit, Crown Princess　408
メドヴェージェフ，ドミートリー・アナトーリエヴィチ　Medvedev, Dmitri Anatolyevich　406
メハース，アンドレ　Meheus, André　107-9, 214
毛 沢東　418
モクンビ，パスコール　Mocumbi, Pascoal　382-3
モゲダル，シグルン　Mogedal, Sigrun　394
モー・ドルフ（著者の曾祖母）　Moe Dolf　44-5
モハエ，フェスタス　Mogae, Festus　303, 429-30
モブツ・セセ・セコ　Mobutu Sésé Seko　25, 32, 36, 38, 41, 49, 69-71, 75, 80, 82, 88, 105, 110, 166-7, 181, 183, 188, 213, 216, 226-7, 348-9
モリス，ジム　Morris, Jim　428
モンタニエ，リュック　Montagnier, Luc　145, 155, 158, 186

や行

ヤーコブ，ヴィム　Jacob, Wim　16
山田 忠孝　303
山本 尚子　247
ヤンセハース，パウル　Janseghers, Paul　71
ヤンセン，P・G　Janssen, P. G.　11
ヤンセン，ポール　Janssen, Paul　239-40
ヨハネ・パウロ二世（ローマ教皇）　John Paul II　314-5

ら行

ライダー，ロビン　Ryder, Robin　168, 176, 178, 348
ラヴ，ジェイミー　Love, Jamie　361
ラオ，スジャータ　Rao, Sujata　410
ラオ，プラサーダ　Rao, Prasada　289, 400, 410
ラガ，ジェフ　Laga, Jef　279
ラガ，マリー　Laga, Marie　129, 132, 177, 189, 278-9
ラギー，ジョン　Ruggic, John　335
ラーソン，ハイディ　Larson, Heidi　285, 431
ラート，マティアス　Rath, Matthias　350
ラフィエ，ジェラール　Raffier, Gérard　27
ラマトジ，ンゴアコ　Ramathodi, Ngoako

329
ラミー，パスカル　Lamy, Pascal　364
ラーレマン，ヘールト　Laleman, Geert 202
ランディ，デビー　Landey, Debora (Debbie)　285
ランプテイ，ピーター　Lamptey, Peter 185
ランボレイ，ジャン－ルイ　Lamboray, Jean-Louis　244
リー，バーバラ　Lee, Barbara　372
李 英東　415
リース，ヘレン　Rees, Helen　350
リーチ，ジム　Leach, Jim　372
リッツェン，ヨ　Ritzen, Jo　260
リード，エリザベス　Reid, Elizabeth 242, 245
リュポール，ジャン－フランソワ Ruppol, Jean-François　27, 29, 35, 39, 48, 55, 57, 61, 71, 104, 149-50, 164
リンドブラッド，ベルティル　Lindblad, Bertil　403
ルアフマ　Lurhuma, Dr.　349
ルアンボ，フランコ　Luambo, Franco 184
ルーズベルト，エレノア　Roosevelt, Eleanor　342
ルオ，ンカンドゥ　Luo, Nkandu　289
ルティ，カリサ　Ruti, Kalisa　150
ルムンバ，パトリス　Lumumba, Patrice 80
ルーラ（ブラジルの大統領）　Lula　298
ルリーブルーダミ，ポール　Lelievre-Damit, Paul　23-5
レオポルド二世（ベルギー）　Leopold II 7, 110
レオンチュク，ナターリア　Leonchuk, Natalia　408
レオン神父　Leon, Father　48, 78
レーガン，ロナルド　Reagan, Ronaldo 147, 186, 201, 423
レツィエ三世（レソト）　Letsie III　428
レーンストローム，ジョエル　Rehnstrom, Joel　416
ログンダ，ルハカナ　Rogunda, Ruhakana 203
ロサノ・バラガン，ハビエル 大司教 Lozano Barragan, Archbishop Javier 315
ローディ，ビル　Roedy, Bill　289, 312, 380
ロナルド，アラン　Ronald, Allan　120, 124, 127, 129
ロマーナ修道女　Romana, Sister　37
ローレス，ルイーズ　Loures, Luiz　298-9

わ行

ンガリ，ボセンゲ　Ngali, Bosenge　166, 183-4, 186
ングギ，エリザベス　Ngugi, Elizabeth 129, 181
ンゲテ　Nguete, Professor　26
ンサンゼ，ハーバート　Nsanze, Herbert 127, 130
ンジラ，ユージン・ンジランビ　Nzila, Eugene Nzilambi　166, 177, 186, 189, 191
ンセカ，マインガ　N'Seka, Mayinga　28-31, 54
ンドイエ，イブラヒム　Ndoye, Ibrahim 187, 248-9, 277

スが変わったわけではなく、社会基盤、保健基盤が脆弱だったことがその原因です。三カ国のエボラ発生数は今後、減少していくだろうと考えていますが、散発的な小さな流行発生はしばらく続くでしょうし、完全に終息させるにはワクチンが必要なのかもしれません。

今回の悲劇は、感染症の流行が今後も世界を脅かし続けるであろうということを示しています。インフルエンザやＨＩＶと同じようにエボラウイルスの感染も、元は動物に由来するものでした。未知の動物由来感染症が将来、人類を襲うこともあると考えなければなりません。流行がどこで起きようとも、それはその地方の人びとに大きな打撃を与えるだけでなく、米国やスペインにおけるエボラ症例が示すように、何千キロも離れた場所でも感染を引き起こすことになります。極めて致死性の高い病気の輸入感染や二次感染は、流行国以外の国に対しても患者のケアや隔離、臨床的、公衆衛生的な封じ込め対策に大きなコストを強いることになります。また、社会的なパニックや保健システムの崩壊を招くこともあります。したがって、西アフリカのエボラとの闘いは、流行国の人びとの苦痛を緩和するだけではなく、世界全体に利益をもたらす「世界共通の公共財」と考えるべきなのです。西アフリカのためだけではありません。同じことは他の数多くの感染症対策にも当てはまります。

流行発生のさまざまなリスクが組み合わされると、ウイルスの感染を拡大させ「本格的な嵐」を生み出すことになる。流行の現状はこの点も明らかにしています。西アフリカでは、何十年にも及ぶ内戦と腐敗した独裁政権が続いたことによる政府への信頼喪失、保健システムの機能不全、世界最低水準の人口あたり保健医療従事者数、病気の原因に対する伝統的な迷信、そして国内レベル、国際レベル双方の対応の遅れ、それらが組み合わされて、エボラ危機という嵐が生み出されました。今回の経験はまた、感染症の流行を防ぎ、コントロールするうえで、保健システムを適切かつ公正に運営していくことがいかに重要であるかということも示しています。

コンゴ民主共和国では、エボラ対策の経験を持つジャン－ジャック・ムエンベ教授の指導のもとで、コンゴの同僚たちがエボラの流行発生を速やかに把握し、封じ込めることに成功しています。私はこのことを誇りに思います。ムエンベ教授は一九七六年にエボラが最初に発生した際、真っ先にヤンブク村を訪れた医師です。本書に出てくるもう一人の同僚、アワ・コル－セク教授は、UNAIDS発足時の職員でしたが、現在はセネガルの保健大臣で、ギニアからの学生がセネガルに入国してエボラを発症した際に、国内での感染拡大を食い止めることに成功しています。こうした事例は、科学的な原則に基づき、迅速かつ断固とした対応を取れば、エボラの阻止は可能だということを示しています。

私は二〇一四年一二月にシエラレオネを訪れ、エボラがどこまで社会を不安定化させるのか、保健医療従事者がいかに命がけで対応しているのかを目の当たりにしました。エボラの被害がこれほど大きくなった主な理由の一つは、医師や看護師が死亡することです。シエラレオネ訪問は、エイズの流行の初期を思い出させるものでもありました。流行は陰謀によるものだとの噂が広がり、生き延びた人の苦しみに社会的なスティグマが追い打ちをかけるのです。

エボラが新聞の一面の見出しになっている一方で、HIV感染に対しては、今日のメディアは概ね沈黙しています。一九七六年に最初の流行が発生して以来のエボラの死者は一万人以下であるのに対して、エイズではこの三〇年あまりで四〇〇〇万人近くが亡くなっています。エイズは終わっていないし、HIVの流行の終結もまだ見えていません。治療アクセスの拡大に関しては、ミシェル・シディベが私の後を継いでUNAIDSの事務局長になり、マーク・ダイブルが世界エイズ・結核・マラリア対策基金（グローバルファンド）の事務局長に就任して以来、大きく加速しています。低・中所得国で一四〇〇万人近くが抗レトロウイルス治療を受けられるようになるなどということを予測できた専門家は、極めてわずかしかいなかったはずです。その成果として、エイズによる年間の死亡者数は、二〇〇五年当時二四〇万人だったのが、二〇一三年には一五〇万人に減少しています。これは疑いもなく、公衆衛生、国際開発の分野における成功事例の一つでしょう。

抗レトロウイルス治療を受けていれば、ＨＩＶに感染している人から感染していない性パートナーへの感染のリスクが大きく減少することも、臨床試験で明らかにされています。その結果、ＨＩＶ検査と抗レトロウイルス治療が普及すれば、それでＨＩＶ感染はなくせるか、あるいは少なくとも非常に低いレベルで抑えられるようになる、という楽観論を生むことにもなりました。「予防としての治療」が社会的に有効なのかどうかを見極めるための大規模調査が現在、進められています。

ただし、ＨＩＶ感染をなくすにはおそらくワクチンが必要です。仮にワクチンなしで可能だとしても、その道のりは非常に長いものになるでしょう。現実を見れば、三五〇〇万人を超える現在の陽性者にはいずれ抗レトロウイルス治療が必要になります。それだけでも大変なことですが、さらに二〇一三年だけでも二一〇万人が新たにＨＩＶに感染しています。あまりにもたくさんの人が死亡し、新規に感染もしているのに、成功について語るなどということはできません。たとえば旧ソ連諸国の新規感染は依然、高いレベルのままです。二五年前、アフリカで最初にＨＩＶ感染を減少に導くことに成功した国であるウガンダでは、ＨＩＶ予防と治療の努力を長期にわたって続けてきたにもかかわらず、現在の新規ＨＩＶ感染数は、ピーク時だった一九九〇年代とほぼ変わりません。世界で最も人口増加率が高い国という事情もありますが、エイズになっても治療が受けられる現状に満足し、実証されたＨＩＶ予防策を幾分疎かにしているからでしょう。南アフリカのクワズルナタル州では三〇～四〇％の女性が三〇歳までにＨＩＶに感染しており、予防はまったくうまくいっていません。私の新たな本拠地であるロンドンでも、平均すると一日に五人のゲイ男性がＨＩＶに感染しています。検査を受ける人の割合は高く、カウンセリングや治療は国の保健サービスにより無料であるにもかかわらずです。ＵＮＡＩＤＳでさえ、ＨＩＶ対策を現在のレベルに維持したままでは、二〇三〇年までにＨＩＶ新規感染を減らすことはできない、二〇三〇年までにエイズを公衆衛生の脅威でなくするには、対応を大幅に強化する必要がある、と推計しています。

最近のエイズへの対応は医学の傲慢なのか、それともウイルスに対する生物医学の勝利なのか。それは歴史が教えてくれるでしょう。私にはどちらも疑問ですが、数学モデルがどうであろうと、抗レトロウイルス治療だけでＨＩＶの流行を終結させることができるとは思えません。本書でも指摘しているように、ＨＩＶと闘う戦略の核は依然、治療の普及を含めた包括的な対策、複合予防です。技術だけに頼るような考え方に加え、現状での慢心、そして資金の減少が、対策を阻む最大の脅威です。今私たちに必要なのは、長期的戦略、リーダーシップ、社会的対応、そして技術革新です。

私は今、この日本語版への序文をロンドン大学衛生・熱帯医学大学院の私のオフィスで書いています。窓の外には大英博物館が見え、仕事をしている私を誘います。この大学院は公衆衛生と国際保健の領域で世界を主導しており、その指導者として働けることは大いなる栄誉であるとともに、ある意味、アントワープの小さな研究機関で歩み始めた研究者としての私のルーツに戻ることでもありました。この歴史的な建物に入ると、日本を含む世界中から集まってきた教員や学生との国際連合を経験しているようにも思います。聡明で熱心な学生たちと話をしていると、私が引退しても、国際保健はうまくやっていけるだろうと実感することができるのです。

この日本語版の出版では多くの方にお世話になりました。私の良き友人であり、膨大な翻訳作業をお引き受けいただいた宮田一雄、大村朋子、樽井正義の三氏にはとりわけ感謝したいと思います。そして岩本愛吉氏、遠藤弘良氏の変わらぬ友情、並びに黒川清氏、ＢＴスリングスビー氏、大河原昭夫氏、伊藤聡子氏の友情と支援にもお礼を申し上げます。

二〇一五年一月

ピーター・ピオット

目次

第2部

第3部

第4部

＊本文中の〔　〕内は訳注を示す。

アフリカ関係地図

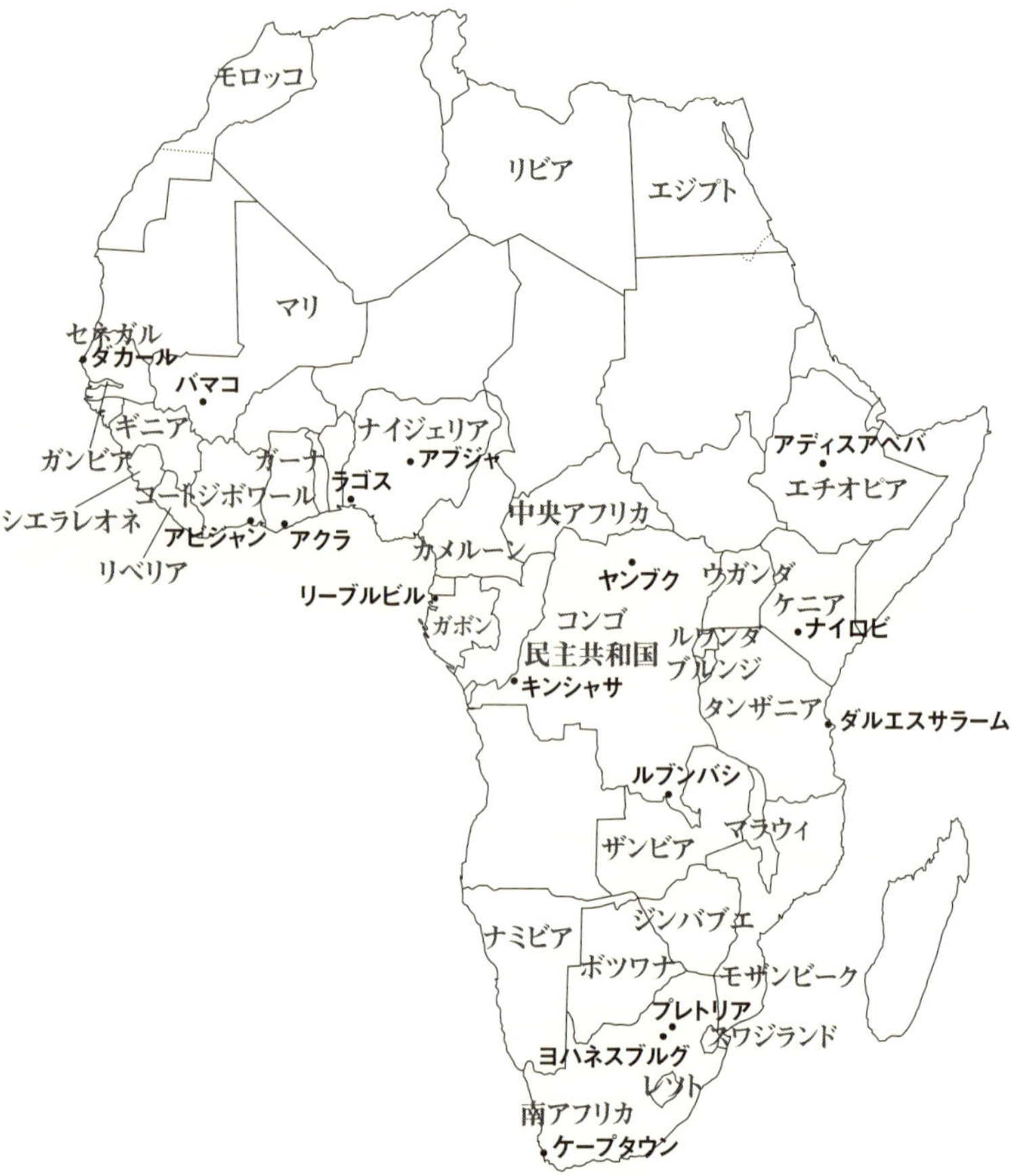

モロッコ
リビア
エジプト
マリ
セネガル
ダカール
バマコ
ギニア
ガンビア
シエラレオネ
リベリア
コートジボワール
ガーナ
アビジャン
アクラ
ナイジェリア
アブジャ
ラゴス
カメルーン
中央アフリカ
リーブルビル
ガボン
コンゴ
民主共和国
ヤンブク
キンシャサ
アディスアベバ
エチオピア
ウガンダ
ケニア
ナイロビ
ルワンダ
ブルンジ
タンザニア
ダルエスサラーム
ルブンバシ
ザンビア
マラウィ
ジンバブエ
ナミビア
ボツワナ
モザンビーク
プレトリア
ヨハネスブルグ
スワジランド
レソト
南アフリカ
ケープタウン

NO TIME TO LOSE

私たちには歴史に対する責任があります。エイズの流行に直面し、逃げることも、隠すことも、分裂することもなく対応した。後世の歴史家からそう書かれることこそがもっとも大きな貢献というべきでしょう。

――ジョナサン・マン

怠惰は思考を鈍らせる。

――フランドルのことわざ

人類史上、ＨＩＶ／エイズの流行ほど大きな脅威はありません。一見、もっと緊急そうな問題があるために、関心が失われたり、脇に置かれたりするようなことがあってはならないのです。ＨＩＶ／エイズに対し、全力を挙げ、持てる限りの力と資金を投じて闘わなければ、歴史は私たちを厳しく裁くことになるでしょう。

――ネルソン・マンデラ

二〇〇四年七月一六日、タイ・バンコクの第一五回国際エイズ会議で

序文

回顧録を書くのに六二歳は少し早過ぎるかもしれない。しかし、同時代の二つの大きな冒険であるエボラ出血熱の発見、およびエイズの流行とそれに対する世界の動きを振り返ってみるだけの時間はすでに経過しているし、記憶もまだあいまいにはなっていない。今のうちにまとまったものを書いておくべきだろう。二つの未知のウイルスの発見史の中で、私は目撃者であり、同時に研究の当事者でもあるという栄誉に浴してきた。別々に二冊の本を書いても十分なほど材料はある。アフリカで最初に起きたエボラ出血熱の流行は、私にとって初めて科学的な探求と命がけの冒険に足を踏み入れた機会であり、また現在は国際保健（global health）と呼ばれている分野への扉を開く出来事でもあった。エイズの流行では、健康と病気との極めて複雑な関係に直面し、困難に満ちた大小の政治の現実を学ぶことにもなった。子供の頃からすでに、私はさまざまな科学的探求に興味を持ち、自分が住んでいる村の外に広がる世界を知りたいという思いも強かった。大人になりたての頃には想像もできなかった疾風怒濤の人生を送ることができたのもそのためだろう。

二つの感染症の流行は、現在の医学が持つ大きな可能性と限界をともに示している。たとえば、延命効果のある抗レトロウイルス薬が発見される一方で、ＨＩＶ（ヒト免疫不全ウイルス）が発見されてから二五年以上もたつというのに、ワクチン開発には失敗している。エボラやＨＩＶのような感染性のものであれ、最近は津波のように押し寄せている肥満や糖尿病、循環器病であれ、急増する疾病に対し、社会的な要因が与える大きな影響も忘れてはならない。世界の医学界が、少なくとも先進諸国では感染症を制圧できたと考えていた時期もあった。二千年紀の終わり近くに新たな病原体が出現し、流行が拡大するなどということを当時、誰が予言できただろうか。エボラとＨＩＶ感染はおそらく、次の世代にも存在し続けるだろう。あまりにも楽観的なシナリオとは対照的に、私にはエイズの終わりが視野に入っているとは思えない。新たなウイルスが出てくる可能性もなくなったわけではなく、さらに多くの病原体が出現し、世界に広く影響が及ぶような事態も考えておく方がいいだろう。

ベルギーの有名なシュールレアリズムの画家、ルネ・マグリットの絵画「これはパイプではない」になぞらえて言えば、「これは自叙伝ではない」。私の旅はおそらく、まだ終わっていないだろうし、本書は、何百件もの文献引用が付いた二つの流行の歴史や政治に関する博士論文でもない。発見、いくつかの場面、人びと、成果などについて、私自身の経験という一つのレンズを通して観た回想記である。全体像を示そうなどとは思っていない。そうした本を書くなら、もう少し離れた立場にある学者たちの方が適任だろう。

時として私は、アフリカの真ん中で流行発生を追いかける探偵、抗生物質に耐性を持つ細菌やＨＩＶの遺伝子の多様性を研究する医学者、抗レトロウイルス治療がない時代に絶望的な思いで患者を診ていた医師、予防と治療のプログラムを組み立てる研究者にして公衆衛生担当者だった。八〇カ国で多国間機関を主導し、国連改革を先導する国連職員、政治的な決議や抗レトロウイルス薬の価格引き下げを交渉する忍耐強い外交官、世界の有力者に粘り強く働きかけ、エイズの認識を予想を超える水準に引き上げるキャンペーン担当者、官僚主義にいらだつ闘士、もとからのアクティヴィストでもあった。そしてしばしば、いくつもの役割を同時に担い、いつもさまざまな分野の当事者と連携した。この回想記はそれらすべてを反映したものである。

本書はまた、現代におけるもっとも厳しい感染症の流行であり、今も拡大を続けるエイズのパンデミック（世界的大流行）に対する私的な年代記でもある。ＨＩＶに感染している人、エイズで亡くなった人は、あわせると六〇〇〇万人を超えている。このことを視野に置きつつ、医学と政治と多くの人の努力のおかげで、エイズという病気のイメージがいかに劇的に変化してきたかについても述べた。国連システムにおける日常と苦闘についても内側から紹介した。私は三人三様の国連事務総長のもとで、国連合同エイズ計画（ＵＮＡＩＤＳ）の事務局長を務め、国連に何が可能なのかを目撃してきた。多数の国とプレーヤーがエイズのような事態に直面して具体的なプロジェクトのもとに集まるときには、国連は有効に機能することができる。しかし、一九〇を超える加盟国と国連機関とそこで働く人たちが、行動しようとせず、成り行きに任せるのであれば、国連は非効率の同義語になってしまう。それも目撃してきた。

もっとも重要なことはおそらく、エイズのような大変な事態のもとでは、高い教育を受けてきたのか、そうでないかに関わりなく、人間というものの良い面も悪い面もはっきりと出てしまうということだろう。繰り返し、何度も、そうした事例を目撃してきた。エイズ患者の診療を拒否する医師、患者を教会に受け入れるのを拒み、コンドーム反対キャンペーンを展開する聖職者、同性愛者を嫌悪する政治家や公衆衛生担当官、薬物にではなく薬物使用者に対する戦争を宣言する取締当局、自分の縄張りにしか関心がない国連官僚組織の中間管理職。そうした人たちに、私は対応しなければならなかった。だがそれ以上に、人びとのいのちを救い、正義のために闘い、医学的な解決策を求め、信じがたいほどの情熱と思いやりで困難に取り組むたくさんの人びとに会うことができた。エイズとの闘いを続ける数多くの無名の英雄たちとともに働いてこられたことを私は光栄に思う。世界中のＨＩＶ陽性者のグループ、洞察力のある政治家、寛大な慈善家、新薬の開発者、ケアを提供する聖職者、そして私の同僚である不屈の科学者、アクティヴィスト、臨床医、プログラム担当者、そうした人びととの地球規模のコミュニティを、私はこれまでの三〇年につくってきた。このような経験の多くはＵＮＡＩＤＳ時代に、思考停止に陥りそうなおびただしい会議の連続に耐えることと引き替えに得られたものだ。そこでは、四半期ごとの結果や短期的展望といった現代病ではなく、可能な限り多くの人のいのちを救うという究極の目的に従って行動する必要があることを学んだ。そうした大きなボーナスとともに、それは自分自身を見つめ続ける機会でもあった。この回想記がウイルスに関してよりも、人びととその組織や運動について多く取り上げることになったのはそのためだ。

第1部

第1章　青い魔法瓶の中のウイルス

微生物学研究室のボスが、ザイールから特別な荷物が送られてくると知ったのは、一九七六年九月の最後の火曜日のことだ。キンシャサからの航空貨物は、遠く離れた赤道地域のコンゴ川流域で発生したと思われる、異常な流行病の血液検体だった。

ベルギーのアントワープで若手研究者として働いていたそれまでの二年間、こんなことはなかった。しかし、これも仕事だ。奇妙な血液検体を引き受け、それが何かを突き止めることは時々あった。私のいた研究室は黄熱病のようなアルボウイルス感染症を含むすべての病気を診断する資格があり、新たな流行病に関する作業仮説も「出血症状を伴う黄熱病」と伝えられていた。

私には黄熱病が疑われるケースを扱った経験はなかった。赤道地帯のザイールのような遠方から検体を受け取ることが毎日あるわけではない。そして、これが通常の検体ではなく、何か奇妙な事態が起きていることは、ワクチンをきちんと接種していたベルギー人修道女がすでに数人、病死していたことから考えて明らかだった。

荷物は翌九月二九日に届いた。青色に輝く安物のプラスチック魔法瓶だった。私は同僚のハイド・ファン・デル・グルーン、ルネ・デルガディッロとともに、その魔法瓶を研究室の椅子の上に置いて開けた。ハイドは私より少し年上、三〇歳前後の内気でちょっと変わったベルギー人、ルネはボリビア人のポスドク学生だった。あのときのことは、今考えただけでも縮み上がる思いだ。確かにラテックスの手袋は着けていた。ボスからは手袋を着けるよう強く言われていた。しかし、他の予防策は何も取っていなかった。マスクも防護スーツも、何もなかった。

自分たちに感染するリスクがあるなどということは考えもしなかった。そもそも、このような検体を簡便な魔法瓶に入れ、何も感染防護策を取らずに送るなどということは、信じがたい行為だ。世界はおそらく、今よりも単純で無邪気だったのかもしれないし、単に向こう見ずなだけだったのかもしれない。

魔法瓶のふたを開けると、中の氷は半分溶けてスープ状態になっていた。温度が常に零度以下に保たれているような状態でないことは明らかだ。魔法瓶自体にも何カ所かへこみがあった。試験管のうち一本は無事だったが、もう一本は割れていた。致死的な病原体の入った中身が氷水と混ざってしまったのだ。手書きのメモも一部は氷水につかり、インクが滲んでいた。

送り主はキンシャサのンガリエマ病院で働くベルギー人のジャック・クールテイユ博士だった。魔法瓶の中には二本の試験管があり、それぞれにフランドル地方出身の修道女の血液が五ミリリットルずつ入っているという。修道女は謎の病気でザイール（原注）から出られないほど容体が悪く、とりあえず黄熱病ではないかと思われていたが、断定はできなかった。

（原注）かつてのベルギー領コンゴ。国名は一九七一年にザイールと名付けられ、一九九七年にコンゴ民主共和国に変えられた。

私は感染症研究の迷宮の中で自分の進路を探っている最中であり、心臓の鼓動が強くなるのを感じた。フランスとオランダの間の沿岸地域であるフランドル地方の田舎に育った少年の頃は、いつも遠い異国の冒険譚にあこがれていた。前髪を立てたベルギー少年と愛犬の漫画で、スティーブン・スピルバーグの映画でも有名になった『タンタンの冒険』やアメリカ西部を舞台にしたカール・マイの活劇本、ジュール・ヴェルヌのSF小説を読んでいた。アフリカ探検家のヘンリー・モートン・スタンリー、一八六〇年にラクダ探検隊を率いてオーストラリアを横断したロバート・バーク、そしてナイル川の源流を求めてアフリカのグレイトレイク地域を訪れたリチャード・バートンとジョン・スピークといった一九世紀の偉大な探検家の自伝も、むさぼるように読んだ。

私はどちらかというと孤独を好む少年だった。私たち一家は当時、ケールベルヘンという小さな農村に住んでいた。一〇三六年に最初に名前が出てくる村で、住民のほとんどはフラマン語を話していたのだが、家の中ではオランダ標準語を話すのが両親の方針だった。フランドル地方では「上品なオランダ語」と呼ばれていた言葉だ。父親は筋金入りのフランドル主義者だったが、方言だけに偏ることはフランドル人を分裂させ、泥沼から立ち上がる妨げになると考えていた。私たちは結束し、一八三〇年の独立以来国を支配していたフランス語圏のベルギー人と同じくらい抜け目なく行動する必要があったのだ。しかし、オランダ標準語は文学的かつ公式的であり、学校でしか使われず、その言葉を使って育つ子供は極めて少なかった。したがって、学問の面では有利だったが、私たち兄弟は他の子供たちとは違う育ち方をすることになった。

私はよく一人で自転車に乗り、ケールベルヘンから五キロ離れたトレムローという村に行った。その村では、白壁に緑色の鎧戸を配したL字型の農家が、博物館に改装されていた。一九世紀にハワイでハンセン病患者のために献身的に働いたカトリックの宣教師、ダミアン神父の生家だ。ハンセン病は当時、感染力が強い不治の病と思われていた。ハンセン病にかかった何千、何万というハワイ人がモロカイの半島に隔離され、劣悪な環境のもとで苦痛に満ちた生活を強いられていた。ダミアン神父は自ら望んでハンセン病患者の世話をしたが、それは当時の人たちの多くには、死の宣告を進んで受けるような行為と受け止められていた。そして神父自身がハンセン病で亡くなるまで、数多くの工芸品や絵画をベルギーに送った。外では雨がたたきつける寒い午後、幾度もこうして過ごす中で、私は顔や手足が大きく変形したハンセン病患者の写真に強く引きつけられた。拒絶と差別の物語に怒りを覚え、いのちをかけて社会の偏見に勇敢に立ち向かったダミアン神父の行動に、心を強く動かされた。カトリックとして育ったが、私は宣教師になりたいとは思わなかった。むしろ、忘れられた病気や社会の不公正、遠い異国の文化に、一人で繰り返し接しているうちに、貧しい人を助け、世界を探検したいと強く望むようになった。

数学や実際的な問題を解決することが好きだったので、ヘント大学では工学を数カ月専攻した後、最終的に医学を選んだ。より大きな社会正義の実現のために働くこと、そして世界を旅すること、この二つが私の真の望みだった。子供の頃の私が科学に抱いていた情熱に、医学はぴったりと合っていた。医学の学位を取得することは、世界中のどこで働くにもパスポートになった。健康の悪化は最悪の不公正の一つであり、医師になることは、役に立てるということだ。しかし、ヘント大学で七年間医学を学んだ後で、感染症を専門に研究したいと希望すると、教授たちはこぞって、そんな愚かなことはやめろと言った。もちろん、いくつかの感染症はあったし、未開の地における厄介な新興感染症の発生もあることにはあった。(私は聞いたこともなかったのだが、たとえばクリミア・コンゴ出血熱は一九五六年に確認されているし、ラッサ熱が登場したのは一九六九年だった。) しかし、一般的には一九七四年当時、感染症は興味をかき立てたり、最前線の研究対象であったりというようには考えられていなかった。抗生物質とワクチンの開発により、制圧できたと思われていたのだ。

社会医学の教授はしっかり聞けと言わんばかりに私の肩をつかんだ。「感染症に未来はないぞ」と彼はにべもなく言った。議論の余地はないという口調だった。「もう片付いているのだから。」

しかし、私はアフリカに行きたかった。人のいのちを救いたかった。そして、私には感染症がアフリカ行きのチケットであり、医学的に未解決な問題がどっさりあるように思えた。私は教授の言葉を無視した。

どうしてこれほどアフリカに魅せられたのか、私にはよく分からない。両親は働き者だった。父は経済学を学び、発足したばかりの欧州経済共同体でベルギー農産物の輸出促進を担当する上級公務員だった。母は祖父が経営する建設会社で働いていた。祖先は農村に住む頑迷な小作農だった。銀行家でもなければ、中世にフランドル地方の名声を高めた銀細工や織物のギルドのメンバーでもなかった。大昔から大国に翻弄されてきた地域の薄暗い小村で暮らし、鉛色の空に覆われた土地で生きてきたのだ。子供の頃は日曜日になるとほぼ毎週、両親が私たち兄弟をそれぞれの祖父母の家に連れて行った。八歳になるまで、私たちは互いに六キロと離れずに暮らしていた。一家の女性は皆、料理が上手だったし、父方の親戚の男は皆、大酒飲みだった。

かつてレオポルド二世の私領であり、のちにザイールとして独立したベルギー領コンゴに行ったことのある者など、一族の誰一人としていなかった。両親も祖父母も、植民地に移り住む者などは他人の労働で生きている怠け者だと思っていた。「休んだら錆び付く」というのが曾祖父の仕事仲間の自転車チーム「ウェイフマール・ダウンヒルライダース」のモットーであり、一九〇五年に刺繍されたその古い紋章は、今なお私の家の書斎にかけられている。

ハイドとルネは、残った試験管の血液検体を魔法瓶から取り出し、準備にかかった。黄熱ウイルス、または他の出血性疾患やチフスのような流行熱の病原体に対して作られる抗体を探さなくてはならなかった。何らかのウイルスに関連する物質を分離するために、私たちは少量の血液検体をVERO細胞に注入した。簡単に増やせるので研究によく使われている細胞だ。大人のネズミと生まれたばかりの子ネズミの脳にも検体を注入した。（私はこの種の作業はついに好きになれなかった。ブルーリ潰瘍の原因である抗酸菌（*Mycobacterium ulcerans*）を分離するため、患者の細胞組織をネズミの睾丸に注入しなければならないこともあり、縮み上がった。）

こうした作業にも、普段のサルモネラ菌や結核菌を調べるとき以上の感染予防策を取ることはなかった。極めて強力でまれな何らかの病原体が自分たちのいのちを脅かすかもしれないなどということは考えもしなかった。

それから数日の間に抗体検査を行った黄熱病やラッサ熱、その他のいくつかの候補はすべて陰性の結果になった。氷が溶けかけた状態で搬送されたため検体の病原体が死んでしまった可能性も考えられた。ネズミを頻繁に観察し、細胞培養を日に二回ではなく、四回チェックした。週末も頻繁にサンプルをのぞきに来た。何かが出てくるだろうという関心を全員が持っていたように思う。

そして、そのとおりの結果になった。一〇月四日、月曜日の朝には、大人のネズミが数匹、死んでいた。三日後には生まれたばかりのネズミもすべて死んだ。接種した血液検体に、おそらくは何らかの病原ウイルスが存在していることを示すものだった。

このときまでに、私たちのボスであるステファン・パッテン教授は、ザイールの流行についてもう少し情報を収集していた。ヤンブクと呼ばれる村が流行の中心のようで、そこには、スクラーフェンヴェーゼル（アントワープ北郊の小さな町）にある聖母の御心修道女会（Sacred Heart of Our Lady）に属するフランドル人修道女の活動拠点があった。流行は九月五日から三週間にわたって猛威をふるい、少なくとも二〇〇人が死亡していた。村に派遣されたザイール人の二人の医師は黄熱病と診断していたが、患者たちには肛門や鼻、口などからの大量の出血を含む恐るべき出血症状や高熱、頭痛、嘔吐などの症状が見られた。

出血症状は黄熱病では極めてまれだ。パッテンは怒りっぽいところがあったが、仕事熱心で、スタッフのこともよく知っていた。ザイールで六、七年、働いた経験があり、結核やハンセン病などの抗酸菌症を専門にしていたとはいえ、熱帯性のウイルス疾患も彼の領域だった。これは奇妙で、しかも致死率の高い病気だ、出血熱に違いない、と彼が言っていたのを思い出す。

私は大学を卒業したばかりの医師で、まれにしか発生しない出血熱を扱ったことなどなかった。研修医時代にもとくに研究したことはなかった。大急ぎで研究所の図書室へ行き、できるだけ多くの知識を吸収しようとした。蚊が媒介するデング熱から、最近発見され、ジュニンやマチュポといった名前が付けられている齧歯類《げっし》［リスやネズミなど、かじる歯を持つ］媒介の南米の熱帯性ウイルスまで、小規模だが多様な一群のウイルスがあり、すべてが当然、高熱と大量出血の原因になり、致死率が三〇％を超えるものも少なくなかった。

私はもともとこの仕事にわくわくしていたが、いまや熱中していた。出血性ウイルスを追究していくのだとしたら、これは大変なアウトブレークの調査になる。感染症を追いかける仕事は、探偵のようなスリルがあって本当に面白かった。現場に行って問題が何であるのかを明らかにする。そして、患者が死亡する前に速やかに問題を突き止めることができれば、たいていは解決したようなものだ。医学部の教授たちが語っていたように、解決策はもう、ほぼすべての感染症で見つかっていると考えられていたからだ。

私が学生だった一九七〇年代の初めには、ベルギーではもう、感染症は独立した専門分野としては成り立っていなかった。臨床微生物学を専攻するということは、細菌、ウイルス、真菌、寄生虫と、病気の原因になる微生物をすべて培養し、分析しなければならなかった。私には楽しかった。微生物に興味を持っていたのだ。一人一人の患者のケアに人生をそっくり捧げたいとは必ずしも思っていなかった。病院でインターンをしていて、ベルギーの医師の待合室にいる人の多くはささいなことで大騒ぎしている、との結論に達していた。原因はたいてい人間関係や職場環境から来る心理的なもので、実は医師に診てもらう必要などないのだ。

一方で医学には、個人のレベルでも、集団のレベルでも、人びとが病気にかからないようにする大きな分野があるのに、それは無視されていた。私は人が病気になる原因に興味があった。病原微生物は比較的すっきりしていることが多いが、人びとを不健康な状態に追い込んでいく社会的要因は込み入っている。私は医科学分野のキャリアと途上国における臨床、公衆衛生の仕事とを結びつけたかった。そこに本当の医学のニーズがあり、自分が貢献することができると考えたからだ。

臨床微生物学が私の興味をかき立てる一方、疫学的研究は調査と発見のスリルを約束していた。一世紀に及ぶ血まみれの植民地支配のおかげで、ベルギーはその両者における豊かな医学史的伝統を有していた。アントワープのプリンス・レオポルド熱帯医学研究所は一九〇〇年代初頭に、植民地の医療従事者育成、および入植者、原住民双方の大きな死亡原因だった眠り病やマラリアなど寄生虫症を中心とする熱帯病研究のために設立された。一九七〇年代になってもそこは、かつてベルギー領コンゴで働き、政治的には超保守で、人種的な横柄さを示す教授たちに支配されていた。私と同じように社会正義の実現と第三世界の解放という夢に触発されて医学を志した学生たちにとっては、がっかりするような状態のままだった。所長のＰ・Ｇ・ヤンセン教授と私のボスは、ともに例外だった。

大学を卒業し、博士号を取るためにパッテン教授の研究室の研究員を志望したのは、そうした理由からだ。新任の研究者に対する彼の方針は、台所から始めろということだった。当時の研究室にはプラスチック器具はほとんどなかった。プラスチックは高かったのだ。すべての器具はガラス製で、ピペットでさえもが繰り返し使われていた。細菌やウイルスの培地は手作りの自家製だった。今日ではどんなに自立性を重視する研究室でも、カタログを見て注文するだろう。最初の三カ月、私はピペットを消毒し、病原体を増やすための培地［寒天］と培養液［だし汁］の準備に追われた。それはレストランの厨房でソースシェフがタマネギを切ることから始めるようなものだ。あるいは中世の画家になるには徒弟として顔料を細かく砕くことから学ばなければならないのと同じだろう。基本となる培地がしっかりと用意されていなければ、実験全体が無効になってしまう。私には、微生物学の全材料と全プロセスを一から理解する必要があったのだ。

私はそれが好きだった。常に自分の手で作ることを好んだ。顕微鏡と生化学的検査によって、赤痢菌とサルモネラ菌をどのように見分けるのかを学んだ。私の最初の課題は、ハンセン病の原因になるらい菌（*Mycobacterium leprae*）を、解剖したネズミの足で培養することだった。いくつかの研究グループが、ハンセン病の完治を目標とする併用療法を報告していたが、私の課題は、その効果を調べる臨床試験の一部だった。パッテンの微生物学研究室は熱帯医学研究所にあったが、彼は大学病院やアントワープ動物園の仕事もしていた。誰かが、あるいは動物が病気になると、便や尿、血液、唾液などの分泌液の検体が分析のため研究室に運ばれてきた。私はそれを培養し、観察した。一つに絞るのではなく、何か異常を知らせるもの、目立つものを探すためだ。

こうした日々の作業をマスターするのにほぼ一年かかった。現在から見れば、その技術は笑いたくなるほど古くさいものだろう。サルモネラ菌の場合、患者の便を採り、それを水で薄めて、シャーレの寒天培地に置き、恒温器に入れる。それから待って、何が培養されるのかを観察する。どのコロニーの細菌に可能性があるのかを見抜かなければならない。候補とおぼしきものがあれば、それを他のシャーレに移して培養し、十分な量になったら生化学検査を始める。おそらく、五種類か、六種類の検査試薬の組み合わせをチェックする。それでようやくサルモネラ菌であることが分かる。だが、どのセロタイプ〔血清型〕なのか。腸チフスを起こすチフス菌なのか、それとも骨折り損のありふれた菌なのか。

パッテンの研究室でなじみの顕微鏡を見続けて、私は奇妙な例外を数多く見つけた。初めて分離した細菌もたくさんある。特定のサブタイプ〔派生型〕のサルモネラを、人やアシカや象やフラミンゴやエビから見つけた。世界的な大発見というわけではないが、自分が今価値ある仕事についているという実感は得られた。少々執念深く、かなり細かな気配りを要する特別な技量が微生物学には必要だ。初めに考えていた枠組みに合わない結果が出ても、それを投げ出したりしない姿勢が不可欠なのだ。それが私にはあると感じていた。

私が研究室に入ってからほぼ一年が過ぎたところで、パッテンはウイルスの仕事をやらせてくれるようになった。ＰＣＲもＤＮＡプローブ〔ともに遺伝子解析の基本的な技術〕もない時代のウイルス追跡技術は、非常に困難で精密さを要求されるものだった。寄生虫や細菌を研究するのは、オランダ語ではアリをファックする奴より細かいということになる。実際、細部にこだわらなくてはならない。最初にウイルスを分離しなければならない。たとえばポリオなら、患者の便を採取し、それを薄め、寒天培地に置くかわりに細胞に注入する。VERO細胞のように、がん細胞由来のものが使われることが多い。複製が容易だからだ。だが、当時はそうした細胞を購入することはできなかった。自分で準備しなければならないのだ。それから、便の検体を入れた細胞を一日二回、顕微鏡で観察する。細胞を殺すウイルスがあると、死んだ細胞がガラス容器の側面から剝がれ落ち、その跡が穴状になる。それが観察できたら、検体を他の細胞層に移し、感染性のウイルスであることを確認する。また、たとえばヘルペスウイルスであることを同定するためには、蛍光標識した抗血清と反応させるか、ウイルスそのものを見ることができる電子顕微鏡で観察する。

細かくて煩わしい仕事だった。新奇さもない。旅に出ることもない。それでも私は満足だったし、スリルを感じもした。多くの人のいのちを助けるためにアフリカに行き、新しい病気を見つけて問題を解決するには、そうした知識と技術を身につけなければならないことが分かっていたからだ。

九月三〇日には、血液検体を提供してくれたフランドル人修道女が、キンシャサのクールテイユ博士の病院で死亡した。博士は彼女の肝臓の断片を病理検査のため私たちのもとに送ってきた。（もう一度、検体は旅客機でベルギーまで運ばれたのだ。）診断を混乱させたのは、顕微鏡で検体を見ると、ふっくらとした「カウンシルマン小体」［肝細胞の凝固壊死］が、つまり典型的な黄熱病の病変が認められたことだった。だがパッテンは、ラッサ熱のウイルスもそうした病変を示すことを知っていた。主に齧歯類の尿や糞便を介して感染するアフリカの出血熱だ。キンシャサからの検体が出血熱ウイルスに感染しているというパッテンの仮説は、断定はできなかったが否定もできなかった。

この時点まで、パッテンが私たちに検体の検査を続けさせたのは、ひどく無分別なことだった。彼は安全に作業を行えるだけの設備が整っていないことを知っていた。一九七四年当時、ソ連以外の国で出血熱ウイルスを扱える研究室は、世界に三カ所しかなかった。炭疽菌など極めて致死性の高い病原体を扱うだけの高度な安全性を備えた米国メリーランド州フォートデトリックの陸軍研究所、英国のポートンダウンにある軍の安全保障研究機関、そしてアトランタにある米国疾病予防管理センター（ＣＤＣ）のいわゆるホットラボ［安全管理がもっとも厳重な研究施設］だ。

それなのに私たちは素人のように、木綿の白衣とラテックスの手袋という格好で、ＶＥＲＯ細胞株をチェックするために走り回っていた。ＶＥＲＯ細胞がガラス容器の壁から剝がれ始めた。ウイルスの毒性によるのか、あるいは感染したのかだ。いずれにしても、細胞毒性が生じ始めた。それはウイルスの分離が近いということだ。私たちはさらにウイルスを新しいＶＥＲＯ細胞株で培養しようとした。そして、数日中にザイールからもっと検体を送ってもらうよう、パッテンに伝えた。

しかし、新しいＶＥＲＯ細胞株を培養し始めようとしたところで、パッテンに止められた。世界保健機関（ＷＨＯ）のウイルス疾患部門から、新たな謎の病気に関するすべての検体と生物資材を英国のポートンダウンに送るよう指示されたのだ。（実際にはポートンダウンの研究機関は数日後に、出血熱に関する世界の照会先であるアトランタのＣＤＣに送っていた。）

パッテンは憤り、私も怒った。突発した流行病に関する私たちの調査は、始まる前から終わらされたようなものだったからだ。私たちは押し黙って、患者のリンパ液、検体を注入した細胞株、解剖したネズミの脳、検体など、すべての試料を容器に詰めて厳重に梱包する準備をした。しかしパッテンは後から、試料のいくつかを戻しておくよう私たちに命じた。輸送の準備にはさらに数日かかると彼は主張した。その結果、私たちはいくつかのＶＥＲＯ細胞や死亡した赤ちゃんマウス数匹を手元に残した。ベルギーは歴史を通じて常に大きな力の前に屈服を強いられてきたが、おそらくはそうした経験に基づく不屈の抵抗だった。それらの試料は手放すにはあまりにも貴重で、見事なものだった。新しく、そして心躍るものであり、イギリス人や、とりわけアメリカ人には渡したくなかった。

パッテンはカミソリのように切れる頭脳を持ち、活発な性格だった。同世代の男たちによく見られる気取った植民地支配者のような態度はなかった。彼は風変わりなメガネをかけ、現代美術の収集家でもあった。人を見下すようなところがあったにしても、その高飛車な態度が皮膚の色や社会階層に向けられているとは、私には思えなかった。高飛車だったのは、浅薄さに対してだけだ。しかし確かに、並外れて我が強かった。

最初のＶＥＲＯ細胞が死んでしまった後で注入をした新しい細胞株が、研究室にはあった。何かが起きていること、何か問題があることは、私たちには分かっていた。それを調べるには、細胞株の入った試験管立てを持ってきて、顕微鏡で観察しなければならなかった。それはパッテンの仕事ではなかった。彼は管理者であり、技師ではない。実際に不器用と言ってもよかったが、彼はいきなり貴重な試験管の一本に手を伸ばし、自ら顕微鏡で調べようとした。そして、その試験管が手から滑り落ち、砕けてしまったのだ。

小柄なルネ・デルガディッロの靴紐にも、それははねた。しっかりした皮靴だったが、ルネは「聖母様」とスペイン語で悲鳴を上げ、パッテンは「何ということだ」とフラマン語で叫んだ。一瞬、恐怖の空白があった。それからすぐに私たちは行動に移った。床を除染し、靴も処分した。小さな事故だった。しかしそのとき初めて、極めて致死性が高くリスクの大きなものを無頓着に扱っていたことを、私は実感した。

一〇月一二日、私たちが半ば秘密にしていた第二の細胞株を分析する用意ができた。ハイドが検体を取り上げ、電子顕微鏡で観察するために薄くスライスしていった。私たちはその検体をパッテンの友人であるヴィム・ヤーコブに渡した。ヴィムは大学病院の検査室で電子顕微鏡を扱っていたからだ。数時間後、彼は写真を持って研究室にやってきた。

「いったい、これは何なんだ」とパッテンは言った。長い時間をかけて写真を見つめ、私たちを見つめ、廊下の壁を見つめた。私が彼の肩越しにのぞくと、そこにはウイルスの標準からすると大きくて長い虫のようなかたちのものが見えた。黄熱ウイルスとはまったく似ていない。パッテンは半ば興奮し、半ば苛立っていた。

「マールブルクみたいじゃないか」と感情を爆発させるように彼は言った。

マールブルクウイルスについて、私にはほとんど知識がなかった。

研究室の他のスタッフはマールブルクを知っているようだった。今日ならもちろん、インターネットで調べることができる。だが、当時は感染症の図鑑が必要だった。私は研究所の図書室に行き、私たちのウイルスがマールブルクによく似ていることを確認した。これだけの大きさ、一万四〇〇〇ナノメートル、つまり〇・〇一四ミリメートルの大きさのウイルスは当時、マールブルクだけだった。非常に大きい。（たとえばポリオのウイルスは五〇ナノメートル以下だ。）九年前にドイツで、多数の製薬会社従業員がウガンダから輸入した一群のサルから感染したことがあり、そのときに見つかったばかりだった。非常に毒性が強く、感染した人は短時間で死亡するように思われた。サルと直接の接触があった二五人のうち七人が出血熱で死亡し、最初に感染した人たちと接触した人の間でも、六人が発症していた。

マールブルクが極めて恐ろしい病気であることは明らかだった。そして私たちはマールブルクウイルスの抗体を持っていなかったので、分離したウイルスがマールブルクかどうか、結論は出せなかった。おそらくはよく似た形態の別のウイルスと思われた。

パッテンはいのちを危険にさらすつもりはなかった。「私たち」のウイルスが少なくとも、恐るべきマールブルクと密接に関係している以上、私たちの仕事をすべて棚上げにし、残った検体は高度な安全性を保てるＣＤＣの研究室に送るだけの分別はあった。

私はなおも興奮していた。子供の頃の冒険の夢にほとんど手が届きそうな感じだった。私たちはザイールに行き、この流行を調べる仕事を続けなければならない、と主張した。この世界クラスの発見をどこか他のチームに譲り渡すことはない、と強く感じた。このウイルスを突き止めたのが私たちである以上、致死率や実際の影響などを確認すべき立場にあるのも私たちでなければならない。

パッテンもそうした議論を避けようとしていたわけではない。だが私たちの研究室には、ザイールに乗り込んで現地調査を行うような、大胆で台本もない業務に予算を割く余裕はなかった。彼は国際開発庁に掛け合ったが、貧しい人たちを助けるプログラムのための資金であって、医学研究を助成するものではないと断られた。それは私にとって、資金調達の冷たい現実との最初の遭遇であった。危機が起きるのを待たずに資金を集めることは、非常に重要ではあるが、困難なことでもあった。その後ずっと苛立ちの原因となり続けた官僚主義に、私が最初に直面したのも、このときだった。

仮に安全性の面から、すべての研究は高価な装置を備え、安全性の高い研究室で行う必要があるとしても、今流行が広がっている地域に行き、調査を行うことまで、アメリカ人やＷＨＯに任せなければならないなどという理由がどこにあるのだろうか。ベルギーの小さな研究所にとって医学の歴史を飾るような機会がどれほどあるというのか。二七歳で新しいウイルスの発見に関わるなどということは、めったにないだろう。私たちが培養したウイルスは、まさにそうしたチャンスをもたらそうとしているように思われた。

一〇月一四日の木曜日にテレックスで回答が送られてきた。それは確かに新しいウイルスだった。CDCの特別病原体研究室の室長だったカール・ジョンソンは、彼のチームがキンシャサの同じフランドル人修道女から採血した別の検体からもよく似たウイルスを分離したことを報告していた。私たちの情報を一歩進め、彼はそのウイルスがマールブルクの抗体には反応していないことを付け加えていた。どう違うのかは分からないが、マールブルクとは異なるウイルスだということだ。

私は二つのことを学んだ。一つは私の研究所（そして私の国）には限られた手段しかないこと、もう一つは、ほとんどどのような問題でもたちどころに解決してしまうような医学者の世界的ネットワークがあるということだ。当時はまだ、ファックスなどというものはなく、電話とテレックスがあるだけだったが、このネットワークは何でも知っているように見え、その大半はアメリカに委ねられているようだった。私はアメリカに行きたいと思った。ネットワークに接続し、私たちも世界クラスになるにはどうしたらよいのかを学びたかったのだ。

ザイールで突発した流行病の調査を行うという見果てぬ夢については、もう過ぎ去ったことだと考えた。取り立てて珍しくもない腹痛の患者の便の検体から、サルモネラ菌を探す仕事に戻るときだ。私はがっかりしていた。

パッテンは悪い男ではなかった。彼は私の落胆ぶりを見て、一〇月一五日の金曜日に、私と当時の妻のグレータ・キムゼケがパリで週末を過ごせるよう送り出してくれた。（私が医学生で彼女が心理学専攻の学生だったときに出会い、当時は新婚六カ月だった。）パッテンは、ビークマンという製薬会社が分離した新たな抗体に関する会議に招待されていた。彼はそんな会議に出たくなかったこともあって、製薬会社からしよっちゅう受ける招待を、親切にも若い助手に譲ってくれたのだ。

しかし、金曜日の午後、私がホテル日航の会議場に足を踏み入れると、スクリーンに私の名前と「すぐにブリュッセルに電話をするように」というメッセージが映し出されていた。どういうことだ。

とにかく私はパッテンに電話を入れた。彼はまだ研究室にいた。国際開発庁と外務省から電話があり、キンシャサに行かねばならない。アメリカ人は流行の実情を見るために現地に向かっている。フランスの調査団はすでに現地入りしている。南アフリカからも一人向かっている、ということだった。キンシャサにいるベルギー人居住者は流行のためにパニックに陥り、子供たちをヨーロッパに送り返していた。

「ベルギー政府は何か手を打たなければならないというプレッシャーを受けている」とパッテンは私に言った。その「何か」が自分だとは、私には思いもよらなかった。ついこの間、医学部を卒業したばかりなのだ。それでも私は黙って聞いていた。

「政治的な優先課題だ」とパッテンは続けた。そうだろうな、と私は思った。政治的な優先課題にならない限り、人のいのちをどのように救うのかといったことが、大きな問題として扱われることはない。

「我々のコンゴで起きているのだ、分かるね」と彼は言った。皮肉なのか、真面目なのか、私には判断がつかなかった。

私は国際開発庁のキヴィッツ博士に電話を入れた。短いやりとりだった。一〇日間の調査のために君は明日、出発しなければならない、と彼は言った。行くとしても、日曜日まで待っていただけないかと私が尋ねると、キヴィッツ博士はいいだろうと言った。私は行くと答えた。迷うことではなかったが、グレータには話をした。彼女は妊娠三カ月だったが、すぐに同意してくれた。

ある意味でこれは発見の旅であると同時に、自分を発見する旅でもあった。古典的なグランドツアー

［一八世紀英国の裕福な子弟が仏伊等を長期訪ねた卒業旅行］に出かけるかのように、私は自分を見つけるために二七歳で故郷を後にした。素朴で頑迷なフランドル人の、目立たず、礼節を弁え、勤勉で、控え目な人びとのまやかしのない世界から離れ、絶望、奔放、悲劇、恐怖といった黙示録的な感情の渦巻く、巨大な世界へと向かった。それは本当に破綻をきたしている場所、復旧もなかなか進まないうちに新たな大惨事に再び襲われるような土地だった。新たなウイルスによる流行病の発生を調べるために、アフリカの心臓部、ザイールに乗り込む。それはまさしく私の夢だった。

第2章　ついに冒険の旅へ

グレータと私は、パリで週末を過ごす予定を切り上げてすぐにアントワープに戻り、研究室でパッテン、ハイド、そしてブリュッセルにある国際開発庁の保健部長、キヴィッツ博士に会った。手袋、マスク、基本的な検査器具などを揃えるのに二、三時間かかった。研究室内でも、現場でも、危険なウイルスから最大限、身を守るための手順に慣れる必要があった。目と口と鼻と手を守り、注射針の針刺し事故を避けることが基本だった。ハイドからもらったオートバイのゴーグルは非常に役に立った。

私は血液検査の技術研修を大急ぎで受けた。出血熱の流行である以上、定義からいって出血症状が必ず伴うことになり、制御不能の出血を引き起こす血管内の凝固の程度、血小板数とヘマトクリット［血液に占める赤血球の容積率］など、すべての種類の血液指標を調べる必要があるからだ。

しかし、パッテンがもっとも熱心に教えてくれたのは、コウモリの捕まえ方だった。何らかの理由で、彼はコウモリがウイルスのレザバー［ウイルスを保有している宿主生物］だと確信していた。正直なところ、今回の旅で私が唯一、恐れていたのもこの点だった。爪や歯がなくても、飛んでいるものを捕まえることはどうにも苦手だったのだ。彼の説明にうなずきながら、一匹たりとも捕まえないぞと心に誓った（実際に捕まえることもなかった）。

この間にＷＨＯはスーダン南部で出血熱が発生しているというニュースを発表した。発生地のヌザラは、「私たちの」ザイールにおける流行の中心であるヤンブクからは七〇〇キロ以上も東に離れている。そして、ＷＨＯによると、ポートンダウンの分析担当者は「形態はマールブルクに似ているが、抗原性は異なる新たなウイルスであることを明らかにしている」という。このことは一〇月一五日までに、私たちの研究室、米国のＣＤＣ、それに英国のポートンダウンの三つの研究機関が、新種であるかもしれない同一のウイルスを分離し、しかもそのウイルスが、ほぼ同時に発生した極めて致死率の高い二つの流行の原因である可能性が濃厚だということを意味していた。

ＷＨＯから送られてきたテレックスで、私たちは初めてスーダンの発生を知り、驚いた。遠く離れた二つの場所で突然、ウイルスが広がったことに何か不吉な予感がしたのだ。次はどこを襲ってくるのだろうか。

私はもう一度図書室へ行った。パッテンによれば、ＣＤＣのチームにはボリビアでマチュポ出血熱（ボリビア出血熱）を発見したカール・ジョンソンが加わるという。私は彼の書いたものをできる限りコピーした。

家に帰ると一〇日分の荷造りをした。パッテンからは「ベルギー政府の代表」としてザイール政府当局者との会合に出ることになるので、スーツとネクタイを持って行くよう指示を受けた。当時の私にはまったく興味のないことだったが、二〇年後に国連合同エイズ計画（ＵＮＡＩＤＳ）の事務局長に就任してからは、何百回となくそうしなければならなくなった。好運にも私は一着だけスーツを持っていた。結婚式のために買ったものだ。

次はパスポートの取得だが、簡単にはいかなかった。ずいぶん前に期限が切れていた（欧州経済共同体加盟国の国民なので、パリに行くのにパスポートは必要なかったのだ）。スポーツクラブのメンバーカード用の写真が大急ぎで必要だったので、パスポートの写真を切り抜いて使っていたほどだった。もちろん、期限が切れ、写真もないパスポートには、ザイールへ行くためのいかなるビザもない。パッテンが私を伴ってキンシャサに行き、一週間滞在するつもりでいることは分かっていたが、私には自分が飛行機に乗せてもらえるかどうかも分からなかった。その夜は心配と興奮で眠ることもできなかった。

キヴィッツ博士は、私の身分を証明する文書がシュレッダーにかけられていようと、失効していようと、飛行機には必ず乗せると改めて断言した。確かに、パッテン夫人のレネが私たちを車でブリュッセル空港に送ってくれたとき、キヴィッツ博士は笑みを浮かべて出発ロビーで待ち受けていた。この間、パッテンはウイルスを体内に保有していると思われるコウモリの種類をのべつ並べ立てて、わけが分かっていないアメリカ人やフランス人には用心する必要があるとやかましく語っていた。

出国手続きでは、鋭い目つきをした担当官が無言のまま向こうへ行けと指示をしたところにキヴィッツがやってきて、役所の書類を見せると、不思議なことに私は検問を通過し、自国から出られることになった。そこまではよいが、パスポートなしで、ザイールへの入国はどうするのか。

キヴィッツ博士は手品の種をいくつか持っているようだった。「ファーストクラスの乗客のポール・ルリーブルーダミを探しなさい。君が飛行機に乗っていることは伝えてあります。キンシャサに着いたら、彼の指示に従ってください。言うとおりにすれば問題ありません」と彼は言った。

私は探偵漫画の主人公タンタンのような気分だ。大声で笑いたい気分だった。万事が日常とはまったく違っていた。

飛行機に乗っても眠れなかった。給油のためＤＣ－10が午前四時にアテネに駐機したとき、脚を伸ばすために飛行機から降りたのは四人だけだった。四人とも男で、空港のバーに行き、そこで自己紹介をした。中の一人がポール・ルリーブルーダミその人だった。

ルリーブルーダミはベルギー国際開発庁のザイール所長であり、キンシャサでもっとも有力な外国人の一人だった。札束の上に座っていた分、ベルギー大使より力があったかもしれない。私が何者であるかを知ると、彼は流行に関する私のもたもたした話をさえぎり、こう言った。

「何だって、ブリュッセルの呆れ果てた官僚主義は相変わらずだな。恐るべき流行に直面しているというのに、見つけたのは君だけなのか。何歳だって？　二七？　まだ医者になり立てで、一人前とは言えないだろう。しかも、アフリカには行ったことがない……」

フランドル人独特の歯に衣着せぬ口の悪さに、私はたじろいだ。否定はできなかった。専門家ではないし、技術も乏しかった。アフリカの心臓部を謎のウイルスから救う力は、漫画の主人公の少年ほどにもなかった。だが、ウーゾを二、三杯傾けているうちに、ルリーブルーダミと私の父は、ルーヴァン・カトリック大学の貧乏学生時代の知り合いで、一緒にカードゲームに興じた仲だったことが分かった。このことは大いに助けになった。

「キンシャサに到着したら、私にくっついて離れないように」と彼は言った。「左右を見たり、振り返ったりしない。空港は混乱の極みで、警官は犯罪者よりたちが悪く、君は子犬のように無力だ。生きたまま食べられてしまうだろう。着陸したら、できるだけ私から離れない。右を見たり、左を見たりしない。どんな質問を受けても答えない。そして、そのパスポートは、私以外の誰にも渡してはならない。一緒にまっすぐＶＩＰルームに行く。そうすれば入国できるよう私が何とかする。分かったか？」

私は黙ってうなずいた。

翌朝、パイロットはＤＣ－10をキンシャサのヌジリ空港にスムーズに着陸させた。周辺には運が悪かった飛行機の残骸が数機、横たわっていた。何百人もの人が空港ビルのテラスに出て、家族を出迎えたり、ビジネスのチャンスをつかもうとしていたりする様子が、窓から見えた。飛行機のドアが開くと、蒸し暑いサウナのような空気が顔に吹き付けてきた。私はルリーブルーダミを探すため飛行機の前の方に行き、子猿が母親にしがみつくように、ぴったりとくっついてＤＣ－10のタラップを降りた。

正直なところ、私はまごついたり、二日酔いだったりしたわけではない。ただ少し不安だった。午前一〇時頃だったはずだが、光はまぶしく、滑走路は布を巻いた服の女性とアバコス姿の男性であふれていた（abakos は、洋装廃止という意味の仏語 à bas le costume を略した言葉で、ザイールを長く支配した独裁者モブツ・セセ・セコが訪中後に強制的に作らせた毛沢東スタイルの服のこと）。人びとは乗客に大声で呼びかけ、手を振り、飛びついてきた。

勝手知った様子で足早に進むルリーブルーダミとパッテンに引きずられてＶＩＰルームにたどり着くと、職員が笑顔で丁重に迎え、ルリーブルーダミの外交官車まで案内してくれた。身分証明証の提示を求めるような野暮なことは一切なかった。

キンシャサへの道は信じがたいものだった。人も動物も勝手に道路を横切る。言うまでもないことだが、車はあらゆる方向から突っ込んでくる。それは混乱の極みのように私には見えた。私たちは、中部アフリカにおけるベルギーの医療支援プログラムの多くを担当している非政府組織、熱帯医学基金（FOMETRO：Fonds Médical Tropical）の本部に直行した。「ザイール出血熱対策国際委員会」の重要な会合が、保健大臣を議長にして開かれていると聞いたからだ。

テーブルの周りには多数の男女が座り、部屋中にタバコの煙が充満していた。私たちが入っていくと全員が話を止め、にらみつけるようにして頭をこちらに向けた。パッテンの評判はすでに伝わっており、先陣争いを前に火花が散らされているようだった。

全員が自己紹介をした。ザイール保健大臣のンゲテ教授は切れ者で、太っていて、六〇歳前後、葉巻を口にねじ込み歯で押さえつけていた。その後も、葉巻を咥えていない教授を見たことはなかった。CDCの特別病原体研究室の室長である米国人のカール・ジョンソンは、髭を刈り込み、小さな鋭い目をしていた。彼はパイプをくゆらせていた。ジョンソンの右腕のジョエル・ブレマンは、背が高くてがっしりした体格、優しい笑みを浮かべ、おかしなアクセントのフランス語を話した。私はすぐに彼を好きになった。パッテンはそっけない素振りで差し出された手を握り返していたが、唯一のフランス人であるピエール・シュロがWHOとフランスのパスツール研究所の代表として自己紹介すると、顔をこわばらせた。痩身で銀色の巻き毛のシュロは、パスツール研究所の生え抜きで、ベトナムからマダガスカルに至る広い地域の流行病について経験豊富な研究者であり、私にとっては指導教員のような存在となった。

マーガレタ・アイザクソンは私たちの中で唯一の女性だった。私たちが部屋に入るのを見ると、メタルフレームのメガネの奥の目が光り、栗色の髪はヘルメットのように見えた。彼女はオランダで生まれ、ホロコーストを逃れてイスラエルに渡り、若い頃はそこで戦闘機のパイロットをしていた。今は南アフリカ国籍なので、その場にはもっともいそうにない人物だった。というのも、ザイールは少なくとも表向きは、アパルトヘイト体制の国民に対しては入国を禁じていたからだ。しかしアイザクソンは、一九七四年にヨハネスブルグの病院で、マールブルクウイルスに感染したオーストラリア人旅行者のカップルの治療にあたった経験を持っていた。病院では看護師の一人もそのカップルからマールブルクウイルスに感染していた。オーストラリア人の男性は死亡したが、看護師を含む女性二人は生き延びた。こうしてアイザクソンは、世界でも稀少なマールブルク出血熱から回復した人の血清を携えて、入国を禁止されているヨハネスブルグからやってきたのだ。

謎のウイルスはマールブルクウイルスではないということは分かっていたが、そのウイルスがマールブルクと近い関係にあれば、南アフリカから運ばれた抗マールブルク血清が、今回の流行の患者の治療に使用できるのではないかと期待された。臨床的に証明はできていなくても、高レベルの抗血清が患者の血液中のウイルスを不活化することができるのではないか、という仮説は成り立った。

会議には他にも出席者がいた。ジャン－ジャック・ムエンベは、人当たりが良く、聡明なザイール人の若手微生物学教授で、私は後に深く尊敬するようになった。ジェラール・ラフィエはフランスのザイール医療派遣団の責任者であり、ジャン－フランソワ・リュポールとジャン・バークはベルギーのＦＯＭＥＴＲＯで同様の立場にあった。そして、キンシャサ医療サービスの痩身でメガネをかけた若手医師アンドレ・コットは、とてもおどおどしているように見えた。コットを除けば、私は出席者の中で飛び抜けて若かった。

カール・ジョンソンは机を叩いて私たちの注意を喚起した。この会議は明らかに彼の会議だった。そして次のような短い言葉で状況を要約した。我々は医学的にまったく新しいウイルスに対応しようとしている。とりわけ医療従事者やケア提供者に感染の可能性があり、極めて危険なウイルスのようだ。感染した人の八〇％以上が死亡すると報告されている。唯一の治療の可能性は、病気から回復し高いレベルの抗体を持つ人の血清なのだが、それを得るには、回復者を探し、その血清に生きたウイルスが含まれていないことを血液検査で確認し、その抗体を重症者に注射できるようにしなければならない。そのような検査は高い能力を持った技術者が、高度に安全性が確保された施設で、特別な資材を使わなければできない。それまでは、マールブルクの血清を使うしかない。カールはここでマーガレタに向かってうなずいた。さらに、直接の死因は大量出血であり、制御不能の出血の際の血液凝固の可能性を考えると、我々は抗凝固薬のヘパリンを使えるようにしなければならない。

カールは続けた。最悪のシナリオは流行がキンシャサにまで広がることだ。無秩序な巨大都市でインフラは貧弱、政府は信頼できない。独裁的な政府を無視することに慣れた三〇〇万人の市民が暮らしている。ヤンブクに宣教に来ていたベルギー人三人、修道女二人と神父一人が、二週間ほど前に治療のため首都に運ばれた。三人ともすでに死亡したが、少なくとも看護師一人が彼らから感染している。その看護師、マインガ・ンセカは入院中で重体だ。彼女が接触した人を追跡し、隔離しようと努力が続けられている。その中には、と言って一瞬カールは口を閉じてから、米国の大使館員も含まれている、と続けた。看護師は留学ビザを取得するために、米国大使館を訪れていたのだ。

これからキンシャサで流行の拡大が始まるのか。これほど致死的なウイルスがこの混乱状態の中に持ち込まれれば、制御はほぼ不可能だ。政府にとっても爆弾を抱えたような状態であり、保健大臣が興奮して語っていることから、流行のニュースはもう広まっており、パニックがすでに始まっていることは明らかだった。この時点では、ウイルスの感染力がどのくらい強いのか、私たちには分からず、致死率は極めて高いようだということだけが分かっていた。

カールはフランス語を話せなかったが、会議では必要だったので、ピエール・シュロと私が双方向の通訳を行った。こうした役割を担うことはその後もしばしばあったが、通訳は大きな力と人間関係が得られるので、私には大いに役に立った。また通訳を務めることで、「おそらくは公衆衛生にとって、過去二五年でもっとも深刻な危機だろう」といった言葉を聞いたときにも、それはどういうことなのかと考え、妙に冷静になることができた。これも重要なことだ。

最優先すべきは、キンシャサでの対策だったので、国際チームの大半はとりあえずそこに残ることになった。一方で、小規模な調査隊を赤道地域に三、四日偵察に出し、本格調査のための人員と資材の調達と計画の概要策定を行うこととした。

カールは志願する者を募った。最初に手を挙げたのは私だった。他にはフランス人のピエール・シュロ、褐色の肌の陽気なリュポール、若いアメリカ人のジョエル・ブレマンが志願した。アンドレ・コットが後にザイールを代表して加わった。

感染した看護師の訪問についても、パッテンが手を挙げて「私のところの若いのが一緒に行く」と言い、私は志願させられて、シュロとともに行くことになった。

私たちはＦＯＭＥＴＲＯの四輪駆動車でンガリエマ病院に向かった。いきなり雨が激しく降ってきた。私は熱帯のストームにはまだ慣れていなかった。ンガリエマ病院は事実上、富裕層向けの医療施設だった。ゴンベ地区のコンゴ川沿いにあり、そこは植民地時代に市街に隣接して白人用に作られた快適な地区の一つだ。それでも道路は深い穴だらけで、その下は赤土だった。道路と同様、町の様子も生気と活力があふれていた。

病院の廊下は恐るべき状態だった。私たちを迎えた内科部長のクールテイユ博士はまず、安全対策について説明した。ベルギー人修道女二人が死亡し、マインガ看護師が感染した後、ベッドのマットレスは焼却処分された。病室は封鎖され、四日間続けてホルムアルデヒドによる燻蒸消毒が行われた。遺体はフェノール消毒液を染みこませた綿のシーツで包んで運び出され、頑丈なプラスチックを二重にした袋に入れて納棺された。

修道女とマインガの治療にあたったクールテイユは、私たちから離れ、病気で横たわる看護師には近づかないよう注意していた。他の職員もすべて、前には一緒に働いていた同僚から離れていようとしているようだった。だがシュロは、前にもマインガのもとを訪れたことがあり、不安を感じているようには見えなかった。私たちは手術帽に手術衣、手袋に靴の覆い、そしてゴーグルといった、感染防御のものものしい出で立ちではあったが、シュロはマインガに優しく接していることが分かった。彼女は重態で回復の望みは見られず、死の一歩手前と思われた。

マインガが高熱と激しい頭痛を訴えて入院したのは一〇月一五日の金曜日だった。私たちが訪れたのは一八日の月曜日で、彼女には出血症状も現れていた。鼻と耳と口のまわりには、黒く乾きかけた血液が付着し、皮膚の下には内出血の痕が見られた。下痢と嘔吐が止まらなかった。彼女はピエールにしがみつき、ピエールはマーガレタ・アイザクソンが血清を投与してくれるだろうと話をして彼女を慰めていた。その血清には彼女の免疫システムを強め、ウイルスと闘えるようにする抗体が含まれているはずだった。だが悲しいことに血清の効果はなく、マインガは数日後に死亡した。

私たちはいくつかの検査をする目的で採血をした。それは血管内凝固に対する治療方針を決定するためであり、凝固が出血熱による死亡の原因と考えられたからだ。バイアル［ゴム栓で密封された小瓶］に入れた血液を、顕微鏡で調べるために病院の検査室へ持って行った。自分が働いていた病院に入院したことは、マインガにとって幸運だった。ンガリエマは特権を持った人びとのための私立の病院であり、基本的な設備が整っていたからだ。しかし、検査技師は誰一人、マインガの血液検体を扱おうとはしなかった。検査室には病原体を封じ込めるための適切な設備がないというのがその言い訳だった。

私が彼女の血液を調べたが、それは悲惨なものだった。血小板数が激減していた。駆け出しで想像力に欠けていた私にも、この致死的なウイルスの恐ろしさは十分に理解でき、彼女の血液を扱う手が震えてきた。このウイルスはどのように感染するのか。昆虫、体液、それともホコリを介してか。誰も知らないのだ。

私たちは第五別館も訪れた。隔離病棟だった。ンガリエマ病院は植民地様式の建物で、間隔をあけた病棟が屋根付きの通路で結ばれていた。感染した患者を隔離し、空気をできるだけ拡散させるためだ。訪れたときには、ヤンブクからの修道女二人をケアしていたか、マインガと直接の接触があったか、そのどちらかの理由で隔離されている人が約五〇人いた。その中にはマインガが発熱した日に同じ皿で食事をした一四歳の少女もいた。また出産を数日後に控えた妊婦も含まれていた。

私たちはその人たちをひととおり検査した。明らかにうろたえ、落ち込んでもいるようだった。ただし、身体的には正常だった。約一カ月もの間、隔離されていたが、誰も発症してはいなかった。

それからＦＯＭＥＴＲＯに戻り、急いでシャワーを浴びて、その日二回目の国際委員会の会議に臨んだ。もう一度全員が大会議室に集まり、私とシュロ、ブレマン、コットの派遣について検討した。一目で重要な人物と分かる白人男性が、壁際の椅子にすでに座っていた。顔が大きく、灰色の口ひげを刈り込んだ男で、ノートも取らず、あまり関心がなさそうな様子だったので、私はすぐに彼の存在を忘れてしまった。だが、会議の終わりに、彼が口を開いた。

「そうすると、Ｃ－１３０輸送機が必要になるな。」アメリカなまりのフランス語で、彼は話し始めた。「ランドローバーとガソリンの供給も必要だ……。」そして、おびただしい量の装備や資材を列挙していった。

いつの間に指示したのか、アシスタントが木の箱を抱えて部屋に入ってきた。箱の中はそれまで見たこともない最先端の機械だった。携帯電話、当時は映画の中でしかお目にかかれないしろものだ。ビル・クローズは受話器を手に取り、妙なアクセントで「ブンバ将軍とお話ししたい」と言った。ザイール空軍の最高司令官で、私たちが向かおうとしている町と同じ名前だった。

「おやじさん」ゆっくりとした調子で話しかけた。「ブンバまでチームを運ぶために、明朝四時きっかりにC－130を用意してほしい。いいかね。メルシー」

そして答えを待たずに受話器を置き、アシスタントが箱のふたを閉じた。私たちは皆、あっけにとられて彼を見ていた。

ビル・クローズ（ちなみに彼は女優のグレン・クローズの父親だった）は経験豊かな医師だったが、独立直前のコンゴに布教目的でやってきた。どういうわけかモブツ大統領の主治医となり、同時にコンゴ最大の病院であるキンシャサのママ・イエモ病院（モブツの母親の名前だ）の理事長も兼ねた。だが、それだけではザイールにおける彼の権力と影響力を十分に説明したことにはならない。謎に満ちた男だった。非常に感じが良く、ザイールに関する比類のない知識を持ち、社会のどのレベルにも人脈があった。彼はこの一年後、モブツ体制に幻滅してザイールを去った。二〇〇九年に彼がワイオミングで死去するまで、私たちは交流があった。

会議が終了すると、たちまち夜になった。赤道地域の急速な日没は、私にはもう一つの驚きだった。昼食を取っておらず腹ぺこだったので、現地在住のベルギー人たちが私を夜の町に連れ出した。彼らは謎の流行についてたっぷり話を聞かせてくれた。病気になった鳥が空から落ちてくるというので、ブンバへの飛行をパイロットたちがどれほど強固に拒否しているか。ウイルスは魔術がもたらすものであり、逃れることはできないと、ザイール人がいかに頑なに信じ込んでいるか。

つまりは古参が新参者に対し、「暗黒のアフリカ」とはどんなものかということを話したかったのだ。もちろん例外はあるとはいえ、彼らがする話を私は好まなかった。ザイール人を蔑むような話が多かったからだ。

それはともかく、私はキンシャサの夜の町がすぐさま好きになった。音楽が素晴らしい。エレガントで複雑なルンバタイプのサウンドだ。ダンスも魅力的だった。ザイールでは、人びとは足ではなくお尻を微妙に動かし、繊細で思わせぶりで込み入ったうねりを生み出していた。ベルギーのディスコでは当時、手足を動かしていたものだ。こちらの方が美しい。

異なる惑星にいて、しかも自分がその一部になったような感じだ。どこまでも自然であり、恐ろしくも何ともなかった。見知らぬ国に来たことでかすかに覚えた動揺も消え去り、すべてが本当に素晴らしく感じられた。

第3章　ヤンブクの宣教会

午前四時、暗闇の中でひどい二日酔いのまま、私は軍のパイロットが滑走路をいらいらして行ったり来たりするのを見ていた。明らかに彼らは流行地域への飛行を引き受けたことを後悔しており、爆発しそうで、飛行機への荷物の積み込みを手伝うのも拒んだ。ブンバまで指示どおりに飛ぶことには何とか同意したものの、私たちを降ろしたらすぐに飛んで帰りたいと言った。

私たちはランドローバーを飛行機に載せて固定した。ガソリン、感染防御の装備や医薬品を詰めた木箱をいくつか、そしてベルギー人の宣教会に届ける物資も積み込んだ。機内の壁に沿った軍様式の座席に腰掛け、州都ブンバまでの不安定な飛行に緊張していた。

日が昇ると、パイロットは少し打ち解けてきた。私たちを一人ずつ操縦室に入れてくれたので、眼下に流れ去る素晴らしい景色を見ることができた。熱帯雨林は波打つ緑の大海原のようで、そこに粗末なあばら屋の村落が点在していた。飛行機は基本的にコンゴ川に沿って飛んだ。ところどころで川幅が一五キロ近くもある巨大な川で、対岸がほとんど見えないこともしばしばだった。空中で謎のウイルスの攻撃を受けて死んだ鳥が、森に落ちていくのをヤンブク周辺で見たという話を、私は再びパイロットから聞かされた。路上には人の死体が列をなしているという尾ひれもつけられていた。

私たちはブンバに着陸した。川沿いの町で、人口は当時およそ一万。ベルギー国土の半分ほどの地域の行政と経済の中心地だった。周囲は深い森に覆われ、そこに分散するコーヒー、ココア、米、ヤシなどのプランテーションのほとんどがユニリーバ社の所有だった。ほぼ二週間にわたってその全域が隔離されて戒厳令下に置かれ、国内の他の地域から切り離されていた。米とコーヒーの収穫期だった。この地域の収入源のすべてではないまでも、そのほとんどを占める二大作物だ。世界から忘れられたような土地で、何とか生き延びてきた人びとと企業にとって、最悪の巡り合わせだった。

Ｃ－１３０機が停止するや、私は大急ぎで後部ハッチに向かった。早く仕事がしたかったのだ。そのときに搬出口から見えた光景は、永遠に私の記憶に刻み込まれている。町中の全員ではないかと思えるほどたくさんの人が、焼け付く太陽のもと、赤土の仮設滑走路に立ち並び、私たちをじっと見つめていたかと思うと、たちまち「オイエ、オイエ」と叫び始めた。

リュポールが巨大な輸送機からランドローバーを運転して降りてくると、群衆は喚声を上げ、そして互いに小声で話していた。群衆がざわめいていたのは、食料や日用品を期待していたからだった。この数週間で初めて飛来した航空機なのだ。私たちが食料を届けに来たわけではないと分かると、絶望した人びとが押し寄せ機内に乗り込もうとしたが、憲兵が殴りつけて押し戻した。

最後の積み荷が降ろされるやいなや、パイロットは「Bonne chance」（幸運を祈る）と叫び、同情と、私の記憶が間違っていなければ、嘲笑の混ざった表情を浮かべ、エンジンをかけて離陸していった。いまや私たちもまた隔離される側になったのだ。エンジンの音が消えていくと、ザイール育ちのリュポールは、支配すべく生まれた人間に自然に備わる威厳を持って、群衆に向かい現地のリンガラ語で演説を始めた。

「ブンバの皆さん、おはようございます。皆さんがヤンブク熱の恐るべき流行に悩まされていることは、私たちも承知しています。隔離され苦しんでいることも分かっています。私たちはモブツ・セセ・セコ大統領から指示を受け、皆さんを助け、流行を食い止めて隔離を解除し、キンシャサへ農作物を出荷できるようにするためにやってきました。隔離を守ってください。病気になった人がいれば、他の人と接触しないようにして報告を行うよう、ご協力をお願いします。」

人びとは「イー」とか「オイエ」といった声を上げて同意した。

見るからに意志強固なフランドルの男性が現れた。おそらく私より一〇歳くらい年上で、サングラスをかけ、アフリカのろうけつ染めの布地で作られた、その地方のシャツを着ていた。淳心会（Order of Scheut）という宣教会のカルロス神父だと自己紹介した。ヤンブクでウイルスに感染して死亡したカトリック宣教師の同僚だ。聖職者は年配で法衣を着ているものと思っていたので、私はびっくりした。カルロスは車で私たちを宣教会に案内してくれた。明るい緑の壁に木製の小さな十字架像と並んで、モブツの写真が飾られていた。（すぐに分かったが、この明るい緑はモブツの「革命党」のシンボルカラーだった。）私たちは（宣教会の牛とジャガイモを料理した）ステーキとフレンチフライ、それにウイスキーとビールとタバコで迎えられた（真っ昼間からだ）。

カルロス神父は信徒の福祉のために献身的に尽力していたが、実務にも有能で、流行病について簡潔に説明してくれた。それは九月の第一週にヤンブクで始まった。宣教会が運営する学校の校長が休暇で北部に出かけ、戻ってから病気になったという。校長の死後、たくさんの人びとが葬儀に参列し、さらに数日のうちに宣教会の運営する病院は、校長の妻を含む患者で一杯になった。患者たちは高熱、頭痛、幻覚などの症状を訴え、多くは出血して死んでいった。ヤンブクの宣教会病院で校長を看病した人たちや校長の家族、その他の患者、さらにあまり関係がないように見える人びとも次々に倒れた。カルロス神父はその人たちの名前を挙げ、たぶん無意識になのだろうが、病気で倒れたベルギー人の修道女と神父の名前を強調した。助産師だったシスター・ベアータ、キンシャサに運ばれて死亡したシスター・ミリアムとシスター・エドムンダ、そしてオーガスト神父、シスター・ロマーナ、ヘルマン神父。ザイール人の場合は、最初は両親、次に子供というように、大まかな系図があった。私は慌ててノートを取り出した。

どれほどたくさんの人が死んだのかは、誰にも分からない。しかし、分かっている事例では皆、発症して八日以内に死んでいた。ヤンブクの宣教会には数人の修道女が生き残っているが、彼女たちもすぐに死亡するものと思われていた。感染して回復したのは一人だけだった。直近の発症はブンバに何人か、そしてヤンブクからブンバに旅行した人が数人いて、いずれも隔離されていた。

昼食の後で、ピエールと私は川のほとりへ降りていった。ブンバ付近の川幅は、ベルギーの海岸線の長さのほぼ半分に相当する二五キロを超え、川面は青いヒヤシンスの花でぎっしりと埋まっていた。ブンバに住む人は皆、この川の水を汲んで飲み、洗濯をする。植民地政府は一部の住宅に上水道を整備したが、独立から一五年が経過して、施設は壊れていた。自家発電装置を備えた少数の家を除けば、電気も使えなかった。

私たちは帰りがけにポルトガル人の食料雑貨店「ノゲラ」に立ち寄った。棚は空っぽで、粉ミルク、食塩、マッチ、小麦、料理油、ガスボンベなどがあるだけだった。そのような中にイワシの油漬けの缶詰とつなぎの作業着が置かれており、ピエールと私はつなぎが気に入って購入した。私が持ってきた服よりも実用的で、耐えがたいほど蒸し暑い気候には適しているように思えたからだ。

地方長官を表敬訪問する時間になった。シトワイアン・イポヤ・オロンガは軍司令官に次ぐナンバー２

で、州公安局長として恐れられ、この地域で絶大な権力を持っていた。一党独裁政党「革命人民運動」（ＭＰＲ）の地域代表でもあった。ザイールでは子供が生まれると自動的にＭＰＲの党員にされていたのだ。モブツ大統領の中国訪問後、ザイールは完全に毛沢東主義の用語で支配され、汚職と腐敗でぼろぼろになった。あからさまな財政封建主義ともいうべき構造ができ、集められた税金は、上納される各段階で徴税官によって抜き取られたうえで、最後はモブツ大統領が自分の底抜けの財布に、市民の稼ぎの大部分を入れていた。

ジョージ・オーウェルの作品にでも出てきそうなこの全体主義的な組織に、私は尽きることのない興味を持った。この組織は身の毛もよだつファシスト的外見をあらゆる人間関係にまとわせていたが、単なる暴力団と変わるところはなかった。誰もが互いに「シトワイアン」［仏語で市民の意］と呼ぶように命令され、恐怖心が浸透していることを示していた。ザイールではすべての人間関係に腐敗と権力乱用の臭いをかぎ取ることができた。

シトワイアン・オロンガとの会見は無意味なものだったが、それでも必要だった。私がその後の人生でずっと我慢し続けなければならなくなる、空疎な儀礼的訪問の最初の経験だった。私たちは、それが義務であるかのように、待たされた。長官の権力を印象づけるためだ。幸運にもエボンダにあるユニリーバのプランテーションの管理人と医師に会って話すことができた。ブンバから一〇キロ離れたところにあり、地域の主要な雇用主となっている農場だ。この流行病はＰＬＺ（ザイールにあるリーバプランテーション）にとって経済的に大きな災害だった。収穫物を運び出すことができず、労働者は逃げてしまったからだ。ザイールで信頼して物資調達の支援を期待できるのは、宣教会と彼らだけだった。彼らは、出血熱で死んだ患者の葬式をどうしたらよいのか、助言を受けに来たのだ。すでに数人の死亡を目の当たりにし、さらに三歳と五歳の子供が死に瀕しているという。私たちは翌朝、ヤンブクの宣教会に向かう途中で彼らと会うことを約束した。

ようやく執務室に入ることを許され、今度はそこでお茶やコーヒーと慇懃を装った会話の儀式に耐えなければならなかった。最後にこうした手続きにもっとも慣れているリュポールが、私たちの短期調査、および本格的な後続隊による長期調査に必要となるものと移動手段について切り出した。短い言葉とまったくお定まりの身振りが返ってきた。

「ブンバのような貧しい地域で、どうやってそんな物資調達の支援ができるというのだね。そんな予算はない。私たちは皆、ここで苦しんでおり、家族に会いにキンシャサに戻ることさえできないのだ（書類を振りかざし、露骨に眉をしかめ、悲しそうに頭を振った）。」

リュポールは表情を作るのに苦労したと思うが、重ねてご無理ごもっともというような笑みを浮かべ、「そうですか。私どももお察ししていました。お役に立てるかと思い、これをお持ちしました」と言いながら、きらきらした中型のスーツケースを取り出した。

スーツケース一杯の自国通貨を持ってきていたのだ。私はそれほど大量の紙幣を見たことはなかった。公式には一ザイール通貨のレートは一ドルだったが、現実にはごくわずかな価値しかない。それでも彼が中身を長官に見せたときには、麻薬取引の場面を映画で見ているようだった。領収書はなかったし、正確にいくらあったのかも分からない。何人をどれくらいの期間雇うのか、といった話もなかった。実際のところ、何をするにしても、その都度別途支払わなければならなかった。

スーツケースは相手の態度をほぐした。シトワイアン・オロンガは町の食糧供給が極めて心配だと語った。すでに三週間もの間、隔離地域には一隻の船も、一台のトラックも入って来ていないという。ブンバにある軍の基地にもこの数日、食糧はなかった。

宣教会に戻ると、私は死んだように眠った。アントワープで、ザイールまでの機中で、そしてキンシャサでは夜をバーで過ごし、私は三晩眠っていなかったのだ。

翌朝、私たちはブンバの病院を訪れた。小さな病院だが、旅行でヤンブクから来ていた十数人が、出血熱の疑いがある他の一人か二人とともに、隔離されていた。キンシャサのンガリエマ病院は、ヨーロッパの基準からすれば幾分汚れていたが、それでもまだましだった。私はブンバの病院で本当の欠乏を初めて目にした。それは真に恥ずべき状態だった。出血熱を疑われる患者は明らかに病気ではあったが、症状が顕著というわけではなかった。高熱があり、胸や腹部の痛みを訴えていたものの、とりあえずの検査では出血熱の徴候は見られなかった。患者たちはマットレスがないか、あるにしても金属製のバネを布で覆っただけのベッドに横たわっていた。薬はなかった。床も壁も汚れ、文字どおりあちこちで剝がれ落ちていた。どうもこれが「正常」な状態のようだった。突然の健康危機のためにこうした劣悪な環境になったわけではなく、いつもこうなのだ。

病院の至るところで頭を剃った女性を見かけ、中には泣き叫んでいる人もいたし、ひどい衛生状態のもとで食事の準備をしている人もいた。見ている自分の顔から血の気が失せるのを感じた。患者は怯えており、口からは血が滲み出ていた。

担当のンゴイ・ムショラ博士は、かなり若かったが、ヨーロッパの医学生なら気を失ってしまうような条件のもとで、手術や帝王切開をすることにも習熟していた。その彼も、出血熱には明らかに圧倒され、恐怖を覚えていた。自分が診察した患者数人が死亡していたが、黙示録を読み上げるかのように、そのときの激しく制御困難な出血の様子を説明した。

キンシャサで詳しい検査を行うために、私はンゴイの患者すべてから採血した。ンゴイと近隣のリサラの公衆衛生部長であるマサンバ・マトンドの二人から、ヤンブクを訪問したときの見聞をもとに、流行状況について簡潔明瞭な説明を受けた。リサラはモブツ大統領の生地で、町中の壁という壁に彼の写真が掲げられていた。説明にはまたもや、何人もの名前が次から次に出てきた。Xが罹患し、それからその夫Y、妹のZがかかり、彼女はどこそこの村から来た叔母Wに看病されて……、とてもついていけなかったので、私はノートを取り出し、すべて書きとめていった。ヤンブクを中心に半径一〇〇キロの範囲で、少なくとも四四の村が影響を受けていた。最初に罹患した人のほとんどがヤンブクの病院を訪れていたようだった。しかし、二次感染も多数発生しているとマサンバは言った。言い換えれば、ヤンブクを訪れていない人にも感染は広がっているということだ。感染して発熱した人のほとんどすべてが一週間以内に死亡していた。ンゴイがうなづいた。みんな死んでいる。彼が聞いたところでは生存者は一人か、もしかしたら二人だが、彼の患者は誰一人、生きていなかった。

ヤンブクに向かって出発する前に、私たちは死者が優に一〇〇人を超えていると聞いていた。疑い深い私にも、状況が破滅的であることが分かってきた。カルロス神父とンゴイ博士の話、ブンバの病院で受けた報告、パイロットやブンバの人たちがはっきりと示した恐怖の感情、町から逃れようとする絶望的な試み……。この病気は病原性が強く、致死率も高いことは明白だった。ザイールに染みこんだ貧困と貧弱な組織、そしてキンシャサへの拡大の可能性、これらを考え併わせると、ジョエル・ブレマンが要約したように「二〇世紀でもっとも悲惨な流行になる可能性」も予想された。

ランドローバーをカルロス神父が一台貸してくれたので、私たちは車二台に分乗して出発した。赤道直下の未開の熱帯雨林、優に高さ一〇メートルを超える木々、押しとどめようもなく生い茂る力に圧倒されて、私たちは押し黙ったまま走り続けた。あらゆる種類の緑が私たちにのしかかってくる。木々の葉は高くそびえる壁となり、ターザン映画に出てくるような蔦が絡んでいた。自然がこれほど圧倒的な侵略性を持って迫ってくるものだとは思ってもみなかった。それは私たちが今、恐るべき制御不能状態に突き進んでいることを感じさせるものでもあった。

私たちはエボンダにあるユニリーバのプランテーションに立ち寄った。職員は半狂乱の状態だった。私たちの訪問を信じがたいほど強く待ちわびていたので、ちょっと立ち寄っただけだということを知ると、明らかに落胆し、怒りさえ表した。多数の死者が出ていたので、女性たちは小さな診療所のまわりに集まり、哀悼の聖歌を歌い、泣き叫んでいた。私たちは、怯えてプランテーションに閉じこもっていた三人の平和部隊ボランティアに会った。二〇歳前後の金髪のアメリカ人女性で、恐怖のために完全にヒステリー状態に陥り、目には涙があふれていた。殺人的な謎の病気がなかったとしても、エボンダで英語を教えるという日々はストレスの強いものであったに違いない。彼女たちをどうしたらよいのか、私には分からなかった。ジョエルが引き取り、移動手段が確保できたら、すぐに帰国できるようにすると約束した。

私はアントワープで撮ったウイルスの電子顕微鏡写真を持っていたので、それを見せることを思いついた。この写真には魔法のように気休めを与える効果があった。人びとがウイルスを超自然的で圧倒的なものではなく、より現実的なものとして感じる助けになったのではないかと思う。

エボンダを過ぎると道路はほとんど通行不能になった。熱帯の豪雨で洗い流され、泥と水の溝と変わらない。私たちはそびえ立つ熱帯樹の下に、一〇から二五戸ほどの小屋が寄り添う村々を走り過ぎた。ほぼ半数の村では、隔離された人びとの動きを制限するために、バリケードが築かれていた。政府が指示したのではなく、天然痘が流行したときと同じように、自分たちで自主的に作ったのだと長老たちは説明した。

私たちは、この村で今病気の人はいるかと尋ねた。彼らは皆、首を振って「いない」と答えた。それが本当かどうか確認する方法はなかったが、もしも誰か具合の悪い人がいたらできるだけ隔離し、ヤンブクの宣教会にいる私たちに連絡するよう村人に伝えた。

でこぼこ道を四時間走ったところで突然、平らな土地に出た。数十軒の小屋と、ペンキが剝げかけた赤い屋根にレンガ造りの家が数軒あった。この地区の行政の中心ヤンドンギだ。人口千人ほどの眠ったような町で、植民地時代からのレンガ造りの建物と商品がほとんどない商店が数軒あった。奇妙なことにヤンドンギは、ベルギー領コンゴの中でほとんど唯一、フランドル文学に登場する町だ。一九八〇年代に植民地官僚だったイェフ・ヘレルツは、この悲しい土地の地方副長官を主人公にソフトポルノ風の冒険譚を書き、読者を当惑させるような筆致で、めくるめく裸の踊りと原始と野生の豊かな活力との横溢を描いていた。

それから再び、分厚い緑のカーテンが両脇から迫る道を進み、苦労の末にようやく、コーヒーのプランテーションが現れる。そしてヤンブクの教会を含む宣教会の建物の赤い屋根が、目のくらむような陽光のもとで、蜃気楼のように見えてきた。きれいに清掃され、ヤシの並木に縁取られた中庭や手入れの行き届いた芝生は、現実とは思えなかった。これほど清潔で秩序が保たれた田園風の場所が、本当にヤンブクであり、謎の殺人ウイルスの流行の中心地であるとは、とても信じられなかった。

小さな教会の右には神父たちが住む建物、左には修道女が寝泊まりする修道院と学校、そしてその後ろが病院だった。その間にゲストハウスがあり、四〇歳から五五歳くらいの三人の修道女と白い髭をはやした高齢の司祭が、あたかも一日中、私たちを待っていたかのように立っていた。

私たちが近づくと、修道院長のシスター・マルセラが「それ以上、近寄らないで、境界線の外にいてください。そうしないと、私たちと同じように死ぬことになりますよ」と叫んだ。

彼女はフランス語で話していたが、アクセントから私にはフランドル地方の出身者であるだけでなく、どの地域かも、つまりアントワープの近くの出身であることも分かった。（私が言語学者だというのではなく、フランドル地方の方言は特徴が際立っており、シスターのアクセントにはその特徴がとくにはっきりと出ていた。）訪れる人への警告用にガーゼの包帯を張りめぐらせた境界線を飛び越え、シスターと握手をした。フランドル語で「こんにちは、私はアントワープの熱帯医学研究所からやってきた医師ピーター・ピオットです。私たちがやってきたのは、あなたたちを助け、流行を止めるためです。大丈夫ですよ」と言った。

とても感動的な場面だった。シスター・マルセラ、シスター・ヘノフェーファ、シスター・マリエッテの三人の修道女は崩れ落ちた。一斉に話そうとしたが、私の腕にすがり、互いに手を取りあって、泣くことしかできなかった。同僚が一人、また一人と死んでいくのを見るのはつらいことだ。一息つくと、止めどなく話し出した。私たちが助けに来た、とくに私は頼りにできる、そう感じたようだ。言葉の面でも、感じ方の面でも、私が彼女たちと共通の言語で話ができたことはよかったと思った。

修道女たちは私の両親より若かったが、上の世代のように見えた。彼女たちの声を聞いていると、私の父方の曾祖母を思い起こした。近隣ではモー・ドルフ、ドルフ母さんの名で知られていた女性だ。（一九二一年に死去した夫の名前がアドルフだったので、彼女はアドルフの子供たちのお母さんと呼ばれていた。）モー・ドルフはルーヴェンに近いウェイフマールという村の農家で育ち、学校に通ったことなどなかった。それでも計算はできたし、賢かった。意志が強く、料理が上手だった。ウェイフマールで居酒屋を経営していたが、それはどんどん大きくなって、ダンスホールや宿屋、レストラン、土産物屋、そして少し離れた「レミー工場」の男たちのクラブなどを兼ねるようになっていった。レミー工場というのは、私の曾祖父が機械工として働いていたでんぷん製造工場だ。近隣の誰もが誕生日や結婚式やお葬式には、モー・ドルフの店を利用していた。私の祖母や父を含む彼女の七人の子供と多くの孫たちは、ビールを運んだりテーブルを拭いたり、裏庭で豚や鶏の番や野菜作りをして育った。

シスター・マルセラは小柄だが、意志のしっかりした女性で、まとめ役のようだった。彼女は見た目も声も私の曾祖母に似ていて、手が器用で、ほお骨も高かったが、鋭い眼差しではなく、活発な気性でもなかった。何週間も隔離され、生気を奪われてしまったようだ。彼女にとって私は、事態をもとに戻すために母国からやってきた若くて頼りがいがある救出者に見えたことだろう。私はもっとも若く、駆け出しで、見た目も頼りなかったと思うが、共通の言語と生活習慣という絆があった。

修道女たちは後になって私たちに、流行が起きたら病気を封じ込めるために「防疫線」を設定しなければならない、という指示を読んでいたと語った。彼女たちはこれを字義どおりに解釈し、身を寄せたゲストハウスのまわりに線を張っていた。また、「このフェンスを越えた者は誰であれ死ぬことになる」と警告するリンガラ語の看板を、近くのヤシの木に打ち付けていた。訪問者はベルを鳴らし、ヤシの木の下にメッセージを置いておくようにと書かれた看板だ。まさしく彼女たちが耐えてこなければならなかった恐怖を物語る、恐ろしくもまた悲しい表示だった。

シスター・マリエッテが夕食の支度をしている間、シスター・マルセラは私たちに何冊かのノートを見せてくれた。そこには出血熱で死んだすべての患者の記録と最近の旅行歴など、この病気に関して重要だと彼女が思ったことが細かく書き込まれていた。病院のスタッフ一七人中九人が死亡し、宣教会のまわりに住む家族六〇人中三九人とシスター四人、神父二人も死亡していた。患者の症状と苦しみながら死んでいく様子を説明する間、彼女は何度も泣き崩れた。とりわけ、同僚の修道女たちの話をするときは激しかった。この小さな女性の集団は、全員がアントワープ北東部の同じ地域の出身で、ザイールに六年以上滞在しており、熱帯雨林の中に作られたフランドルの小居留地で、強い絆をはぐくんできたのだった。

「私たちは死の準備をしていました」と彼女はさりげなく語った。「毎日、お祈りをして過ごしました。」彼女が事実を淡々と説明していることは、私には分かった。だが、その控えめな言葉の中には、運命への息が詰まるような思い、見えない病によって次々に亡くなっていった女性たちへの想いが込められていた。

シスター・マルセラは丁寧に書き込んだノートの記録を読み上げ、私は大切な情報を走り書きしていった。彼女は死者が出ている村の名前を挙げていった。この病気はサルの生肉を食べることと関係しているのかもしれない、と彼女は考えていた。村人たちはしばしば、森に食物を探しに行く。校長をさしあたり「患者ゼロ番」としておこう。彼は数匹のサルとレイヨウの死骸を携えて旅行から戻ってきた。シスターは、宣教会の病院で生まれた新生児の多くが死亡していることに注目し、また飼っている豚の死産が急増していることを観察していた。三カ月前にヤンドンギの周辺で、ヤギの間に流行病が発生した、とも彼女は言った。

いずれの系統も調査すべきだと思われた。（私は後にブタのしっぽから血液を採取した。初めての経験だった。）どれも当たってはいなかったが、シスター・マルセラのもう一つの仮説は、後に正しかったことが分かった。「葬式のときに何か変なことが起こったに違いありません」と彼女は私たちに言った。「葬式の一週間後に会葬者から何人も患者が発生するのを、繰り返し見てきました。」

彼女は明らかにその理由を求めていたが、私たちは何も言えなかった。私たちが最初に行ったのはひたすら質問することだった。緊張をほぐすために、私は新しいウイルスの電子顕微鏡写真を見せた。これは後に他の村を訪れたときにも必ず行ったことだ。コミュニティにこれほどの苦痛と破壊をもたらしたのが、実は虫のようなかたちをしたものだったということに、シスターたちは驚いていた。

持ってきた物資をジョエルが手渡した。ガソリンのような必需品だけでなく、心を慰める物もあった。たとえばゴーダチーズやビール、郵便物、フラマン語の新聞などだ。私たちにはその権限はなかったが、修道女たちには流行がおさまるまで放置しておくようなことはしないと繰り返し伝えた。いったん戻ったり、また来たりするだろうが、見捨てることはしないと。

ピエールは明日から三班に分かれ、車を一台ずつ使おうと提案した。体系的に各チームができるだけ多くの村を訪ねて、出血熱の症例を確認する、可能な限り基本的なケアを提供する、拡大防止のために患者の隔離を行う、必要であれば通常の儀式なしの埋葬を徹底させる。そのようにして疫学的な予備調査を進めることが任務だった。

その後で私たちは病院に行ってみた。赤い金属屋根の四角くて小さな建物がいくつか、ンガリエマ病院と同じように屋根のついた通路でつながれていた。どの建物も空っぽだった。患者のほとんどは出血熱にかかることを恐れて逃げ去り、看護を担当していたシスター数人が死亡した後で、完全に閉鎖された。室内はきれいで血液の滲みもほとんどなかった。だが、医療施設としては最低限の設備しかなく、手術室も非常に簡素なものだった。マットレスをビニールで覆ったベッドがあるだけで、麻酔の設備など何も見当たらなかった。麻酔なしでどうやって手術をするのだろうか。

私たちが運んだ軽油を使って、修道女たちが自家発電装置を動かし、真っ暗な熱帯の夜にも少し光が得られるようになった。彼女たちは祝日のように、牛肉をビールで煮た伝統的な冬のシチュー「フランドル風カルボナード」を用意し、私たちは熱帯の猛暑の中で座ってそれを食べた。ちょっと漫画のような感じだったが、シスターたちはそれで魔法のように癒やされているのが分かった。私たちはビールとワインを持って来ていた。ジャン－フランソワ・リュポールが贈ったジョニーウォーカーは、無口なレオン神父がボトル半分も空けてしまった。シスターたちはデュボネ［ワインにキナの皮を漬け込んだ飲料］を少々、配られた量だけすすった。一カ月前にシスター・ベアータが死亡して以来、初めて緊張がほぐれたようで、家族のこと、修道会のこと、フランドル地方のことなどを止めどなく話し続けた。

ウイルスがどのように感染するのか、マットやシーツの上でも生きているのか。判断できる手がかりがなかったので、私たちは女子寄宿学校の教室の床で寝ることにした。まずホルムアルデヒドで燻蒸消毒し、漂白剤でモップをかけた。私は疲れ切っていたが、またも眠ることはできなかった。頭の中にあまりにも多くの感慨や疑問が浮かんできたからだ。ウイルスは今も広がり続けているのだろうか。広がっているとしたらどのくらいの速度なのか。私たちには分からなかったが、確実に核心に近づきつつあった。すぐに分かるはずだ。私はさまざまなことに想いをめぐらせた。ザイール人の葬式に、いったい何があったのか。フランドルの女性が故郷から遠く離れ、基本的なインフラや通信手段もなく、人里離れたジャングルの真ん中で生活しているのはどうしてか。一人の医師もなく、百床もの病院を、どうやって切り盛りしていけるのか。これらの村で、人びとはどのようにして生き延びているのか。どうすれば私は役に立てるのか。

夜には動物の鳴き声、叫び声が充満していた。私は漆黒の闇の中に出た。町の灯りに妨げられることなく瞬く星は、頭のすぐ上にあって手が届きそうなほどだ。不吉な太鼓の音がはっきりと聞こえた。おそらくは伝統的な方法で私たちの到着を告げているのだろう。

第4章　エボラ

女子寄宿学校の教室の硬い床に横たわり、痛みを感じながらも、私は真の発見をほぼ手中にすることに少し酔ったような興奮を覚えていた。家族の中には故郷を離れた者もいるが、その誰と比べても数千キロは隔てられた村で、科学的にも地理的にも、情緒的、肉体的、いかなる意味においても、人生を決定づける瞬間にいることが分かっていた。まったくの未知の世界、新たなウイルス、新たな大陸が、目の前にある。昆虫でさえもがよく分からない怪物のようだ。ゴキブリは私の指と同じぐらい長く、大きかった。しかし、私には恐怖も不安もなく、まさしく生きていることを実感していた。

謎の熱病から生還した患者は分かっている限りでは二人であり、修道女たちが翌一〇月二一日、木曜日の朝、その二人を紹介してくれた。一人は、私たちが「患者ゼロ番」と呼び、すでに死亡している宣教会の校長の妻だった。「ムブズ、元ソフィ」は若く、小柄で猫背の女性だった。（モブツ大統領はクリスチャンネームを禁じ、ザイールの住民は皆、アフリカ名を名乗るよう命じていた。確認のために旧名を使う場合には「元」をつけなければならないのだ。）彼女は頭を剃られていたが（この地域では会葬者が頭を剃るということを、私はブンバで知った）、健康そうだった。高熱と頭痛、嘔吐、下痢などを訴えていたということだが、出血はなく、内出血の痕も見られなかった。もう一人、病院の男性看護師であるスカトも同様の症状を訴えていた。彼は非常に痩せていたが、それが病気のせいかどうかは判断できなかった。

健康な回復者が二人、これほど早く見つかったことは大きな救いだった。本当に謎のウイルスに感染していたことが確認され、血液提供を了解してくれれば、同じ病気の患者にとって唯一の希望となる貴重な血漿が得られる。問題は、血漿分離装置がまだキンシャサにあるかどうかだ。血漿を利用する前に検査を行い、生きたウイルスが含まれていないことを確認する必要もあった。こうした検査は、高度の安全性が確保された環境のもとで、熟練した研究者が特別な器具を使って行わなければならない。米国アトランタのＣＤＣにあるウイルス検査室のようなところだ。極めて致死性が高い恐れがある物質を、キンシャサからアトランタに運ぶのも簡単ではなかった。ヤンブクやブンバからとなると、まず不可能だ。私たちがキンシャサに戻るときに、一緒に来てもらうよう二人を説得しなければならない。ソフィは私たちの提案を即座に拒否した。彼女は八人の子供のうち二人と夫を、このウイルスで失っていた。協力したいとは思っていたものの、最初は血液提供さえ望まなかったのだ。

私たちは真昼の猛暑と午後のストームに襲われる前に出発しなければならなかった。ヤンドンギから出て行くのに使える道路は四本（ベルギーの感覚からすると「道路」とは呼べなかったが）、そして車も四台あった。一台はキンシャサから飛行機で運ばれ、一台はカルロス神父がブンバの宣教会で提供してくれたものだ。残る二台はヤンブクの宣教会が所有していた。私たちは分かれて行動できるということだ。目的ははっきりしていた。流行は今も続いているのか、そうだとすれば、どのくらいの勢いで、どこまで広がっているのか。それを知る必要があった。現場で手がかりを探す。それが唯一の方法だ。考え得るリスク要因と当然ながら感染経路についても、とりあえず概要を把握しなくてはならなかった。できるだけ多くの発症者から血液検体を採取する必要がある。手元にあるウイルスのサンプルはまだたった一つで、それが真に病原体であるのか確認しなければならない。

　私とピエール・シュロは修道院長のシスター・マルセラとともに、彼女の古いランドローバーに乗り込み、西に向かった。通信機材があったわけではないが、他のチームから要請があれば、「助っ人」として駆けつけることも考えていた。感染のリスクに接する人を減らすため、実際に採血をするのはピエールと私だけにしたかったからだ。

　踏み分け道を揺られながら飛ばしていくと、森の中にはさまざまな生物の声が騒音のようにあふれていた。大きな枝や竹を組んだバリケードが道路の数カ所に作られていた。全域が隔離下に置かれていたものの、シスター・マルセラによると、保健当局や軍からこのような障害物を作るよう命じられていたわけではなかった。村の長老たちは、天然痘の体験による昔からの知識や遠い記憶に従って、自ら動いたのだ。一九七九年に根絶される以前、この地域は恐るべき天然痘の流行に定期的に襲われていた。これらのバリケードには多くの場合、小さな子供と老人が配置され、高齢の男女の多くは強烈なマリファナの匂いがするパイプを吸っていた。シスター・マルセラを見ると、彼らは黙って私たちを通してくれた。

　村はどこも、泥の壁にバナナの葉を葺《ふ》いた小屋が密集して集落を形成していた。小屋の外には乾燥した葉っぱの覆いの下で、料理用のとろ火が一日中燃えていた。私たちはたちまちのうちに村人に囲まれた。どの村に行っても、私たちが会った人は疑いなく、殺人的な流行についてすでに聞き知っていた。ほとんどどの村でも、少なくとも一人は死者が出ていた。私たちはそれらの事例やケアの方法について、できるだけ詳しく聞き取りを行った。その結果、ほとんどすべての遺体が小屋のすぐ裏に埋葬されていることに気づいた。またバリケードを除けば、隔離も予防策もまったく取られていないようであり、バリケードも万全ではないことが分かった。家族の誰それが愛する人の世話をするために他の村に出かけた、といったことを率直に話してくれたからだ。

最初のいくつかの集落では、長老たちが現在病気の者はいないと言った。疑いは残ったが、死んでいく病人を隠す理由もないだろうと思い直した。

五つか六つの村を回った後で、私たちは二人の患者が横たわっている小屋に連れて行かれた。男性とその妻だった。彼らはここ数日、具合が悪いという。小さな小屋の外に立ち、私たちは防護服を身につけた。手袋とガウン、オートバイ用のゴーグル、紙製の手術用マスクだ。外気を完全に遮断できるフルフェイスの呼吸器も携行していた。空気感染するウイルスからは守られるが、真昼の猛暑の中では息苦しくて、とても着けていられるしろものではない。アフリカの村人の家に入るのは、私にとってそのときが初めてだった。宇宙飛行のようなものものしい出で立ちは、私が村人たちから受けた以上のショックを彼らに与えたに違いない。

病気の夫婦は、小枝を組んだ低いベッドにヤシの繊維のマットを敷いて横たわっていた。口や鼻や耳から出血し、その黒く乾いた塊にしつこくハエがたかっていた。二人とも胸部や腹部に黒いしみがあり、目は暗く充血していた。体を動かす力もないようだった。夫は苦しそうに血を吐いた。夫婦の眼差しは、後に私が何人ものエイズ患者に認めたものと同じだったが、そのときまで出会ったことはなかった。うつろで生気のない眼差しで、それを「ガラスの目」と表現する人もいる。

ピエール・シュロは、ケアに慣れている様子でそっとベッドに近づき、大丈夫ですよと言うようにうなづきながら、妻の腕に注射器を刺した。私は見ているだけだった。この人たちに提供できる治療はなく、どうすれば力になれるのか分からなかったのだ。適用範囲の広い抗生物質であるテトラサイクリンや強力な下痢止めのロペラミドなら持っていた。だが、どちらも役に立たなかっただろう。

ピエールが妻の腕から採血している間に、夫が最後にもう一度喉を詰まらせ、そして息を引き取った。人の死は幾度も見てきた。医学部では遺体を解剖したこともあった。インターンとしてさまざまな病棟で働いていたときに患者が死亡することもあったし、ベルギーでもヘントの救急治療室に勤務していた当時は、むごい死にも立ち会った。だから私は、人が死ぬことには慣れていると思っていた。だがほとんどの場合、それは穏やかな死だった。確かに不幸ではあるが、衛生的であり、予測することができた。私の目の前で人がこのように死んでいくのを見るのは、初めてのことだった。

ピエールも私も凍り付いた。他の村人たちはどう反応するだろうか。悪夢のような出で立ちで現れた私たちが、この若い男性を殺したと思わないだろうか。ピエールを見ると、彼もまた震えていた。二人とも同じ考えが頭に浮かんだに違いない。もしもピエールが男性から採血をしている間に彼が死んだのであれば、おそらく私たちは殺されただろう。私たちは何が起きたのかを説明し、遺体は浄めも葬式もせず速やかに埋葬すること、触れるときは必ず手袋（いくつか村に置いてきた）をはめることを伝えて、急いで立ち去った。

その朝、私たちは八人の患者と会ったが、最初の夫婦ほど死に近い患者はいなかった。全員、目は充血して生気がなく、腹部の激しい痛みを訴え、開口部の至るところから出血が見られた。症状は軽いがやはり患者ではないかと疑われた人たちにも会った。むくんだ顔、激しい頭痛、高熱、胸部や腹部の痛みなどを訴えていたが、出血は見られなかった。抗体検査のために採血させてほしいと頼んでも承諾を得るのは困難だった。何らかの魔術が病気に関係していると信じ込んでいるようなので、シスター・マルセラに説得してもらった。

シスター・マルセラの前では話したがらなかったが、ほとんどの村人が、治ったのはンガンガ・キシと呼ばれる魔術師のおかげ、その薬草や祈祷のせいだと思っているようだった。ピエールと私はこのことに気づき、宗教的、医学的な理由から回答の一部をあからさまに控えさせるような通訳を介する限り、人びとから情報を集めるのは困難だと後で話し合った。

　私たちは宣教会に戻ろうとしたが、土砂降りの雨で立ち往生し、川と化した密林の小道をやっとの思いで進んだ。宣教会では遅い昼食が待っていた。正確には覚えていないが、シスターたちの食事は主にアフリカ料理、「フフ」と呼ばれる餅、地元の米、山羊か鶏、あるいは森でとれた鳥や獣だった。一度、サルも食べたことがある。典型的なフランドル地方のシチューであるカルボナードのサル肉版、食べた後で教えてもらったところでは、おそらくベルベットモンキー（*Cercopithecus aethiops*）だったようだ。サルは出血熱のベクター［媒介生物］かもしれないと考えていたので、これはおそらく分別のある選択とは言えなかった。だが、もてなしてくれる人に失礼があってはいけない。じっくりと煮込んであればウイルスが生き残っていることはないだろう、そう自分を納得させた。

　その日の午後遅く、シスター・マルセラはヤンブクと外部とをつなぐ唯一の手段である古ぼけた無線機で、リサラにある淳心会を呼び出した。リサラにいる彼女の同僚が、キンシャサのカールからのメッセージを伝えてくれた。ンガリエマ病院で会った看護師のマインガが死亡したという。別の言い方をすれば、マーガレタ・アイザクソンが南アフリカから持ってきたマールブルク出血熱の血漿は、私たちを流行から守ってくれるものではないということだ。

　私たちはその夜、状況の深刻さを改めて噛みしめた。真の友情が私たちの間に生じていた。ＣＤＣから来たジョエル・ブレマンは私たちのリーダーで、実地経験を積んだ疫学者であり、天然痘に関する知見とユーモアのセンスに富んでいた。ピエール・シュロからも私は大きな影響を受けた。五〇歳のチェーンスモーカーで、当時の私には想像もつかない豊かな人生経験を持っていたが、決して人を虐めたり蔑んだりすることはなく、誰に対しても親切に接していた。ブンバから合流した地域公衆衛生部長のマサンバ博士は素晴らしいまとめ役であり、恐怖に脅えることはまったくないようだった。ベルギー人のジャン－フランソワ・リュポールが装備などの調達を担当した。両親が所有するザイールの牧場で育ち、リンガラ語とキコンゴ語を話す。いざというときに頼りになる男だ。

その夜宿舎で、灯りを囲んで座っていた。ベルギー人とアメリカ人とフランス人とザイール人。国の違う何人かが一緒にバーへやってきてといった、よくある小話のような情景だった。

次の二日間、私たちは毎朝、村をいくつも訪ね、可能であれば採血をし、できるだけ詳しく話を聞いてデータとともに書きとめていった。口の回りがかさぶただらけの患者、歯茎が腫れて血が滲み出ている患者を何人も見た。鼻や耳、それに直腸や膣からも出血し、ひどくだるそうで、力をすっかり失ってしまったようだった。

どの村でも、私たちは村長や長老たちと面談した。バナナの蒸留酒アラクをプラスチックのカップで回し飲みしたが、ピエールにはそれを拒否する勇気（あるいは良識）があった。その儀式の後で、新たな病気について経験したこと、患者数、死者数、死亡した日付などを尋ね、今誰それの具合か悪いといった情報も仕入れた。出会った村人の一人ひとりにも、動物との特別な接触がなかったか、新たに切り開かれた森に入ったか、食べ物や飲み物、旅行、行商人との接触はなかったかなど、毎日の行動について尋ねていった。

ウイルスの伝播が速くて、多くの家族が死んだ事例もあった。ヤンブクで出産して数日後に母親が亡くなり、赤ちゃんも後を追うように死亡。赤ちゃんの世話をするためにヤンブクに来ていた一三歳の娘も、村に戻るとすぐに病気になり、数日後に死亡した。彼女を看病していた叔母が次に倒れ、やがて叔父も死んだ。さらに叔父の看病に来た親戚の女性も死亡した。人から人へ、恐るべき感染力だった。

私たちの任務ははっきりしていた。斥候役として三、四日滞在し、後から到着する大規模なチームの受け入れ準備を進めることだ。そのチームが流行病を抑える体制を構築し、研究に着手する。私たちは何が起きているのかを記録し、基本的な疫学情報の概略を把握し、急に発症した患者から採血し、可能なら回復期の患者を見つけ、将来の患者を救う血漿を提供してもらうのだ。

私たちは仕事を進めた。採血をし、データを収集し、後から来るチームが持参すべき装備の目録を作成した。しかし人間として、それだけでは不十分なことも分かっていた。ウイルスの感染を防ぎ、人が死んでいくのを止めなければならない。

謎の熱病の流行曲線が、かたちを見せ始めた。典型的な流行曲線は極めて簡潔だ。新規感染の件数を時間軸に沿って示していく。もっとも単純な流行なら、感染者数は徐々に増え始め、それから増加のペースを速め、グラフの真ん中でピークに達する。ウイルスが感染しやすい犠牲者（弱い人、接触が容易な人）に感染し尽くすと、新規感染の割合は次第に衰え、流行は終息する。

そうはならない例外が現実には多数あることを、私たちは皆知っていた。予期せぬ異常値、小さな中断や遅滞、二次感染や三次感染による流行の複雑化。それでも毎晩、データを書き込み、インタビューやメモをもとに状況を描き出していくと、人びとはなおも死んでいる（それも恐ろしい状態で死んでいる）とはいえ、ヤンブク周辺の新規感染は、少なくとも一時的には、ピークを過ぎているように思われた。

このことは大きな救いだった。だが、もう一つ見えてきたことがあり、それはもっと扱いが難しかった。謎の流行の犠牲者たちには、二つのつながりが認められたのだ。一つは葬儀だった。亡くなった人の多くが病死した患者の葬儀に出席していたか、出席した人と濃厚な接触があった。もう一つはヤンブクの宣教会病院に行っていることだ。初期の患者のほとんどが、病気で倒れる数日前に外来を受診していた。

ジョエルと私はある晩、地域、年齢、性別ごとの感染件数を示すカーブを描きながら感染経路についてほぼ確信するに至った。（ジョエルと一緒に仕事をすることは、疫学の授業の素晴らしい実習を受けているようで、本当に勉強になった。）この時点ですでに、飛沫感染は成立しないように思われた。一八歳から二五歳の層ではとくに、女性の方が男性の倍以上も死亡していた。病院や葬儀に何かがあることは分かっていた。これが手がかりだった。この年齢層の男女の違いは何なのか。

私たちは男だったことから答えを見つけるのに少し時間がかかった。女性は妊娠する。とりわけ、この年齢層ではそうだ。そして実際に、死亡した女性はほぼ全員が妊娠していた。しかも、ヤンブクの宣教会病院の産科に通っていたのだ。

マサンバとリュポールが最初に気づいた。ビタミン注射だ。実際には役に立たないものなのだが、アフリカでは村人の多くが、それで元気になれると考えていた。注射は西洋医学の象徴と思われていた。この地域では、西洋医学は二つの言葉で表わされる。経口投与するものは何であれ「アスピリン」と呼ばれ、効き目は弱い。注射は「ダワ」と呼ばれ、適切な医療で、極めて強力かつ有効というわけだ。

私たちはもう一度、ヤンブクの病院を訪れなくてはならなかった。

調査の結果を知った後では、宣教会病院の空っぽの病室と、むき出しになった金属製のベッドフレームが、一段と不穏なもの、冷酷に人のいのちを奪うもののように見えた。診察を受けるためにやってきた若い妊婦たちが、死の病にかかったのだ。私たちは倉庫に着くと、何回分もの抗生物質やその他の薬剤が入った大きな瓶を調べた。そのゴム製のふたには注射器で何回も刺された跡があった。ふたは取り除かれ、代わりに絆創膏が貼り付けられているものもあった。近くには大きなガラスの注射器が、五つ、六つ置かれていた。

私たちは修道女たちに丁寧にインタビューをした。いくつかのガラスの注射器がどの患者にも繰り返し使われていたことを、シスター・ヘノフェーファは率直に教えてくれた。彼女によれば、注射器は毎朝、分娩室で使われる産科の器具と同じように素早く（ざっと）煮沸された。その後は一日中、何回も使われ、蒸留水ですすぐだけだった。

修道女たちはすべての妊婦に対して、ビタミンBとグルコン酸カルシウムを注射していたことを、シスター・ヘノフェーファは認めた。グルコン酸カルシウムはカルシウムとグルコン酸の化合物で、基本的には妊娠に対し何らかの効果があるわけではないのだが、エネルギーを供給し、気分が「高揚」するので妊婦には人気があった。

言い方を変えれば、看護師たちは組織的に、援助を求めて産科に通ってくる女性のすべて、および他の患者の多くに対し、不必要な物質を注射していたことになる。しかも、きちんと消毒されていない注射器を使っていたので、感染はやすやすと広がっていったのだ。彼女たちが無意識のうちに多くの人のいのちを奪うことになったのは、ほぼ確実だった。流行を阻むものは村人たちの自然の知恵だけだったようだ。彼らは病院から戻ってきた人の多くが病気で倒れるのを見て、病院を避けるようになった。少なくとも移動に対する何らかの制限を加える必要があることを知っており、隔離のかたちをとって見せたのだ。

修道女たちは大変に献身的な女性だった。勇敢であった。信じられないほど困難な状況に直面し、最善を尽くしていた。善意に満ちていた。私たちは一緒にテーブルにつき、生活をともにした。四日間よりずっと長くいたように感じた。彼女たちは夜ごと、ごく少量のベルモットをすすりながら子供の頃に過ごした村の様子を語った。話は毎晩、繰り返し同じ話題、つまり流行病の話題に行き着いた。誰が最初に倒れたのか。それはいつで、どんな様子だったのか。感染の不安。患者や仲間を襲った恐るべき死。彼女たちは、流行が管理可能なものになるまで、綿密な計画を立てて対処しようとしているように思われた。自分たちをどこか英雄のように感じながら話していたし、確かに殉教者ではあった。

同じくまた、彼女たちは一種の犯罪者と言えなくもなかった。シスターたちが訓練も受けずに行ったことが、感染を広げる結果になった。それをどのようにして告げたらよいのか、難しい問題だった。結局、私たちはあまりに婉曲であったように思う。私たちがとりあえずの結論を告げたとき、それが本当に伝わったのか、私には自信がなかった。

血液検体は魔法瓶に一杯になり、詳しく分析するために検査室に送る必要があった。説得を重ねた結果、生存者であるソフィとスカトの二人が私たちと一緒にキンシャサに行くことに同意した。詳しい検査を受け、二人の血液にウイルスの抗体が含まれていることが確認されれば、血漿を分離させてもらう。キンシャサに連れ帰ってくれることに同意したパイロットと落ち合うため、ブンバに戻るときが来た。

ピエール・シュロと私は、四人全員が戻る必要はないと主張した。流行の中に置き去りにされることを恐れているシスターたちに（そして村人たちにも）安心感を与えるには、気休めの効果しかないにしても、誰かが残る必要があると思ったのだ。ヤンブク周辺にはその時点でもまだ、発症者が何人かおり、流行が再燃しないという保証もなかった。だが、ピエールがカール・ジョンソンの説得を重ねて試みたにもかかわらず、戻れというのが私たちの受けた命令だった。

ところが、ブンバに到着しても、飛行機はまだ来ていなかった。一日後にエンジン音が聞こえてきたが、私たちが飛行場に飛び出すと、その飛行機は上空を旋回したまま、着陸せずに飛び去っていった。次の日も、その次の日も飛行機は来なかった。燃料がないのだと言われた。次の日は祝日で、その次の日は天候不順。そのうちに血液検体冷却用のドライアイスを作る炭酸ガスの缶も底をついてきた。私たちは滞在していたブンバの宣教会からエボンダのユニリーバのプランテーションへ車で行き、爆弾になるかもしれないこの血液を冷凍庫で保管してほしいと職員に頼み込んだ。後は発電機が止まらないよう、ただただ願うしかなかった。

アフリカでは、ひたすら待つことを学ぶ。いらいらが募ってやり切れなくなるが、他のことと同様、何日かするとおさまってくる。ベランダか木の下に座り、話をするか、黙ってうなずくことを学ぶ。飛行機が来れば、音が聞こえるだろう。これも人生の教訓だ。

私は出血熱から回復したスカトと過ごすことが多かった。彼はフランス語を話し、ソフィとの通訳もしてくれた。ソフィはヤンブクに残してきた子供のことを心配していた。二人ともブンバに来たのは初めてだった。ソフィはとりわけ慎み深く信仰心の篤いキリスト教徒であり、二人にとってはこのひなびた町でも、大都市の誘惑と堕落の象徴のように思われた。自分たちが町の人たちから森の未開人と蔑まれているのを知り、自尊心を傷つけられていた。ピエールと私は、二人がくつろげるように、ノゲラから服を買ってきた。大都市キンシャサの混沌に対しどう反応するか、少し気がかりだった。

カルロス神父ともかなり話をした。非常に好奇心の強い人物だった（今でもブンバで暮らし、私たちはｅメールで連絡を取り合っている）。私より少し年長で、三〇代前半だったはずだ。ビールを飲み、ジーザスサンダルを履き、地元の布地でできたカラフルな半袖シャツを着ているのだが、まったく異なる世代の人間のように見えた。西フランドルの家族の遺産を相続し（父親は銀行家だったようだ）、ブンバで人びとを救うプロジェクトに資金を投入していた。彼は完全に環境に順応していて、流暢と思われるリンガラ語で説教をし、実に見事な交渉術で地方長官とほぼ同等の権威を持つ人物になっていた。

カルロス神父やヤンブクのシスターたちといると、私はベルギー文化のさまざまな要素を実際に生活してきた以上にはっきりと認識することができた。この人たちが使う方言、うだるような暑さの中でも彼らが好んで食べていた濃厚な冬の郷土料理。そのすべてが一九五〇年代の香りと緊密に結びついていた。彼らは毎日、仕事が終わると一緒に食事をし、祈り、エリキシール・ダンヴェールのような年代物のフランドル・リカーをすすりながら、フランドル地方の村に古くから伝わるおとぎ話を思い出して語り合った。この人たちにとって、母国は子供の頃や親の世代の記憶の中に凍り付いたままだった。それは半ば幻想の国であり、同時に半ばは私が育ってきた国でもある。私たちはかつてこのように考え、このように世界を見ていたのだ。

そのとき私は、自分が故郷に別れを告げたことを悟った。修道女たちとは、未知のウイルスと戦うために急ごしらえで集められた医学チームのメンバーに比べ、はるかに共通するものが少なかったからだ。

飛行機は四日後にやっと到着したものの、パイロットは元患者二人とウイルスを含んでいる血液検体を乗せることを拒んだ。彼らはブンバ将軍が村の近くに建てる別荘の建設資材を搬入し、隔離による禁止令を破って地元産品を積んで帰るつもりだったのだ。幸いなことにジャン－フランソワ・リュポールには、資材や運搬に関して解決できない問題はない。飛行機は結局、私たち全員を乗せて降りしきる雨の中を離陸し、よろめき、がたがたと揺れながら樹木をかすめるように飛び立った。

キンシャサに到着すると、私たちはソフィとスカトをンガリエマ病院に連れて行った。そこには隔離されていた人や発症した人はいなかった。しかしそれは、血液検体からは今のところまったく抗体が見つかっていないということでもあった。ソフィとスカトの血液は、一緒に運んできた血液検体と同じように、極めて重要だった。

ンガリエマの医療スタッフは今なおかなりのパニック状態にあった。おそらく世界に二つか三つしかない陰圧の隔離ベッドがヨハネスブルグから届いたことで、雰囲気はさらに陰鬱になっていた。そのベッドはテントで密封され、内部の空気圧を下げればウイルスが外に出ないようになっていた。国際チームの誰かが感染したときに備え、ンガリエマの特別室に設置されたのだ。ウイルスに感染したら、治療を受けている間、もしくは生きている数日間、基本的にこの奇妙な装置の中に収容される。最新式の装置は特別な技術を持った職員でなければ扱えず、それでもうまく機能するかどうかは分からなかった。

この装置を目にしたとき、私は子供の頃に見た「鉄の肺」を思い出した。私が九歳だった一九五八年に、ベルギーで万国博覧会が開かれたのだ。ベルギーの農業園芸振興局で働いていた私の父親が、展示の一つを監督しており、両親は四月から一〇月まで毎週日曜日の午後に私たちをそこに連れていった。子供の頃のもっともエキサイティングな経験だ。弟や妹はまだ幼かったが、私は二平方キロ以上の展示場を自由に動き回ることを許された。

米テレビアニメ『宇宙家族ジェットソン』から出てきたようなカラフルでガラス張りのケーブルカーがあった。アトミウムという名の光り輝くモニュメントは、分子構造を表しており、ガラスとスチールでさまざまに造形されたパビリオン群の上にそびえ立っていた。巨大な遊園地が毎日午前四時まで開いていた。

ロケットに乗れば、幻想的な建物が並ぶ未来都市を見下ろし、銀河を超えて火星をめぐり、そして地球に戻ってくる。ロボットがチョコレートバーを配る。コーラを製造して瓶に詰める機械、車輪の付いた掘削機、石油精製所のモデルなどもあった。見たことのない皮膚の色の人たち、違った目つきの人たちがいた。展示もプラスチック、爆薬、化学、写真、ガラスとさまざまで、ありとあらゆる国や国際機関のパビリオンがあった。

しかし、私が繰り返し何度も訪れたのは、二つの場所だった。一つは、スプートニクが展示されていたロシアのパビリオンで、顔をしかめた巨大なレーニンの像の下に、小さな銀色の球体が吊り下げられていた。ロシアが初めて宇宙空間を飛行させてから一年もたっておらず、宇宙という新世界の発見を代表するものだった。

そして、すぐ隣の米国のパビリオンには、鉄の肺があった。呼吸を助けるための密閉されたガラスの箱で、恐ろしげな外観だった。ある意味で、その醜い円筒形の檻は私の人生に深く影響を与えたように思う。当時は誰もがポリオ、小児まひを恐れていた。経口ワクチンが承認されるのは一九六二年のことだ。ウイルスに感染すれば、麻痺に襲われるかもしれず、鉄の肺の助けがなければ、呼吸できなくなってしまうかもしれない。鉄の肺はおそらく、長期生存のための唯一の希望だった。檻の中に閉じ込められた人生という悪夢のような光景は、私にとって、病に苦しむ人のために何かケアをしたいという動機になった。私は考え込んでしまった。何かもう少しましなものが必要なのではないか。陰圧の隔離ベッドから顔をそむけ、暗い気持ちになった。

私たちのウイルスはマールブルクの変種ではなく、実は新しい（おそらくはより毒性の強い）出血熱の病原体であることがいまや明らかになり、各国からさらに多くの専門家がチームに加わることになった。わが友ハイド・ファン・デル・グルーンは、ンガリエマ病院に臨時のウイルス学研究室を設置するのに必要な設備をどっさり運んできた。数日の間、彼はプラスチック製の隔離装置を使って作業を続けた。プラスチックのテントで覆われた小さな実験台で、そこに手が伸ばせるようテントには袖が付いており、またテント内の気圧を下げるために電動式のポンプもあった。彼はニヤッと笑いながら、ボスのステファン・パッテンが別れの挨拶を記したメモを、私に手渡した。パッテンは病院の仕事と授業があるので、先に帰っていたのだ。彼のメモには、相変わらず、できるだけ多くのコウモリを捕まえること、アメリカチームやフランスチームに出し抜かれないようにすることなどが書かれていた。

もう一人、新しくやってきたのはジョー・マコーミックだった。ポール・マッカートニーのような髪型でメガネをかけたＣＤＣの若手研究者で、シエラレオネで行っていたラッサ熱の仕事を中断し、ザイール北東部のイシロから南スーダンに向かおうとしていた。そこでは私たちの流行によく似た流行が広がっていたからだ。

私たちはとりあえずの結論と推定流行曲線に関して分かっていることすべてを、国際委員会宛の報告書にまとめた。流行はピークを越えている可能性が強かったが、それでもヤンブク周辺では少なくとも十数人が重態であり、ほとんど隔離体制も取れず、再燃したり、感染の次の波がやってきたりする可能性も残っていた。さらに、ヤンブクに関する私たちの見通しが正しかったとしても、二人か三人の感染者がキンシャサのような大都市に移動することがあれば、流行は確実に爆発するだろう。ヤンブクの物資補給の状況は極めて危うかった。すべてを飛行機かヘリコプターで運ばなければならないのだ。

カールはラジオ無線と検査の装備を発注し、ヤンブクや大きな村々から離れたところに医療センターを特設する計画に取り組んでいた。患者を家族から切り離せるようにするためだ。そこには高度の安全性を確保した入院病棟、遠心分離器や他の血液分析装置を備えた高い安全性の検査施設、疑似症例を受け入れる隔離センター、血液提供を受けたり患者を診療したりできる外来病棟などが必要だった。重態の患者を搬送するために、ヘリコプターを毎日使えるようにしておく必要もあった。

このような医療センターを作るには少なくとも数週間はかかる。それは私にも分かった。会議に時間を取られることが何より嫌だった。（会議こそが私の生活になるとは、そのときには分からなかった。）果てしない会議のたびにピエールと私は、早くヤンブクに戻してほしいと訴えた。シスターやブンバの人たちに必ず戻ってくると約束していたのだ。シスターたちと連絡が取れるのは淳心会キンシャサ本部の無線技士の電波が偶然つながり、リサラの宣教会を介して伝言をやりとりできるときだけだった。直接のコミュニケーションはまったくなく、伝言はいつも、私たちに戻ってきてほしいという懇願で終わっていた。

こうして数日が過ぎた。私たちは依然、全員がＦＯＭＥＴＲＯのオフィスに仮住まいを続けていた。競争意識を持った男たちの集団には快適とは言えない環境だった。（マーガレタ・アイザクソンだけが、彼女専用の部屋を確保していた。）ある夜遅く私たちは、カールが持ってきた取手付き半ガロン瓶のケンタッキー・バーボンを飲みながら、この新しいウイルスの名称について話し合った。ピエールはヤンブクウイルスを主張した。簡潔だったし、私たち自身がすでにそう呼んでいたからだ。しかしジョエルは、殺人ウイルスを特定の地名で呼ぶと偏見を助長することになる、と指摘した。たとえば一九六九年にナイジェリアの小さな町で発見され、その町の名前が付けられたラッサウイルスは、いつまでも地元の人たちの悩みの種になっていた。カール・ジョンソンは自分が発見したウイルスに川の名前を付けていた。地理的な命名に伴う痛みがある程度、和らぐように感じられるからだ。一九五九年にボリビアでマチュポウイルスを発見したときにもそうだったし、ザイールでも同じようにしたいと考えているのは明らかだった。

だが、雄大なコンゴ川の名前を付けるわけにはいかなかった。すでにクリミア・コンゴウイルスが存在していたからだ。ヤンブクには他にも川があるだろうか。FOMETROの廊下に張ってあった、小ぶりの地図を皆で見ながら探した。その大きさの地図でヤンブクにもっとも近い川は、エボラだろうか。リンガラ語で「黒い川」という意味だ。不吉な感じもふさわしいように思えた。

事実上、出血熱とエボラ川には何の関係もない。それにヤンブクの宣教会からもっとも近い川というわけでもなかった。しかし、私たちは疲れ切っていたので、このウイルスをエボラと呼ぶことにした。

第5章　流行の噂とヘリコプター

流行病の生死、つまり始まってから終息に至るまでの過程を表す、簡潔ではあるが極めて重要な数式がある。（そして当然、人の生死にとっても重要だ。）私は後にそれを、ロバート・メイとロイ・アンダーソンの古典的な業績によって学ぶことになる。ロイはエボラの流行から三〇年後、彼が学長をしていたロンドンのインペリアル・カレッジに私を招いてくれた人だ。この数式を構成するのは、β＝感染性（感染確率、ウイルスがどれほど感染しやすいか、感染している人としていない人とが接触した場合の感染の可能性）、c＝接触頻度（感染している人が一日平均で接触する人の数）、そしてD＝感染期間（感染が成立しうる日数）。これらの要素を組み合わせると、基本再生産率（数）R_0が出る。これが流行の広がる速度を決定し、そのまま消えてしまうのか、長期にわたる世界規模の流行に拡大していくのかを決めることになる。

$$R_0 = \beta c D$$

R_0が1以下なら、流行病の発生は先細りしていくだろう。1ならその地方の風土病になる。1を超えれば、本格的な流行が始まるのだ。問題は、エボラがそのうちのどこに当てはまるのか、ということだった。

私たちが最初に見た二一の村では一四八件のエボラ死亡例が確認され、一二人から抗体が見つかった。つまり、一二人の生存者が確認されたということだ。これは死亡率が九二・五％という天文学的な高さになることを示唆している。ただし、住民の血清学的調査を行ったわけではないので、他のウイルス感染でもよくあるように、無症候の感染者がたくさんいるという可能性も排除できない。私たちは、少なくともいくつかの家族では、エボラは極めて感染しやすくなっているのではないかと考えていたが、どのように感染するのか、どの程度、広がっていくのかは、はっきりと分かってはいなかった。しかし、潜伏期間は短く、死に至る期間も感染から一四日以内と短いので、他の人に感染する期間は、おそらく長くはないだろうと考えられた。

したがって、β、病原性は私たちにとって不利ではあったが、D、致死率が高くて死に至る期間が短いことは、疫学的見地からすれば、私たちには逆説的に有利な条件と言えた。急速に死に至るので、感染した人から他の人に感染する状態が長期間、続くわけではない。もちろん、私たちは患者の生存には最善を尽くそうとしていたが、c、つまり発症者と接触して感染する機会を減らすことも必要だった。

その点では、エボラがキンシャサという巨大都市に集中的に広がるほど勢いを増していなかったことは、非常に幸運だった。都市に広まれば、接触の制限などほとんどできなくなってしまうからだ。エボラは依然、遠隔のヤンブク地域にとどまっていたし、村の長老たちは自発的に自ら隔離対策を取っていたので、自然と下火になる期待も何とか持てた。

この間、私はカールの指示で、キンシャサにとどめられていた。私はこの町が気に入っていた。ブリュッセルよりもはるかに巨大な都市であり、恐るべきエネルギーと寛容さと喜びが渦巻いていた。夜に仕事がない日には（ほとんどそうだったが）、ハイドと私は日が暮れると外出し、網焼きの白い川魚「カピテン」

と巨大な「コサコサ」というエビをアフリカでもっとも辛いスパイスである「ピリピリ」で味付けした料理を食べた。それから私たちはタクシーでマトンゲのバーに繰り出し、沸き立つような大都会の喧噪とコンゴの「スカスカ」の複雑なリズムに浸った。私は地元醸造のビール、「プリマス」や「スコール」を飲み、ザイール人や外国人と国内政治や国際政治について語り合った。微笑みをたたえた女性たちからはダンスホールの売り物である大きな鏡に自分の尻を映して踊ることを教わったが、手足を棒のようにぎこちなく動かす貧しい外国人に、彼女たちは憐れみの目を向けてもいた。

だが、私は踊りを習うためにザイールに来たわけではない。

キンシャサでは主要な三病院で過ごすことが多かった。モブツの母親の名前にちなんだママ・イエモ病院（独裁者たちは母親を崇める傾向が非常に強いことを後で知った）、ンガリエマ病院、そして丘の上のキンシャサ大学病院だ。大学病院の建物と設備は、その名前とは異なり最悪だったが、医師の能力は高かった。その前の週に、私はピエール・シュロを除けばキンシャサじゅうで誰よりも多く出血熱の患者を診ていたので、分かっていないことばかりのこの問題に関しては「専門家」だったたかもしれなかった。病院はまた、中部アフリカ地域の医療についてより深く学び、ザイール人の医師たちから教わる機会にもなった。ザイールには聡明な医師が多かったが、大家族を養い子供たちをまともな学校に通わせるには、いくつもの仕事を掛け持ちし、サイドビジネスにも手を広げなければならなかった。

私はンガリエマ病院の臨床検査室長と友だちになった。フリーダ・ベヘッツという若いフランドル人の技師で、研修はアントワープの私たちの研究所で受けていた。彼女は私がアフリカで働いている間に知り合ったもっとも実務的でエネルギッシュな人物の一人であり、資材調達や政治に関するアドバイスでも、何度も私を助けてくれた。（その後彼女は、アフリカその他の地域のエイズ研究についても重要な役割を担い、現在は米国のノースカロライナ大学の教授になっている。）当時の彼女の夫は獣医で、私を二カ所、重要な場所に案内してくれた。ブラリマ（ハイネケン傘下）醸造所とンセレの大統領農園だ。醸造所は冷えたビールがあるだけでなく、ドライアイスを作るための炭酸ガスを気前よく提供してくれた。ウイルスのサンプルを運ぶにはドライアイスが必要だったのだ。農園からはもっと貴重な物が得られた。牛の人工授精のための精液保存に使われる液体窒素は、ウイルスを零下一七〇度で保存するためにも最適な手段だった。私は彼を手伝って、モブツの鶏や豚の病気に関する微生物学的な調査も行った。

この間、ＦＯＭＥＴＲＯのオフィスでは、マーガレタ・アイザクソンに悩まされた。彼女は毎日三回、私たちの体温を測るのだ。ウイルス感染の初期の兆候を調べるために当然のことをしていたのだが、私はまだ若かったので、それがわけもなく煩わしかった。

カールとピエール・シュロの間にも論争と緊張があった。ピエールと私は、ただちにヤンブクに戻りたいと思っていた。これに対しカールは、キンシャサを守る方がはるかに重要であり、米国から輸送中の備品を待たなければならないと主張した。私は不満が爆発しそうだった。

下痢と発熱で倒れたのは、そうした時期だった。めまいがして頭は鉄の万力で締め付けられるように痛かった。エボラの犠牲者を実際に見た数少ないチームメンバーの一人として、こうした症状が間違いなくその初期症状であることは分かっていた。どんなことがあっても、感染の初期症状は必ず報告するように厳しく指示されてもいた。しかし、報告すればプラスチックに覆われた隔離ベッドに入れられ、マーガレタ・アイザクソンのケアを受けなければならないことも分かっていた。容体が安定したらすぐに南アフリカに移送され、数週間は隔離されたままの生活になる。

したがって、許されないことだが、私は誰にも言わないことにした。できるだけ他の人と接触せず、一人でいるようにしていた。あまりに不安なので、自分がどんな危険を冒しているのか、どれほどの危険に仲間をさらしているのかも、ほとんど分からなくなってしまっていた。おそらくは腸に何かが感染したのだろう、四八時間以内に熱は下がり、私は少し謙虚になった。ヤンブクの修道女や住民たちがこの二カ月間、熱が出るたびに、そして新たな死者が出るたびに、夜な夜な耐えてきた恐怖の一端を窺い知ることになったからだ。

その後、キンシャサから約四〇〇キロ離れたキクウィトの刑務所で、出血熱が発生したという報告が届いた。三人が死亡し、他にも容体が悪い人が三人いるという。私はザイールに詳しいジャン－フランソワ・リュポールに同行することを志願した。そのときのザイール航空のフォッカー小型機による旅を忘れることは、生涯ないだろう。乗客は私たち二人だけで、パイロットはバランスを保つために両側に一人ずつ座るよう言った。機上から熱帯雨林を眺めていると、突然、フォッカーは横に傾き、私の目の前で一方のエンジンが引きちぎられて、機体から落下していった。一巻の終わりだと観念したのだが、信じられないことに、パイロットは飛行機を無事に着陸させた。

キクウィトもまた、寂しくてみすぼらしい町だった。崩れかけた植民地風の建物がいくつかと、ブンバと同じように汚れて不揃いな家屋が並んでいた。ブンバ同様、電気は通っておらず、衛生状態も良くなかった。独立以来、町の基盤は崩壊していた。

驚いたことに病院は、私が数十年間ザイールで見てきた中でもっとも清潔で、もっとも管理の行き届いた施設の一つだった。ベルギーの国際開発庁から来たパウル・ヤンセハースと同僚たちが運営し、設備は整っていたし、有能で活動的なスタッフが揃っていた。（悲しいことにベルギーはその後、病院から撤退した。開発政策が変更され、ベルギーは地方機関を運営すべきではないという方針が取られたのだ。モブツの政策も、市民サービスのための地方への投資は重視していなかった。予想に違わず、基盤となる設備や管理機能は瓦解し、その明確な結果として、病院の院内感染による流行がもたらされた。キクウィトでは一九九五年にエボラの流行が発生し、二〇〇人を超える死者を出している。）

一時間以内に私たちは、荒れ果てた刑務所の中でエボラの流行は起きていないことを確認した。現実には、受刑者たちは大量の肝壊死を含む急性肝炎にかかり、それが謎の殺人的な流行病の噂と結びついて、パニックになったのだ。地元医療機関ではすでに肝臓の生体検査も行われていたが、交通事情が悪いので、キンシャサにはその結果（および検体）が届いていなかった。（米国の半分の広さの国土を持つザイールには当時、舗装された道路は六〇〇キロしかないと言われていた。今はおそらく、それよりも少ないだろう。）

私たちはキクウィト病院で借りた車でキンシャサに戻り、さらに一日か二日過ごした。そしてカールはようやく、ピエールと私にヤンブクへ戻るよう指示した。私たちは一一月の第一週に、大量の食料を積んで出発した。隔離の破壊的影響に対処するため、米軍からは缶詰や野戦食が届いていた。（コーンビーフの缶詰をいくらか提供したところで、大規模な飢餓の解決などできないことは明らかだし、ブンバでもヤンブクでも飢饉が起きているわけではなかった。しかし、これらの物資がキンシャサに届いてしまったので、積んでいくことにしたのだ。）

後から考えれば、すべてが素人のやり方だったと思う。その反省に立つことで私は後に人道支援の専門家になった。この種の個別慈善行為は、援助の規則を破るものだ。実際、人びとを雇ってチームを編成するのに資金を使ったが、缶詰を配るよりずっと地元に有益な使い道が他にあった。

私は検査施設も持つような大規模な国際チームの到着に備えて、再び資材の調達を担当することになった。心の中では実は震えていた。ウイルスに関する知識は少しあるとはいえ、長期にわたるジャングルでの調査を組織するには、一〇年間にわたるボーイスカウトの訓練と高校時代の夏休みにトルコとモロッコで旅行の添乗員の仕事をした程度の経験では、とても間に合わなかったからだ。

キンシャサを離れる前に、グレータに電話を入れた。これが大変な作業なのだ。ＦＯＭＥＴＲＯ事務所の力を持ってしても国際電話回線は確保できず、国内回線ももう何年も故障したままだった。ＦＯＭＥＴＲＯの理事が電話会社の男を知っていたので、そこで長距離電話の予約ができた。適切な人物に依頼すれば（そして、電話に関するすべての要因が揃い、正しい順序で動くようなことがあれば）、ＦＯＭＥＴＲＯの電話が予約したとおりに奇跡的につながることもある。オペレーターによって何とかつながっても、数分すると突然、回線はまた切れてしまうが、この特別のサービスをしてくれた男が後で事務所に来て「マタビシュ」と呼ばれるチップを受け取るのだ。

グレータは心配していた。ベルギーでもエボラのニュースは小さく報じられており、ザイールからの旅行者は健康診断を受けなければならない。私がヤンブクに戻ること、さらに一〇日以上もザイールに滞在することを知って、彼女は不安を感じていた。私には妙に現実感が欠けていた。彼女に心配をかけていることはすまないと思ったが、妊娠には問題が起きていないことを知ってほっとした。しかし、ベルギーでの生活ははるか彼方にあるような感じがしていた。

私たちは再びＣ－１３０大統領専用機でブンバに到着し、パイロットたちはまたしても私たちが荷物を降ろしている間、エンジンをかけっぱなしにしていた。私たちが積み荷を降ろすと、彼らはすぐに離陸した。赤土の滑走路から飛行機が飛び立つのを見ながら、私はいつ、どんなかたちで次の飛行機を見るのか、あるいは、そもそも見ることがあるのかといったことを考えていた。いつ帰るのか決めていなかったし、孤立しているブンバから出る方法は他になかった。私はカルロス神父の宣教会に向かいながら空疎な気分だった。

ンゴイ・ムショラ博士の助けで、私は男性数人を雇って訓練し、町の近郊でエボラのサーベイランス［動向調査］を行うネットワークを作った。彼らはエボラの症例を探し、症状のある患者はブンバの病院か、エボンダにあるユニリーバのプランテーションの診療所に連れて行った。私たちは後に、エボラの抗体の有無を検査するために採血をした。（アトランタのＣＤＣにあるパトリシア・ウェブの研究室は、必死で抗体検査法を開発しており、完成後にハイドは、キンシャサとヤンブクでもそれが行えるようにした。）

私たちは医療スタッフも確保する必要があった。地元の看護師も医師ももう何カ月も給料を受け取っていないとンゴイは語った。政府が雇っているので、給料はキンシャサから来ることになっていた。ブンバの医師と看護師は巨大なピラミッドの底辺におり、金はそこへと降りていくすべての段階で、腐敗のために抜き取られていた。抜き取りは恥知らずなほど激しく、何も残らないこともしょっちゅうだった。

ンゴイは私たちに、彼らの通常の給料をしばらくの間、立て替えてほしいと言った。私たちにとっては大した金額ではなかったが、約束どおり、公正に決められた給料が実際に支払われることは、彼らにとって天からの恵みだった。

サーベイランスのネットワークを動かす要員として雇ったのは全員、男性だった。当時の私には、女性を雇用することが特別に必要だという発想はなかったのだ。私たちが訪れた村で見掛けるのは、男性の姿だけで、女性は伝統的に畑に出て、重労働を一手に引き受けていた。それを知ってはいたが、その意味は分かっていなかった。私たちが女性から話を聞きたい、あるいはあの特定の女性から話を聞きたいと求めても、男たちは「どうして？　知りたいことがあれば、俺が全部教えられる」と答えただろう。

私たちは物資調達の基地をエボンダのプランテーションに作った。最初の旅で訪れ、キンシャサにあるユニリーバの現地本社と直接、無線で連絡が取れることが分かっていたからだ。カール・ジョンソンや他のメンバーは車でその本社へ行けば、私たちと直接、話ができた。小さなことだが、リサラにいる修道女たちとの途切れ途切れの接触に比べれば、大きな改善だった。

次に私たちはヤンブクの宣教会へ行った。毎日土砂降りが続く季節だった。修道女たちのためにたくさんの物資を積んでいった。キンシャサにはフランドル地方から来ているいくつかの修道会の物資調達基地があり、「管財事務所」と呼ばれている。彼女たち宛の郵便物もそこで受け取っていた。（私は思いがけず、フランドル語のリンガラ語辞典と文法書を手に入れた。毎日一時間これで勉強し、大急ぎで基本的な会話ができる程度の単語は覚えた。）

数日後に、これもモブツ大統領の個人所有であるピューマ・ヘリコプターが、私たちを運ぶために到着した。パイロット二名と整備士一名が乗っていた。整備士は「キバンギスト」だった。ベルギー植民地時代の一九五一年に獄死したシモン・キバンガというザイールの預言者が設立した教会の信徒だ。彼は酒も飲まず、タバコも吸わず、いろいろな相手と寝ることもなかったが、パイロットたちはそれに明け暮れていた。モブツ大統領のお伴で国中を回ることに慣れ、ぜいたくし放題でもとやかく言われることはなかったので、私たちに従うという任務には大いに憤慨していた。シャンパンも、面白いことも、余禄もない。彼らはその後の六週間、ピューマ・ヘリコプターでバーからバーへと飛び回り、女の気を引いていた。私は彼らに日当を支払い、燃料費をすべて負担していたので、持ち前のフランドル気質からして、非常に腹立たしかった。

サーベイランスのため、雨季には四輪駆動車でも行けないところまで訪ねる計画を立てていたので、ピューマ・ヘリコプターが必要だった。陸路ではまったく行けない村がたくさんあった。川は大きくふくれあがり、渡ることはできない。私たちはウバンギ川を北へ向かう計画を立てた。地図では一〇〇キロもないが、陸路を取れば不可能に近いような厳しい道のりで、丸一日かそれ以上かかりそうだった。

私たちはヤンブク地域の村々にも二度目の訪問を行った。西の方へはヤホムボ、ヤパマ、ヤムボンゾ、ヤオンゴ、ヤンドンジ、ヤエカンガ、ヤリタク、ヤミサコ、ヤリコムビ、ヤウンヅ、ヤングマ。東の方へはヤリコンジ、ヤモレカ、ヤモンズワ、ヤリセレンゲ、ヤソク、ヤモチリといった村だ。深い森の中を曲がりくねって走る小さな泥道に沿って、埋もれたビーズのように小さな村が点在していた。

村に着くと、天幕や大きな木の下でたちまち人びとに囲まれた。お腹の張り出した明るい目の子供たち、豊かな胸の少女、膝のあたりまで乳房が垂れ下がった四〇代の女性、マリファナを吸っている年老いた男女。（私たちは朝早く、畑仕事が始まる前に着くようにしていた。）

盗難を防ぐために森の中に作られた秘密の蒸留酒製造所も、後にいくつか訪れた。初歩的な製造所を持つ村がいくつもあったのだ。内部をくりぬいた木の幹の中に発酵させるためのバナナを置き、それぞれの地域特有の葉や樹皮で香りが付けられていた。それを葉で覆ったほうろうの鍋でゆっくりと煮る。蒸気を集め、自転車のタイヤでつないで注意深く折り曲げた竹筒の管で冷やし、濃縮された液体を受け止める。コンゴの密造酒。私のお気に入りはペリエの小瓶に集められた蒸溜酒だった（その瓶がどうやってそこにたどり着いたのかは、神のみぞ知るだ）。

共用のコップで出されるこうした「アラク」も礼儀上、ちびりちびりと飲んだ。たまには試しに大麻も回し飲みした。しかし、芋虫や羽アリをヤシ油で揚げた料理やサル肉の燻製は遠慮した。獣肉は（リスであれサルであれ）、もっとも一般的なタンパク質の供給源であり、村人たちはそれを燻して、黒ずんで腐りかけるまで吊るしていた。あまりにも臭いがひどく、喉に引っかかって息が詰まりそうなしろものだった。

ピエールと私は時間をかけて家族を一軒ずつ訪ね、出血熱と何らかの関係があると思われる人に質問し、詳細をノートに書きとめていった。女性と子供の集団がエボラで死亡したが、その発端が病院でも葬儀でもないような村が一つだけあった。謎が解けたのは、その村を再び訪ね、エボラから生き残った女性に会い、額の傷跡に気づいたときだった。私は何の傷跡なのか尋ね、彼女は「頭痛がしたので「ンガンガ・キシ」（伝統治療者）がつけてくれました」と答えた。

ヤンブク病院の産科を受診した一人の若い女性が、高熱と頭痛などエボラの特徴的な症状を抱えて村に戻ると、ンガンガがナイフで彼女の皮膚に傷をつけた。さらに大事をとって、彼は同じナイフで村の他の女性たちにも予防目的で皮膚に傷をつけていったのだ。

後で私はこの伝統治療者に会った。礼儀正しい男で、村の他の小屋と大して変わらない部屋に私たちを迎え入れた。崇拝する像や仮面などは見られなかったが、土を打ち固めた床には、液体の入ったひょうたんが置かれていた。どのようにエボラを治療し、どのように自分を守ったのか、と私たちが尋ねると、彼は家庭用漂白剤を示した。ブンバのノゲラの店で購入し、村人には伝統的な薬だと偽って提供していたという。明らかにこの漂白剤が、傷の消毒と人びとの治療に使われた薬や湿布の主成分だった。

詩情には欠けるが、常識には適った薬だった。私たちには話さなかった伝統的魔術も使ったかどうかはともかく、このンガンガ・キシが漂白剤を使ったことでいのちを助けられた人はたくさんいただろう。だが悲しいことに、彼はナイフの消毒にそれを使うことまでは考えなかった。

ヤンブク地域で最後のエボラの犠牲者が死亡したのは一一月五日、流行が始まってから二カ月たっていた。ピエールは一一月九日にヤンブクを発ち、パリへ戻った。流行と英雄的に闘う段階は過ぎた。流行が終わろうとしていることは明らかだった。ただし、予期できないかたちで再拡大することはあり得る。新たな症例が出てこないかどうか、注意して監視するのが私の仕事になった。念には念を入れておきたかった。

国際チームはそれでも、発電機と血漿分離装置を持って駆けつけようとしていた。エボラがどのように感染していったのかを正確に把握するために、しっかりした疫学調査を行う計画だったからだ。血液で感染することは分かっていたが、母子感染や性感染はあるのだろうか。野生の動物のレザバーについても知る必要があった。ウイルスを保有しているのはコウモリなのか、蜂なのか、齧歯類なのか、あるいは乾燥したサルの燻製はどうなのか。最終的には、カールは血清調査も計画していた。具合が非常に悪くなった人や死亡した人はこれまでに把握できた。しかし、村の人口の半分がエボラの病原体に感染したが、病気になったのはそのほんの一部、ということもあり得るからだ。

ピエールが出発した後、私は一人でレオン神父や聖母の御心修道女会のシスターたちのもとにとどまった。私たちは仕事やフランドル地方のことを話して過ごした。トラウマは大きかったが、彼らは日常生活に戻り、熱心に働いた。心的外傷後ストレス障害（ＰＴＳＤ）はなかった（それはもっと後でやってきた）。家族のことをいろいろ話しても、お互いの世界が大きく隔たっていたので、それ以上に個人的な会話がはずむことはなかった。シスター・ヘノフェーファとだけは、少し話をした。四五歳ぐらいでユーモアのセンスがあった。あるとき彼女は「神様が私たちを守ってくれます」というようなことを口にした。その丁寧さにうんざりし、「本当にそう信じているのですか」と訊き返すと、彼女はその疑問を認めた。人間らしく、ある意味痛ましくも感じられたが、それは大切なことだとも思った。こうした懐疑の念は、後にマザー・テレサの手紙でも表現されていた。

シスター・ヘノフェーファが私の大好きな修道女だとすれば、私の大好きな村はヤモチリ・モケだろう。リンガラ語で「小ヤモチリ」、住民たちがヤモチリ村から分かれてきたという意味だ。特別なものがあるわけではないが、村人たちは開けっぴろげで、他の村に比べると、生活に必要なもの（食料、物資、現金）も多少はましなようだった。ヤンブクからすぐだったので、ほぼ毎晩、私はビールやイワシの缶詰、小さな布地などをお土産に持って、その村を訪れるようになった。病気で私のところにやってきた人には、アスピリンや抗マラリア薬を提供することもあった。注射はしなかったが、私の持っているものは提供した。（発熱などの症状のほとんどにマラリアが疑われ、誰もが寄生虫を持っているのは確かだった。後に検査も少し行ったが、彼らの血液や排泄物からは、確実にフィラリアやアメーバなどあらゆる種類のものが認められた。）

それでもとにかく、私は快適だった。病気を調べ世界を救う偉大な白人のドクターを演じる必要は感じなかった。たいがいは年配の男性たちと一緒だった。彼らはパイプをくゆらせ、リンガラ語ですらなく、自らの部族言語であるブジャ語で話していた。私は彼らに受け入れられているように感じた。名前は忘れたが、年長の男性がいた（せいぜい四五歳前後だったと思うが、歯はほとんど抜けていた）。ザイールの大半の男たちと同様、私よりもはるかにベルギーのサッカーに詳しかった。トランジスタラジオという魔術のおかげだ。当時のベルギー代表チームのゴールキーパーは私と同じ姓のクリスチャン・ピオットだったので、それがちょっとした話のタネになり、奇妙な連帯感が生まれた。だが、ほとんどの時間は、互いに黙ったまま過ごしたものだ。

女性が加わることはなかった。掃除をし、料理を作り、主食であるマニオク（キャッサバ）の根の粉を叩いたり挽いたりするのが女性たちの仕事だった。ヤンブクの宣教会で同郷の人びとと一緒にいるのでなければ、ヤモチリで男たちと一緒に過ごした。

最初にヤンブクに着いたときに感じた疑問に、私は答えを見つけようとしていた。この人たちは西暦二〇〇〇年の世界よりもむしろ、中世に近い世界で生きている。どうやって生き延びてきたのか。脅えているのではないか。彼らは自然の脅威に、動物、ウイルス、気候に、そして武力にも、脆弱であるように思えた。彼らはこの地域全体を巻き込んだあまたの暴動による異常で残酷な物語を語った。ルムンバ［独立運動の指導者で一九六〇年に初代首相となったが翌年殺害された］による独立の演説からまだ一六年しかたたないのに、すでに多くの戦争があり、たくさんの人が殺害され、略奪され、強姦されていた。平和な時期であっても、モブツの兵士が人びとからなけなしの家財を奪い、少女や女性たちを犯していた。今もなお、村人がいかに弱い立場に置かれていたかを思うと胸が痛む。彼らの話を聞き、その後ザイールでさまざまなことを経験すると、法の支配が市民をゴミ扱いするのではなく、守るために機能している国を称賛したくなってくる。

それでもなお、人びとと座り込み、アラクを飲み、サッカーのおしゃべりをしながら、私は文化の全体像の大枠を把握しようとしていた。後に質的調査と呼ばれるものを学んだが、その必要性を強く信じている。もちろん量的分析のためには、標準化された疫学の質問票が必要だ。ただし、それほど組織的でなくとも、より深くて予測できないところにまで到達できるような、ある種の感触をつかむこともまた必要なのだ。

たとえば、葬式の間に何が起きていたのかを知ったのは、そうした方法によってだった。多数の文化がそうであるように、ブジャの部族にとっても葬式は大きな行事だった。数日間続き、年収に匹敵する費用がかかる。接触の機会が増えて密になることは別にして、こうした葬儀のために多くの人が死ぬことになるのは、遺体を整えるからだ。たいていは数人の家族が素手で遺体を浄める。遺体は血液や排泄物、吐瀉物で覆われていることが多いので、家族はおびただしいエボラウイルスにさらされることになる。とりわけ通常はすべての開口部を、口、目、鼻から性器や肛門まで浄めるのだからなおさらだ。

人びとはそうしたことを話そうとはしない。暗にほのめかすだけだ。身体を洗ったと話すので、「じゃあ、肛門も当然、洗うのでしょうね」と尋ねる。そうすると「もちろん」と答える人もいるし、「いいえ」と答える人もいるので、どちらが正しいか、分からなくなってしまうのだ。ある女性は、遺体が舐められたと語った。だが、他の人は誰もそれに同意しない。その話は彼女の小さな、ほとんど生まれたばかりの赤ちゃんについてだった。したがってそれは特別なケースと考えられ、一般的な規範とは言えないようだった。葬儀の後、遺体は布に包まれ、戸口のすぐ近くの地中に埋葬された。（私はしばしば、家のすぐ外に盛り土の列があるのを目撃した。そこは家族の墓地なのだ。）

修道女たちは情報源の一つだった。ただし、人びとは自らクリスチャンだと答えていても、別の宗教を信じ、それを隠していることがあった。

私はこの土地に熱中した。純粋に人びとを尊敬するようになった。私は成長し、自分自身の問いに答えを出そうとしていたのだと思う。ベルギーのことは考えなかったが、もちろん妊娠していた妻のことは気がかりだった。とりわけ夜になり、何もない部屋でレンガの壁にかけられたキリスト受難の十字架像を見ていると心配になった。でも、私に何ができただろうか。

自分で考えていた以上に多くのものが自分にはある。そのことに、おそらく私は気づき始めていた。自信に満ちた少年というわけではなかった。当時のフランドル地方の教育は、そのようなものではなかった（幸いなことに、私の子供たちはまったく異なっている）。謙虚と沈黙を学び、懸命に働き、自分が他の人よりも優れているなどとは思わない。そのように教えられた。そこには、俗物根性や権力の乱用を防ぐという利点がある。一方ではしかし、小さく固まってしまうことにもなる。

いまや私は国際委員会の「作戦部長」となっていた。食糧や備品をどっさり積んだＡＣ－１３０機が到着したら、分配の指揮を執らなければならなかった。人を雇い、給与を払い、地方長官（ピューマを私的に使うのを切望していた）と交渉し、金が消えてなくならないように目を光らせ、検体収集を行い、キンシャサから来る二五人が診療と検査ができるように、システムを確立しておかなければならなかった。

二機目のヘリコプターが到着した。今回は、フランスのジスカール・デスタン大統領がモブツに何かの見返りとして進呈したアルエットだった。それは私の人生にほとんど喜劇の一幕を添えてくれた。私は要請もしなかったし、必要としてもいなかったのだが、ビル・クローズが送ってきたのだ。そして、その頃には私も、こうしたことを当たり前と思えるようになり始めていた。ヘリコプターが要る？　ならここに二機ある。人道支援分野の人びとはしばしば、こんな調子だった。どこかに成長し切れていないカウボーイかボーイスカウトのような意識があった。

実際にはピューマとアルエットはあまりにも管理が大変だった。パイロットは常に金を要求した。そして小屋の屋根を吹き飛ばしたり、極度に貧しくてお金が欲しい女性たちと次々に寝たりといった調子で、地域のどこでも大混乱を巻き起こしていた。何人かのパイロットの性欲は飽くことを知らず、村の男たちは眉をひそめていた。子供たちも影響を受け、ヘリコプターに魅せられて、針金でおもちゃを作るようになった。その一つが今も私のオフィスに残されている。

ある日の午後、パイロットたちがアルエットでブンバからヤンブクまで飛んできた。私にブンバへ戻ってほしいというカールの意向を伝えるためだ。米国の大使と国際開発庁（ＵＳＡＩＤ）キンシャサ事務所の所長が首都からブンバに来ていて、流行状況の説明を聞きたいので会ってほしいという。パイロットたちはそれを伝えるとどこかへ行ってしまった。彼らはいつも村の産品を買い付け、それをブンバで売りさばくという商売をしていた。ブンバは隔離対策のために物資が不足していたのだ。ヤンブクの宣教会のベランダに座り、私は腹を立てていた。もしもこの要人たちが流行について知りたいのなら、今流行の渦中にあるヤンブクに来るべきだと私は思った。パイロットたちは戻ってくると、私にビールが欲しいと要求した。息の臭いで、すでにビールを飲んでいることが分かった。

いつもと同じように午後のストームで空は暗くなってきた。私は飛びたくなかった。正直なところ、指示に従ってヘリコプターで飛ぶのが怖かった。ピューマのパイロットたちなら、このような天気のときに飛ぶのを拒否することは分かっていた。ピューマよりはるかに小さいアルエットで、しかもパイロットは酔っ払っているのに、どうして飛ぶことができるのか。

私は「いやなこった、行くものか」とつぶやいた。

パイロットたちに私を乗せないでブンバに帰ってくれと告げると、庭の掃除をしていた若い男が、「旦那様」と私に頼んできた。「旦那様（私は人びとに対し、そう呼ばないでくれと要求するのを、かなり前にあきらめていた）、ブンバに家族がいます。ヘリに乗ったことはないけれど、私が行かせてもらっていいですか？」

「いいとも」と私は彼に告げた。「楽しんできなさい。」彼らは出発した。その直後に空はバケツをひっくり返したような熱帯雨となり、私は一瞬、ヘリコプターに乗ってもみくちゃにされずによかったと思い、仕事に戻った。

翌朝、キンシャサとの定時連絡のために、アルエットで運んできた陸軍無線機のスイッチを入れると、カールが大音量でどなってきた。

「ばかもの、いったいどこにいるんだ。ヘリコプターはどうなった。もう何時間も大使とＵＳＡＩＤの所長を待たせているんだぞ。俺たちのスポンサーだというのに。」

「ヘリコプターは昨夜帰りました。大使が来られるなら、ヤンブクで大歓迎します」と私は答えた。どちらも怒っていた。それからヘリコプターと搭乗者が行方不明になっていることに気づき、二人とも黙り込んでしまった。ストームの中でどこかに墜落したのではないか。不吉な思いがしてきた。

あまりにもたくさんの人が死んでいた。病気になった人を看病したために、ビタミン注射を求めたために、そして身内の埋葬を手伝ったために。自分は大丈夫だと言い聞かせてはいたが、今回は間一髪と言わざるを得ない。患者との接触や、まともとは言えない職務から想定されるリスクは分かっていた。すべて大丈夫という振りをしていても、心の奥深くでは危険を感じていた。いまや私は二つの死の危機、つまり恐るべき出血熱とアルエットの墜落を生き延びたことになる。当たり前と思っていた支援システムからも、住み慣れた世界からも切り離され、自分がいかにもろい存在であるか。今まで抑えていた思いが洪水のように押し寄せてくる。庭を掃除していた若い男が私の代わりに死んだと思うと、私は凍り付き、打ちのめされた。

無線機を切り、部屋に戻って金属のベッドに横たわる。グレータに会いたい。私たちの最初の子供が生まれたときには、父親はいなくなっているかもしれないのだ。自己憐憫の感情に襲われ、それでも感傷は何の助けにもならないと思い直した。私はフランドル人の伝統的な対応策を取った。ぐっとこらえて働くことだ。すべてを絨毯の下に入れてしまい、何はともあれ仕事に打ち込む。しかし同時に、私には権威を尊重しないところがあり、飛行のリスクを考えて文字どおり自分のいのちを救ったことにも気づいた。自分の直観を信じよという貴重な経験だった。

二日後、ピューマ・ヘリコプターが到着し、ブンバで地方長官に会うようにという命令を私に伝えた。パイロットたちは極めて不機嫌だった。彼らはもちろん、墜落したアルエットのパイロットの同僚だ。その操縦でブンバへ飛ぶのは本当に恐ろしかった。ピューマは戦闘用のヘリで、射撃を可能にするためドアを開けたまま飛ぶことができる。座席には一本の革ひもでつなぎ止められているだけだ。

シトワイアン・オロンガは威嚇的だった。墜落を事前に知っていたのではないかと詰問し、私のせいで墜落したと疑ってさえいた。だからヘリコプターに乗らなかったというわけだ。この人たちは、ザイールで何かが偶然に起きるなどとは考えない。事故や病気があれば、誰かが呪いをかけたり、毒を盛ったりしたからなのだ。オロンガは言った。猟師が森の中で墜落したヘリコプターの残骸を見つけた、責任はおまえにあるのだから、現場に行って遺体を収容し、死んだ若い男とパイロットの家族に補償をしなくてはならない。

私はカルロス神父に会いに行き、「ほとほと困り果てました」と言った。翌朝までに棺が三つ必要だった。もう午後も遅い。私たちはノゲラで厚い板を何枚かと消毒薬、そして噴霧器に入った殺虫剤を購入した。この暑さでは三日も過ぎれば遺体が良好な状態に保たれているわけはなかった。（私がヤンブクから持ってきたマスクも携行した。手術用のペーパーマスクではなく、ガスマスク型のものだ。）

宣教会への帰途、受刑者の一団が道路脇で働いているのを見て、その受刑者六人を二四時間貸してほしいと、看守に頼んだ。賄賂を贈ったわけではない。ザイールで賄賂を使ったことは一度もなかった。それでも、看守は承諾した。（ただし、すべてが終わった後で、何がしかの金銭を労賃として渡したので、それを懐に入れることはあり得た。）その夜、私たちは宣教会の中庭で、板に釘を打ち付けて棺を作った。あの夜の暑さの中では、シャツを脱ぎ、皆で手を動かして作業をすることがほとんど救いと言ってよかった。

ピューマのパイロットが翌朝、私と六人の受刑者を森の奥深くにあるユニリーバのもう一つのプランテーションに運んでくれた。たくさんの人が集まっていた。こんな遠隔の地にどうしてこれほど多くの人がいるのか、私には分からなかったが、おそらくヘリコプターの音を聞いて集まったのだろう。パイロットたちはビールを飲みに行った。同僚の遺体を発見するために、一緒に行こうなどとは思わない。猟師と六人の受刑者と私は、森の中に入っていった。受刑者たちは棺が傾かないよう、つるで太い棒に括り付けて担いだ。猟師が先頭に立ち、なたで下草を切り払いながら進む。中部アフリカの熱帯雨林にうごめく蛇や蜘蛛や巨大ムカデなど考えただけでもおぞましいものたちから身を守るために、私はつなぎの作業服を着込み靴下で足を覆い、おぼつかない足取りでその後ろをついていった。

そこはまさしく前人未踏の森だった。ヤンブク周辺でも見たことがないほどびっしりと植物が生い茂り、ただでさえ息の詰まるような熱帯の暑さに恨みと怒りも加わり、私はびっしょりと汗をかいていた。何百人もの村人が、遠くから私たちの動きを窺っていたはずだ。姿を見たり、物音を聞いたりはできなくても、気配は感じられた。ザイールの熱帯雨林は暗かったが、私には彼らがいるのが分かった。

前の晩は棺作りでほとんど寝ていないのに、たっぷり一時間以上も未踏のジャングルを行進するという厳しい体験をした後で、突然ひどい臭いがした。私はマスクを着けた。ヘリコプターの残骸を見つけると、受刑者たちは棺を下ろし、逃げていった。それほど遠くには行かないだろう。私は今、いったい何をしているのだ。猟師が訝しそうに私を見つめていた。お互い黙ったままだった。

私は横向けに倒れているヘリコプターに近づいていった。焼けても、爆発してもいなかった。操縦士と副操縦士は着席したまま全身がむくんでいた。ちょっと力を加えただけでは、引き出せない。Ｂ級映画を観ているような感じだ。キンシャサで買った使い捨てのコダックカメラで、その恐ろしい場面を撮影した。その後で、少し落ち着きを取り戻すため、遺体に殺虫剤をたっぷり吹き付けて消毒した。私はマスクを外そうとした。暑さで息が詰まりそうだったからだが、死臭で気を失いそうになった。

他には誰もいなかったので、自分で何とかしなければ、どうにもならなかった。ここで私に何が起ころうとも、誰も気づいてはくれない。自分を哀れみ、泣き叫んでも構わないが、それで何かが変わるものでもない。自分で何とかしなければならないのだ。

操縦士の足が、おかしな格好でドアから突き出ていて、新品のなめらかなイタリア製ブーツを履いているのが目に入った。嫌なことだがとっさの思いつきで、「この男を運び出すのを最初に手伝ってくれた人に、このブーツをあげよう」と大声で叫んだ。フランス語で、それからリンガラ語でも知っている言葉を総動員して叫んでみた。遠巻きに見ていた若者が何人か、近づいてくる。受刑者たちも草むらの陰から姿を現わした。彼らにしても、私たちとブンバに戻る以外に、どこへも行きようがなかった。ここは彼らの土地ではないのだ。そしてついに、思い出したくもないような醜い駆け引きも使いながら、遺体を機体から運び出し、プラスチックの防水シートで目張りをした棺に無理矢理押し込んだ。遺体がふくれあがっていたので、私たちはスーツケースに衣類を押し込むときのように、蓋の上に乗って棺を閉めなければならなかった。本当に醜い光景だった。

それから私たちはつるを巻き付けて棺を閉じ、ほぼ二時間かけて人跡未踏の熱帯雨林の中を運んだ。受刑者たちは棺の重さと恐るべき悪臭のためによろよろとした足取りだった。私たちが去った後、隠れていた村人たちがヘリコプターを解体し、部品を持ち去った。（何年か後でも、小屋はアルエットの部品で飾り立てられていた。）

私たちは棺をピューマに積み、パイロットたちと生ぬるいビールを飲んだ。何も言葉は交わさなかった。私はビールのコースターをじっと見た。そこには信じられないほど堕落したモブツの人民革命運動のロゴと、とんでもなく偽善的な「みんなのために　イエス、私のために　ノー」(Servir oui, Se Servir non) というスローガンが示されていた。私はお土産にするためコースターをポケットに入れ、ビール代を払った。パイロットたちには、終わったのでヤンブクで降ろしてほしいと告げたが、彼らは私をブンバに連れ帰るよう命じられていた。

私は一つ失敗をしていた。緊張のあまり、消毒剤を薄めるのを忘れていたのだ。つまり、何も混ぜていないデトールという商品名の強力な消毒剤（ベースはクロロキシレノール）を死体にかけてしまった。飛行中、ヘリコプターのドアが開いていたのは幸いだったが、それでも着陸したときには、私たちの目はすっかり充血していた。地方長官には会わず、宣教会のカルロスのところに直行して、「酔いつぶれたい」と言った。そんな感じになったことはなかったし、後にそのような衝動を感じたことも二度となかった。

これはマンガの世界の話ではないことに気づき始めたのだと思う。私はタンタンではないし、実際、こんなマンガを描く人間は、自分以外にはいなかった。遠く離れたところで一人、見知らぬ人たちにすっかり身を任せる状態に、自分で自分を追い込んでしまったのだ。その人たちは、私を簡単に放り出すこともできた。助ける義務などなかった。アフリカに関しては、私はまだほんの子供だった。人生が永遠に続くことはなく、私もまた死ぬ、ということが本当に理解できてはいなかったのだから。

カルロスは姿勢を正して、本職の司祭の役割に戻った。実際に私に「わが子よ」と呼びかけ、人生のつらさと死後について何か話したように覚えている。

私は「カルロス、その必要はないよ」と言い、ブンバの場末にある小さなもぐりの酒場へ行った。ビールを二、三杯飲んだところへ、白人の男がリンガラ語を話しながら入ってきた。それがシモン・ファン・ニウエンホーフェだった。薄茶色の髪の若いフランドル人で、肩幅が広く、よく動く目で絶えず室内を見回していた。スーダン国境からブンバに到着したばかりだった。アメリカ人のジョー・マコーミックは、血液検体とともに飛行機でキンシャサに戻ったが、シモンは南部スーダンで起きたエボラの流行と他の地域の流行との関係を調べるために、車で私に会いに来たのだ。

シモンは三四歳だったと思う。医師であり、イシロにあるベルギーの国際開発庁の事務所で働いていた。何年かザイールに住んでいて、地元の言葉もいくつか話すことができた。本当の美食家で、ザイールの酒場での振る舞い方は私よりはるかによく知っていた。酒場に居合わせた男も女も、一人で飲みたいと思っていた私に酒代をたかってきたが、そうしたときにシモンは、偶然とは思えない完璧なタイミングで割って入ってきた。

感情もアルコールも、すべてが沸き立っていた。もちろんエボラの話をし、シモンはスーダンの状況について簡単に説明してくれた。私たちはそれからバーの客全員に一杯おごった。盛り上がりたい気分だった。私たちはたちまち意気投合し、生涯の友人になった。

第6章　国際調査団

一一月の終わりに本隊がヤンブクに到着し、私がチーフだったときとはすべてが変わった。エボンダのプランテーションのトラックで、発電機、零下一七〇度の液体窒素タンク、検査装置、無線装置、ビデオ機材などが運び込まれた。調査チームに加わったのは、キンシャサ大学からミアトゥディラ博士とムブイ博士という二人の若手医師。アトランタのCDCからは疫学者のマイク・ホワイト。さらに二人のフランス人研究者、一人は高免疫血漿を得るためにエボラ生存者から提供された血液の血漿分離を実施する血液学者、もう一人はエボラウイルスのレザバーあるいはベクターになっている可能性のある虫を調べる昆虫学者だった。（ただし、エボラの主要感染経路ははっきりしていたので、昆虫ベクター説は可能性が薄くなっていた。）最後にキンシャサの英国大使館で働いていたイギリス人女性が管理部門の担当として加わった。またザイール人電気技師二人が、発電機への追加電力供給装置の取り付けとヤンブク病院の配線工事を担当した。

人が増えたことは、宣教会にとって、賄いからトイレに至るまで、すべてにわたって大きな負担になった。これらすべてを管理しなければならず、メンバーの性格もまちまちだったので、私は一歩後ろに下がるようにした。新しくやってきたメンバーは、きちんと構成された質問票によって、すべての疫学調査をもう一度やり直そうとした。カールとジョエルはエボラに関する情報をできるだけ多く、そして速く集める必要があると主張した。極めて恐るべきウイルスであり、まだ流行の記憶が新しいうちに調べた方がよいのは当然だった。一カ月後ではもう、忘れてしまう人もいるからだ。

すでにピエールと私が行っていた調査をもう一度、繰り返すことになった。ただし、今回はもっと徹底的に、もっとしっかりとした症例対照研究、つまり病気になった人と健康な人とを過去に遡って比較する研究を進めて、どんな要因が寄与したのかを特定するのだ。一人の患者に関する情報を集め、それを病気にかからなかった二、三人の情報と比較し、相違点をすべて洗い出していった。

さらに私たちはヤンドンギとヤンブク一帯の村にあるすべての家を地図上に示し、無作為に抽出した数千人にエボラ抗体検査を行うという大規模調査を実施した。この調査の主眼は、感染の拡大状況を確認することだった。（かつて感染していたことを示す人も少しは確認できたが、エボラから回復した人、感染しても症状が出なかった人は、非常に少ないというのが結論だった。）一〇年後の一九八六年になるまで、この無作為住民調査の緻密で厳格な手法の価値が、私にはよく分かっていなかった。私たちが保管していた記録とＣＤＣの見事な検体管理のおかげで、それらを再利用し、ＨＩＶの流行前の状況を知ることができたのだ。

ジョエル・ブレマンは私の指導教員だった。アントワープで疫学理論のコースを履修して以来、ようやく実地に学ぶ機会が訪れた。ジョエルは堅牢な症例対照研究の核心を教えてくれた。症例を明確に定義し、対照群を注意深く選定できるかどうか。それが研究を生かしも殺しもすることを頭にたたき込んでくれたのだ。アフリカの保健問題について、ジョエルは経験豊かな歩く百科事典であり、修行僧の忍耐と、思いやりの心とを持ち、鋭くも軽妙なユダヤのジョークを英仏両方の言語で語れる人だった。

私たちはしょっちゅう間違った噂を追いかけ、行き詰まった。ある日曜日、私はジョエルやマイク・ホワイト、ハイドとともに、丸木舟でしか行けない上流の村を訪ねた。二人乗りで、一人が板切れで漕ぐ、というかなり不安定な船だった。座ると水面との間は数センチしかない。川の中にどんな寄生虫やワニが潜んでいるのかは、神のみぞ知る。別の船には太鼓を叩く男が乗って、音を響かせていた。

漕ぎ手はたびたび止まり、誰かが木に登って発酵したヤシ酒を隠し場所から取ってくる。（ゴムの木のように木の幹に切れ目をつけられたヤシの木があった。中をくりぬいたひょうたんに樹液を集め、熱で発酵してさまざまなアルコール度数の密造酒を作るのだ。）むかつくような臭いだが、漕ぎ手たちは明らかにハイになっていた。川の両岸にはあらゆる種類のサルや鳥がいて、村自体も『ナショナルジオグラフィック』誌から抜け出してきたようだった。私たちが到着すると、村人すべてが船着き場に集まり、太鼓を叩き、踊り、歌う。男たちの多くはフンドシ姿、女たちは胸を出したままだった。

繰り返すが、その村に病人はおらず、噂は単なる噂だった。私たちはたくさんの料理を注文し、大いに歓談した後で、再び苦労してヤンブクに戻った。（ハイドの船が転覆し、彼以外は皆大喜びした。）私が覚えている限り、それは唯一息抜きとなった一日だった。

ハイドは非常に精巧な携帯型検査装置を作った。それは、外界から隔離できる作業キャビネット、蛍光顕微鏡、安全を保つために装置内の空気の流れを整える層流設備、電子血液検査設備、冷却遠心器などを備えていた。これで人の抗体検査と同じように、家畜や齧歯類についてもエボラの抗体を調べる体制が整ったことになる。私にはブタやヤギを扱った経験があったので、検体収集は私の担当になった。やせて半ば野生化しているブタを捕まえ、しっぽの小さな切片を取る、どの子供も喜びそうなことだった。

私たちは強い絆のコミュニティになりつつあった。ハイドはビデオ装置を使って「ヤンブク放送局（Y

BC）ニュース」というおかしな映像を作り、研究チームや村の人たちを楽しませた。地元の人たちはそれまでテレビなど見たことがなかったので、私たちにはちょっとした楽しみ程度のものにも心を奪われていた。

こう書くと気楽なように聞こえるが、実は極めて深刻な事態に直面していることを、私たち全員が知っていた。英国のポートンダウンの研究所では、私たちが送った血液検体を高度安全施設の中で齧歯類に注射しようとした検査技師のジェフ・プラットが、誤って針を自分の指に刺し、エボラの症状を示していたのだ。プラットは集中治療室の隔離装置に入れられ、家族その他の接触者も隔離されていた。そして感染から回復した看護師スカトの血清が、ヤンブクから大急ぎで英国に送られた。キンシャサから来たメンバーは、出発前にこのことを知らされていたが、ヤンブクに到着した時点でもプラットは重体だった。（彼は結局、自然に回復した。）

プラットの精液と血液からエボラウイルスが検出されたので、私たちは地元の男性、とりわけエボラから回復した男性からは極力、精液を集めることにした。実は私は以前から作業を開始していたのだが、相手との意思疎通は少々微妙だった。修道女に通訳を頼めるものではなかったし、私のフランドル語・リンガル語辞典にも、「マスターベーション」という言葉はなかった。前腕を激しく上下に動かしながらいくつか言葉を並べていると、ばかばかしく思えてくる。地元の人にはなかなか通じない。私が何を伝えたいのか、誰も分からないようだった。

それで私はジョエルとカールに、キンシャサからコンドームを一グロス［一二ダース］持ってくるよう頼んだ。無線の向こうでは長い沈黙の後、大笑いするのが聞こえてきた。いったいどんな愛の超人なのだ、コンドームを一グロス、よこせだと。そうじゃない、精液収集にコンドームを使おうと思っただけだ。実際にそれで意思疎通は容易になった。私が棒を使ってコンドームをペニスに装着する方法を説明すると、男たちは妻や恋人を探しに行き、後で戻ってきて私の戦利品、つまり中身が入った温かい使用済みのコンドームをくれた。もしもアフリカの学者がベルギーでこのようなことを求めたら、私は同意しただろうか。ヤンブクの人たちにとって、私の依頼はそれと同じくらい、あるいはそれ以上に、変なことだっただろう。

一緒に仕事をし、友情が深まるにつれて、私はアメリカの科学や業務管理や起業の力を称賛するようになった。当時の欧州人が広く共有し、私自身も持っていた素朴な反米感情は、基本的に捨て去った。そして、私たち欧州人はアメリカに文句を言うのを控え、良いところを学んで力を合わせるべきだと自らに言い聞かせた。私はまた、アメリカの科学にさらに直接触れるために、アメリカに行きたいとも考えた。これからの人生は、アフリカの保健のために働こうと決心していた。極度の貧困がもたらす劣悪な生活条件、人びとを脅かす耐えがたい苦痛と病気、それを目の当たりにして、私の人生の目標は定められたと感じていた。しかしそのためには可能な限り、訓練を積み、知識を増やし、技術を身につける必要があった。

一二月初旬、デル・コンに高熱と発疹の症状が出た。キンシャサから参加した平和部隊のボランティアで、物資調達に貴重な戦力だった。キンシャサで私が二日間、下痢で苦しめられたのとは違って、デルは運が良くはなかった。プラスチックの隔離装置に閉じ込められ、マーガレタ・アイザクソンに付き添われて、飛行機でヨハネスブルグに運ばれた。実際はどこが悪かったのか、私も知らないが、幸い出血熱ではなかった。それでも、プラスチックのテントの中でマーガレタのケアを受けて、大きな孤独と不安を感じたに違いない。

デルが送られてからしばらくして、ステファン・パッテンが出し抜けに私たちのもとを訪ねてきた。師弟でもともに研究者という関係を持てるほどの力が、私にはついてきたと感じていた。

一二月二二日、私たちはついに流行地域から飛行機で離れた。代わりにやってきたのは、ＣＤＣの若いアメリカ人、デイヴィッド・ヘイマンで、流行後のサーベイランスを二カ月間行う予定だった。私は彼と引き継ぎを行わなければならなかった。クリスマスの直前だったが、デイヴィッドは通常のクリスマスのお祝いを省略するつもりはなかったし、流行後調査の手を抜くつもりもなかった。流行が再燃していないことを確認し、基本的な疫学調査を継続する一方で、修道女たちに気を配り、病院の手助けもした。着任の途中に彼はメガネを失くしていた。眼鏡屋は一〇〇〇キロ以上にわたって、どこにもなかった。私は心から彼の幸運を願った。（最初のエボラチームのメンバーと同様、ヘイマンとの友情も、その後長い年月にわたった。最近までジュネーブでＷＨＯの事務次長補を勤め、現在はロンドン大学衛生・熱帯医学大学院で一緒に働いている。）

私たちが乗るバッファロー機が到着すると、その飛行機のパイロットとまた一悶着あった。ブンバ将軍は集めておいた籐家具をキンシャサに運ぶよう、彼らに命じていたし、たくさんの人が飛行機に乗せてもらおうと、彼らに賄賂を渡していたからだ。そうなると私たちが集めた血液検体や検査装置は積めなくなる。（隔離は解除されたが、町にはまだ船は到着していなかった。）私は抗議したり、罵ったり、冗談を言ったり、甘言を弄したりした。

それでも何とか、彼らは私たちの搭乗とランドローバーや荷箱、窒素ガスの缶などの搭載を認めた。だがまたもや嵐が近づいていた。過積載でバランスがとれない飛行機は、離陸するとよろよろと傾き、木の枝をかすめた。それでも風に抗って機首をもたげ、高度を上げていく。シートベルトなどないので、私たちは機内に投げ出され、重い荷物にぶつかる者もいた。血が流れ、叫び声が上がった、私は今度こそ大変だと思った。

奇妙なことに、自分のことはもう考えていなかった。詳細な分析のための貴重な血清検体を収めた液体窒素の容器の積み荷を見て、何てこった、全部無駄にしてたまるかと思ったものだ。
それでも何とか飛行機は、キンシャサへの帰路についた。

私はクリスマスに帰宅した。最初は一〇日間の滞在予定だったのが二カ月以上に延び、別人となっていた。家庭生活や日々の仕事に再び慣れるのに、つまりスーパーマーケットにはモノがあふれ、ベルギーは結局のところうまく機能している社会だという事実に慣れるのに、少し時間がかかった。（政府などいらないという人の話を聞くたびに、私は法と政府が機能しない国で生活し仕事をすることがどんなものなのかを思い返した。）

私は生きていることに感謝し、人生には良いことであれ、悪いことであれ、どんなことでも起こり得るということを学んだ。だが、その経験は実は、想像した以上のものだった。一九六〇年代、七〇年代に医学界で考えられていたこととはまったく異なり、人および動物の一連の新たな感染症の流行は、終わることなく続く。世界はそれを経験する。エボラがまざまざと見せつけたのはそういうことだった。一方で、エボラ出血熱の最初の流行発生はおそらく、感染症の流行に対する最初の高度な国際協力の事例でもあった。あくまで非公式で、その場限りの対応ではあったが、現場で問題を解決しようという情熱を持った極めて多様な科学者が協力し、グループで行動した（たとえば私たちは、発見したことを個人としてではなく、国際委員会として公表することを早くから決めていた。著作権をめぐり、研究者間でしばしば発生するいざこざを回避するためだ）。エボラは世界のメディアが注目しなかった最後の大きな流行病の発生でもあった。一九七六年にはＣＮＮも、インターネットによる国際的なソーシャルメディアもなかった。私たちが誤った噂を調査してから一九年後の一九九五年、エボラがキクウィトを襲い、ローリー・ギャレットが極めて雄弁な報告を行った。そのときには、医師や疫学者と同じくらい多くのジャーナリストが現場にやってきた。キクウィトで働く人びとには複雑なところだが、私たちが常に新たな病原体の脅威にさらされているという理解を、確実に世界に広げるものではあった。そのとき以降、エボラ流行は約二〇回発生しているが、そのほとんどはアフリカの病院に集中しており、死亡率は非常に高い。全体としては、病院内の基本的な衛生管理がなされていないときに起きる感染症の流行であり、貧困と保健システムに対する軽視がもたらす病気ということができる。英雄的で善意に満ちたヤンブクの修道女たちは、よき行いのみでは十分ではなく、専門的な技術としっかりとしたエビデンスがなければ、実際に危険な状態にもなり得ることを鮮やかに示した。保健と経済と社会開発は、まさしくつながりあっている。

最後に、三五年が経過した今、あのときの私の師は正しかったという思いを、一層強めている。オオコウモリはおそらく、人とサルとの流行の間にウイルスが隠れているレザバーであるだろう。二〇〇八年に亡くなった古き良き師パッテンの言うことをよく聞いておくべきであった。

第2部

第7章　エボラから性感染症へ

ヨーロッパに戻ったハイドと私は、詳しい報告をするために聖母の御心修道女会を訪問した。スクラーフェンヴェーゼルはアントワープの北にある小さな町で、巨大な修道院は格式と威厳を備え、特別な雰囲気に包まれていた。一気に時代を遡った感じだ。私たちは時間どおりに到着した。今にも幽霊が舞い出しそうな一月の暗い午後だった。大きなベルを鳴らすと、修道院の重い扉がゆっくり開いた。応対に出た修道女が、凍り付くような長い廊下を待合室まで案内する。しばらくして呼ばれ、修道院長と集まった修道女全員の前で話をした。

蠟燭の光がふさわしいような雰囲気だった。中部アフリカの小さな村に女性たちを送り込んできた修道院の歴史を思う。四人の修道女がどのように亡くなったかを改めて伝えたときには、針が一本落ちても聞こえるのではないかと思えるほど静まり返り、私たちには答えようのない質問が次々に出された。どうすれば病院の改修費用を調達できるかも話し合った。彼女たちはヤンブクに何とか医師を招きたいと望んでいた。しかし、報告の後でも、感染の拡大には修道院も責任があると示唆したことが十分に理解されたのかどうか、私には自信がなかった。彼女たちは深く感謝して私たちのために祈ると言い、私たちはヤンブクへの資金集めに努力すると言った。

率直に言って、まだ自分たちの仕事は終わっていないと感じた。ハイドは彼女たちの責任を軽く見てはいけないと主張したが、勇気と善意にあふれ、献身的であり、それゆえに愛すべき人たちであることは分かっていた。重要な教訓になったように私には思えた。善意だけでは駄目なのだ。対応能力がなければ、自分が何をしているのか分かっていなければ、善よりも害をもたらしかねない。付け加えておくが、彼女たちには資金もほとんどなく、訓練は不十分、ヤンブクの病院の医師一人の給料も支払うことはできなかった。そこで私たちは、彼女たちが政府に資金を求めるのを応援すると約束した。しかし、ヤンブクと同じように装備が不十分で運営が困難な病院が、アフリカ全土にいくつあるのか、一人の医師でいったい何が変えられるのか、そう思わざるを得なかった。

ザイールで経験したことすべてを、私は正気に戻って思い返した。戦闘の後の脱力感のようなものがあったのだろう。任務の全期間を通して、私たちは何の支えもなしに放り出されていたことに気づいた。保険もなかった。流行病が広がる地域に赴くという「尋常ならざる危険」があるのに、研究所は被雇用者に保険をかけていなかった。脱出計画もなかった。アメリカ人にはあったので、彼等が助けてくれるだろうと当てにするしかなかった。すべてが終わってから、私は危険の大きさに背筋が寒くなり、怒りを覚えた。

私に帰属してしかるべきものを、パッテンが無意識にしろ、横取りしようとしたことにも激怒した。私はエボラに関わった一〇人にも満たない医師のうちの一人だった。エボラウイルスの分離にも参加した。ある日の午後、私は彼のオフィスに入って机の上に、ウイルス発見についての報告書が書きかけになっているのを見た。そこには私の名前もハイドの名前もなかった。

ある意味それは、一九七〇年代までのヨーロッパの科学の世界ではよくあることだった。若い者が仕事をし、ボスが成果を得る。パッテンはごく普通のことをしていただけだったが、私は心底怒った。報告書をわしづかみにしてパッテンを探しに行き、「私はこの報告書の著者の一人であり、ハイドもこの報告書の著者の一人です」と冷静に告げた。パッテンは表情を少し変えただけだった。目をちょっとしばたたかせて、これはただの下書きだよなどとぶつぶつ言っていた。そして私たちの名前も、目の前で書き入れてくれた。

ささやかな勝利ではあった。研究所の仕事は決まり切ったものに感じられ、私の人生は心地よく、友だちに囲まれ、安全ではあったが、ドラマのようなエボラに比べると、味気ない。仲間の多くがそう感じていたのだろう。というのも、一九七七年一月に世界保健機関（ＷＨＯ）がロンドン大学衛生・熱帯医学大学院に国際委員会を招集したとき、ザイール・チームとスーダン・チームとの間に、緊張と軽蔑の混ざった論争が起こったからだ。主題とされたことからすれば、あまりに感情的な論争だった。私にとっては最初の正式な国際会議だった。発言する人が起立し全員に感謝を述べる形式はごくまともだったにもかかわらず、空気は張りつめていた。スーダンではエボラによる犠牲者は感染者の五〇％にとどまっていたが、ザイールではそれよりかなり高く八〇％以上だった。後に二つのウイルスは型が違うものと分かった。信じがたいことに、未知だった同種の病気が、二つ同時に、しかしまったく無関係に、半径八〇〇キロ以内で発生していたのだ。あり得ない事態、時にはあまりに馬鹿げていると思われる事態でさえ起き得るということを、私たちはここでも学んだ。

衛生・熱帯医学大学院は大英博物館の近くにあり、その堂々たる建物はほぼ一区画を占めていた。大英帝国時代の威光を放つように、熱帯医学の著名な医師たちの名前が並んでいた。後年、この権威ある組織を率いる学長に任命されることになるとは、そのときは夢にも思わなかった。怖じ気づいて言葉が出なくなり、同僚たちがＷＨＯへのいくつもの提案に同意するのを聞いていた。主要な提案は、新規の出血熱の発生を突き止め、素早く対応するメカニズムを作り上げること、疑わしいケースのすべてをＷＨＯに通知するよう新たに義務づけること、災害や流行病発生に備えた基金を設立すること、そして緊急事態に速やかに対応できる経験者の名簿を作成し、更新を継続することだった。私たちはまた、調査隊の編成と運営にあたる専門家の育成、サーベイランスや疫学研究、検査支援、資材調達、人びととのコミュニケーションと情報提供を具体的に実施する計画、鑑別診断に必要な標本の種類とその送付先のリスト、必要と思われる備品の詳細なチェックリストなどを提案した。しかしどれ一つとして、実現されることはなかった。

二、三週間して二月に、パッテンは電話を受けた。エボラ出血熱がまたしてもヤンブクで発生し、今回はすでに広がっているようだ、ひょっとしたらベルギーにまで広がっているかもしれないという。数日前、ヤンブク病院で一人の患者が死亡した。小さな店を持つ農民とのことだったが、修道女たちには症状からエボラ出血熱と思われた。彼女たちはパニックに陥った。何週間も隔離され、次々に人が死んでいくことに耐えられなかったのだ。キンシャサへ逃げ出し、一番早い飛行機でベルギーに帰ってしまった。すでに修道院におり、恐怖のために憔悴し切っているとのことだった。

パッテンと私がスクラーフェンヴェーゼルへ行くと、修道女たちは泣き出した。飛行機に乗ったことで、義務を放棄しただけでなく、他の人びとを危険にさらしてしまったことにも気づいていた。（心的外傷後ストレス障害と思われたが、彼女たちが経験したことを考えれば、無理もないだろう。）

パッテンはヤンブクに戻ってくれと私に言った。今回はアメリカ人抜きで仕事をする、「我々」が現地へ行って、エボラウイルスを持つレザバーを突き止めるのだ。

私はジャン＝フランソワ・リュポール、および若いザイール人のウエヤロ医師とともに現地に飛んだ。

キンシャサのキノワーズ［キンシャサ市民］病院から来ていたインターンで、勇気ある仲間だ。降り立ったのはモブツ大統領の母の故郷、バドリテだった。モブツはここに三つの宮殿を建てていた。ベルサイユ宮殿をそっくり建て、妻（驚いたことに、彼女の名前はマリー・アントワネットだった）と好物のヴィンテージもののロゼのシャンパンを飲もうというわけだ。

上空から見ると、イタリア産大理石を使った人工の湖や欄干の付いた建造物は単に下品で、資源を収奪し国民の関心から乖離したモブツの存在を象徴するような、誇大妄想のディズニーランドだった。空港は大陸間飛行ができるジェット機に対応していたが、巨大で空っぽだった。ヨーロッパ産チューリップに彩られた四車線のハイウェーがそこから伸び、建国の大統領に擦り寄ろうと競い合うモブツ政権の高官たちの邸宅が、沿道に建ち並んでいた。嫌悪感をもよおすこの政権が、植民地支配よりましだなどとは言えないだろう。

私たちは車でヤンブクに向かった。地域一帯はパニック状態だった。病院は荒れ果てていたが、エボラに感染し回復した看護師のスカトは、まだいてくれた。私たちは二月七日から二〇日まで一週間滞在し、何が起きたのかを突き止めようとした。どこに行っても病気ではなく、噂が発生したに過ぎなかった。修道女たちは消毒した注射針を使っていたし、注射針と接触した人を考えられる限りたどっていっても感染は起きていないようだった。どの村を訪ねても人びとは「ここで死んだ者はいません」とはっきり主張し、「でもどこそこの村では熱病がまた起きているらしい」と言う。しかしそこへ行ってみても、何も見つからなかった。

ある意味で、起きていないことを調査するのは、起きたことを調査するより難しい。何も起きなかったことを証明しなければならないからだ。隔離による経済の麻痺を避けるために病気を隠している可能性も考えた。だが、それにはあまりにも多くのものを隠さなくてはならない。もう一つ、手がかりがあった。頭を剃っている女性がいないということだ。それは死者が出ていないことを意味する。何人かの医者を騙すために、生活に深く根ざした習慣を諦めたりはしない。そうしている間にも、私たちは相談を受け、緊急の外科手術すら行った。病院には医師がまだ不在だったからだ。

最終的にはウエヤロ医師と私が、地域全体を隔離するかどうかを決めなくてはならなかった。そして私たちはその必要はないと結論づけた。男性が一人、直腸から出血して死亡したのは、おそらく結腸癌だったのだろう。しかしその死は、つい数カ月前まで致死的な流行病の恐怖と緊張に揺れた地域で、不条理な恐怖の波を起こすには十分だった。

私は当時まだおおらかだったアントワープに戻った。数週間後の四月に、息子のブラムが誕生した。驚いたことに、この完全に予想された出来事が私の世界観を突然、変えた。それまでは自分は完全に独立していると思っていた。ところが今は誰かが私を頼っており、もうお気楽に自分を甘やかすわけにはいかないのだ。責任を感じるとともに私の、いや私たちの将来を案じた。ヤンブクでの長い夜の間、ジョエル・ブレマンと私は今後の計画について話し合った。私はアメリカでもっと訓練を積みたかった。ヤンブクではアメリカの医学がどれほど進んでいるかを知った。一つの問題に複数の分野で取り組む共同作業と、研究プロセスの一歩一歩を厳しく批評、点検するところに、とくに感心させられた。ベルギーには、学問で成功を収めたかったらＢＴＡという学位、つまり米国留学（Been to America）が必要だという冗談まであった。

ジョエルは私に、米国疾病予防管理センター（ＣＤＣ）が持つ有名な疫学のフィールドワークのプログラムで、当時はほとんど外国人を受け入れていなかった流行病情報サービスのコースに参加できるようにしてくれると言った。しかし留学資金の工面まで彼に期待することはできない。自分で何とかするしかなかった。パッテンはその頃、臨床分子生物学の特別技術研修を終わらせるよう、私をせかしていた。さまざまな奨学金や助成機関を探しながら、私は研究所での仕事を続けていた。

しかしその春、新しい冒険が転がり込んできた。アントワープ大学のアンドレ・メハーム教授が電話をしてきたのだ。彼は実験技術を持つ研究者を探していた。WHOの仕事でスワジランドに同行してもらえないかというのだ。メハースはヘントで医学生だった頃からの知り合いで、私は後に彼が働いていた社会医学教室でインターンをしたこともあった。おおらかで人好きのする男で、顔が広く、どうやってか、スワジランドから性感染症（STD）をなくすために南部アフリカで五週間の研究資金をWHOから取り付けていた。

この馬鹿げた名目を聞いたときは、息が止まった。しかしアンドレは私に、そういうものだと教えてくれた。WHOは到底あり得ない条件を出してくるが、資金を得るためには、それらを実現すると約束しなければならない。不可能な成果を約束しても、誰もチェックしないので、とりあえず少しでも物事が先に進めば、皆ハッピーということだった。（ちなみに、今日のWHOではこうした特異な態度はすっかり見られなくなった。）

六月のスワジランドは寒かった。南半球では冬だ。ザイールとはまったく違っていた。すべてが緑の原生林で覆われているような自然の豊かさはなかったし、服装、身のこなし、話し方など生活の仕方にも溌剌としたところがなかった。ザイールの人びとは絶望的に貧しかったが、凝った髪型や楽しげな身振りを交えた話し方はカラフルでエレガントに見えた。スワジランドの人びともとても貧しく、みすぼらしいセーターを着ていた。

アパルトヘイトの影と私には感じられた悲しさと堅苦しさを、人びとは身につけていた。とくに男性は、どこかが壊れてしまったような感じだった。六〇歳を過ぎても「ボーイ」と呼ばれる。奇妙で、惨めで、異様だった。しかししばらくすると、彼らも中部アフリカの人びとと同じように温かく、ただ見た目が違うだけなのだと分かった。スワジランドは絶対君主がいる王国だった。南アフリカの警察が至るところに監視の目を光らせていると言われ、亡命しているアフリカ民族会議（ＡＮＣ）の解放運動の幹部もこの国を活動拠点として使うことはできなかった。ホテルで出会った白人の多くはもっぱら二つのこと、つまりセックスとギャンブルのために滞在しているようだった。

私はその頃、ＳＴＤについてほとんど何も知らなかった。それでもアンドレと診療所に出かけ、ＳＴＤの種類や患者数を推計し、そこの治療ガイドラインを見直し（そのどれも同じように効果がなかった）、スワジランドのＳＴＤの影響は甚大だと判断した。ヤンブクの宣教会で記録を見たり、キンシャサのママ・イエモ病院を訪ねたりして、ザイールにＳＴＤの問題があることには気づいていた。軟性下疳、卵管炎、尿道炎の数は、ベルギーに比べて格段に多かった。しかし、スワジランドは比較を絶していた。

私たちはもちろん臨床検査も行った。ＳＴＤが複雑に合併している状態を目の当たりにして大きな衝撃を受けた。どのクリニックも、まるで生殖器の病気の博物館か、珍しいＳＴＤの展示室のようだった。そして患者は誰もが絶望的に貧しかった。腰巻きを着けた男性が入ってくると、彼のペニスは床に落ちそうなほどに垂れ下がっていた。腰巻きをまくって化け物のような軟性下疳を見せてくれるので、「最後にセックスをしたのはいつ？」と聞くと、「今朝」という答えが帰って来た。

私は仰天した。私が患者だったら、痛くてズボンに収めることはできないだろう。医師としても本当に驚愕した。このような状況では、病気は間違いなく、速く広く蔓延する。そして最後に人間として、正直言って衝撃を受けた。彼らのセックスの相手がかなり若い女性であることもしばしばで、軟性下疳が感染しやすいことは彼ら自身にも分かっていたはずだ。この状態でセックスをするのは言語道断だった。私はこの件についてはかなり批判的だ。スワジの王は当時七九歳で、毎年のように新たに処女と結婚していた。

スワジランドではどこに行っても売買春があった。私がホテルに到着した日、受付の男性から鍵を受け取って部屋に上がっていくと、部屋には一人の女性がすでにいた。そこで階段をまた下りていき、「私の部屋が欲しい、あの部屋は女性が使っている」と告げた。

受付の男はちょっと驚いた様子で答えた。「では、男の子をお望みですか？」

そうした発想しかなかったのかもしれない。この街の売買春の規模を把握していなかった初めの頃は、このホテルだけ特別なのかと思った。

アンドレと私は、スワジランドからＳＴＤをなくすという希望をすっかり失った後も、何かできることはあると思っていた。数カ月後にスワジランドの看護師たちに研修を提供する準備をし、私が一人で戻って来て指導することにした。それまでに私は、治療の手順をもとにして、検査をしなくても簡単にＳＴＤを診断できる方法を工夫した。基本的にそれは、系統樹のような一連の質問からなる単純なフローチャートだった。生殖器に赤い発疹がありますか？　傷口が開いていますか？　傷口から膿が出ていますか？　答えが「はい」であれば、抗生物質ＸＹＺで治療しましょう、といったものだ。封筒の裏に走り書きしたフローチャートだったが、不思議なことにとても便利なことが分かり、数年後にはＷＨＯのお墨付きをもらって世界中で使われるようになった。今でもアフリカの多くの診療所の壁に、このチャートがかけられている。

アントワープに帰ると、ザイールの在ベルギー大使ケンゴ・ワ・ドンド氏から書状が届いていた。それには「大統領にして建国の父が、貴殿にレオパード勲章を授与する」とあった。モブツから勲章などもらう気はなかったが、断るすべもなかった。そこで大使館に電話をかけて授与式に出席し、鮮やかな緑のリボンが付いた星型のメダルを受け取った。そこには平和、仕事、正義、と書かれていた。何が正義だ、と私は思った。

大使の説明では、私は後日モブツが直々に署名した特別なカードを受け取るということだった（ちなみにその署名はただのインクの点で、線も、丸も、文字もなかった。それがきっと、無限の権力を持っている人間が自分の地位を示すやり方なのだろう）。折り畳まれた鮮やかな緑のカードは、当時のベルギーの運転免許証に似ていた。そのカードが私をザイール全土でどんな危険からも守るとのことだった。

カードを受け取りには行かないことにした。モブツ政権から利益を得たくなかったからだ。ザイールは二度個人の所有物にされた、と私は思っていた。最初はベルギー国王レオポルド二世、そして次がモブツである。その腐敗には一切関わりたくなかった。

数カ月後、モブツに会った。フランスの人権活動家ベルナール・クシュナーが「豹皮の帽子をかぶった金庫」と呼んだ男だ。「一羽残らずやっちまう雄鶏」とか「百戦錬磨、すべてを焼き尽くす強者」などとも言われている。モブツは国を救ってくれた返礼に、ベルギー訪問の際、アントワープに立ち寄った。有名な豹皮の帽子をかぶり、魔法の杖を携え、鷲のような頭をしていた。私はその血に染まった手と握手を交わした。後に国連合同エイズ計画（ＵＮＡＩＤＳ）の代表として会った他の独裁者たちと同じように、彼はとてもチャーミングだった。

この頃には、私は博士論文を性感染症で仕上げようと決めていた。ある意味、それは筋が通ったことだった。エボラのような出血熱は、私たちの研究室で扱うには危険で金もかかり過ぎた。下痢疾患は、確かに役には立つだろうが、すでにブリュッセルのあるグループが、その分野で大量の仕事をこなしていた。マラリアは複雑過ぎるし、免疫学をマスターできるとは思えなかった。しかし、スワジランドで見てきたようなＳＴＤなら、人びとを実際に助けることができる。その時代にはヘルペス以外は完治可能であったので、医師にとって満足できるものだった。

精神科医や老人病専門医というのは、慢性の複雑な問題を見なくてはならないから欲求不満がたまる。感染症、ＳＴＤは高く評価される領域ではなく、医療の序列という意味では下の方だった。しかし私は惹かれていた。解決可能な問題だったからだ。医師として、自分の影響を迅速かつ強力に示せる。多くの女性に切実な問題であるリプロダクティブヘルスの観点からも有意義だった。女性のための医療は（他の多くと同様）あまりに長く見過ごされてきた。クラミジアも生殖器感染することが明らかになったばかりだった。非常に検出しにくい細胞内バクテリアで、妊娠への大きな障害になっていた。私にはこのクラミジアの微生物学がとても面白く思えた。ＳＴＤへの道に進むのはキャリアとしてはあまり賢い選択とは言えなかったが、科学的な興味と人間にとっての必要性という意味では、納得できるものだった。

ＳＴＤに関心を持ったことで、パッテンの研究室の仕事に加え、私はもっと患者を診るようになっていた。診療所は、研究室と同じく、熱帯医学研究所の古いアールデコの建物にあり、正式名称は（誰も使わなかったが）「植民地住民と船員のための診療所」だった。アントワープではＳＴＤは熱帯病と考えられていたので、診療所はＳＴＤの治療で知られていた。大きな港があり、船乗りがたくさんいて、たいていは海外でＳＴＤにかかっていた。研究を進めるため、私は週二日、午後に働くことにした。

この仕事は好きだった。感染症の治療だけではなく、予防注射、ハンセン病、マラリアなど、ありとあらゆる相談に乗った。たくさんの患者がやってきた。非難がましさを隠し切れず、それを患者に感じさせてしまう医師がいたが、私はそうではないという評判だったのだ。一九七〇年代のアントワープでも、他の地域と同様、STDが増加していた。とくにゲイの集団では顕著だった。ベルギーでは、彼らはようやく隠れているのをやめ、カムアウトし始めたところで、一部の人たちのライフスタイルの危険性が明らかになっていた。

私にははっきり分かっていたが、多くの医師がSTDの仕事を恥ずかしいと思っていた。汚らしく、下品だというのだ。しかし私は、そう思ったことはまったくなかった。STDを診察するには（どんな患者との接触でもそうだが）、口が堅くなければならない。守秘を徹底すること、力量を備えること、一面的な判断を控えること、それが大事だった。

自分のキャリアと生活は途上国に関係したものになるのがよい。私はそう考えていた。まだ模索の段階だったが、下半身に関わることになると思った。アントワープの診療所では患者から検体を採取し、それを研究室で調べた。こうして、コートジボワールで休暇中にセックスをした船員の尿道の膿みから、ペニシリンに耐性を持つ淋菌を分離することになった。それまでペニシリンの効かない淋病は、淋菌の染色体の変異によるものと見られていた。つまり耐性ができると、ペニシリンを少し増量しなくてはならないが、適量に達すれば抑えられるはずだった。しかし新しい型の耐性には、増量しても無駄だった。この型の淋菌が作る酵素が、ペニシリンを破壊してしまうからだ。さらに悪いことに、その酵素を作る遺伝子情報を伝えるのは、染色体外のDNA分子であるプラスミドであり、それは異なる菌の間を移動することができるので、深刻な公衆衛生上の問題になる可能性があった。

この型の淋菌が最初に発見されたのは、フィリピン駐留の米海兵隊員とガーナの男性からだった。私が発見したのはアフリカで二番目の型だった。この発見を一九七七年に公表した。英国の週刊医学誌『ランセット』の編集部への手紙というかたちでだが、ベルギーの若い研究者には大変なことだった。次の年、シアトルにあるワシントン大学のスタンリー・ファルコーの研究室にいたときには、プラスミドと耐性メカニズムの特性を明らかにした。

こうした成果が淋病に対する興味をかき立て、私はできるだけ多くのことを学ぼうとした。しかし医学文献を見ると、まるで暗黒時代のようだった。クラミジアについても同じだった。まともな科学研究が切望される分野であったのに、当時ＳＴＤの研究に科学的方法論を適用しようとしていたのは、ワシントン大学のキング・ホームズ博士だけだったように思われた。彼はベトナムの海軍と協力して、淋病罹患のリスクを予測し、耐性を持つ型の淋菌を研究して、新たな病因を発見していた。クラミジアと骨盤内炎症疾患（ＰＩＤ）についても研究を始めていた。

その研究に、私はとても興味を惹かれた。ヤンブクの宣教会の記録の中で、幾度もその疾患を目にしていたからだ。ホームズは骨盤内炎症疾患について、原因は何か、どのような微生物が関係しているのか、といった基礎研究をしていた。一般的には、環境から膣に何らかの細菌が侵入すると考えられていた。便座から感染するといった筋書きだ。しかしホームズのチームは、その疾患がたいていの場合、ＳＴＤと関連していることを示した。社会的には都合のよい説明ではなかったが、少なくとも正しい治療法を示唆するものではあった。

キング・ホームズとはロッテルダムの会議で初めて会った。ＳＴＤ研究を変革しようとする血気盛んな若手研究者グループが、国際性感染症研究会の設立総会を準備し、私もそれに参画していたのだ。確か話題になっていたのは、非淋菌性尿道炎の原因として、クラミジア、ヘルペス、ウレアプラズマ・ウレアリチカムその他が考えられないかということだった。キングの話は啓発的、カリスマ的でユーモアにあふれていた。誰をも愉快にしてくれる男だ。講演のあと、言葉を交わそうと彼に近づいた。

自分が何を期待していたのかは忘れたが、まさかキング・ホームズがわざわざ私の仕事について質問し、私の答えを聞いてくれるとは思ってもいなかった。アメリカの学界にはヨーロッパと異なり、かなり開かれた平等主義的な関係が存在する。当時はまだ、そこまでは知らなかったのだ。キングは希有な学者で、自分の専門を超えて感染症に関する諸領域に限りない好奇心を持ち、そして何より、若い研究者から最良のものを引き出す指導者としての器量を備えていた。この出会いからほどなくして、彼は私の指導を引き受けてくれることになった。

数カ月後の一九七八年初めに、私は北大西洋条約機構（ＮＡＴＯ）とベルギー科学財団から、米国留学のための奨学金を取得した。私の計画はまず、ジョエルと相談したように、ＣＤＣの流行病情報サービスの研修コースに参加することだった。当時、このプログラムは世界的にもユニークだった。流行病の発生を調査する疫学者集団を育てるため一九五〇年代に作られたもので、原因が既知か未知かにかかわらず、発生を調べるために何をするのかといった組織的な方法論が用意されていた。

私はまたホームズに手紙を書き、奨学金を得たこと、ＣＤＣのコースに参加し、平行してＣＤＣの特別病原体研究室で数カ月、仕事をすることを伝えた。そしてその後、シアトルの彼の研究室へ行き、仕事をさせてほしいと頼んだ。彼は承諾してくれた。自分が何をするのか、分かってきたような感じがした。実際には何も決まっていなかったが、やっと一人前になり、自分の道を歩み始めていた。

第8章　アメリカ、そして帰国

アトランタに到着したのは一九七八年六月だった。ヤンブクでの私たちのチームリーダーであり、CDCで特別病原体研究室の室長をしていたカール・ジョンソンが、古いフォルクスワーゲンのステーションワゴンで空港に来て私を拾い、CDCの疫学者で天然痘の専門家であるスタン・フォスターの自宅まで送ってくれた。アトランタ郊外のスネルヴィルという町にあるカールの家に移動するまで、そこで数週間、滞在させてもらったのだ。

私にとって初めてのアメリカでは、大きなカルチャーショックを受けた。欧州と同じだろうと考えていた分だけ、ザイールのときより衝撃は大きかったかもしれない。スネルヴィルの住民はドアや窓が開いていても、常にエアコンをつけっぱなしだった。どこに行くにもクレジットカードが必要だったが、私は持っていなかった。一九七八年のベルギーでは、クレジットカードはまだ珍しかったのだ。銃があり、巨大な自家用車もあった。固定観念がより強くなる。ジョージア州では会ってすぐの人からファーストネームで呼ばれた。アトランタの町中では周りはアフリカ人とも違う黒人の姿ばかり。一方、CDCは白人ばかりで、肌の色が白くない人はグループに一人いるかいないかだった。

ＣＤＣのコースの一環として、アトランタのスラム地区で、コンドームの使用について調査をしなければならなかった。ハーバード出の黒人の獣医と一緒に行ったが、彼はちょっと緊張しているようだった。私は「問題ないよ、僕はザイールにも行ったんだから」と言った。探検家の気分だ。地域を車で巡回しながら、ベイルートのように焼けただれた家々を訪ね、ノックして回った。私の英語がかろうじて通じる人たちに質問していく。私には彼らの英語はもちろん分からない。日中の作業だったので、玄関口で答えた人たちは皆女性で、とても親切だった。男がドアを開けたときは、ベルトにコルトの銃を差していた。

調査結果はまったく覚えていないが、ＣＤＣでは大変に興味深い人たちと出会った。中でも重要なのはディレクターのビル・フォージ、四二歳で天然痘抑制の父と呼ばれていた。コースを取った外国人一人ひとりに面接をしたいと言い、私には長時間かけてアフリカでの経験を質問してくれた。素晴らしい出会いだった。フォージは大変印象深い人物だったが、それは背が高いからだけではなかった。一九六〇年代、ちょうどビアフラの人びとが独立闘争を始めた頃、彼はナイジェリア東部に派遣されて、天然痘の予防接種を行っていたが、全員に行き渡るだけのワクチンはなかった。三歳の男の子が天然痘を発症してやってきたとき、彼は感染が広がっていると推測される場所を地図上に書き込み、市場のある村や子供の家族が訪れるところにいる人だけに予防接種を行った。流行を調査して封じ込める手法は、このときの流行の拡大を防いだだけでなく、病気との戦いにおける新たな戦術として注目された。（三〇年後に、私たちはシアトルのビル＆メリンダ・ゲイツ財団の上級研究員として再会したが、彼は変わらずに啓発的だった。）

計画ではしばらくの間カールとともに、高度な安全性を誇る特別病原体研究室で仕事をすることにしていた。空気を供給することができる宇宙服を着込み、恐ろしく厳格で綿密な管理体制に従わなければならなかった。そんな規律に合わせることは、私には到底無理だった。忘れ物をしたら、宇宙服を脱いでシャワーを浴びてから研究室を出て、それを取ってくる、戻って来たら、また同じ儀式を初めからすべて繰り返す。私には煩瑣に過ぎた。

数週間後、ＣＤＣは二カ月で切り上げることにして、キング・ホームズと仕事をするためにシアトルに向かった。自分の科学的関心が、出血熱から性感染症（ＳＴＤ）へと完全に移ったからだ。グレータがブラムを連れてアトランタへやってきた。私たちは新世界を冒険しようとトヨタのステーションワゴンを買った。すべてを車に積み込んで米国を縦断するのは、もっとも理に適ったアイデアに思えた。キャンプ場に泊まりながらゆっくり行こうというわけだ。

アントワープのようなヨーロッパの小さな街にも古いカトリック教会がたくさんあったとはいえ、道中、教会の多さには驚かされた。とうもろこしや麦の植わった農場が何キロにもわたって続き、農業の力を感じた。アメリカの自然の美しさは驚異的だった。人びとは親切だったが、なまりのある英語で明らかに外国人と分かる私たちは警戒された。銃を載せたピックアップトラックを見るたびにどきっとし、恐怖を感じなくなることはなかった。

一歳三カ月のブラムは、おむつもズボンもはかずにキャンプ場を走り回った。彼はそれがお気に入りだったし、汗疹もできないので、小さい子には当たり前のことだと私たちは思っていた。しかし赤ん坊の裸に戸惑う人もいるようで、ご丁寧に私たちのところへ来て、困ったような表情で「お宅の息子さんがパンツを失くしたようですよ」と言う。もっと率直な人には「なんで子供が裸で走り回っているんだ」と叱られた。

シアトルは美しい街だった。オリンピックの山々の頂は雪で覆われ、海岸線には鮮やかな青いフィヨルドが刻まれていた。到着してすぐ、キング・ホームズに電話をした。私のことなどすっかり忘れているだろうと思ったが、「昼食はうちでどうだい？」と招かれたのには驚いた。ただし、キッチンでピーナッツバターのサンドイッチが出されただけだった。食べ終わるとホームズは、「さて、君は何がしたいんだね？」と尋ねてきた。これにもまた驚いた。ヨーロッパでは、何をすべきかは教授が指示するものだったからだ。

私の車にはペニシリンに耐性を持つ淋菌が積んであり、耐性に関わるプラスミドの分子メカニズムを研究したい、そしてＳＴＤについて学び、膣炎にも取り組みたい。そんな話をした。私の女性患者の多くが慢性膣炎（不快な症状で、現在は細菌性膣炎と呼ばれる）だった。よくある問題だったにもかかわらず、治療法はあまり分かっていなかった。

キングは「いいだろう、明日から始めよう」と言った。あっけにとられて、私は口をぽかんと開けていた。

シアトルは大好きだった、とくに手つかずの自然と親切な人びとがいい。少々欲求不満なのは、美味しい食べ物とコーヒーがないことだった。まだマイクロソフトやアマゾン・ドット・コムがやってくる以前で、パイク・プレイス・マーケットにスターバックスが一軒あるだけだった。私たちは車で、家から二〇キロも離れたサマミッシュ湖までドイツのパンを買いに行った。ベルギー人にとって美味しいパンは重要だ。現在のシアトルは、洗練された食べ物と生活に不可欠な物が何でもある街になっている。

キング・ホームズとの仕事も大好きだった。知的に自由で信頼し合えるアメリカの研究室の雰囲気が気に入った。若い研究者たちにも、アイデアを発展させることが奨励されていた。私はこの異文化の環境を謳歌した。キングは私に、ワシントン大学の微生物学部門の長だったスタンリー・ファルコー博士を紹介してくれた。私はファルコーのもとでの微生物学研究と、キングのところでのＳＴＤの臨床と疫学に、時間を半分ずつあてるようにした。スタンリーからは、開発途上の分析テクニックを含む、最新の微生物学を学んだ。たとえばプラスミドの遺伝子解析、（特定のタンパク質を検出する）ウエスタンノロット法、分子クローニングなどだ。（英語での乱暴な口のきき方も彼に教わった。）彼は細菌がどうして病気の原因となるのか、一つひとつ解き明かす病因学に最大の関心を持つ素晴らしい科学者だった。いつも細菌の中に身を置き、細菌の視点で考えるように、と教えてくれた。私が細菌なら、どうやって消化管の皮膜組織の細胞を突き抜けようとするのか？　どうやって動物から人間に飛び移るのか？　彼は最高の指導者だった。現在はスタンフォード大学の名誉教授だが、折があれば、二人で最高のピノ・ノワールのワインを傾けながら、刺激的な議論をしている。

ホームズとファルコーはそれぞれ異なる部門の長だったが、一緒に仕事をすることがよくあった。自分の専門領域を守りたがる科学の分野ではあまりないことだ。ホームズは心理学者、化学者、微生物学者、臨床家など誰とでも組んで仕事をした。自分の部門内では、彼は極めて公正にチームを組んだが、これはもう一つの希有な能力だった。常にあちこちへ出かけ不在がちなのに、どういうわけか多様な人びとからなる集団をまとめ上げていくのがうまかった。相談に耳を傾け、明確な指示を出してくれるのだ。ＳＴＤに関し、さまざまな分野で優れた業績を挙げている優秀な人びとを束ねていた。その多くがいまやシアトルだけでなく、世界各国で指導的な地位についている。私がシアトルを離れるとき、ホームズは引き続き指導することを承諾してくれた。あれからもう三〇年になる。美味しいワインを愛でる趣味を共有しており、私が集めているワインのラベルには、世界のあちこちで一緒に食事をして飲んだときのものも含まれている。

シアトルで私は、膣炎の原因と思われる腸内の細菌群に注目して、研究を続けた。私が分析していたコレクションは膨大だった。（結果的にこの仕事からは何も生まれなかった。ガードネレラ・ヴァギナリスが作用していることは明らかだったが、他の細菌との相互関係も必要だったからだ。）後にアントワープで、最適な治療法についても研究し、当時よく使われていたスルフォンアミド軟膏はほとんど効かず、プラセボ（偽薬）と変わるところはないことを示した。効果的だったのは寄生細菌や嫌気性細菌に対して抗生物質活性を持つメトロニダゾールだった。現在のＳＴＤ治療の実証的基盤が作られたのはこの頃だ。ある意味、小さいが、とても有益な研究だったので、私は気に入っている。アメリカの科学の自由で起業的なスタイルも好きだった。ヨーロッパでは英国のウェルカム・トラストくらいしかなかった民間の研究費も、アメリカにはふんだんにあった。何よりも、度量の広さがあった。素晴らしい着想を持つ有能な人には、チャンスが与えられた。

シアトルでは二つの出会いがあり、それが数年後に決定的な意味を持つことになった。一人はトム・クインだった。キングのグループに加わったばかりで、肛門と性器のクラミジア感染を研究していた。とても陽気な感染症の専門家で、数十メートル離れた場所からでも誰だか分かる大声で新しいアイデアを語っていた。（五年後にザイールのエイズ研究で再会した。）もう一人はボブ・ブランハムだ。恥ずかしがり屋で思慮深いカナダ人の感染症専門医にして免疫学者だった。カーリーヘアで、性器へのクラミジア感染に対するワクチンを研究していた。キングのグループの外国人は二人で、ともにアフリカに興味を持っていたため、私たちはとても親しくなった。彼がいたマニトバ大学のあるウィニペグでは、アメリカ先住民の間で軟性下疳が流行していることを教えてくれた。それは熱帯のＳＴＤだと思っていた私は、カナダの草原での感染の広がりに、すぐに興味を持った。彼のカナダでの師で、マニトバ大学で感染症部門を率いていたアラン・ロナルド博士は、軟性下疳とその原因のデュクレー桿菌について意見交換をするために、私をウィニペグに招待してくれた。軟性下疳に関しては、科学的にも治療面でも、何十年にもわたって進歩はほとんど見られなかった。一九七九年の五月一日に到着したときは、雪が降っていた。（ここでの生活は厳しいに違いないと思った。）私たちはすぐに打ち解け、軟性下疳が大問題となっているケニアで一緒に仕事をしようと決めた。

シアトルでは、仕事も生活も非常に楽しかったのだが、健康保険制度などの社会的なセーフティネットの不備や、貧困は基本的に本人の責任とする一部の人の考え方には当惑した。一方で、ジェンダーの平等や女性に対する社会の不公正についての議論は、ヨーロッパに比べてはるかに活発なことにも気づいた。シアトルはとても開かれた考え方の街で、興味深い人にもたくさん会うことができた。

私はさまざまな面でアメリカ社会のファンになった。ベルギーでは、そしてヨーロッパでも、科学や社会の他の多くの分野において、硬直化が進み、進取の気性を押さえつけていることが私には分かった。それでも、私は相変わらず骨の髄までフランドルの人間だった。私の遺伝子型はそこに深く根差していた。ただし、その遺伝子の現れ方、つまり表現型は、変化していた。

グレータはアメリカでは正規の働く権利を持っておらず、これが問題になってきた。私の奨学金もなくなる。果たしてシアトルにとどまるべきかどうか。もしもアメリカに来た欧州人のほとんどが残ろうと決めるならば、欧州は大変な問題に直面することになるだろう。それが私の結論だった。活力と知識とを十分に貯えた私は、ベルギーで何かを変える手助けをしたいと考えた。

一九七九年九月にアントワープに戻ったとき、私の最大の関心事は膣炎の病因学に関する博士論文を書き上げることだった。（私は八〇年春にようやくそれを書き上げた。）必要なのは臨床症例、つまり植民地住民と船員のための診療所に通うＳＴＤ患者だった。しかし、しばらくすると、性感染症専門のクリニックを別に設立できれば、私の研究は飛躍的に促進されるし、患者の治療にもよいと考えるようになった。そうすれば、ＳＴＤの患者を隠したり、ビルハルツ住血吸虫やデング熱の患者と並べて目立たないようにしたりせずに、ＳＴＤ患者特有の問題に焦点を当てることができる。それももっと専門的な方法で、患者のライフスタイルにより適したかたちで行うことができる。ベルギーで最初の、そしてもっとも重要なＳＴＤクリニックになるだろうし、そこでの仕事をシアトルで目にしたようなアウトリーチにつなげ、ＳＴＤに関するコミュニティの疫学調査やコミュニティでの対話と関連づけることもできるだろう。

一九七九年の末に熱帯医学研究所の所長のオフィスを訪れ、その思いを話した。所長はとても保守的な男で、構想を聞いてもただ驚くだけだった。汚い病気にかかっている芳しくない患者たちに関心を持とうとはしなかった。それでも最終的にＳＴＤの事業を独立させることに同意し、建物の奥まったところ、ネズミが飼われていた実験動物室の隣に、私たちのクリニックを置いてくれた。入口は研究所の裏口で、私の他には看護師が一人だけ、開いているのは夕方五時から七時までだった。

しかし、私には気にならなかった。その他の時間は研究室の仕事を続けていたが、そこでの序列は相変わらず四番目だった。小さなクリニックで私が目の当たりにしたのは、ゲイコミュニティにおける深刻なＳＴＤの拡大だった。また、主に異性愛者の間ではクラミジアの著しい増加が見られた。

こうしたことについて、私はラジオや新聞やテレビで語り始めた。この問題を解決するには、感染のリスクや人びとが注意すべきことについて、話をする以外にない。同性愛やセックスに関連した薬物使用について患者と話し合うのと同様、テレビで性交について語ることを気恥ずかしいと思うことはまったくなかった。

一九七九年暮れのある夕方、熱帯医学研究所の病理学者から電話を受けた。遺体解剖を手伝ってほしいという。患者は急速に進む髄膜炎で死亡していた。何十年もザイール東部のタンガニーカ湖畔で漁師をしていたギリシャ人男性で、病院に来たときには顕著な体重の減少と原因不明の発熱が見られ、すでに重篤だった。

解剖してみると、非結核性抗酸菌の感染が全身に認められ、免疫システムが完全に崩壊しているのは明らかだった。驚くべき状態であり、血液と組織の検体を零下七〇度で凍結保存した。それが新たな病気の症状だと気づくほど私は賢くはなかったが、それまでに見たことがないものだということは分かっていた。

第9章　ナイロビ

一九八〇年の春までに私は「細菌性膣症とガードネレラ・ヴァギナリスの病因学と疫学」についての論文を書き上げ、さらに興味深いプロジェクトに取り組んでいた。シアトル時代に知り合ったカナダ人医師のアラン・ロナルドがアフリカに戻り、私たちが夢見た研究プロジェクトを始めようとしていたのだ。

アランは気だての良い男で、私たちはアフリカについていろいろ話した。彼はケニアのナイロビ大学につてがあるという。ナイロビでは生殖器の潰瘍、とくに軟性下疳が流行していたのだ。彼は軟性下疳の研究プロジェクトを始めたいので一緒にやらないかと私に提案した。私には経験が少々あり、彼にはいくらか人脈があった。研究プロジェクトを展開するには絶好の機会だった。基本的な生活基盤である電話や電気に問題はなく、良い大学もある。私たちは計画を練るため、一九八〇年一月にナイロビを訪問した。

アメリカで見たことに触発され、私はアントワープで感染症研究基金という非営利組織を発足させて、ナイロビでの新しい研究プログラムの資金を作ろうとした。一般の開業医のためのＳＴＤワークショップや講義を引き受け、その報酬を基金に積み立てる。だが、こちらで三百ドル、あちらで三千ドルという程度で、大した額にはならない。銀行強盗をするわけにもいかず、ナイロビのプロジェクトを支えるだけの資金をいったいどうすれば集められるのか、分からなかった。

その後、感染症関係の会議で、軟性下疳の新しい治療に有望な候補薬で、エリスロマイシンの代替としてより効果がありそうな抗生物質に出会った。軟性下疳の治療に市場としての将来性を期待する企業はまずないにしても、製造元のシェーリング社なら治験への資金供与を頼めるのではないかと思えた。治験はどこで行うのか。スワジランドに行った折に、南アフリカ在住で極めて有能かつ実際的なイギリス人微生物学者のロン・バラードと仕事をしたことがある。彼は南アフリカの金鉱山で軟性下疳の問題がとてつもなく深刻であり、助けが欲しいと言っていた。彼が話していたカールトンビルという街には、世界最大の金鉱山の複合施設があり、ヨハネスブルグに近く、病院や検査施設といった医療面でも理想的な支援体制があるということだった。私はアパルトヘイトのある南アフリカで働きたいとは思わなかったが、貧しく困窮している人たちを見捨てるなんて倫理的ではないと、バラードは主張した。

私はバラードや私の研究室のエディ・ファン・ダイクとともに、カールトンビルのレスリー・ウイリアムズ記念病院へ行った。それまでにアフリカで見た中でもかなり良い病院の一つだった。企業が健康で生産性の高い職場を維持しなければならないことは明らかだったが、軟性下疳への対応法はまるで分かっていなかった。地下一六〇〇メートルよりも深いことがしばしばある金の採掘環境は、危険が高いだけでなく、温度も湿度もとても高かった。傷はすぐには治らず、恐ろしい軟性下疳の潰瘍が、鉱夫たちから働く力を奪っていく。

鉱夫たちはあらゆるところから集まっていた。スワジランド、ボツワナ、レソト、モザンビーク、マラウィ、ザンビア、ジンバブエ。賃金は母国で働くよりましだった。どんなところか見てみたかったが、鉱山の中には入れてもらえなかった。しかし鉱夫たちの宿舎や飲み屋、そして赤い道に沿って並ぶ木造の小屋は見て回った。波型のトタン屋根と布を垂らしただけの簡単なドアが付いた小屋の多くには売春婦がいて、給料日には男たちの長い列ができた。

男たちは週六日、一日二四時間、交代で働いていた。誰もが仕事を嫌い、怖がっていたが、故郷にいる家族のために働いていた。十分な金を持ち帰り、子供に教育を受けさせたり、店を出したりするためだ。しかし彼らの多くが家庭に持ち帰ったのは、仕事がらみの負傷や結核、そしてまるで地獄のような病気だった。世界のどこよりもそうであることを、私は知った。この男たちは、とことん搾取される被害者であると同時に、彼らのコミュニティにとっては貧乏から抜け出す一縷の希望だった。私は彼らの（そしてセックスワーカーたちの）仕事の環境に憎悪を感じ、彼らの寂しさと故郷を懐かしむ歌に胸を打たれた。今でも金《きん》を見ると、それがどれだけの犠牲のもとに生産されたかを、考えずにはいられない。

アパルトヘイトのもと、男たちは一年のうち一一カ月、家族から離れて鉱山で働いていた。一部は南アフリカで安定した人間関係を作ってはいたものの、性的欲求の発散はほとんど商業的なものに限られていた。少数の女性（セックスワーカー）に対して多数のセックスパートナー（鉱山労働者）という組み合わせは性感染の病原体からすれば理想的であり、当時の軟性下疳に見られたように爆発的な感染を引き起こすことになる。（南アフリアの鉱山産業におけるこの劣悪な労働環境は一〇年後に、世界でもっとも深刻なエイズの流行へと道を拓く。二〇〇一年にはカールトンビルのセックスワーカーの七八％がＨＩＶ陽性という世界有数の高い陽性率になった。）ＳＴＤがこれほど深刻だったのに、人種隔離政策を取る当時の政府は、コンドームの配布はおろか、ＳＴＤ予防プログラムを支援することすらしなかった。

五週間のうちに私たちは十分な数の患者の参加を得て治験を実施し、新しい抗生物質が当時推奨されていたエリスロマイシンよりはるかに大きな効果を示すことを実証した。（その成功にもかかわらず、この新しい抗生物質について市場調査が行われることはなかった。）研究は私たちが予想したより早く終わり、経費を切りつめてもいたので、ナイロビのプロジェクトに必要な資金を作ることができた。その間カナダにいたアランも研究開始に必要な資金を集めており、一九八〇年末にナイロビで私は彼と合流した。

ナイロビは活気に満ちた街で、大小あまたのビジネスがひしめき合い、ビジネス客や旅行者を受け入れる生活基盤が整っていた。人びとは概ねザイールに住む人たちより裕福だった。しかし一番驚いたのは巨大なスラム地区で、とくにキベラとマサリ・ヴァレーの貧民街は、南アフリカを別にすれば、アフリカ大陸で最大のものだった。トタン屋根の大海原が続き、人びとはゴミと下水の中で互いに重なり合うように生活していた。一方で、ケニアのエリートと外国人たちは、丘の上のゆったりとした邸宅で優雅に暮らしていた。キベラの状態は当時、私がザイールで見た何よりも劣悪だった。

私たちは大学の医療微生物学部門の長で、ルワンダとウガンダからの難民だったハーバート・ンサンゼと協力して研究を進めた。ハンサムで洗練され、感じが良くて頭も良い男だった。私たちはケニヤッタ国立病院に隣接する大学医学部の小さな部屋を事務所に借り、統計分析用に使い勝手の悪いコモドール・コンピュータを置いた。電話はなかった。少数精鋭のグループで、よくまとまっていたが、しばらくすると小さなグループではなくなった。数年後にはワシントン大学のキング・ホームズのグループやヘント大学のマーリーン・テマーマンのチームがプロジェクトに加わり、アフリカでもっとも生産性が高く息が長い共同研究として、多くの草分け的な研究を行った。

アランは私たちが、市立のＳＴＤクリニックで働けるようにしてくれた。リバー通りのカジノシネマの隣にあったので、カジノクリニックと呼ばれていた。かなり活気があり、物騒でもあった地区で、ケニアの人気作家の一人メジャ・ムワンギが『リバー通りを下って』で書いているように、まさにドヤ街だった。

何軒ものバーがあり、どの店にも売春婦やバーの女性たちが客と出入りする小さな部屋がいくつも付いていた。汚くて何とも重苦しく、やってくるのはほとんどが貧しい人たちだった。ボンベイでもバンコクでもカトマンズでも、こういった部屋はたくさん見たが、どうしてこんなところでセックスができるのか、正直に言って今でも分からない。愛だの病気だのと考えるまでもなく、臭いだけでも不能になってしまうだろう。

キンシャサと違い、この種のバーはまさに飲むだけのところで、音楽などまったくなかった。酒が回ると、客はその店の女性たちと二階に上がっていった。そして次の日、あるいは次の週、かなりの数の男女がカジノクリニックに並ぶのだ。文字どおり毎朝、ドアが開く七時には、何百人も待っていた。

女性たちには最悪だった。ケニア生まれのインド人でカトリックのダ・コスタ博士が、「淫売、ふしだら」と罵り、病気になったのは当然の報いだと言い放った。それでも医師としてはかなり有能だったのは幸いだった。彼はカジノクリニックでたった一人の医師であり、クリニックは基本的にはこの街で唯一にして、アフリカで当時もっとも大きなSTDクリニックでもあったからだ。しかし、人の気持ちを察しない医師は、まさに悪夢だった。淋病やクラミジアを治療しなかったゆえの重大な合併症として、もう子供は持てないと彼に宣告され、若い女性たちが泣いていたのを思い出す。女性の多くは商売でセックスをしていたのではなかった。顧客の男性のパートナーや妻が多かったのだ。ともあれ彼には敬服した。この魅力はないがストレスは多い仕事をしようという医師は、基本的に他にはいなかったからだ。あれほど自分の患者を嫌いながら、なぜそこで働き続けていたのか、私には不思議でならなかった。

女性たちがどこから来ているのか、私は調べようとした。多くはケニア人に見えた。しかし隣接地区、たとえばプムワニ地区には、タンザニアのムハヤ村出身の若い女性たちが固まって住んでいた。ビクトリア湖に近いアカゲラ地方にある村だ。彼女たちは、カールトンビルの金鉱労働者に似たところがあった。ナイロビに一年か二年来て金を貯め、地元に戻って結婚し、商売を始める。そういう慣習になっていた。彼女たちが何をして稼いできたのか、村の誰もがおおよそ知っていても、知らない振りをするので、すべて丸く収まるのだった。

プロジェクトを軌道に乗せるために、ナイロビで一カ月過ごした。長期の職員として、ヘント大学の医学部で知り合ったリーフェ・フランセンを雇った。モザンビーク独立後最初の政府のもとで働いた経験をもち、打たれ強い女性だった。後に欧州委員会（ＥＣ）エイズ特別委員会のディレクターとなり、現在は同委員会コミュニケーション部門のディレクターをしている。アランが送り込んできたカナダ人研究者フランク・プラマーがプロジェクトの先導者になった（アランは指導者であり、後ろから支えてくれた）。カナダの平原から来た背の高いテディベアのようなフランクは、永遠の楽観論者であり、私たちの誰も思いつかないほど斬新な（そして素晴らしい）アイデアを豊かに持つ起業家でもあり、ケニア人の同僚たちをいつでも進んで支援していた。現在はカナダにあるＣＤＣと同様の組織でディレクターを務めている。リーフェ・フランセンが一九八四年にベルギーに帰国した後は、ブルンジの国境なき医師団にいたマリー・ラガが引き継いでくれた。物事に動じない女性で、人と話をするのがうまく、アフリカのＨＩＶ予防活動で指導的な役割を担った。そして、小柄だが大変な行動力のあるケニア人の看護師エリザベス・ングギは地域保健学の教授でもあり、地域の公衆衛生という概念を持ち込んだ。女性のコミュニティやセックスワーカーと協力するよう私たちに絶えず促し、解決しようとしている医療や疫学の課題の先にあるものを見据えること、そして売春の根本にある原因に取り組むこと、強制された日々を脱し、自由でまともな人生のために闘う女性たちを助けることを目指していた。（プロジェクトはますます、そうなっていった。）これらのすべてが、ナイロビ、マニトバ、ワシントン、後にはヘントの各大学、そして熱帯医学研究所による、長期にわたる協力関係の土台となり、三〇年以上たった現在も活動を続けている。

発足当初から私たちは、研究成果が確実にケニアの人びとの利益になるように努めてきた。科学を政策や実践に移すという作業は、簡単ではなかった。多くの段階を踏み、多くの組織を巻き込まなくてはならない（後に私はこの困難を、ＵＮＡＩＤＳの代表として学ばされた）。私たちの主な交渉相手は保健省だったが、幸運なことにケニア政府も徐々に門戸を開き、私たちの仕事に関わるようになった。欧州委員会が途上国での健康調査を支援する新しい援助プログラムを発足させたので、資金援助の申請書を書いた。一九八二年の終わりには、ハーバート・ンサンゼと私は、どうやらかなりの額の援助が送られてくるという知らせを受けた。アフリカにおける軟性下疳と耐性淋病の最善の治療法を決める研究のための資金、一五万エキュ（現在の為替レートでは二〇万ドル）だった。コートジボワールにはペニシリン耐性を持つ淋菌があることを、私はアントワープで発見したが、その耐性菌はすでにアフリカを横断し、欧米の異性愛の社会よりもはるかに急速に広がり始めていた。

この頃には、私は年に三、四回、予算をかき集めてはナイロビに飛んでいた。次第に私たちは他の病気についても研究を始め、クラミジアをアフリカで研究する最初のグループになった。この研究によって、ニューヨークやブリュッセルに比べナイロビでは感染がかなり少ないことが明らかになった。（当初はそれが一般的な目の病気であるトラコーマによるものと考えられた。トラコーマはクラミジア科の細菌による眼病であり、子供の頃にこの病気にかかると、性病への耐性ができると思われていた。しかしナイロビ周辺の二カ所を調査した結果、その仮説は成り立たなくなった。）

私たちは妊娠中のＳＴＤにも関わるようになった。ＳＴＤが妊娠に、そして産まれてくる新生児に何をもたらすのか。それまでの専門書では淋病がアフリカ人女性を不妊にしたと書かれていたが、そうした合併症の研究で、一九六〇年代初頭以降の新しい臨床と微生物学の技術を用いたものはなかった。カジノクリニックに来る女性たちの数と、彼女たちに広がっていた合併症の種類を見てきた私には、妊娠中にSTDにより引き起こされる問題は、人びとが考えていたよりかなり大きいと思われた。

そこで私たちは、東アフリカで最大の産院であるプムワニ産科病院を訪ねた。そこはまるで赤ちゃん工場のようで、年間に二万五〇〇〇人も産まれていた。不潔なままに放置されており、人がこういうところで人生を始めてよいのかと思わされた。

私の子供たちが産まれた産科病院（一九八〇年にはブロンドのサラが産まれていた）とケニアの女性たちが長く苦しんで子供を産む場所との差異は、許しがたいものだった。プムワニの医師たちの給料はわずかだったので、彼らがいないこともしばしばだった。個人的な副業にかまけて、病院は放ったらかしだったからだ。病院は、信じられないほど献身的で忍耐強い女性である看護師や助産師にすっかり委ねられていた。保健政策の権限を持つ人たちの多くは、明らかにそうした状態を知っていたが、私がその話を持ち出すたびに、予算の問題だと言い、行動することはなかった。もちろん、彼らにも一理あった。当時は国の保健予算の大部分は、私たちがオフィスを置いていた大学の付属病院であるケニヤッタ国立病院に吸い上げられていた。しかし、より良い経営とやる気があれば、プムワニ病院の状況も大きく変わったかもしれなかった。

大学の教授たちは優秀かつ熱心で、高い水準の医学教育が維持されていた。しかし、医療サービスが急速に崩壊していく厳しい現実があった。妊婦たちは当たり前のように失血死していた。予防可能であるのに新生児が死亡する。弁解の余地はなかった。プムワニでの恐ろしい状況を目の当たりにして、私は考えた。分娩後の最悪の感染に対する最小限の予防策として、簡単な方法だが多くのことをしなくてはならない。

生まれたばかりの赤ちゃん全員に硝酸銀の目薬を差して、母親からの淋菌感染による失明を予防することは、一九〇〇年頃に始められ、医療行為として確立していた。それはヨーロッパでの公衆衛生の勝利だった。しかしナイロビの病院では、硝酸銀が蒸発によって濃縮され、目にひどいダメージを与えることがわかってから、この慣習をやめていた。やっても被害、やらなくても被害、というわけだ。

そこで、マリー・ラガと彼女の同僚であるプラティバ・ダッタ、ワレン・ナマーラは、いくつかの古典的な研究によって新しい予防策を見つけようとした。安全なテトラサイクリン軟膏を使って、淋菌とクラミジア感染を防ごうというのだ。同時に私たちは、すでに感染した赤ちゃんの治療法にも取り組み始めた。推奨されていたのは、長期間かかり入院も必要なペニシリンでの治療だったが、それよりも、少し高価なセフェム系抗生物質であるセフトリアクソンを一回注射すればよいことが明らかになった。赤ちゃんたちをスラムで追跡調査するのは、非常に困難だった。手がかりとなる「普通の」住所というものが、存在しないからだ。それで基本的には地図に印をつけ、「七番トイレから左に三番目の通りまで行き、右側最初の赤い屋根の家に住んでいる」といった情報を添えた。この作業は、新生児結膜炎の予防と治療に関する現在の国際ガイダンスの土台にもなっている。

もしかしてこれが、科学の世界で私の専門領域になるのではないかと思われた。妊娠中のＳＴＤと新生児の合併症との関係を見い出すこと、そして問題が起きる前にそれを解決する方法を明らかにすることだ。貧しい国における複雑な問題に確かな科学を応用すること、病気を治療し予防するためのより良い方法を開発すること、他の臨床医たちが利用できる財産を作り出すこと、それは心が高揚する仕事だった。

このプロジェクトを始めたときは、事業計画もなく、とくに目標もなく、せいぜい一年活動できるくらいの資金しかなかった。私たちは若く、楽天的で、ケニアが直面している恐るべき病気の問題を解決しようと必死だった。やらなければならないことはいくらでもあった。必要な物資の調達、資金の準備、発表の著作権、日々の管理業務といった問題の解決に直接あたった経験は、私たちの誰にもなかったのだ。

今となっては同じようなプロジェクトがアフリカにはたくさんある。しかし私たちが始めたときには誰も、ＳＴＤや女性の健康に焦点を当ててはいなかった。既存の研究プログラムは、ほとんどが植民地の旧宗主国につながっていた。とは言え、アフリカに関わるパートナーたちの能力や基盤を強化することはとても重要だった。とりわけ私が誇りに思っているのは、ナイロビで大勢のアフリカ人、北米人、欧州人を訓練したことだ。彼らの多くがそれぞれの分野の臨床家、疫学者、研究者になっている。

ナイロビのプロジェクトのために雇用した研究者は、そのほとんどが女性だった。アフリカでの研究の主流は男性という従来のアプローチとは、まったく違っていた。しかし、それが成果を挙げることは、私には分かっていた。私たちが働いていたのはアフリカの女性たちのためであり、その女性たちへの注目度が変わってくるからだ。女性を診察しているとき、同僚と症例について話し合っているとき、私はしばしば怒りに襲われた。彼女たちの感染症は痛みを伴うだけではなく、生涯続くおびただしい危害を引き起こした。不妊は世界のどこでも女性にとって大問題だが、アフリカでは女性自身を、その結婚も、社会的価値も、自己の尊厳も破滅させてしまう。アフリカ人女性の妊娠の問題は大したことではないとする暗黙の無慈悲な前提を、私は払拭したかった。

ベルギーでの生活は、いろいろな意味で快適だった。国が良い方向に変化してきていると感じられた。

国際化が進んだのはブリュッセルに欧州委員会（ＥＣ）、北大西洋条約機構（ＮＡＴＯ）、その他多くの機関の本部が置かれたからだった。これに伴って経済が発展し、バイオテクノロジーやマイクロチップの技術も高まった。食べ物も、芸術のある生活も、近所のカフェを中心にした社会文化も、とても気に入っていた。しかし一九八〇年代初頭には、国内に奇妙な空気が漂っていた。個人や政党への賄賂、秘密グループによる過激な右翼活動など多くのスキャンダルが流れていた。殺人者の一団が国内を徘徊し、商店やスーパーマーケットを銃で襲った。国会の委員会がこれらの犯罪を調査したが、決して解決には至らなかった。過激派のフラームス・ブロック党が出現したが、そこにはフランドル民族主義、外国人嫌悪、フランドルの独立を求める運動が合流していた。

私は週に一度夕方に、アントワープ中央駅近くの古びた建物で、無料クリニックのボランティアをした。主に避妊を助ける仕事だった。当時はほとんどの医師が、若い独身女性たちにピルを処方しなかったし、ましてや絶望の淵で堕胎を望む女性がいても、助けることはなかった。多くの薬物使用者にも接したが、医師としても、心情的に負担を感じるという意味でも、一緒に仕事をするのが極めて難しいグループだった。私は医学部時代の友人の一人を、薬物の過剰摂取で亡くしていた。抜きん出て聡明な学生の一人だったのに依存症になり死亡した。理解できないことだ。エボラの発生で私がザイールにいる間のことだった。

アフリカに出発するたびに、何かもっとできないか、違いを作り出せないか、と考えていた。ベルギーは世界でもっとも人口密度の高い国だったから、純粋に広々としていることが嬉しかった。アフリカのさまざまな文化の中にも喜びを見つけた。人びとは貧しかったが、貧しさの中でも創造力と活力を持っていた。対照的にベルギーでは、天気から身体のあちこちの痛み、病院や学校の状態にまで、人びとは文句ばかり言っていた。これは時間とエネルギーの巨大な損失だと私には思えた。ベルギーには世界的にも最良の教育と医療があるのだ。ナイロビの研究プログラムが大きくなるにつれて、私はさらに広く、アフリカの中部や西部に出かけるようになった。ブルンジには、旧ソ連で医学の初等教育を受けた医師たちを再教育する熱帯医学研究所のプログラムがあり、そこへ何度か出かけた。ブルンジとセネガルでパッテンが行っていたハンセン病治療の研究をモニターするというかたちで、彼の研究プロジェクトの一つの手伝いもした。

当時ハンセン病の治療には革命が起きていた。それまではハンセン病の一つの型（「少菌型」あるいは「類結核型」）は時間がかかったものの、比較的容易に治療できた。しかし全身にらい菌が現れるらい腫性ハンセン病は、患者の免疫システムが破壊されて治療ができなかった。パッテンのグループはそれが治療可能であることを、いくつかの薬を組み合わせて使うことによって明らかにした。こうして、ハンセン病の克服まであと一歩という今日の状況の土台が作られた。この仕事によって私は、生まれ育った故郷の「聖人」、ハワイでハンセン病患者の世話と治療に尽くしたダミアン神父のもとに、帰りつくことになった。学問、研究、臨床、そして国際開発という素晴らしい世界の中で自分の道を探しているうちに、私は極めて多様な経験を積み、次の章へ進む準備を整えていた。

第3部

第10章　新たな流行病

よく分からない熱帯感染症にかかってアフリカからアントワープに戻ってくる人や、医学的な助言を求めるゲイ男性にとって、私は頼りになる医師になっていた。下半身の相談で医師を訪れる男性や女性の中には、心理的な問題を抱え、人間関係に苦しんでいる人もいた。アントワープの私の診療所へやってきた患者には、実は病気ではないかと心配しているだけの人も多かった。しかし、私が診たゲイ男性たちは、さまざまな病気の症状を示しており、梅毒とB型肝炎が同性愛者の間で爆発的に広がっているように思われた。何らかの流行が進行しているのだとしたら、しっかり対応する必要があった。だがまずは、記録を取らなければならない。私はナイロビと同じように、数人の学生を使い、アントワープの流行の中心と思われるゲイバーで調査を行った。

たくさんの情報が集まった。ゲイの友人や患者との話から、アントワープの同性愛者コミュニティでは、他のヨーロッパの都市と同様、性行動が非常に活発であることが分かった。しかし、それが何を意味しているのかを理解するのは、容易ではなかった。初めてレザー・バーを訪れ、革で裸体を強調する男たちを目の当たりにして、びっくりさせられたのを思い出す。とくに驚いたのは、匿名でセックスが行われていたことだった。

一九八〇年代初めのベルギーは、ゲイ男性が自分たちをオープンにしてもよいと思い始める時期にあった。（今のベルギーとは状況が違う。今なら男性がその夫とどこそこへ行ったなどということも、容易に話せる。同性婚は法的にも社会的にも認められている。）まだ極めて多くの差別があり、たとえばゲイを公表して学校の教師を続けていくことは困難だった。しかし当時のアントワープは、ブリュッセルよりはファンキーな町で、アムステルダムのような寛容な雰囲気の都市にも近く、国内の他の地域と比べればはるかに同性愛を受け入れていた。生き生きとしたファッションやアートシーンがあり、世界に開かれた港町でもあることが、私の目撃した一種の性的な発露の説明になるのかもしれなかった。

私たちはバーで血液を採取し、さまざまな性感染症（ＳＴＤ）の有病率を推測した。七％が梅毒に、三四％がＢ型肝炎にかかっていた。ベルギーの他の人口層よりもはるかに高い数字だ。私たちはゲイコミュニティでの会合やパンフレットを通じて、Ｂ型肝炎ワクチンの接種キャンペーンを始めた。この結果、診療所を訪れるゲイの患者の数も当然増加した。目的は、治療が必要な人を探し、治療を提供することだ。患者たちは良質の治療とアドバイスを受けた。私はまた、患者に直接触れることが大切だと、直観的に思っていた。手を握り、肩を叩く。そうすることが真の関係を築く助けになる。ずっと以前、パッテンのもとで働き始めた頃にハンセン病患者を診て経験したことだった。ベルギー人の司祭だった患者は、後ずさりしながら、「だめだ、私に触ってはいけない」と言った。私に病気が感染すると彼は思っていたのだ。私が「うつりませんよ」と言うと、彼は崩れ落ちそうになった。私は接触を怖く思ったことはなかった。素手で直接血液に触れたり、口の中を触ったりはしなかったが、皮膚に触れることは問題がない。

エボラの流行からほぼ五年が過ぎていたが、私の心をとらえていたのは依然、突発的な流行であって、医学の恒常的な問題ではなかった。謎の病気の発生に接すると、アドレナリンが一気に分泌される。米国疾病予防管理センター（CDC）の「死亡疾病週報」（MMWR）は毎号、つぶさに読んでいた。そこには米国における、また時には他の国々における流行発生が報告されている。一九八一年六月五日のMMWRには、ロサンゼルスの五人のゲイ男性のカリニ肺炎［後にこの病名はニューモシスティス肺炎と改められた］の症例が報告されていた。当時は、免疫状態が極度に低下した患者以外、かかる人はほとんどいないと考えられていた肺炎であり、実際に第二次世界大戦後の戦災孤児の間で流行があって以来、欧州ではほとんど見られなかった。五人の男性には悪性のサイトメガロウイルス感染も認められた。この最初の公表のすぐ後で、米国の他の地域からは、悪性のカポジ肉腫の症例が何人かの男性で確認されたことも報告された。まれな皮膚病で、たいていは中部アフリカ、たまに地中海沿岸でユダヤ系の白人の老人に見られるだけだった。

新たな病気のようで、しかもゲイ男性の間で起きている。私はこれらの報告に注目し、いつもより注意深く読んだ。必ずしも正確な警鐘ではなかったが、小さな鐘が鳴り始めた。何か新しいこと、大変なこと、知的な刺激に富んだことが、謎に満ちたことが起こっていた。ゲイ男性。原因不明の症状の数々。私はすぐにアフリカと結びつけて考えたり、一九七八年に解剖を手伝ったギリシャ人の漁師のケースを思い出したりしたわけではない。しかし、アントワープの私たちのゲイコミュニティでも、同じ病気が起こる可能性はある。まだ名前もない病気に関する続報を読んだ後には、とりわけそう思った。

一九八一年一〇月にはシカゴで、米国感染症学会（IDSA）が毎年開催している抗微生物薬化学療法学際会議（ICAAC）があり、私も会員だったので出席した。会議ではこの新たな「ゲイ症候群」（症候群は単一あるいは複数の病気を特徴づける一群の症状および徴候）に関する議論も盛んに交わされた。とくに取り上げられたのはカポジ肉腫とカリニ肺炎だったので、私はこのときもアントワープで診るようになり始めたアフリカからの患者とは結びつけて考えなかった。そして、シカゴから戻り、熱帯医学研究所の臨床部長だったアンリ・タルマンとビールを飲みながらそのことを話した。

アンリはブリュッセル出身のフランス語系で、私よりそれほど年長だったわけではないが、アフリカにおける臨床経験が豊富で、仕事一筋に打ち込んでいた。臨床への専心にはただ感嘆するほかなく、ユーモアのセンスは豊かだったが、仕事以外のことを話題にするのは困難なほどだった。患者には誠実に接し、献身的で、気配りの男だった。（彼は大虐殺が起きた後でルワンダに戻り、キガリの大学病院再建に取り組んでいたが、一九九九年に死亡した。あまりにも若過ぎる死だった。）患者の状態について相談するため、彼はしばしば私に電話をかけてきた。二人で検体と背景を検討し、答えを探った。今度は私が電話をかけて、彼の助けを求める番だった。

アンリと私は病院の資料にしらみつぶしに当たり、何か新しいものはないか、どこかに見逃していた症候群はないか、調べていった。

ここで突如、ギリシャ人の漁師の症例が浮上してきた。説明できない死、普通ではない感染症にむしばまれた身体、免疫機能の極端な低下を示す明らかな徴候。

他にも患者が、一人また一人とゆっくりではあったが、研究所を訪れるようになり、そのほとんどがアフリカとつながっていた。下痢が続き、体重が減少し、めったに見られない極めて重症の感染症にかかっていた。たとえば、クリプトコッカス髄膜炎、トキソプラズマ脳症、劇症帯状疱疹感染症などで、原因は不明だが極度の免疫の崩壊がうかがえた。私たちのチームは、マラリアから眠り病、鎌状赤血球症まで、すべての熱帯性合併症についてよく知っていたし、今回の症状が通常の熱帯病の症状とは異なることも分かっていた。一九八二年末までに十人以上の患者を診ており、当時としては、それは十分に多数と言えた。いわゆるゲイ関連免疫不全症については、一例であっても医学誌に発表し、WHOに報告すべきものとされていたからだ。

パズルに組み込まれるいくつかのピースではあったのだが、私たちが診ていた一連の日和見感染症は、ゲイ男性の間で報告されていたカリニ肺炎やカポジ肉腫とは異なっていた。そうした症状は、一九八二年以降は、血友病患者や異性愛者のハイチ出身者でも報告されていた。私たちの患者は誰も、同性間の性的接触があったとは言わなかった。それに、女性患者も数人いた。実際、私たちが扱った患者のほぼ半数は女性だった。

彼女たちは、アフリカの金持ちや政府、軍の高官の妻だった。中部アフリカ、それもザイールがほとんどだったが、ルワンダ、ブルンジの症例もいくつかあった。絶望的な状態で、やせ細り、不安にさいなまれ、衰弱していく。特有の生気のないガラスのような目は、私にはどこか記憶にあるものだった。ずっと後になって私は、その目がエボラ患者と同じであることに気づいた。彼女たちの容体は急速に悪化していった。私たちにはどのように治療したらよいのかも分からなかった。

訪れる患者の数が増していった。アンリと私は電話で「また一人、入院した」と連絡を取り合った。富裕なアフリカ人か、時には中部アフリカから帰ってきたベルギー人で、基本的には死ぬ寸前の状態にあり、アフリカよりも良質な治療が受けられることを期待してやってくる人たちだった。アンリと私は、その人たちの話を繰り返し聞き、疫学的な全体像を把握しようとした。ゲイと関係があるはずだが、それを確認するのは容易ではなかった。アフリカの文化の大半は、同性愛に偏見が強く、それに触れただけでも侮辱と受け取られてしまうからだ。

一九八二年にやってきたザイール人の軍高官のことを思い出す。五〇歳前後で以前はでっぷり太っていたのだが、もう服が体にぶら下がっているだけの状態だった。無礼で、残忍で、ザイール人権力者の特権意識を感じさせる男であり、会話を成立させるのが難しかったが、それでも話をしなければならなかった。ヤンブクでヘリコプターのパイロットたちと心ならずも長い時間、話さなければならなかった経験があるので、ザイールの軍人とセックスについて話す際の心得はあった。それでも、同性間のゲイセックスについてはどう尋ねたらよいのか分からない。

「つまり」と私は切り出した。「あなたのような男性は真にスポーティーと言えるでしょうね。」セックスの選手という皮肉だ。

もちろん、彼、X司令官は自分の性的能力を自慢に思っており、ベルトには極めて多数の刻み目があった。ほとんど当惑も見せずに「私はもちろん真の男だ。真の男には女性が必要なんだ。それもたくさんな」と言って笑った。「おお、真の男性ですか」と私は言った。「そうでしょうね。でもひょっとしたら、何しろ偉大な選手なのですから、ひょっとしたら、時には女性の合間に男性も必要なのでは？」

「何だって」と将軍はどなった。「そんなことは絶対ない。いったいどうしてそんなふうに思うんだ。汚らわしい。おかしいんじゃないか。」大真面目な口ぶりだった。

同じような会話を私は何度もアフリカ人男性患者と交わした。彼らは女性パートナーの数の多さについては非常に率直だった。時には、アフリカ人は野獣のようだと決めつける白人の態度を予想し、やや当惑しながら話す人もいた。（ヨーロッパの男女も同じくらい多くのパートナーがいることを知っていたので、私はそうは思っていなかったのだが、それは彼らには分からないことだった。）中には一夫一婦制の生活を送ってきた人もいた。しかし、数十人、数百人の女性とセックスしてきたことは認めても、その誰もが大きな声ではっきりと、男性とはセックスしていないとむきになって断言した。確認は困難だったが、私はヘルペスのような直腸感染症の痕を探して、アナルセックスの受け手側になったことがあるかどうかを確かめようとした。しかし、何もなかった。

このことについて、私は何も知らないわけではなかった。友人のウィリはゲイであり、一九八〇年代の初めに西アフリカの経営コンサルティング会社に勤め、コートジボワールのアビジャンで働いていた。彼はかなり多くの地元男性とセックスの経験があった。アントワープに戻ってくるとほぼ毎回、何らかの新しい性器感染で私のところにやってくる。金を払ってセックスをしたのかと私が質問すると、彼はノーと答えた。セックスの相手はアフリカ人男性で、他の男性とセックスするのは金のためではない、と彼は説明した。私はアフリカのいくつかの都市、少なくとも西アフリカの都市には、アンダーグラウンドのゲイシーンがあることを知った。だが、私の患者たちは、それとはまったく関係がないようだった。何とも不思議なことだ。

一方で、ブリュッセルのサン・ピエール病院に勤めるナタン・クリュメクは、意欲的な医師でサンフランシスコにいたこともあり、同じような謎の症状を抱えて中部アフリカから来ていた患者を診ていた。私たち二人で、患者は数十人に達していた。五月にはリュック・モンタニエを長とするフランスの研究チームが、この症状に関連のある新たなレトロウイルスを分離していた。この時までに米国では約六〇〇症例が報告されていた。男性同性愛者、ハイチ人、薬物使用者、輸血を受けた患者、血友病患者といった人たちだ。最後の三つのカテゴリーから見ても、注射器や血液を通じた感染経路があることは明らかだった。同性愛との関連は、性感染の可能性を示していた。それらに比べ、ハイチ人とのつながりは不思議だった。GRID（ゲイ関連症候群）、4H病（ホモセクシュアル、ヘロイン使用者、ヘモフィリア、ハイチ人）といった、遺憾で不正確な名称がいくつか登場した後、一九八二年七月のある会議で後天性免疫不全症候群（Acquired Immunodeficiency Syndrome）と呼ばれることが決まり、頭文字を取ってＡＩＤＳという名称が使われるようになった。

アントワープの私たちの患者には、静脈注射薬物使用者もハイチ人もいなかった。血友病患者もいなかった。血友病患者の出血を止めるのに必要な血液凝固第Ⅷ因子製剤は、ベルギーでは当時、感染予防の安全策が取られていた。他の国とは異なり、より保守的な方針を採用し、国内で採血された血液しか使わなかったからだ。それにもかかわらず、私たちはエイズと思われる患者を診ていた。アンリと私は、ナタン・クリュメクほか数人とともに非公式のグループを作り、そうした患者を診ている医師が集まって意見交換ができるようにした。

それからルーヴァン・カトリック大学のウイルス学教授、ヤン・デスミタが国家エイズ委員会を作った。ベルギーではよくあることだが、そこには事実上、フランドル人の組織、フランス語圏の組織、「ベルギー」連邦の組織の三グループがあった。（私はフランドル人とベルギーの会合に出席した。）建前としては、患者ケアのような特定の課題については国が資金を確保し、予防キャンペーンについては各地域が担当するといった整理だった。

私たちの患者のほとんどは中部アフリカから来ていたので、私はそこへ行って現地の状況を把握しなければならないと感じていた。仮に中部アフリカからベルギーに来ている一〇〇人がこの新しい病気にかかっていることが分かったとしたら、母国にはすでに、航空券も買えず、ビザの取得もできない患者が何千人もいるはずだ。誰もそれを確かめてはいない。ザイールで何が起きているのかを調べた人は、誰もいなかったのだ。もちろん、中部アフリカにも医師はいた。しかし、数人の外科医がザンビアとウガンダで悪性のカポジ肉腫の増加を報告していただけで、私たちがベルギーで診ていた患者のほとんどの出身国であるザイールからもルワンダからもブルンジからも、何の報告もなかった。

問題は資金だった。ベルギー国内でこの病気に関心を持ち、研究資金を確保しようとする人はいなかった。欧州委員会（EC）のナイロビ・プロジェクトに対する助成金は、使途が指定されていて、ザイールの調査に振り向けることはできなかった。

一九八三年八月に、私はシアトルを再訪した。国際性感染症研究会議に出席するためだった。そこでCDCのエイズ特別委員会の委員長であるジェームズ・カラン博士に話をした。アフリカで何が起きているのか至急確認する必要があることを強調し、そのための資金援助を依頼した。彼は偉大な医学者にして好人物であり、私は大いに尊敬しているが、そのときは米国内の流行への対応に追われていた。流行がレーガン政権下で次から次へと引き起こす政治危機の収拾は、並たいていのことではないように思われた。したがってジムには、話し合ったことを実現する時間など、そもそもなかった。（彼は後に、アフリカで私たちが行ったエイズ対策のもっとも強力な支援者となってくれた。）

九月にはウイーンの国際感染症学会に出席した。このときまでに私たちは四〇人の患者をベルギーで特定していたが、そのうち三七人が中部アフリカから来ていた。私はシアトル時代にキング・ホームズ教授のもとで一緒に働いていたトム・クインと話をした。今は米国の国立衛生研究所（NIH）とジョンズ・ホプキンス大学で感染症の専門家となっている。私たちはシアトル以後もクラミジア感染症に関して連絡を取り合っていた。彼はエイズの状況を確認するためにハイチの短期視察を行い、戻ってきたばかりだった。ジャック・ホワイツカーヴァーとリチャード・クローズに会えるよう、トムが連絡を取ってくれた。クローズ博士は、米国でエイズの基礎研究を主導する国立アレルギー感染症研究所（NIAID）の前所長だった。

ホテルのクローズの部屋で、私は自分の考えを述べた。彼はその場で「OK、私が一〇万ドル用意しましょう。あなたがキンシャサへ行けるようにします。ただし一回だけですよ。一緒にやりましょう」と言った。

トム・クインと私は一〇月にザイールに行くことを決めた。まずはアントワープで会い、具体的な計画を作ることにした。彼はNIHから少なくとも一人連れて行こうとしていたし、私はアンリ・タルマンに一緒に来るよう頼んでいた。したがって、全員をまとめる必要があった。私としては、今回は自分がチームリーダーになろうと考えていた。エボラのときには私たちの研究室が最初に取り組み、ウイルスも分離したのに、CDCが資金と経験にものを言わせて全体の作戦を乗っ取っていった、という思いが私にはあったからだ。トムはその点にこだわらなかった。彼はゲイ男性の寄生虫疾患と性感染症に対する経験は豊富だったが、アフリカに行ったことはなかった。

だが、トムが働いていたのはNIHだった。米国の保健に関する官僚組織では、ワシントンのNIHとアトランタのCDCの間で、エイズに関する一種の縄張り争いがあった。CDCは私たちのキンシャサ出張計画を知ると、自前の研究者をザイールに送ることを決めた。幸いなことに、それはジョー・マコーミックだった。スーダンでエボラを調べていた男で、私に電話をかけてきた。私は自分が研究機関の間の厄介なライバル争いに巻き込まれたことを知り、全員が一緒に行くべきだと提案した。CDCとNIHの上に立つ米国の保健福祉省（HHS）の長官が、双方にもっと協力し合うよう命令を出したばかりで、これには非常に助けられた。

ザイールへの出発予定の数日前に、私たち全員がアントワープに集合した。衝突する議題があるのは明らかだったにもかかわらず、会合は円滑に進められた。唯一の障害は熱帯医学研究所長の高圧的態度で、彼はおごそかに次のように宣言した。「我々ベルギー人」はコンゴのことを知っている。「そこの人びと」のことを知っている。したがって、ピーターがチームリーダーになるべきだ。私はこれには大いに当惑した。だが米国の仲間たちは、所長のことは受け入れがたいという表情を浮かべながらも、私がチームリーダーになるべきだと提案した。NIHはCDCを、CDCはNIHを、それぞれリーダーにしたくなかったのだろう。私は部外者だったので、双方が私を橋渡し役にしたというわけだ。

私たちは一〇月一八日、キンシャサに向かうサベナ航空のDC－10機上で行動計画に合意し、収集した標本をどのように扱うか、研究成果の発表について誰が調整するのか、といったことまで取り決めを行った。私は小さなメモリーとプリンターのついたブラザー・タイプライターを購入したばかりで、誰も異議を唱えることなく詳細な合意文書に署名した。

キンシャサのヌジリ空港に到着すると、この空港を初めて訪れたときのことを思い出さずにはいられなかった。ちょうど六年前、エボラの流行発生の調査に来たときのことだ。当時と比べ、今回ははるかに準備が周到だったし、自分自身にも自信が付いていた。なじみの場所に戻ってきたという感じもあった。それでも、発見を期待させるような雰囲気に変わりはなかった。空港はいつものようにごった返していた。一九七六年に滞在したFOMETROに、私は全員を連れて行った。ジャン・フランソワ－リュポールが私たちの滞在の準備を整え、滞在期間中の移動に欠かせない車の手配など、できるだけの援助をしてくれた。私たちは実はザイール政府の公式の許可を得て調査に来たわけではないので、国外に追放される可能性もあったが、これについても彼が助けてくれるのを期待していた。最初の晩、私たちはFOMETRO

から道路を渡ったところにあるイタリアンレストラン「シェ・ニコラス」で食事をしながら、状況を検討し、考えられるリスク要因や性行動について人びとに尋ねるための質問票を作成した。

リュポールとタルマンとマコーミックは、アフリカのことはよく知っていたが、公の場で性的な話をすることには慣れていなかったので、赤面していた。とりわけ話題が、肛門にハムスターを入れて病院に運ばれたという有名な米国俳優の噂に及ぶと、彼らは当惑した。トム・クインは声が大きく、私がふと気づいて目を上げると、レストラン全体が静まりかえっているのに気づいた。誰もが私たちの会話に聞き耳を立てていたのだ。こうして、四八時間以内にキンシャサの外国人コミュニティ全体が、奇妙な性病を調査する研究チームの来訪を知ることになった。

調査に必要な政府の許可が何とか得られたのは、ジョーのおかげだった。彼の友人のカリサ・ルティ博士が保健省の次官だったのだ。私たちはまず、ザイール最大の病院であるママ・イエモ病院へ行った。内科部長のビラ・カピタ博士はやせた循環器の専門家で、彼が巨大で不潔な建物を案内してくれた。

エボラ患者を調べるために一九七六年に訪れたときにも、すさんだ感じではあった。だが、一九八三年の状態ははるかにひどい。建物のいくつかは文字どおり崩れそうだし、中庭は腐敗臭を放つゴミで覆われていた。これでも病院なのか。病棟は患者であふれていた。鉄製のベッドに二人ずつ、床の上の汚れたマットレスには、さらにそれ以上の人が横たわっていた。

カピタはいつも思慮深い笑顔をたたえた小柄な男で、真面目で親切だった。バス-コンゴ地方でスウェーデン人宣教師に育てられたという。非常に有能なことは明らかで、患者の世話に尽力し、生まれた村の開発にも熱心だった。誠実さの塊だった。私は後に、奥地にある彼の故郷の村で何日か一緒に過ごした。生家は村で唯一のレンガ造りであり、彼は自分の子供の教育費以外のほぼ全収入を村のために投じていた。

私たちに対しても労を惜しむことはなく、彼が診た患者のカルテの中から、今から見るとエイズと思われるケースを選り分けてくれた。それは一九八三年一〇月のことだったが、その二、三年前からそうした患者は診ていたという。だが症例を集約し、何らかの対応を取ろうとした者はそれまで誰もいなかった。

うずたかく積み上げられたカルテの束は後で見ることにして、ジョーとトムとアンリと私は患者を診察した。ほとんどが二五歳から三五歳の間で、極度の体重減少と手に負えない下痢が続き、ガラスのようなうつろな目をしていた。患者の多くは表現できないような皮膚症状のため、激しいかゆみを訴えていた。口の中は、カンジダ症やヘルペスによる激痛にさいなまれ、目にも感染していた。カポジ肉腫の患者も何人かいて、とくに足に症状が見られた。呼吸は非常に浅い人が多く、おそらくは結核による呼吸困難と考えられた。エイズのマーカーとされていたクリプトコッカス髄膜炎も少数見られた。症状は驚くべきスピードで進行し、治療の効果は見られず、非常に厳しい、とカピタは説明した。

私たちは押し黙ったまま互いに見つめ合った。カピタが女性用の病棟のドアを開くと、もう一つの巨大な病室は一目で今見たのとまったく同じ症状と分かる患者であふれかえっていた。臨床の印象だけなので確認するには検査が必要だったが、私たちはその朝だけで、エイズと思われる症例を五〇例以上は診た。一九八三年当時としては極めて多い。世界全体でも報告数は二〇〇〇例以下、しかもそのほとんどがすでに死亡している時期だった。

病棟から外に出ると、私は深く息を吸い込んだ。ほとんど呼吸もできないような状態だったからだ。あのときのことは今でもよく憶えている。書き残しておいたほど強烈な感覚を全身で受け止めていた。わくわくするような刺激に満ちた科学的発見ではない。好奇心はもちろんあったし、何らかの解決策を探したいとも思った。しかし何よりも、私たちは今まさに大惨事に直面しているという感覚に圧倒されていた。

私は突然、この流行に一生をかけて取り組むことになるだろうと実感した。私にはそれが分かった。

一九七六年の悪夢を思い出した。エボラがキンシャサを襲うかもしれなかったときのことだ。私はそこへ戻っていた。しかも、この新たな流行はすでにキンシャサを襲っていた。私が知る限りでも、この流行による死者はエボラよりはるかに多くなりそうだった。エイズには見えない部分が多く、それは制御不能ということでもあった。エボラは序曲に過ぎなかったのだ。今回私たちが目の当たりにしているのは、想像し得る最悪の流行、空前絶後、最大の加害者、どれだけ私が努力してもそれを飲み尽くし、それ以上を求める何かだった。それが私には分かった。

母国語であるオランダ語で、私はノートにこう書いた。「信じられない。アフリカの大惨事。これこそが私が取り組むべき仕事だ。すべてを変えてしまうことになるだろう。」

第11章　プロジェクトSIDA

ザイールへの二度目の旅は、私の人生を変えることになった。エボラの流行は二〇代の私を一変させた。そして七年後にキンシャサのママ・イエモ病院を再訪して、私は再び大きく変わった。

その夜、私はFOMETROの部屋のベッドに座り、思いついたことを書きとめていった。中部アフリカで起きたもう一つの致死的な感染症の流行を追及する仕事は、私が感染症の専門家としての人生の大半を費やす対象になるだろうと予想できたからだ。

プラス面

興味深い、そして新しい

・問題は極めて深刻

・人助けになる変革

・名誉

・刺激的な研究

・多くの論文発表、ザイールで長期プログラム実施の可能性

マイナス面

・ザイールへ年に数回、加えてナイロビへも旅行
・ザイールでもベルギーでも米国人相手に大量の事務処理
・果てしなきいざこざの調停
・ＮＩＨへの頻繁な報告書提出

私は問題を箇潔に切り分け、箇条書きにしてみた。しかし、そうやっても決定を下す役には立たないことがよくあり、この場合もそうだった。リストは不要で、私の心はすでに決まっていた。人生で極めてまれな瞬間の一つで、大きな軌道の変更をほとんど自動的に決めていた。何か未知で非常に強力なものに遭遇し、アフリカでの経験、微生物学者としての経験により、それを追跡する用意はできていた。力の及ぶ限り追いかけていくことは、自分で分かっていた。

それでも私がまとめたリストははっきりしていた。情熱的で、わくわくするような冒険、歴史を左右するような機会が始まろうとしていた。だがそれは、私の職業人としての、また個人としての生活に、旅行に次ぐ旅行による混乱と、政治的・官僚的軋轢をもたらすことにもなった。

私のノートの次のページには、その翌日、キンシャサ大学の現医学部長であるジャン－ジャック・ムエンベ教授と会ったときのことが書かれている。彼は好人物で、非常に優秀な医学者でもあったが、大学は保健省と高等教育省の強欲な役人に依存しており、研究面でも、財政面でも、悲惨な状態に置かれていた。

私は教授をエボラのときから知っていた。国際チームの到着前にヤンブクに派遣された最初の調査団の団長だった。助成金、奨学金、エイズ研究グループの編成経費、試薬、そしてキンシャサ大学のスタッフが医学界で認められるようにする二本の論文発表の確約、彼はそれらを私たちに求めた。こうして、貧困にあえぎ、統治能力を失った国で働くことの困難さに、ただちに直面することになった。この会合によって、私は自分が無力であることも思い知らされた。ムエンベの支援要請がすべて正当なものであることは分かっていたが、それでも私には彼を助けることがほとんどできなかった。

私たちは血液検体を集め、検査を行うことから始める必要があった。大学病院に小さな検査室を作り、CDCから来たシーラ・ミッチェルが手作業で細胞を数えた。エイズの病原体の有無を確かめる実験室レベルの検査は、まだなかった。リュック・モンタニエ教授が率いるパリのパスツール研究所のチームが、米国を旅行したゲイ男性の血液からエイズの原因ウイルスを分離し、リンパ節腫症関連ウイルス（LAV）と名付けていた。だが、LAVの血清学的検査はまだなく、そのウイルスがエイズの原因であるのかどうかも論争になっていた。NIHのロバート・ギャロが、エイズの原因ウイルスを独自に発見したと主張し、それをHTLV1と呼んでいたからだ。（後に彼のウイルスはモンタニエのものと同じであることが明らかになった。）依然として、エイズの原因はウイルスではなく、さまざまな毒素の組み合わせだ、と主張する人もいた。

したがってこの当時、病原ウイルスの有無を確かめる最善の方法は、Tリンパ球のうちの「サプレッサー」細胞数と「キラー」細胞数との比率であり、それは手作業で数えられていた。少し後になると、フランスの精力的な若手研究者ダヴィッド・クラッツマンが、ヒト免疫不全ウイルス（HIV、エイズの原因ウイルスはそう呼ばれるようになっていた）はCD4レセプターを持つTリンパ球を選択的に殺すことを明らかにした。その細胞は免疫システムの交通整理を担当する警官役のリンパ球で、ヘルパーT細胞と呼ばれる。クラッツマンの発見によって私たちはもう細胞を数える必要はなく、CD４を機械で測ればよくなった。さらにその後、抗体検査も利用できるようになった。だが、一九八三年段階ではもっと複雑で間接的な方法しかなかったのだ。

私たちはキンシャサに五週間滞在して血液検体を採取し、症例の定義を試みた。「おまえたちがアフリカで見つけたのは、エイズではない。免疫不全は栄養不良や寄生虫症のせいかもしれない」と言われかねないからだ。不確かな診断しかできない地域で、私たちがエイズ症例と呼んでいるものが、疑いもなくエイズ症例であることを示せる反論の余地のないデータが必要だった。

ママ・イエモ病院と大学病院では、おそらくエイズであろうと思われる症例を一一月二日までに約一〇〇例把握し、このうち確実なのは男性二〇例、女性一八例の計三八例だった。うち一〇人は調査期間中に死亡し、さらに八人が一九八三年末までに亡くなった。三カ月で四七％の死亡率だった。患者には顕著な臨床的特徴があった。深刻な体重減少と激しい疲弊を招く下痢、治療困難で原因不明、成人にはめったに見られない下痢だ。さらに持続的な発熱、頭痛、咳、嚥下障害、口内の発疹、リンパ腺の腫れ、鳥肌のような皮膚の病変を伴う激しい痒み、クリプトコッカス髄膜炎、ヘルペス、口腔カンジダ症、左右両方の肺炎なども見られた。一六％にカポジ肉腫が見られた。二五％は梅毒にかかっているか、過去にかかっていた。男性はそれまでに平均して七人の性的パートナーがいたと答えていたが、女性（男性より若く、ほぼ全員が離婚していた）では三人だった。年代から見て、男性から女性への感染と同様、女性から男性への感染もあるように思われた。確固たる証拠があるわけではないにしても、女性から男性への感染が初めて示唆された。同性間の性感染や薬物使用と思われる例は見つからなかった。

私たちはクリプトコッカス髄膜炎をマーカーにして、病院の記録をざっと見ていった。その原因となるクリプトコッカス・ネオフォルマンスは、どこにでもあり、普通は無害な真菌なのだが、免疫機能が大きく低下した人には厳しい感染症を引き起こす。エイズと断定することはできないが、一九七五年まで症例をたどることができた。ただし一九七九年までは、ダウンタウンから車で四〇分ほどの大学病院とンゲリエマ病院、キノワーズ病院、キタンボ病院、そして唯一無料で診療を行っている巨大なママ・イエモ病院も含め、各病院で年間一例程度だった。それが一九八〇年からは各病院とも年間三〇例を超えており、エイズとしてのこの感染症が、米国で進行中の流行とほぼ同時期に、キンシャサでも本格化していったことを示していた。

ある日、私は非常に愚かなことをした。何百人もの学生に対し、決してやってはいけないと警告していたことだった。血液を採取した注射針を捨てる前に、プラスチックのキャップを再びかぶせようとしたのだ。無意味な行動だった。(フランドル人特有の清潔へのこだわりに違いない。) そして私は失敗した。針を指に刺してしまったのだ。小さな刺し傷から血液が出てくるのを見て、大急ぎで血液を絞り出そうとした。感染を免れる方法はそれしかないと思った。私がたった今採血した男がエイズだと考えるべき理由は十分にあった。彼はひどい状態だったからだ。しかし、その男は感染していたのか、私は感染したのか、それを確かめる方法は当時まだなかった。

帰国の途中、私はヨハネスブルグに寄り、ウィットウォーターズランド大学での感染症の会議で話をした。キンシャサで見てきたばかりのエイズとその流行こそが、話すべきことだった。南アフリカにおけるエイズ症例は当時、一例だった。白人のゲイ男性で、おそらくは米国旅行中に感染したのだろう。私の話を聞いていたのは経験豊富な医師たちであり、エイズについて熱心に学び、ザイールでの流行発生に関心を持ったようだった。しかし、彼らはノーと言い続けた。南アフリカには異常な免疫不全症などまったくないと確信していたのだ。（現在では彼らが正しかったことは分かっている。南アフリカは後に世界最大のエイズ流行国になるのだが、一九八三年にはウイルスは広がっていなかった。）

ベルギーに戻ると、私はトム・クインと話をした。彼はコペンハーゲンで開かれたＷＨＯの会議に出席するため、一足先に帰国していた。もっぱらヨーロッパと北米のエイズに関する会議だったという。アフリカは視野に入っていなかったし、薬物を使用していない人たちの異性間の性感染については議論もなかった。

一九八四年の初めに、私たちが採取した血清をパリのモンタニエとフランソワーズ・ブラン－ヴェジネに送った。抗体を探し、彼らが分離したいわゆるＬＡＶに対するものかどうかを調べてもらうためだ。私はヨーロッパに戻ったときに、欧州委員会の会議でモンタニエと短時間会っていた。その後で米国人であるトムとジョーに対し検体をパリに送りたいと告げたが、彼らは反対しなかった。

私たちがモンタニエのチームに送った血液検体の一つは、私が針刺しの愚かなミスをしたときの男のものだった。私は自分の血液も送った。本当に怖かったのだ。

私は血清を匿名化して送った。検体につけられた番号と名前との対照表を持っているのは私だけだ。モンタニエの研究室では、どの検体がエイズと疑われる患者のもので、どの検体が健康な対照群のものなのか、知るすべはなかった。ある意味でこれは、私たちの研究と同じく、彼の研究の妥当性を調べるものでもあった。一九八四年二月に電話をしてきたとき、彼は私たちと同じくらい神経質になっていたようだった。モンタニエがリストを読み上げていった。検体番号二、陽性。検体番号三、陰性。私が一つひとつ照合する。ああ、神様。試験は終わった。モンタニエも合格した。彼の陽性判定は、明らかにエイズの臨床症状を示していた人のほとんどすべてを含んでいた。九七％だった。症状が出ていない人も何人か陽性だったが、その結果が間違いというわけではなかった。彼らは無症候のウイルス保持者かもしれなかったからだ。

極めて重要で、身が引き締まる瞬間だった。そして私自身、身が震える思いだったが、私の血液は陰性だった。私の血液に少し混じったかもしれない男の血液は陽性だったが、私は感染していなかった。信じられないほど安堵した。それは実際の生きた教訓であり、私は以後、自分が関わるチームによるすべてのＨＩＶ検査で、結果が分かるまでの時間が極力、短くなるよう努めた。「二週間たったら、また来てください」などというのは妥当な手続きとは言えない。その間の不安は耐えがたいものだ。

偶然にも、私はこの時期に一九三〇年代の米国の医務総監、トーマス・ペイランの著書『地上を覆う影』(*Shadow on the Land*)を読んだ。梅毒を公の場で初めて取り上げたのは彼だった。それ以前にはまともな会話の中で「梅毒」という単語は使えなかったし、感染経路について話し合うのももってのほかだった。彼の推計では、梅毒に感染した人は米国で優に一％を超えていた。地上を覆う影が取り除かれたのは、ペニシリンで治療できるようになったことに加え、ペイランが社会の認識を高めたからだった。(第二次世界大戦の終わりには、米国の公衆衛生当局は、生涯に一度でも梅毒に感染する米国人は一〇人に一人と推定していた。)私にとっては目からうろこの本だった。梅毒が西側先進諸国にとってつい最近まで、それほど大きな問題だったとは思ってもみなかった。病気にまつわる偏見がどういうものなのか、病気を拒絶することがいかに多くの人を死に追いやることになるのか、そうしたことを真剣に考えたことがなかったのだ。(私は一九九八年、米国性感染症学会からトーマス・ペイラン賞を受賞した。これは大きな喜びだった。)

エイズは同性愛を禁ずる神の言葉だと見なす人が、ヨーロッパにはいる。エイズ患者に対する差別はひどいものだ。そのたびに私は、ダミアン神父博物館を子供の頃訪れたことを思い返す。博物館での昼下がり、ハンセン病に対する医学的に正当化することができない偏見について、深く考えさせられたものだった。

私はアントワープ出身の同僚の総合医、ディルク・アヴォンツとともにＴＶ番組に生出演した。私たちはピンクに塗った箒の柄を持ち込み、それは五〇センチほどの長さだったのでカメラには十分映った。ＴＶクルーには事前にまったく断らずに、その柄を使ってディルクがコンドームの着け方を見せた。これはかなり大きなスキャンダルとなり、新聞には怒りの投書が殺到した。いったい、どうしてそんな卑猥なことが放送を許されるのか。恥ずかしいと思ってはいけないと私は強調したかったのだ。

キンシャサの報告が『ランセット』誌に掲載されたのは一九八四年七月だった。「地方の関心でしかない」ということで初めは拒否された。（後に私が『ニューイングランド・ジャーナル・オブ・メディシン』に投稿した別の論文に対しても、最初の査読者から届いたのは「エイズは女性から男性にうつらないことは、すでによく知られている事実だ」ということだけだった。）多くの人の間にはすでに、これはゲイ「だけ」の病気だという固定観念が作られていた。宿主である人間の性的指向までウイルスに判断できるのか、私には理解できなかった。スタンリー・ファルコーの研究室にいた当時、彼が「病原体の立場から考えてみろ」と言っていたのを憶えていたからだ。ウイルスから見れば、人間の性行為は粘膜表面の接触以外の何ものでもない。ロマンティックには聞こえないかも知れないが、ウイルスはこの接触によって、一つの細胞から別の細胞に移り、生命を保存するのだ。それが良い性行為なのか、その粘膜の持ち主は白人か黒人か、男か女かは、ウイルスにとってはどうでもよいことだと思う。確かにあるタイプの性行為が他の性行為より感染しやすいということはあるかもしれないが、どの性行為でなければ感染しないということではない。したがって、エイズは同性愛者の病気だという独断的な主張には、私はいつも困惑していた。

この間に私は、NIHに対する六〇万ドルの研究資金の申請書を書いた。七〇ページに及ぶもので、ザイールで何が起きているのかを調べる三年がかりの研究計画だった。私たちは皆、それに夢中だった。三年間で六〇万ドルは、現在なら小さな研究資金と思われるかもしれないが、私は一介の准教授で月給は当時のレートで一〇〇〇ドル程度だった。重要な点は、［第一に］私たちのキンシャサにおける短期の経験からしても、少なくとも一定の条件のもとでは、エイズが異性間の問題なのは明らかだ、ということだった。それはつまり、人口全体に極めて重大な被害が及ぶ可能性が高いということを意味していた。

私たちにはこの点を解明し、危険因子を体系的に、深く調べていく必要があった。また［第二に］母子感染の可能性があることも、私たちにはすでに見えていたが、それはまったく新しい問題だった。第三の点は、一段と議論が分かれそうだが、時間的な広がりだった。一見しただけでは分からないが、この病気は欧米に拡大する以前から、すでに中部アフリカで広がっていた可能性が示唆されていた。第四の点として、アフリカにおけるこの病気の進行を理解する必要があった。欧米と同じなのかどうか。たとえば、私たちがベルギーで経験したエイズからしてすでに、ヨーロッパ人に比べてアフリカ人にはカリニ肺炎やカポジ肉腫は少なく、クリプトコッカス髄膜炎が多いように思われた。だが、私たちの症例はかなり少ないので、それがアフリカ全体を表すものかどうかは分からなかった。

私たちはママ・イエモ病院に、リンパ球分析を含む血液学、微生物学、免疫学の検査設備を揃えた実験室を作ることを計画した。エイズと思われる患者の免疫学的な特長をすべて把握し、健康な対照群、外科患者、結核患者、さまざまな寄生虫疾患の患者と比較すれば、アフリカのエイズの症例定義を確立することができると考えていた。性行動、輸血、注射針など、考えられる危険因子の調査、基本的にはエボラで行ったような疫学調査を計画した。患者の家族との接触や性的な接触などについての前向き調査も行い、臨床状態や免疫状態の時間経過を観察しようとした。アフリカのように狭い家の中でたくさんの人が近接して暮らし、いろいろな虫にしょっちゅう噛まれているような地域において、ＨＩＶが家庭内の日常的な接触でも広がるものなのかどうかについても調べることにした。最後に子供のエイズについても大規模な調査を計画した。

申請書はさまざまな委員会にかけられ、すべてが順調に運んでいるように思われたが、一九八四年一月末になると、ＮＩＨからは何も言ってこなくなった。ＣＤＣはキンシャサで自前のプログラムを開始することを決定し、ニューメキシコ州の疫学者を雇用した。ジョナサン・マンという医師だった。

私がこのことを知ったのは三月初めの午後、ジョナサン・マンが電話をかけてきたからだ。ＣＤＣのエイズプロジェクトの準備でキンシャサに向かうところだという。私は「何だって？」と叫びそうになったが、抑えた。彼はアントワープの私のオフィスに寄ってもよいかと尋ね、私はもちろんと答えた。そういうわけで私は彼をブリュッセル空港に迎えに行った。彼はかなり緊張しており、少し変わったところはあるが、魅力的な男だということは分かった。外見はアルベルト・アインシュタインとグルーチョ・マルクスを足して二で割ったような感じで、熱心で好奇心が強く、ほとんど精神分析家のように思われた。彼はまず、まだアフリカには行ったことがないと話し、明らかにこの点を気にしているようだった。フランス語が非常にうまかった。フランス人の女性と結婚していたという。私たちは意気投合し、一緒に仕事をすることに何の問題もないことを互いに認めた。

私は三月の終わりにキンシャサで彼と合流した。いろいろな人に紹介し、トム・クインとジョー・マコーミックの助けを借りて書き上げた申請書のコピーも渡した。病院を回っていると、エイズの新たな症例が増えていることがはっきりと分かった。ママ・イエモ病院のビラ・カピタによると、四カ月足らず前に私たちが帰ってからでも、約一〇〇例はエイズと思われる症例があり、クリプトコッカス髄膜炎の患者は、毎週二人ずつ増えているということだった。

四月になると、私の研究資金の申請は認められなかったという知らせがＮＩＨから届いた。後になって、それを阻んだのはジョナサン・マンだったことを知った。その理由は、今なら私も理解できるが、彼自身がアフリカ最大の医学研究計画に急成長しつつあったプロジェクトの責任者になるためだった。幸運にも私が知ったのは数年後であり、その間に私は彼を高く評価するようになっていた。マンは非常に複雑な男だった。どちらかと言えば狭量で何でも管理したがるところがあったが、たとえば人権と保健課題のように、それまでは関係がないと思われた物事を結びつけてみせる信じがたい能力があった。彼は有名なパリ政治学院（Sciences Po）で学び、エイズの公衆衛生学的な側面に政策分析を結びつけようとしていた。大変ユニークな方法で、虐げられた人びとの正義を実現する方向にこの分野を向かわせようと懸命に努力していた。長期的な展望を持つ一方で、国際機関にはびこる官僚的ないかがわしさや不作為を容赦しない非常に有能な外交官となった。

当時明らかにされていた情報では、ＮＩＨは私の申請をすべて却下する決定を下したということだった。ＮＩＨはＣＤＣと直接組み、トム・クインのもとで働いていたアフリカ系米国人の免疫学者、スキップ・フランシスをザイールに派遣して、ジョナサン・マンとともに働かせることを決めたのだ。このため私には、何としても欲しかった研究資金がなくなってしまった。熱帯医学研究所をプロジェクトＳＩＤＡ（ＳＩＤＡはＡＩＤＳのフランス語表記の頭文字）のパートナーにすることにジョナサンは同意し、私たちはジョナサンがあまり興味を持っていなかった臨床研究を担当することになった。私たちの研究資金は自分で確保することが条件だった。

　臨床に必要な体制を整える資金の確保のために、私は製薬会社に連絡を取り始めた。こちらから一万ドル、あちらから五千ドルをといった具合だった。そして、私は若く精力的な医師、ボブ・コーレブンダースを見つけた。アントワープ出身の優秀な臨床医で、大した金額を要求することもなく、フルタイムで働くことを了承してくれた。私たちは欧州とベルギーの機関に研究資金を申請し、キンシャサの旧友ジャン・フランソワーリュポールに、ベルギー・ザイール銀行の医療部長を紹介してもらった。その後の数年、私は年に一度、ボーショー男爵として知られるこの銀行の最高経営責任者に会いに行った。ブリュッセルの本社の調度は、すべてがぴかぴかに磨かれた黒檀で、実際に植民地時代の匂いを嗅ぐことができた。それははるか昔、私の父方の祖父が働いていたソシエテ・ジェネラール銀行の一部で、当時もなおザイールのメインバンクであり、私はその慈善事業の対象の一つとなった。ボーショー男爵は、毎年一〇万から一五万ベルギーフランの私名義の個人小切手を手渡し、銀行がキンシャサでの私たちの活動を後方から支援することを重々しく約束するのだった。

　これが私の資産となり、熱帯医学研究所はプロジェクトSIDAの公式のパートナーとなった。それは特筆すべき研究プロジェクトであり、私がもっとも誇りにしているものの一つだ。アフリカのエイズ対策すべての基礎を迅速かつ堅実に築き、数年後に『ニュー・サイエンティスト』誌がエイズに関する学術文献の分析を行ったときには、世界でもっとも多く引用されたエイズ関連の科学論文はザイールからのものだった。

　プロジェクトSIDAが本格的に始動したのは一九八四年一〇月になってからだった。NIHからは国立アレルギー感染症研究所（NIAID）所長のアンソニー・ファウチ、CDCからはエイズ部長のジェームズ・カラン、そして熱帯医学研究所からは私が監督にあたる体制が取られた。この三者に説明する責任が、ジョナサン・マンはじめプロジェクト全体に課された。実際のところ、私たちベルギー人はアメリカ人のような財政的負担はできなかったが、それでも私には監督する立場が認められた。私たちは仕事を分担した。おおざっぱに言うと、CDCは疫学に責任を持ち、NIHは基礎研究、ベルギー人は臨床分野を担当した。このためボブ・コーレブンダースと私の責任とされたのは、とくに中部アフリカにおけるHIV感染の臨床像の詳細を記録することだった。栄養状態、他の感染症との相互作用、遺伝学的な性質など、西側先進諸国とはまったく異なる環境のもとでのエイズの正確な臨床症状が、当時はまだ知られていなかったからだ。こうした知見のすべてが、臨床診断を改善し、最終的にはより良い治療の提供につながると思われた。私たちはまた、二つの米国機関の複雑な関係の板挟みになることもしばしばあった。両機関の基本姿勢は必ずしも調和が取れてはいなかったからだ。（これは後に参加する米軍の病理学研究所も同様だった。）

実際には、私たちの仕事は互いに重なるところも多く、最終的には協力して円滑に進めるようになった。発表はすべて一緒に行うこと、すべての研究は共同でデザインし、実行することで合意していた。私たちが持ってきた胃や腸の内視鏡や気管支鏡その他の装置が研究にしか使えないことに、私は異議を唱えた。病院に来る人たちにサービスを提供する必要があったし、ザイール人をトレーニングする必要もあった。当時の（今はもう違うが）NIHやCDCの規則では、資金は研究目的に限られ、臨床医療は開発援助の対象と考えられていた。ボブ・コーレブンダースには、ママ・イエモ病院内科病棟のカピタ医師のもとで、診療も行うよう要請していた。しかししばらくの間、そのことを私たちは誰にも伝えなかった。私にはボブに半年分の給料を支払う資金しかないのに、彼は看護師である妻とともにザイールに来ていた。

今回の滞在では、ザイール当局からすべての研究実施に対する公式の承認を受け、ベルギーの国際開発庁からは資金を確保できた。実験室も、結局はフリーダ・ベヘッツの尽力で、準備が整えられた。フランドル出身、キンシャサ在住の女性で、私はエボラ時代から知っていた。信じられないほどよく働き、意志が強く、どんなところに放り出されても生き延びていけそうな感じだった。彼女はプロジェクトの見事なマネージャーとなった。ボセンゲ・ンガリとユージン・ンジランビ・ンジラという二人の若手ザイール人医師も加わった。彼らは政府の官僚機構を機敏にすり抜け、どのように人とつながりをつければよいのかを知っていた。非常に貴重な存在だった。ンガリは後にザイール国家エイズプログラムの初代部長となった。アフリカで最初の国家エイズ対策だった。ンジラは賢いうえに面白い男だった。彼のキコンゴ語のラストネームは「間違った道」という意味で、いつも笑いを誘うジョークとなった。ザイール流のダンディで完璧な仕立てのスーツを着こなしていた。彼と私はよくマトンゲのテラスで夜を過ごしたが、そこには「揺れ」という意味のフランス語から「スークース」と名付けられた形式の音楽が、いつも流れていた。

キンシャサは今回も刺激に満ち、危険もあった。私はＦＯＭＥＴＲＯに滞在していた。ホテルに泊まる余裕はないので、いつもそうしていたのだ。夜間、時には昼間も、路上の検問で、賄賂をせびり取ろうとする警官や兵士にしょっちゅう呼び止められた。私はお金を渡したことはなかったが、そのために不快な結果を招くこともあった。とくに夜、彼らが酔っているときはひどい。ある日、私はンジリ空港で逮捕され、秘密警察の部屋に連行された。ダイヤ密輸容疑だという。私が乗るブリュッセル行きの飛行機はすでに搭乗手続きを始めていた。最終的には飛行機の離陸前に釈放されたが、その経験の後で、私は方針を変えた。次にキンシャサを訪問したとき賞勲局を訪ねたのだ。レオパード勲章を管轄する役所で、一九七七年に私もモブツ大統領から勲章を授与されていた。キンシャサの他の役所とは異なり、ここではすべてが滞りなく粛々と進められ、非の打ち所なく完璧に管理されていた。私に関する書類はすぐさま取り出され、その場で証明書が発行された。支配政党のシンボルカラーである明るい緑色のカードで、モブツ自身の署名があった。それ以降、呼び止められたり、嫌がらせを受けたりしたら、このカードを見せる。すると空港でスーツケースを開けることすらなくなった。彼らはすぐに敬礼をして道を空ける。だが、そういうときには私もまた、腐敗した者たちによって腐敗させられたのではないかとも感じた。

私たちは重要な世帯調査を始めた。親密ではあるが、性的ではない接触で、HIVに感染することがあるのか。シラミや蚊などの虫による感染はないのか。蚊を媒介した感染はないだろうと私たちは考えていた。マラリアに感染しやすい子供たちの間にHIVが広がっていなかったからだ。しかしエイズに関しては、まだほとんどの疑問に答えが見つかっていなかったので、すべてを点検していかなければならなかった。私たちは家庭内において、性行為以外のいかなる日常の行為による感染のエビデンスも、見つけることができなかった。それは安心を与えるものだった。

プロジェクトSIDAは、HIVの母子感染の研究においてもパイオニアだった。米国では、エイズの女性から生まれる赤ちゃんが、確率は分からないがエイズになること、そしてほとんどが日和見感染症で死亡することが、早い段階から指摘されていた。キンシャサには感染した女性がたくさんいて、出産率も非常に高い。したがって、これはただちに対応すべき課題だと思われた。私たちはママ・イエモ病院の第七病棟小児科に入院しているすべての子供とその兄弟姉妹を調べた。たくさんの子供にエイズの症状が見られたが、もっと詳しい検査を行わなければ、乳幼児のHIV感染を判断するのは困難であり、それは現在でも変わらない。次に私たちは標本の収集を開始し、HIV検査が可能になる日が来ることを期待して保管することにした。検査法の開発に、いくつかの企業が取り組んでいることが分かっていたからだ。（これは、ジョナサンの後任のロビン・ライダーに引き継がれて、とても重要な仕事になった。）

臨床面で最大の問題は下痢だった。なかなか治らず体力を消耗させ、屈辱的なまでに冷酷な下痢。患者は悪臭を放ち、立てないほどに衰弱し、汚物にまみれて横たわったままの状態が何カ月も続く。私はコレラの患者を診たことがあるが、それはもっと急性で短期間だった。エイズ患者の死は孤独だった。患者は友人や家族にすら恐れられた。流行が広がっていることは急速に知られるようになり、偏見や拒絶が起きた。私もその影響を受けたし、エイズ患者とともに働くすべての医師がそうだったと思う。科学的に興味や関心をそそるというだけではなく、人びとの問題、私たちの患者やその他の人びとの問題だった。

ジョナサンはキンシャサでエイズのサーベイランスの準備を始め、流行の広がりを把握しようとした。私たちは血液銀行と協力して、血液供給の確保に努めた。第一段階として、血液の提供者は誰なのかを確かめ、まだ検査はできなかったので、その血清を保存した。ママ・イエモ病院には小規模の血液銀行があり、毎日三〇人から四〇人の血液提供者がいたが、金銭を得るために血液を売る人か患者の家族かのいずれかだ。アフリカの病院にある血液銀行の多くでは、貧しい男たちがドアの前に並んでいた。

一九八五年の半ばに、私たちは固相酵素免疫検定法（ＥＬＩＳＡ法）［血液中の抗体検出法］の検査の最初の試作品を入手した。どのくらいの数だったかは憶えていないが、数百人分以上ではなかった。苦労してＴ細胞とＣＤ４細胞を数え、どのくらいの人が感染しているかを知っても、それでどうするのか。検査をしても、治療はできなかった。もっとも有効と思われたのは、輸血のスクリーニングに直接使うことだった。そうすれば、新規感染を少なくとも一件は確実に防ぐことができる。私たちはそこから始めた。

一九八三年に「健康な」対照群と私たちが考えていた人の中にも、フランスの研究チームによる最初の検査でウイルスに対し陽性と分かる人たちがいた。その人たちの追跡調査も始めた。病気になるまでに長い期間がかかるケースもあったが、全員が発症し、全員が死亡した。ＨＩＶ抗体検査の結果は、偽陽性ではなく、ＨＩＶ感染症の無症候期間にあることを示していたのだ。

ママ・イエモ病院は、キンシャサの全エイズ患者が照会されてくるセンターになった。私は年に三回か四回は訪れ、かなり長い時間をそこで過ごした。マンと私は共同作業を円滑に進めていたが、タイプは異なっていた。キンシャサにおける彼の世界は、ママ・イエモ病院に築いた基地、米国大使館、アメリカンクラブ、子供たちの学校、それに保健省と自宅だった。私たちはしょっちゅう議論をした。たとえば、最初の頃、彼はエイズ検査のために血液を採取していることを人びとに告げるのを禁じていた。マラリア研究のためと告げるように私たちは指示されていた。私はちゃんと告げるべきだと反論した。実際にそれは、どんな倫理委員会でも求められることだった。人びとから採取した体液を何に使うのかは、本人にきちんと告げなければならない。だが、ザイール政府がそれを認めない、と彼は言った。政府と交渉していたのはジョナサンだった。

それは事実だったかもしれない。ジョナサンは抜け目のない外交官であり、この草分け的な研究事業をザイール政府に受け入れられるよう苦慮していた。他のアフリカ諸国と同様、ザイール政府も当時はエイズを拒絶し、外国人の人種差別主義を非難する傾向が強かった。反目し合っているＮＩＨとＣＤＣの関係と同じく、彼は何とかザイール政府との関係も保とうとしていた。

ジョナサンとはこんな議論もした。彼が眼鏡を外していじくり出したので、これは何かあるなと私は思った。緊張するといつもそうするからだ。口ごもりながら、「君が外出ばかりするので心配だ」と彼は言った。ジョナサンには価値観を押しつけるようなところがあり、ビールを飲んだり、踊りに行ったりするのは健全な行為ではないということを、それとなく伝えようとしているように思えた。私は「一緒にどうだね。ぜひ勧めるよ。人びとの本当の姿が見られる。皆楽しんでいる。ほとんどの時間、おしゃべりしたり、踊ったり。それを見るのは大切なことだ」と答えた。さらに、ザイールの同僚たちと付き合うことは、専門家として良いことだと私は考えていた。社会的にも、政治的にも、また流行病の方向や進み方を見るうえでも、キンシャサで何が起きているかを、少しはよく理解できるようになるはずだと思っていた。

第12章　ヤンブク、再び

一九八五年六月には、米ジョージア州アトランタで第一回国際エイズ会議が開かれている。この時点で一万七〇〇〇件のエイズ症例が報告されており、その八〇％以上が米国の症例だった。私はこの会議に、ビラ・カピタ、ウォビン・オディオ（ザイール人の内科学教授）、そして後にザイール保健相主席顧問となるパング博士とともに出席した。アフリカから参加したのは彼らだけ、それどころか黒人の出席者もこの三人だけだった。私は通訳をしていたが、すでにエイズはアフリカ発祥であるという見方があったので、彼らの周囲からはあれこれと雑音も聞こえてきた。私たちの仕事に関連して、アフリカの患者は実は同性愛者であるのを隠しているとか、彼らはサルとセックスをしているといったことをほのめかす言動があり、彼らはそれを明らかに侮辱と感じてショックを受けていた。とりわけ、カピタは高潔で、清廉な人物だったので、深く傷つけられ、怒りを覚えていた。

会議では、ＨＩＶが女性から男性に感染するという事実を受け入れることに大きな抵抗があった。参加した人びとの多くは科学者で、男性から女性に感染するかもしれないということには同意していたが、その場合でも肛門性交でなければならないと考えていた。私たちのポスターの前で、ニューヨーク市保健局の関係者と交わした議論を思い出す。異性間の感染は絶対に不可能だとその関係者は主張したのだ。

検査についても大論争があった。「検査などない方がよい」（NO TEST IS BEST）というステッカーと騒然としたデモがあった。陽性検査は差別を生み出すだけだ、という理屈だった。治療法がないのだから、検査をしても良いことはない。そして、誰もが常にコンドームを使うことが前提になっているのだから、検査には他の人の健康を守るうえでの効果もないという。私は混乱した。言いたいことは分かるが、それでもＨＩＶに感染しているかどうかを知ることは、本人の健康を守り、他の人の健康を守るうえで、役に立つのではないか。私はこのとき、初めてエイズアクティヴィズムと遭遇した。それはヨーロッパには存在していなかったし、アフリカにはなおのことなかった。

良かったのは、ジャン・ウイリアム（ビル）・パプに会ったことだ。ハイチの感染症専門家で、エイズがまだ見つかっていない一九八一年当時から、いのちに関わるほどひどい下痢の流行に対応していた。ハイチの首都ポルトープランスのシテソレイユ地区にある彼のグループＧＨＥＳＫＩＯは、極めて先駆的な活動に取り組んでいた。資金はコーネル大学から得ていたが、常にハイチ人主導のプロジェクトだった。彼のチームは今もハイチでエイズの診療と研究の両面で先頭に立っている。私たちザイール人のグループも途上国で活動していたのでつながりができた。私は実際にはザイール人ではなく、貧しい国の出身でもないが、こうした文脈ではザイール人であると思っていた。エイズが西側先進諸国よりも途上国にとって大きな脅威になることを実感していたのは、私たちだけだったからだ。

一九八五年一〇月、私は中央アフリカ共和国の首都バンギで、アフリカで初めて開催されたエイズの会議に出席した。アフリカ人、ＣＤＣのアメリカ人、フランスの医学者、そして私という小人数の会議だった。私たちはバンギのパスツール研究所の会議室で額を突き合わせていた。WHOアフリカ事務所がエイズとは関係を持ちたくないと頑なに考えていた時代のことだ。公衆衛生の危機が明らかに始まっているのに、WHOはエイズを豊かな国だけで起きている問題と見ていた。ヨーロッパとアメリカの事務所以外は動いていなかったのだ。WHOのハルフダン・マーラー事務局長は当時、ザンビアで記者団に対し「エイズがアフリカで山火事のように広がっているわけではない。……マラリアや他の熱帯病によって、毎日、何百万人の子供たちが死んでいる」と語っていた。（マーラーのために付け加えておけば、彼は後にエイズ対策の強力な支持者となり、一九八七年には国連総会で、エイズは世界の保健に対する大きな脅威であると述べている。）

WHOの感染症部長だったファクリ・アサド博士は、ジョナサン・マンとともに大変な苦労をして、バンギのパスツール研究所で会議を開催した。この会議の大きな成果は、エイズの実践的な症例定義ができ、その結果、アフリカで誰もが診断を下せるようになったことだ。これは、エイズの流行を認識するうえでも大きな助けになった。また、会議はアフリカの人たちがエイズについて話をする最初の機会でもあった。「私はダルエスサラームから来ました。あなたはキンシャサからですね。同じことが隣国であるあなたのところでも起きているのですか？」

記録の比較、共通点と相違点の指摘、どこから始まったのかという仮説の構築、これらを複雑に組み合わせるかたちで議論は進められた。トタン屋根に激しい雨が打ち付け、マンゴーの実が落ちてくる。その音で議論が中断されることもあった。奇妙なことだが、アフリカを貫く英語圏とフランス語圏の分断のために、またしても私が通訳の役割を果たすことがしばしばあった。アフリカで開かれた最初のエイズ会議だったというだけでなく、多くの国で、この会議に参加した人たちがエイズ対策を始めることになったという点でも、まさしく歴史的な会議だった。アフリカにおけるエイズ研究者という新たなコミュニティが生まれたのだ。そのメンバーであることを、私は誇りに思った。

この時点でWHOには、八五カ国が自国のエイズ症例を報告していた。中国ですら一例報告しており、流行が世界のすべての地域に広がっていることを示していた。WHOはもっと積極的に対応するよう圧力を受けていた。ハルフダン・マーラーはジョナサン・マンに接近し、二人はスイスのWHO本部に新たなプログラムを作ることで合意した。ジョナサンは一九八六年、キンシャサからジュネーブに移った。

プロジェクトSIDAにとって、ジョナサンの離脱は打撃だった。彼の代わりを務められる人物は、簡単には見つかりそうになかったからだ。一八カ月の間に彼は信じられないような組織をキンシャサに作り上げた。プロジェクトはすでに、多くの成果を発表し、将来の世界的なHIVとの闘いに極めて重要な意味を持つ研究を進めようとしていた。しかし、私には彼の考え方が分かっていた。彼は明確なビジョンを持ち、何かを生み出すことが好きであり、世界を動かせるような役割を切望していた。

明らかにそれは必要なことだった。エイズは怒りを招く課題になろうとしていた。国外からの移住者に対して検査を義務づける法律が作られ、職場では差別が後を絶たなかった。ドイツ連邦裁判所の長官は、HIV陽性の個人には刺青を入れるか隔離するかの対策が必要だろうと述べていた。ソ連やキューバのような国では、HIV陽性と分かった人は刑務所と変わらぬところに収監され、同性愛者であることが処罰の対象とされることもまれではなかった。

ジョナサン・マンにはその方向転換を働きかける能力があり、そのために社会の意識を変え、政府の理解を高めようとした。

マンとハルフダン・マーラーは、新たなエイズ対策プログラムを発足させる資金を確保するために、四月にジュネーブで資金拠出国の会議を開いた。その会議には私も出席した。外交の経験はまったくなかったが、ベルギーの国際開発庁にはエイズについて知っている人が誰もいなかったので、私が要請を受けてベルギー代表になったのだ。ジョナサン・マンは会議の見通しを非常に心配していたので、彼と私は一つのシナリオを作った。私が各国代表の中で最初に発言し、会議の雰囲気を決めてしまおうという計画だった。

もちろん開会挨拶は主催者であるマーラーが行い、基本的に彼は次のように語った。「私たちが本日、ここに集まったのはエイズ対策資金を集めるためであり、皆さんのご出席には感謝する。だが、世界には他にも極めて重要な保健課題が多数あることもまた、忘れてはならない。」資金戦略を語るにつれて、ジョナサン・マンの顔は青ざめていった。そこで私が立ち上がり、ベルギーには極めて強力な対策を講ずる用意があると述べたが、その内容はかなりあいまいだった。「私たちはプログラムを歓迎する。大変必要なことであり、全面的に支援したい。」基本的にはそのような趣旨だ。米国がこれに続いた。「我々はベルギー代表に全面的に賛成する。」

これはうまくいった。ドナー国政府は提案を受け入れ、約五〇〇〇万ドルの資金拠出が確認された。しかし、WHOの中には過去一〇年、単独の病気を対象にした「垂直」保健プログラムを捨て、境界を越えてプライマリーヘルスケア［基本的人権である健康を住民の参加により実現しようとするアプローチ］に努力してきた人びとがおり、エイズは限られた予算を奪い合う競争相手だとする見方が強められることになった。

WHOが抱える問題の一つは、過去もそうだったし現在もそうなのだが、組織発足以来の構造的な欠陥があることだ。WHOの地域事務局長（六人）はそれぞれの地域の各国保健省による投票で選ばれる。したがって彼らは同じように加盟国によって選ばれるジュネーブ本部の事務局長と同等の政治的正統性を有することになる。WHO本部の事務局長は名目上、彼らの上司ではあるが、それぞれの地域に関しては各地域事務局長が全権を持っているのだ。彼らの多くは基本的に新しい発想には敵対的で、ジュネーブ本部の中央集権的な新エイズプログラムにより、彼らの地域における支配権が失われることを拒んでいた。彼らはマンにとって手強い敵になりそうだった。

感染症専門家としてCDCにいたカーリーヘアのロビン・ライダー博士が、ジョナサンに代わってプロジェクトSIDAのディレクターになった。ロビンはキンシャサで育ち、誰に対してもジョークを連発し、笑いが絶えなかった。陽気な男であると同時に、仕事では有能だった。彼はプロジェクトを拡大し、三〇〇人以上が働くようになった。HIV感染のさまざまな側面を研究するために、巨大なコホートも組織した。気配りの男でもあった。キンシャサであれほど大きなオフィスを運営するのは容易なことではなかっただろうが、彼にとって幸運だったのは、フリーダ・ベヘッツがいたことだ。電話がほとんど使えないような町では、資材調達だけでも大きな頭痛の種になる。適切に機能する血液銀行を作るプロジェクトを実質的に推進したのはロビンだった。キンシャサでは当時、成人一〇〇人中三人から四人がHIVに感染していた。私たちはママ・イエモ病院で輸血関連のHIV感染を多数確認していた。年間約一〇〇〇件に上った。この病院だけですでに、全米の輸血感染件数より多い。これはもう研究ではなく、倫理的な問題だった。ドイツの技術協力公社（GTZ）に真の血液銀行を作らせ、スタッフを常駐させたのはロビンだった。

提供された血液は通常、採血から一時間後には手術に使われていた。したがって血液銀行にとっては、その当時としては正確だが結果が分かるのに時間がかかるＥＬＩＳＡ法よりも、迅速検査を必要としていた。だが、迅速検査は市場に出始めてはいたが、完全に無秩序な状態だった。すべてが信頼できるわけではなく、途上国にはそうした製品を審査し承認する能力はなかった。アントワープにある私の研究室は、ＷＨＯのエイズプログラムの資金で、迅速検査の品質管理のための調査を開始した。私たちは血清銀行を作り、ＨＩＶに感染し記録が整っている患者からの血清と、その他の「問題」になる血清、たとえばループスなど他の自己免疫疾患の患者など、ＨＩＶ偽陽性になることがある血清を調べた。また、マラリアの流行国の血液も調べた。初期のＨＩＶ抗体検査では、マラリア患者の血液でしばしば誤った結果が出ることが知られていたからだ。

しかし、キンシャサでは引き続き、輸血で感染する人が出ていた。夜間や週末には検査を行う技師がいなかったからだ。輸血を受けたほとんどすべての人が、ただちにＨＩＶに感染することが確認された。輸血の方が明らかに、性行為よりＨＩＶ感染確率は高かった。また、感染後の免疫の喪失ははるかに急速で、厳しいものだった。

そうは言っても、キンシャサのＨＩＶ陽性者の大多数は性行為によって感染しており、異性間の性感染を防ぐ方策を策定することが重要だった。もっとも大きな問題を抱えているところ、感染の高いリスクにさらされている人たちに出会えるところ、そこから始める。この原則に基づき、私たちはセックスワーカーとその顧客のＨＩＶ感染予防に取り組むことにした。キンシャサのマトンゲ地区は明らかにその対象となる地区だった。ケニアの経験をもとに、マリー・ラガとンジラが、マトンゲの売春婦のためのクリニックを開設した。マトンゲは厳密には赤線地区ではなく、他のものもいろいろとあった。バーやダンスホールが多く、路上にいても一日中、音楽が聞こえていた。コンゴギターのすすり泣くような音色。誰もじっと座っていることはできない。看護師たちは皆音楽に合わせて腰を振り、談笑していた。素晴らしい雰囲気の医療センターだった。

私たちはセックスワーカーにエイズ教育を行った。とりわけコンドームの使用やそのために顧客およびパートナーと交渉する方法を教えた。医療ケアについては、性感染症（ＳＴＤ）だけでなく全般的なことを、女性とその子供たちに提供した。私たちはＨＩＶに感染した女性たちを支えようとした。プロジェクト開始時点で、陽性率は二六％と驚くべき高さだった。しかも当時はＨＩＶ感染症に対する治療法はなかったのだ。多くの女性が死亡し、遺されたあまりにも多くの子供たちは、家族や親戚が面倒を見なければならなかった。そうした遺児たちの多くが路上に追われていった。胸が張り裂けそうだったが、治療法は何もなく、私たちは無力だった。それでも私たちのセンターはたちまち近隣で評判になり、数年後には新規感染は大きく減っていった。

ライダーは小児科医であり、ＨＩＶ母子感染の先駆的研究に取り組んでいた。一九八〇年代には、新生児や乳幼児がどのようにしてＨＩＶに感染するのか、リスク要因は何かといったことがまだよく分かっていなかった。ＨＩＶに感染した妊婦から赤ちゃんへの感染率は、米国では五％から一〇％だったが、キンシャサでは四〇％だった。ＨＩＶの性感染を促進する要因についても、私たちは数多くの研究を行った。ナイロビにおける私たちの研究で、軟性下疳とクラミジアによる外陰部潰瘍があるとＨＩＶに感染しやすくなることが明らかにされた。中部アフリカの都市部では、ＳＴＤの治療がお粗末なことが、異性間感染の急速な拡大を助け、感染率を高めていた。このことはＨＩＶ感染の予防対策を考えるうえで極めて重要だった。他のＳＴＤを治療すればＨＩＶ感染率を下げることが期待できるからだ。

ボブ・コーレブンダースのチームおよび後任のヨース・ペリエンスは、結核とＨＩＶ感染との関係を最初に明らかにした研究グループの一つだった。彼らはキンシャサの結核患者の二〇％がＨＩＶにも感染していることを発見した。一般人口よりはるかに高い。ＨＩＶ陽性者は免疫不全状態のため、他の感染症同様、結核にもかかりやすくなっていたのだ。結核菌の感染はすでに途上国に大きく広がっていたことから、エイズの流行は結核にも暗い影を落とし、また結核はアフリカにおけるエイズ患者の主要な死亡原因となった。私たちは他にも、ザイールで行われていた当時の結核治療が、結核とＨＩＶの重複感染患者には効果がないことを明らかにし、より効果的な治療法を開発した。コーレブンダースはさらに、特定のタイプの蕁麻疹のような発疹が中部アフリカの成人に見られ、ＨＩＶの診断に役立つことを発見した。プロジェクトＳＩＤＡは新たな発見の尽きることのない源泉のようだった。他のヨーロッパのプロジェクトだったら五年分以上の成果を、私たちは一年でなし遂げた。ＣＤＣのジム・カランと私は毎年、ＮＩＨを代表するトム・クインとキンシャサで会い、医学的に重要な成果を検証した。それは純粋に知的な喜びとも言える作業だった。人間関係は非常に良かった。マトンゲの全スタッフが参加して生演奏付きの祝賀会が開かれ、そこでジム・カランは忘れられないジョークを連発した。一つの大きな家族のように感じられたが、そこには一種の組織上の立場の違いもあった。貧しい従弟である私は、プロジェクトＳＩＤＡの予算にべルギーも対等の貢献を果たしていることを示すために、「人材資本」を口実に使わなければならなかった。実際には米国政府が大部分を負担していたのだ。

その間に、私たちはナイロビにもエイズがあることを知った。そこにある私たちのクリニックで治療した売春婦にも、エイズの症状が見られた。しかし、ＨＩＶ抗体検査が購入できるようになるまでは、適切な検査を広く実施することはできなかった。私たちのもとには試作品が束で届き、すべてケニアの血液銀行に送っていた。それでも血清は保存しておいた。エボラ出血熱のときにジョエル・ブレマン、カール・ジョンソンと働いた経験から、集めたすべての血液を適切なかたちで保存するだけでなく、その血清がどんな人のものなのかを知ることができるよう細心の注意を払って性別、年齢、状況などを記録しておくとも、私は学んでいた。それはお役所的な作業ではあったが、嫌いなタイプのものではなかった。そのおかげで、一九八〇年代初めにまで遡れる信じがたいほど貴重なライブラリーを得ることができたのだった。

一九八五年にＨＩＶ抗体のＥＬＩＳＡ検査が市販されるようになると、ナイロビの私たちの診療所を訪れるＳＴＤ患者全体の九％以上の血液からＨＩＶが見つかり、私たちは驚いた。（これは特定の人たちの血液検体であり、必ずしも人口全体の中での陽性率ではない。）売春婦である患者に限れば、六〇％以上だった。当時、世界中のどこからも報告されていない驚くべき数字だった。大半はタンザニアのカゲラ地方からやってきた女性たちであり、流行がビクトリア湖沿岸地域から放射状に広がっていったことを示す最初のエビデンスの一つでもあった。彼女たちにとっては生きていくための切羽詰まった戦略が、ＨＩＶの流行が出現して、死に至る戦略に変わってしまったのだ。

私たちは保存血清によって実際にナイロビの流行がいつ始まったのかを追跡することができた。一九八〇年にはＳＴＤにかかっていた男性の誰もＨＩＶの抗体を持ってはいなかった。一九八一年にはすでに男性の三％、女性では六％に認められた。売春婦では七・一％と少し高かった。燎原の火のごとく広がっているることが分かるだろう。エイズはナイロビでは新しい現象だが、確実に広がろうとしていた。こうした結果を踏まえ、私たちはエイズ調査をナイロビのプロジェクトに加え、売春婦に焦点を当てた。多数の売春婦が集まるスラム街のプムワニ地区で、市営保健センターの二部屋を借り、クリニックを開設した。外にはヤギや羊がいて、中古の服や靴を売る市場があった。靴を片方だけ買うことができる市場だ。
看護師長だったエリザベス・ングギがコミュニティの指導者と母親との間に入り、蔑まれ、拒絶され、男女どちらからもひどい扱いを受けていた女性たちを支える役割を主に担った。彼女のおかげでプロジェクトは成果を挙げ、女性たちの生活を変えていった。信じられないほど力強い方法で、社会的な地位の低い人たちが自分たちを組織していけることを私が知ったのも、プムワニでの経験を通してだった。エイズの流行以前にも、女性同士が協力して保健その他の緊急事態に対応する仕組みがあったので、エリザベスは彼女たちを助け、より適切に支援とケアを提供するグループを設立したのだ。

キンシャサ一帯を、私は自分で車を運転して回った。路上の混乱の中に身を置くことはある意味で楽しかったし、運転手を雇うほどのお金もなかったからだ。あるとき、マトンゲの売春婦のためのクリニックに行く途上で、モブツ政権の恐るべき秘密警察（ＡＮＤ）の男三人に尾行された。彼らは私の車を追い越して制止し、運転席から私を引きずり出し、車内を調べ回った。看護師研修に使うスライドプロジェクターを見つけると、彼らはそれをビデオカメラと間違え、私をパキスタン人のジャーナリストと決めつけて詰問してきた。
パ、キ、ス、タンのジャーナリスト？　私は笑ってもよかったのかもしれない。だが、車に両手をついたままで、そんな余裕はなかった。モブツ大統領からレオパード勲章を受章している医学者だと告げても、彼らは笑って取り合わず、ＡＮＤ本部に連行すると言った。そうなるとおそらく、数日がかりのトラブルに巻き込まれてしまう。私は財布を調べてくれと頼んだ。現金を抜き取られるかも知れなかったが、レオパード勲章を受けていることを示すカードを見てほしかったのだ。カードに貼られた私の写真を見て、彼らは何かぶつぶつ言っていたが、態度は一変した。私の背中をポンと叩いて笑顔を浮かべ、私がマトンゲで何をしているのかを訊いてきた。

「どうしてパキスタンのジャーナリストなんだ」と私は尋ねた。ひげ面と日焼けした皮膚の色だと彼らは言った。私はまったくの白人には見えなかったのだ。すべてが超現実的で、ザイールの日常生活にぽっかりと開いた穴のようだった。

ジョナサン・マンがジュネーブのＷＨＯ本部でプログラムを設立するのを、私は助けてきた。新しいエイズ対策プログラムを担う人間は誰かを見定め、エイズ分野に取り組んでいた科学者数人からなる諮問委員会を作る手伝いをしたのだ。マンの右腕となるのは、天然痘の根絶計画など数多くの公衆衛生対策の経験を持つフランス人研究者、ダニエル・タラントーラ博士だった。組織力（とユーモア）で右に出る者はいないだろう。私たちはナイロビで会い、すぐに意気投合した。ダニエルが考えていたのは、ジョナサン・マンが各国に採用を推奨できるような短期の国家エイズプログラムだった。計画を立てることによって、保健省でエイズが議論され、予算措置が取られ、ドナー国からの資金を得てＨＩＶ予防プログラムを開始する国をできるだけ増やす。それが基本的な発想だった（一九八〇年代には治療はまだ選択肢にはなっていなかった）。そうした活動を通して、疫学的な状況の把握が進み、コンドーム使用の「ソーシャルマーケティング」のプログラムを開発できるようになる。退屈な公衆衛生タイプのメッセージではなく、社会財の普及のために消費者マーケティング技術を活用するということだ。さらに流通のネットワークを広げ、わざわざ薬局までコンドームを買いに行かなくても、小さな売店や行商人から、石鹼やマッチや電球と一緒に買えるようにするのだ。

ウガンダのような少数の例外はあったものの、アフリカの政府の大半は当時でもなお、流行の現実を否定するか、冷笑的な態度で懐疑論を展開するかのどちらかであり、国際的な援助は受け入れるものの、ウイルスと闘う努力はしていなかった。富裕国におけるエイズの流行は同性間の性行為や売買春、薬物の静脈注射などと結びついていたが、アフリカ諸国政府にとっては、自国内のそうした現実を直視するのは困難だった。極めて高いレベルの感染を示す研究結果に対しては、サンプルにバイアスがかかっていると非難し、わが国にはもっと深刻な保健問題があると言い訳をした。ほとんどのアフリカ諸国にとって、当時は確かにそのとおりではあった。だが彼らは、流行が静かに広がっていることを理解しようともしなかった。中部アフリカ以外の国々で感染が広がったのはほんの少し前からのことで、まだ発症したり、死亡したりする人は少なかったのだ。感染からエイズ発症までには、平均で八年の期間があった。

ザイールは国家エイズプログラムを採用した最初の国だったと思う。ンガリは計画の責任者になるため、プロジェクトＳＩＤＡから離れた。飲み物やタバコやコーラナッツを、バーやナイトクラブの外の屋台で売る女性たち、あるいは頭にお盆を乗せて売り歩く女性たちに、ンガリはコンドームを持たせた。彼女たちは「歩くマーケット」と呼ばれていた。コンドームを売ることで彼女たちにも少し収入が入るし、必要な人たちにコンドームを届けるのにも有効な方法だった。モブツの党は、芝居や踊りといったエンターテインメントの伝統的グループを通じて、人びととのつながりを確保する有効な手段を有しており、ンガリはエイズのメッセージをこのプロセスに乗せて伝えた。国際人口サービス（ＰＳＩ）とともに私たちは、「プルーデンス」（慎重）というしゃれたブランド名のコンドームを「自信のある男」のために開発し、それに、「信頼はよい、でもまずは慎重に」というスローガンを付けた。これはうまくいった。プルーデンスコンドームはキンシャサで非常に人気を集めた。二〇一〇年の時点で、市内のＨＩＶ陽性率は二五年前より高くなってはいない。初期のプログラムが実際に効果を上げ、多くの人のいのちを救うことになったと考えられるのだ。

音楽が鍵だった。ＴＰ‐ＯＫ（Tout Puissant Orchestre Kinshasa）というジャズバンドのフランコ・ルアンボは、キンシャサでもっとも人気のある歌手の一人だった。彼は「エイズにご用心」という曲を作り、どのナイトクラブでも、人びとはこの曲に合わせて踊った。「ラジオ、テレビ、新聞で／エイズについて話をしよう／伝えなくては、どうして自分を守るのか／みんなでエイズと闘おう……」彼は一九八九年にエイズで死亡した。ヴィクトワール広場にそびえる芸術家記念碑のピラミッド型の石塔には、彼の名前の銅板が取り付けられた。そのピラミッドは一九九〇年代の初めまでに、たくさんの若く才能豊かなミュージシャンの名前で埋まり、そのほとんどがエイズで死亡していた。銅板はすべて盗まれてしまったが、裸のピラミッドは今も残っている。まだ、さらに多くのいのちが奪われるであろう中部アフリカの、少々シュールレアルな記憶だ。

予算の一部をこちらに戻せと、保健省の官僚や政権の同僚から圧力をかけられている。ンガリは私たちにそう打ち明けていた。彼は節操のある男だったが、多くのことを憂慮していた。ザイールでは、正直は非常に危険なことだった。数年後に、彼は謎に満ちた自動車事故で死亡した。

エイズと闘うために、それぞれの国が短期の国家計画をまとめるという構想の中で、マンは各国にＷＨＯ本部から直接コンサルタントを送り、ＷＨＯ地域事務局長からの抵抗を回避する道を作ろうと考えていた。各コンサルタントはそれぞれの国のエイズの現状を把握し、対応策を検討する。とりわけ重要な課題は疫学、臨床管理、検査施設、血液銀行、コンドーム使用の促進だった。

ジョナサンから私は、ＷＨＯ本部に来て手伝ってほしいという要請を、再三受けていた。しかし、フィールドワークや研究や患者の診察から離れて、政策を担当する仕事に就く準備が、私にはできていなかったし、拡大する流行を止める鍵を握るのは政策だとの確信にも至っていなかった。それでも私はＷＨＯのために、国家エイズプログラムを策定するコンサルタントとしてガーナに赴いた。天然痘根絶計画に加わっていたロシア人研究者、レーフ・コダキエヴィッチが率いるチームの一員だった。ガーナ政府は当初疑い深く、活動の許可を得るまでに一週間かかった。許可が得られたのは、ガーナ生まれのピーター・ランプテイのおかげだった。私が顧問をしていたファミリーヘルス・インターナショナルのエイズプログラムを設立した研究者だ。この間に私たちは沿岸部の古い城郭を何カ所か訪れた。かつて何十人、何百人という奴隷たちが、その地下室に農産物のように押し込められていた。そうした地下室は、礼拝堂のすぐ下や、英国人やオランダ人やデンマーク人の主人の邸宅の、優美な食堂の真下にもあった。

ガーナでは、北東部の一地方を除けば、エイズは大きな問題にはなっていなかった。その地方の女性たちは、ナイロビのタンザニア人女性と同じように、首都アクラか隣国のコートジボワールに二、三年ほど売春の出稼ぎに行き、商売を始める資金を作って帰ってくるのだった。

私たちはクマシを訪れた。かつて西アフリカの大部分を支配していたアシャンティ人の王がいたところであり、一九八六年当時のガーナの人たちが、いかに貧しい生活をしているかを知ることができる場所でもあった。市場では人びとがタマネギを半個、買っていた。丸ごと一個買うお金がないからだ。満足なホテルもなかった。窓はなく、給水の設備もなく、レストランのメニューも書いてあるだけで、ほとんどないものばかりだった。そのときの旅は、検査技師にＨＩＶ検査の方法を指導することに終始した。国外に出たことのない売春婦のＨＩＶ陽性率は三％以下だったが、コートジボワールの首都アビジャンで働いて最近戻ってきた売春婦は、五一％が感染していたからだ。

一九八六年六月、第二回国際エイズ会議がパリで開かれ、関心を独占したのはギャロとモンタニエの対立だった。米国対フランス、どちらがＨＩＶを分離し、同定したのか。

エイズの原因ウイルスを発見したのがフランス人であることは、私には疑いの余地もないことだった。ただし、ＨＩＶの抗体検査法の開発にはロバート・ギャロが大きな貢献を果たしている。両国政府を巻き込んだこの争いは数年に及び、エイズ研究全体の信用を大きく損なうことにもなった。科学ではなく、エゴと個人的な野心に充ち満ちたものであるように見られてしまったのだ。合意が成立したのは一九八七年であり、そのときには科学論争と無縁のレーガン、ミッテラン両政権の政府担当者が交渉にあたっていた。フランソワーズ・バレ＝シヌシとリュック・モンタニエは二〇〇八年、ＨＩＶ発見者としてノーベル医学生理学賞を受賞した。ギャロも栄誉を受けてしかるべきだったのではないか。

ンジラとンガリは会議出席のため、マンとともにパリに飛んだ。だが、彼らが本当に訪れたかったのはザイールの旧植民地宗主国である小国ベルギーだった。私は彼らをアントワープに招き、自宅に泊まってもらった。彼らにとって自分の目でベルギーを見るのは夢のようなことであり、私たちは大聖堂の近くでザイール人が経営する素敵なカフェ「スイート・ネーム・オブ・ジーザス」で思い出に残る夜を過ごした。

私はますます管理者になっていき、自分でもそれを楽しんでいた。仕事には予算管理や総務、資金確保のための報告書づくりだけでなく、アイデアを引き出し、人びとを指導し、科学を政策に移し、協力の交渉を行うことも含まれていた。ナイロビでは、研究仮説の構築を助けて研究プロジェクトを発足させ、三カ月から半年後に進捗状況を確認した。成果を挙げるにはそれがよかったのだが、実践からは次第に遠ざかることになった。アントワープでは、二〇人程度だった研究室が一〇〇人以上の規模に拡大し、私は上級管理職の一員となった。エイズと性感染症のグループを一つにして、臨床医と疫学者、そして微生物学研究室の主要なメンバーが互いに協力し合えるようにした。ＳＴＤクリニックもまだ続けていた。熱帯医学研究所の齧歯類の小屋の脇にあったパートタイムの診察室は、医師三人と看護師一人が常勤するもっと大きな診察室に変身した。上の階に移動し、裏口ではなく正面玄関から出入りできるようになったのだ。そして私たちがどこで何をしているのかがはっきり分かるように、大きな文字で性感染症と書かれた看板も掲げられた。

私はフランドルのエイズ予防センターやさまざまなＨＩＶ陽性者の自助組織、支援組織の設立を手伝った。エイズだけでなく、結核や女性の性器感染症、低体重児についても臨床、疫学、基礎医学に関する数多くの相談を受けた。新しい抗生物質、Ａ型肝炎とＢ型肝炎の新たなワクチン、性行動およびその変容プログラムの研究にも携わった。修士、博士課程の大学院生の指導にもあたった。研究所にはすでに、保健サービス組織に焦点を当てた公衆衛生学の修士プログラムがあったが、私は一九八〇年代半ばに疾病制御と呼ばれる二番目の修士プログラムを発足させ、流行発生時の調査、疫学、プログラム管理の技術を教えた。

私はナイロビやキンシャサや米国を頻繁に訪れた。そして家族もいた。

また、アフリカでトレーニングが受けられるよう、かなり時間をかけて準備もした。セネガルのダカールではイブラヒム・ンドイエ、スレイマン・ムブプ、アワ・コル－セクというエイズ、公衆衛生、そして医学研究のオールスターとともに、エイズとＳＴＤの年間コースを作った。このコースからは、エチオピアのエレガントな皮膚科医、メスケレム・グルニツキ－ベケレやセネガルのアクティヴィスト、アス・シィといったエイズ分野のリーダーが生まれている。アス・シィは後にＵＮＡＩＤＳのアフリカ地域事務所長となった。

私はもともと暴走気味だった。かつて祖母が「ピーター、あんたのお尻は落ち着かないね」とフランドル地方の辛辣なことわざを使って語ったように、この興奮に満ちた生活にすっかりはまってしまい、これほどすさまじい保健問題を目の前にして時間を無駄にはできないと思っていた。もっとしたいこと、しなければならないことがあるはずだった。

私はジョナサン・マンに対し、一〇年前にエボラの流行が発生したヤンブクのカトリック宣教会を再訪したいと、何度も頼んだが、その都度断られた。モブツ大統領が生まれた赤道直下の地域で高いレベルのＨＩＶ感染が見つかったら、政治的な大混乱を招くと感じていたようだ。首都から一歩出たときの治安状況の悪さを単に恐れていたのかもしれない。だが、マンはすでにプロジェクトを離れていた。ヘンリ（スキップ）・フランシス、トム・クイン、ジョー・マコーミックと私は、エボラの流行時から注意深く残されていた血清を引き出すことにした。それは当時もなお、ＮＩＨとＣＤＣとアントワープで番号を付けて冷凍庫に保管されていた。

六五九人の血清を調べた結果、一〇年前の一九七六年時点で、かなり遠く隔たった村に離れて暮らす五人がＨＩＶ陽性だったことを私たちは確認した。陽性率は〇・八％だった。名前も場所も分かっていた。この人たちがどこにいるのか、少なくとも生きているのか死んでいるのかが分かれば、長い時間の経過に従い、この病気が個人の体内でどうなっていくのかを知ることができるかもしれないと考えた。そして、人口全体を対象にした調査を別途行えば、ＨＩＶが地方に拡散する様子を時系列的に示すユニークな図式が見えるだろう。

一九八六年に私は三七歳でヤンブクに戻った。スキップ・フランシスやマリー・ラガ、検査技師のカシユことカシャムカ、ユージン・ンジランビ・ンジラも一緒だった。（五年前にナイロビで会ったCDCのベルギー人疫学者ケヴィン・デ・コックも、後にこの地域で追加調査を行った。）医師としての成長期を過ごした場所に、これほどの集団で戻ってきたことには、感慨深いものがあった。スキップは有能で、鋭い観察力を持ち、ユーモアの感覚も豊かだった。ザイールを知るためにキンシャサ以外の土地を訪れることにも熱心だった。首都からやってきたダンディなンジラと東キブ出身のカシユは、初めて訪れた土地で戸惑い、まごつく自分を笑っていた。二人ともザイール人だが、この土地については私の方がよく知っているので、案内を求める目で私を見た。

実のところ、ヤンブクは以前とまったく変わっていなかった。違いがあるとすれば、道路が前よりひどくなり、ブンバの川の船着き場が以前より荒廃していたことぐらいだろうか。カルロス神父は小さな保健センターと学校を新たに作っていたが、ノゲラの店は閉められていた。崩壊が定着しているのが分かった。保健センターと病院では、たまにしかエイズ患者を診ることはないとのことだった。キンシャサで進行しているようなエイズの流行があれば、見逃すことはないだろう。私のことを覚えている人もいた。彼らが近い過去を語るとき「エボラ前」「エボラ後」という表現を使っていることに気づいた。流行はまだ多くのものの中に残っているのだ。「息子はあの流行より前に生まれました。」私も同じように人生をとらえていたので、それは共有できる感覚だった。一九四〇年から四五年の世界大戦の前と後を分けて考える、両親や祖父母の発想と同じだった。

私は同時に、この土地の美しさに前よりも気づかされた。パラダイスになることもできただろう。しかし、そこには兵士たちによる戦闘と略奪があり、ひどい生活であるのは明らかだった。

ヤンブクの宣教会の病院には、使い捨ての注射器が何箱もあり、常勤の医師もいた。医療は明らかに向上していた。しかし、緊張した雰囲気があった。そこには二人の神父が住んでいたが、一人は六〇歳前後で、袖なしのTシャツに黒革のズボンという姿だった。この暑さの中で信じられないことだ。そして、蛇に噛まれないようプラスチックのブーツを履いていた。長く白いあごひげを生やしていたので、首から上は宣教師、首から下は変なおじさんのように見えた。私は一度、彼が村人たちを怒鳴りつけているのを聞いたことがある。強圧的な態度で、修道女たちも私同様、それを嫌っているようだった。奇妙な組み合わせだった。四人のフランドル人女性と二人のフランドル人男性がアフリカの辺境に何十年もの間、しばしば嫌悪感を抱きながらも何メートルと離れずに暮らす。そして修道女たちが仕切ることは許されなかった。彼女たちは神父に告解［信徒が神の代理人である神父に、犯した罪を告げて悔い改め、赦しを受ける儀礼］をしなければならないからだ。

私たちは、一〇年前の時点でHIV陽性であったことが判明した五人の村人全員を特定した。三人はすでに死亡しており、原因はエイズではないかと考えられた。だが、五九歳の女性と五七歳の男性の二人は、何の治療も受けず、それと分かるような症状もなく、生存していた。男性のCD4値は低く、免疫機能が低下し始めていると思われた。二人から分離したウイルスは明らかにキンシャサのウイルスと同じだった。ウイルスに感染した後、エイズを発症せずにこれほど長く生きられることは当時、私たちにも分かっていなかった。病気が見つかったのはほんの五年前のことであり、知るすべもなかったのだ。しかし、エボラのときの血清を保存し、注意深く管理していたことから、医療考古学とでも言うべき発見が私たちには可能になった。

ヤンブクの宣教会の病院とリサラおよびブンバの小さな病院で、入院中の患者のうち六人がエイズを発症していることも分かった。症状は非特異的だが、死期が近づいていた。一方で、一般の健康な人びとの間でのHIV陽性率は、一九七六年当時に採取した血液検体と同じで、〇・八％であることが判明した。言い換えればヤンブクでは、妊婦の陽性率が当時一％だったスイスのジュネーブ州よりも、影響は小さかった。このことは、集中的に感染が発生する条件がなければ、HIVは非常に低いレベルのエンデミック［風土病］にとどまる可能性がある、ということを示しているようでもあった。

もう一つの興味深い発見は、HIV陽性者が地域外に旅行に出た人か、その配偶者または性的接触があった人に限られていたことだ。つまり、典型的なケースでは、誰かが都会に行って感染し、その後おそらく生涯で一人か二人には感染させるかもしれないが、それ以上は広がらない。私たちが調べた限り、この伝統的な地域では、性的な相手の数はキンシャサや欧米諸国よりも、実際にははるかに少ないからだ。他のSTDの患者もやはり少なかった。治療のための注射やワクチン接種の機会は多くても、それがHIV感染を広げてはいないようだった。こうしたことは、エイズの起源に関して言えばおよそ数十年、それどころか百年も前まで遡る可能性があることを示唆していた。リスクを増幅させる要因がなければ、感染はローソクの揺らめく炎のように、極めてゆっくりとしたものでしかない。第5章に示したアンダーソンとメイの公式を適用すれば、基本再生産率Rは少なくとも一〇年の間、1前後のままだったのだ。

私たちは研究の成果を一九八八年に『ニューイングランド・ジャーナル・オブ・メディシン』に発表した。ンジラが筆頭著者であることを、私は誇りを持って言いたい。HIVが何世紀も前から存在していたわけではないということを、現在の私たちは知っている。遺伝子解析によれば、その起源は中部アフリカの西の地域、コンゴの北部で、一九三〇年代、あるいは一九〇〇年代にまで遡ることができるが、それよりかなり古いということはないだろう。しかし、それ以後のアフリカのエイズについて語るには、アフリカにもいろいろあって、それぞれの社会要因により流行もまたそれぞれ異なることを踏まえなければならない。私はそう考えている。

ヤンブクを去ること、シスター・マルセラやシスター・ヘノフェーファとベルモットの最後の一杯を飲み交わすこと、カエルや鳥の声に代わって修道女たちの甘美な朝の聖歌の歌声が聞こえ、最後の朝の目覚めを迎えることとは、胸が痛むほどつらかった。いつかまた必ず戻ってこようと自分に言い聞かせ、カルロス神父とは連絡を取り合おうと約束した。うれしいことに、今彼は衛星を介してeメールで連絡を取れるし、ウェブサイトも持っている。ベルギーのボードワン国王基金（私がその理事長をしている）は最近、水の供給と高校教育のために、彼の教区に四〇万ユーロを贈った。また彼は、小さな水力発電所を作って町に電気を提供している。それらがうまくいっているのか、何か助けることが他にあるのか確かめ、一緒にビールを飲むために、私は再びヤンブクを訪れる計画を練っている。

第13章　流行の拡大

アントワープに戻った後、私は家族三人とともに、六カ月間ケニアに移り住んだ。プロジェクトにもっと深く関わり、研究をいくつか開始したかったのだ。たまに行くだけで他の人にやってもらうよりも、自分で何かをしたかった。また、短い滞在や本とデータによる二次的知識ではなく、アフリカで日々の暮らしを経験すれば、もっといい考えが浮かび、流行を社会的にとらえるための感触が得られるだろうと思った。しかし、子供たちやグレータとの時間が減ることは望んでいなかったし、グレータも私も外国での生活が子供たちの人生を豊かにしてくれるだろうと考えていた。もう少し後になったら子供たちの教育が混乱してしまうので、望むのならすぐに実行した方がよさそうだった。

私たち一家は一九八六年一二月、ケニアに移動した。研究プロジェクトに加え、私はナイロビ大学でも教えた。子供たちはオランダ人学校に通わせたが、教科書がアントワープで使ったものとまったく同じだったことは大いに助かった。私たちが住む丘の下にはキベラのスラム地区があった。息子のブラムは他の子供たちと一緒に何時間もそこで過ごしているようだった。ブラムはいつも下水道の中で遊び、カメレオンやヘビや昆虫といった生き物を見つけてはポケットに入れ、ひどく汚れた格好で家に戻ってきた。

ケニア滞在中に、ナイロビでエイズが流行しているという記事が英紙『ガーディアン』に掲載され、とりわけ売春婦の感染が深刻だと報じられた。取材した記者に対し、プロジェクトのカナダ人ディレクター、フランク・プラマーと私は、記事に私たちの名前を載せないよう頼んだ。ケニア政府の対応が気がかりだったのだ。ケニアは観光収入に頼るところが大きく、エイズについて書かれると観光客が逃げてしまうのではないかと心配されていた。名前は載らなかったが、ケニア政府はすぐに私たち二人を疑った。保健省の事務次官のオフィスに呼び出され、そこには内務省の役人も来ていた。短い会合の後で、私たちはケニアに関して誤った風説を流布したと非難され、国外追放になるかもしれないと告げられた。こんな強圧的な扱いを受けるとは、フランクも私も思っていなかった。事実がいかに簡単に歪曲されてしまうものなのかということにも無知だった。会合の後でメモを見比べて、私たちは電話が盗聴されていたと確信したが、証拠はなかった。一日中いらいらしながら待合室で待たされ、ケニア茶をたっぷり飲んだあとで、滞在して研究を続けることはできるが、メディアとはいかなる接触も控えるようにと申し渡され、中途半端な約束をして釈放された。当局ともっと意志の疎通をはかる必要があることに気づかされる得がたい経験だった。アフリカではよくあることだが、当局は自国でどんな研究が行われているのか、よく分かっていない。エイズは切迫した政治的課題なのだ。ジョナサン・マンが繰り返し語っていたときには、大げさだと思ったが、身をもって経験することになった。

私たちは保健省に研究の様子を見せ、成果を共有することで合意した。「ケニアには売買春はない」と語っていた医療サービス部長のウィルフリード・コイナンゲ博士を、セックスワーカーのために私たちが開いたプムワニの診療所に招待したのだ。二、三週間後にコイナンゲ博士は診療所を訪れ、何も言わずに帰っていったが、私たちの活動の価値（とケニアで実際に売買春が行われていること）は認めてくれたと思う。

当局とのトラブルはそれ以来、少なくなった。現在ではケニアは、有効な国家エイズ政策を採用している。

私たちは一九八七年の晩春、ブラムが別れられなかった一匹の大人のジャクソンカメレオンを密輸して（私が帽子の中に隠して税関を通過した）ヨーロッパに戻った。帰国すると、ベルギーの各大学へのエイズ対策資金の配分を調整する作業に膨大な時間を割かねばならず、これにはうんざりした。最悪なのは、友人のウィリの具合が非常に良くないことだった。彼は私がナイロビに行く前にエイズを発症したので、出発前にアンリ・タルマンの病棟に入院させた。容体はそのときより悪化し、脳にも影響が出ていた。ウィリは三〇代前半だった。非常にシニカルな人間だったが、死を望んではいなかった。症状か進むにつれ、私たちは死について、生きる意味について、そしてこの病気について語り合った。エイズに対する当時の絶望感を表現するのは難しい。有効な治療法はなく、私にはほとんど何もできなかった。それでも私は、自分が真の医師であり、単に感染症を治すだけの臨床家ではないと感じていた。医療は治療だけではなく、ケアも大切なことを強く思い知らされたのだ。

心理学者やカウンセラーとしては、私は理髪店で見かける誰かよりも特別に資格があるわけではない。だが、多数のエイズ患者と一緒にいた。「治療した」ではなく「一緒にいた」と言いたい。それが私の実感だった。彼らと一緒に歩んでいた。一九九三年にジュネーブに移ってからは患者を診なくなったが、それまでに診てきた人はすべて亡くなっている。ほとんどの人が私の同年代か、少し年長だった。何人かは知人の友人だった。私自身が燃え尽きるような体験だった。人びとが抱えている問題を解決したいと思い、医学を学んだ。しかし、経験していることは、それとは正反対のように感じられた。

意味のある結果を示すことができない自分の無能さに打ちのめされ、患者から伝えられる大事な情報にどう対処したらよいのか、自信が常にあるわけではなかった。拒絶された人、死を目前にした人が医師に打ち明けることは、心に深く突き刺さる。ある場合にはそれは、その人が誰かと結ぶもっとも親密な関係なのかもしれない。誰にも分からないことだ。私にとってそれは、誰にも、もっとも親しい友人たちにも、話すことではなかった。

私はパートナーたちを見てきた。妻たちを見てきた。夫がゲイであり、加えてＨＩＶに感染していることを知った女性たちを見てきた。あなた自身もまたＨＩＶ陽性ですと告げなければならないこともあった。適切な言葉を探し求めた挙げ句、最良の方法は率直に告げることだと私は悟った。「良くない知らせがあります。」そうした発言を解きほぐしたり、和らげたりすることはできない。それ自体がすでに衝撃を受けることなのだ。そこで私は情報の提供に徹することにした。「あなたの検査結果は陽性です」と言われた人の頭の中のビッグバンの音が聞こえるようだ。もう何を言っても聞こえなくなってしまう。最初はもっとたくさんのことを言おうとしたが、それは意味がないということにやがて気づいた。次の診察日を相談し、後で話ができるようにする。そのときに話すことを準備していると、前の夜はほぼ必ず眠れなくなる。伝えなければならないのは死の宣告であり、悲惨な予後なのだということを考えてしまう。私に怒りをぶつける人も、泣き叫ぶ人もいた。ほっとする人も少数はいたが、ほとんどの人は押し黙ったままだった。助成金の申請を書いたり、原稿が受理されなかったり、国連機関の間の政治的駆け引きに対処したりといったことよりはるかに困難で、心を揺さぶられることだった。

ブリュッセルのナタン・クリュメクのグループとは良好な協力関係があったので、私たちは二つのセンターの患者をつなげていくようになった。この時点におけるベルギーのＨＩＶ陽性者の大半が把握できた。ＨＩＶ陽性の女性で、ほとんどが同一の男性とのセックス経験を介して結びついているクラスターが把握されたのも、そのおかげだった。その男性は自らの非常に活発なセックスライフについて日記をつけていた。私たちは彼のパートナーのほとんどにインタビューし、検査を行った。また、その女性たちのパートナーにも極力そうした。非常にデリケートな作業であり、時には困難も伴った。彼の一九人の女性パートナーの五六％に相当する一一人がＨＩＶに感染していた。さらにその女性たちのレギュラーなパートナーの男性八人のうち一人がＨＩＶに感染していた。二人の女性は、このブルンジから来たＨＩＶ陽性のエンジニアと一回寝ただけだった。私たちが性的接触による死のクラスターを解明する以前に、男性自身は死亡していた。女性たちは誰一人として自分にＨＩＶ感染のリスクがあるとは思っていなかった。すべての人に会い、パズルを解くのには二、三年かかった。八〇年代の後半になっても、ＨＩＶの異性間性感染に対しては懐疑論があった。とりわけ、女性から男性への感染、それもサハラ以南のアフリカ以外の地域での感染に対しては懐疑的だった。一九八九年に私たちはナタンを筆頭著者にして、今なおＨＩＶの異性間性感染としては最大の規模であるこのクラスターについて、『ニューイングランド・ジャーナル・オブ・メディシン』に論文を発表した。

ほぼすべての面で、エイズ患者の置かれている状況は、ベルギーよりもアフリカの方が絶望的だった。疼痛管理や集中治療どころか、疼痛緩和ケアでさえほとんど得ることができなかったからだ。

それから、かすかな希望の光が見えるようになった。一九八六年の末にアジドチミジン（ＡＺＴ）がエイズの進行を遅らせることが、臨床研究で示されたのだ。一九六〇年代に開発されたが承認はされていない抗がん剤だった。臨床試験開始から六カ月の時点で、プラセボを受けていた対照群は一九人が死亡したのに対し、ＡＺＴ服用群の死者は一人だった。ＡＺＴは一九八七年三月、米食品医薬品局（ＦＤＡ）の承認を受け、エイズ治療の効果が実証された世界初の薬剤となった。

まだ小規模だったエイズ診療医の世界には電気ショックが走るニュースだ。バロウズ・ウェルカム社は生産を増やす一方で、少量の薬品を供給し始めた。私はベルギーのバロウズ・ウェルカムのチームとヘルペス治療用のアシクロビルの試験を行ったことがあるので、誰に接触したらよいのか分かっていた。この単純なつながりによって、ベルギーの患者はニューヨークやサンフランシスコの患者と同時期に、薬の発売以前から治療を開始できた。

患者一人あたりの治療費は年間七〇〇〇ドルから一万ドルだった。ベルギーでは米国と異なり、それが大きな政治問題にはならなかった。患者は事実上そのような高額を負担する必要はなく、社会保険システムでカバーされていたからだ。しかし、アフリカにいる私たちの患者にはまったく手の届かない治療であり、それがどのような意味を持つのかということも私には分かっていた。

それでも初めのうちは、私たちも歓迎していた。ほっとしたし、楽観的でもあった。患者の状態は良くなっていった。体重が増え、起きて歩けるようになった。だが、しばらくして、回復は一時的なものであることが分かってきた。ＡＺＴには重大な血液の副作用があり、さらに悪いことには、ウイルスの変異が速いので、薬剤に耐性を持つ株も出てきたのだ。いのちを救う私たちの試みは、振り出しに戻った。

ジュネーブではマンが、エイズよりもむしろ官僚機構と闘っていた。彼はエイズを公衆衛生の課題に据え表舞台に上げた。その政治的手腕と説得力は素晴らしいものだ。資金を動かし、基本的にすべての途上国が国家エイズプログラムを作れるようにした。エイズとそれを避ける方法を伝えるための資金を確保し、啓発活動を開始した。ほとんどすべての国から数え切れないほどの抵抗を受けた。自らの社会に危険な性行為があることの否認、欧米の病気という認識、エイズへの過度の関心により他の深刻な保健課題への対応が削がれることへの懸念などが組み合わさった抵抗だった。おまけに当時は、人びとの健康よりも、私的な権力と富の蓄積の方を優先させる人もいた。

私はWHOの世界エイズプログラム（GPA）に設けられた疫学・サーベイランス運営委員会の委員長になった。フランスのジャン－バプティスト・ブルネ、オーストラリアのジョン・カルドー、英国のロイ・アンダーソンといった尊敬する疫学者数人と委員会で再会できたことは、大きな喜びだった。他にも優秀なメンバーがたくさんいた。私たちは定期的にジュネーブで会合を開き、疫学面からエイズプログラムについてアドバイスを行った。世界のHIV陽性者、エイズ患者推計に関するWHOの方法論は、あまり信頼できなかった。どんな状況のもとでも難しい仕事ではあるが、流行の初期には信頼性の高いデータがある国があまりにも少なかったので、なおさらだった。WHOは当初、デルファイ法を採用していた。データがないときにはまず、専門家に妥当と思われる推測をしてもらい、その平均を出すという方法だ。少し後では、すでに流行のピークに達している集団もいくつかあるので、それをもとにピークを予測する数学モデルが作られた。

WHO推計は後に、アフリカと東欧の流行をあまりにも過小評価し、西欧とアジアは過大評価していたことが明らかになった。私が指摘したいのは、推計が不正確だったということではない。手元にあるデータでもっと良い推計ができたはずだと言える人は、まずいないだろう。そうではなく、しっかりした推計ができるかのように主張すべきではなかったということだ。（この点はその後一〇年で大きく変わった。私の乏しい経験に基づいて言えば、現在のUNAIDS推計は世界のあらゆる保健データの中でも最良のものだろう。）

私はベルギーの国際開発庁に対し、ブルンジで新しいプログラムを始めるよう説得した。プロジェクトSIDAの縮小版で、基本的研究と疫学的調査とトレーニングを行ったうえで、予防とケアのプログラムを開始するというものだった。また、CDCにいる友人のベルギー人、ケヴィン・デ　コックがコートジボワールでプロジェクト・レトロCIという研究プログラムを開始していた。私たちは協力することで合意し、私のアントワープグループからは、ピーター・ヘイスがケヴィンのもとで常勤することになった。
コートジボワールの首都アビジャンは、HIV-1（米国やキンシャサ、ナイロビのウイルスと同タイプ）だけでなく、HIV-2も確認されている点で、とくに興味深かった。HIV-2はハーバード大学のマックス・エセックスと、セネガルの微生物学教授で、アフリカの代表的医学者の一人であるスレイマン・ムブプ博士とが、セネガルで見つけた第二のタイプのHIVだ。HIV-2もHIV-1と同じようにエイズの症状を引き起こすことが明らかになっていた。しかし、病原性はHIV-1より低く、広がり方も速くはないようだった。一九九〇年までにエイズはアビジャンでも死因の第一位となり、HIV-1が優勢なタイプになった。（プロジェクト・レトロCIは後に、アフリカの抗レトロウイルス治療導入の中心的な役割を担い、医学研究とトレーニング、予防対策においても素晴らしい成果を挙げた。）この時期になると、エイズの流行の拡大は誰の目にも明らかだった。国全体が病気で倒れ、病院にはエイズ患者があふれ、企業は熟練スタッフを失った。ウガンダとタンザニアの一部では、あまりにもエイズ遺児が増え、祖母だけではもう世話をし切れなくなっていた。

第三回国際エイズ会議が一九八七年にワシントンDCで開かれ、私は開会式で話をするよう頼まれた。重要な機会なので、異性間のHIV感染が実際にかなり広がっていることを世界に向かって明言しようと思った。ロバート・ギャロが話をし、次にジョージ・H・W・ブッシュ副大統領が話す予定だった。ワシントン・ヒルトンの会議場の最前列に座って自分の順番を待っているときに、ホテルの自室にスピーチ原稿を忘れてきたことに気づいた。まさに悪夢だった。私は会場を抜け出した。戻って会場に入ろうとすると、ブッシュ副大統領の警護担当者に妨げられた。ようやく中に入ると、人びとがブッシュ副大統領に非難の声を浴びせて背中を向け、レーガン大統領のHIV検査プログラム強化策に抗議しているところだった。私は自分が権威に対して過度な尊敬を抱く人間だと思ったことはないが、意見の合わない相手であっても、人が話をする機会は尊重すべきだと考えている。抗議を行えるのはスピーチの前か後だ。抗議する人たちの主張には概ね同意できた。米国政府は、研究と予防プログラムへの資金拠出からエイズに関連する差別への対応に至るまで、もっとしっかり取り組むことができたはずだ。この年は、ニューヨークでゲイのエイズアクティヴィストにより、アクトアップ（ACT UP）が設立された年だった。彼らは他のアクティヴィストのグループとともに、研究の強化とエイズ治療へのアクセスの促進を求めて明確で影響力のある存在になりつつあった。そしてすぐにエイズ「運動」(movement) の一翼を担うようになった。ワシントンは、エイズ会議の場における抗議の長い歴史の出発点であり、私自身も何度か抗議の対象になった。八〇年代、九〇年代のエイズアクティヴィズムは声高で、制御不能になることもあった。今日では私たちは、そうした抗議を受け止める用意もできている。会議ではアクティヴィストが活動し、主張を行うスペースも設けられるようになった。だが一九八七年のワシントンでは、コネチカットアベニューのヒルトンホテルの前で、黄色いゴム手袋をはめた警察官が、エイズアクティヴィストを逮捕していた。ずいぶん長い道を歩いてきたものだ。

欧州委員会はエイズ特別委員会を設立し、緊急開発援助のかたちでエイズ関連プロジェクトに資金を送るようになっていた。ケニアで私たちの研究プロジェクトに加わり、その後博士号を取得するためにアントワープに戻ったフランドル人医師のリーフェ・フランセンが委員会を動かしていた。ある日彼女から、ザイール南東部のシャバ州の州都ルブンバシでエイズ対策プログラムを作らないかと電話で打診された。

研究目的のプロジェクトではない。安全な血液の供給、研修を通じた公衆衛生サービス全般の改善、適切な診断のための医療検査施設の再建など、必要とされることを実行するプロジェクトだった。それはNGOの仕事だが、私は研究者だった。それでも自分がやりたいと思っていることに気づいた。エイズに関する公衆衛生の実践に直接、関わりたかったのだ。現実を研究するのではなく、変えたいと思った。

一九八八年にプロジェクトが始まったとき、最初に行ったことは公衆衛生の検査施設を一新することだった。新しい設備を入れ、屋根も含め建物の補修をしなければならなかった。私は大作戦の指揮官のような立場で、現場はザイールのカンバリ・マガザニ博士とアントワープから来たヘールト・ラーレマンが動かしていた。すべてのことがうまくいかなかった。血液の迅速検査は気温の変動に左右されやすく、短期間で使いものにならなくなった。さまざまなものが壊れ、変化し、腐敗した。プロジェクトを組織する際の障害は資金だけではない。アフリカに限らずどこでもそうだ。そのことを私はすぐさま学んだ。

私は病院の助産師を思い出す。彼女はエイズを発症し、口中に真菌とヘルペスウイルスの感染があり、執拗な下痢も続いていた。タンザニア人の病理医は「過去一五年間、これほど大きく腫れ上がったリンパ節を診たことはなかったが、今は日常的に目にしている」と語っていた。ルブンバシには明らかにエイズが存在していた。私は流行が入ってくるのをスローモーション映像で目撃しているように感じた。HIV陽性率は三%前後で、六%程度と推計されていたキンシャサより低かった。新規感染が爆発的であるようにも見えなかった。問題は、この状態のままとどまるのかどうかだった。

私たちがいたのは、キンシャサから一五〇〇キロ離れ、南部アフリカに深く入ったところだった。シャバ州(そしてルブンバシ)はフライパンの柄のように細長く南隣のザンビアに突き出し、いかにも不格好で人工的なかたちをしていた。国境を隔てたザンビア側の銅山地帯では、HIV陽性率はずっと高く、一五％を超え、感染ははるかに速く広がっていた。

ルブンバシでは、植民地時代から鉱山労働者が家族とともに住むことが認められていた。ベルギーの鉱業会社は家族向け住宅と学校を建設し、鉱山労働者の息子たちも雇い入れた。ザンビア側の鉱山会社とは、最初からシステムが異なっていたのだ。ザンビアでは何万という男性が家族から離れ、単身で宿舎に暮らし、恐ろしく危険な仕事に就いていた。買春が唯一の性欲のはけ口ということもしばしばあった。それがＨＩＶ感染の流行レベルの違いを説明するものなのかどうか。それは分からない。繰り返して言えば、世界には単一のエイズの流行があるのではなく、行動様式や文化によって異なるさまざまなかたちの流行が起きている。いかなる解決策の組み合わせも、それぞれの事情に合わせたものでなければならない。そのことを私は悟ったのだった。

一九八八年にマンはロンドンで大規模な保健大臣会議を開催し、各国から閣僚級の政治家一一五人が参加した。一つの病気の対策にこれほど多くの政治家が集まったことはかつてなかった。その会議以前には、一九八七年の世界保健総会でウガンダのルハカナ・ログンダ保健相が、アフリカにおけるエイズの現実を直視しようと、各国の保健担当者に呼びかけるドラマチックな演説を行ったのが、唯一の政治指導者からの発言だった。ロンドン会議に出席した政治指導者の多くが自国の問題の深刻さを認めようとせず、いくつかの国の代表はＨＩＶに感染した外国人を国外に閉め出す意向を表明していた。しかし、会議ではすべての保健相が、ＨＩＶ陽性者の人権と尊厳を守る宣言に署名をした。これはもとからそうと決まっていたことではなかった。マンが一九八六年に着任して以来、ＷＨＯは各国政府に対し、三年から五年の国家エイズプログラム策定のための技術支援を始め、新たな検査施設と医療従事者への研修のための基金を創設するなど、幅広い支援を行ってきた。貧困国のエイズ対策を支えるために先進国政府から資金を確保することも含まれていた。

ＧＰＡの予算は、ＷＨＯの他のいかなる特定の疾患に対するプログラムより大きくなっていった。ただし、それは資金拠出国からの直接の拠出によってまかなわれており、ＷＨＯの一般会計予算を使ったものではなかった。世界エイズプログラム（ＧＰＡ）という名称自体も、このプログラムが一時的ないしは短期の緊急対応プログラムではないことを示していた。ジョナサン・マンは政治と科学の分野で評価の高い専門家による世界エイズ委員会を発足させた。それはマン自身を政治的圧力から守るための組織だったと私は思う。

ＷＨＯのハルフダン・マーラー事務局長の任期が終わりを迎えた。マーラーのもとには、エイズに取り組むようにとの圧力を感じて怒っている各国保健相から、ジョナサンに関する苦情がたくさん届いていたが、二人は互いを尊重しており、仕事の面では良好な関係を保っていた。アジアで地域事務局長を務めていた中嶋宏が新事務局長に指名されると、話はまったく変わってきた。

ＷＨＯにとっては天然痘根絶以来となる例外的な対応を、マンは取っていた。短期の計画についてはＷＨＯ本部が直接指示を出し、地域事務所を完全に飛び越して、自分のスタッフや臨時コンサルタントを各国に送り込んだ。それが唯一の現実的な解決策であり、そうしなければ多くの国で流行を防ぐ行動は取れなかっただろう。だが、そのためにマンは、ＷＨＯ予算の四分の三をコントロールしていた各地域事務局長から強い反発を受けた。

ジョナサンには、ＷＨＯのアフリカ地域事務局があるブラザビルで、世界エイズ委員会を開催するだけの根性と政治的洞察力があった。本質的にそれは、アフリカ地域事務局長に対し、世界中から集まる著名な専門家たちの厳しい目にさらされつつ、アフリカのエイズの現実と向き合うことを強いるものだった。私はこの会議で、アジアのマーケティングの天才の一人であるタイのミチャイ・ウィラワイタヤ上院議員に初めて会った。彼も委員の一人だった。私のスーツケースが（そしてジェームス・カランのも）届かず、誰か私と同じ背格好の人に服を借りなければならなかったのが、彼と知り合うきっかけだった。ミチャイはただちに、私に必要なものがすべて入ったスーツケースを貸してくれ、生涯の友になった。ミチャイはビジネスマンであり、政治家であり、コミュニティリーダーであり、そしてさまざまな意味で事業家であり、とりわけ素晴らしいコミュニケーターだった。彼はタイのエイズ政策の設計者となり、隆盛を極めていた性産業における一〇〇％コンドーム使用を強力に推進した。これがタイにおけるＨＩＶ感染の減少につながった。エイズ流行の初期において、世界が注目すべきＨＩＶ予防の成功例の一つだ。

この間にもＨＩＶは世界に分け隔てなく広がり続けた。ソ連では一九八七年に第一例が報告されている。私は一九八八年一一月、ロシアの研究者と経験を共有する目的で、ベルギーのエイズ専門家チームとともにモスクワを訪れた。ロシアは当時、広大な国土にＨＩＶが広がることを非常に心配していた。ソ連のエイズ患者はすべてモスクワの感染症研究所に入院させられ、それが数カ月に及ぶこともしばしばあった。ソ連のエイズ疫学研究のトップであるワジム・ポクロフスキー博士から研究所内を案内してもらったとき、私は三人のアフリカ人男性が廊下の向こうにいるのに気づいた。運を天に任せ「ボンジュール」と大声で呼びかける。三人は私のところに駆け寄り、ロシア語よりもはるかに使い慣れている言語で身の上話ができることを喜んだ。ブルキナファソとブルンジから来たルムンバ大学の学生で、ロシアに到着後の検査でＨＩＶ陽性と分かったという。健康状態は良好だったが、それでもこの数カ月、基本的に隔離状態に置かれていた。当局に伝え、何かしてもらえるか聞いてみようと私は約束した。ベルギーのような小国と同様、ソ連にもＨＩＶにとって入口は複数あった。それでも、ロシアをはじめとする旧ソ連諸国で、注射薬物使用による感染が今なお拡大を続けることになるとは、当時はほとんど予想もできなかった。

これが私の最初のモスクワ訪問であり、わけても厳しい秘密主義のソ連時代に起きていたことを、私がすべて理解していたなどと言うつもりはない。だが、保健担当者の間には明らかな変化が見られ、私たちとの関係強化を望んでいた。すでに寒さは厳しかったが、人びとはいったん付き合い始めると非常に暖かかった。

アントワープの私たちの研究室では、分離したあらゆる種類のＨＩＶ－1のゲノムの一部を簡潔な方法で調べ始めていた。ある時点でこれらのウイルス株は、エンベロープ［ウイルスの外縁］を作る遺伝子の配列に基づいて、Ａ、Ｂ、Ｃ、Ｄといったグループに分けられるようになった。病原性の比較やすべての株に有効なワクチン開発の可能性がさかんに議論されてきたが、今なお解決困難な課題であり続けている。一九八九年に私のチームのメンバーであるボブ・デ・レイスとマルチネ・ペータースが、カメルーン出身のカップルから非常に変わった二つのＨＩＶ－1株を分離した。ＨＩＶ遺伝子の多様性は、私たちが考えていたよりもさらに広範であるように思われた。女性は一九歳であり、彼女自身にも夫にも、しつこいリンパ節腫脹が広がっていたが、ウエスタンブロット法による確認検査では、夫婦の血清にはかすかな縞しか見られなかった。私たちが見つけたウイルスは非常に変わっていた。（私たちはそれをＡＮＴ70と呼んだ。現在はグループＯと呼ばれている。ゼロではなくオーだ。）すでに分かっているＨＩＶ－1およびＨＩＶ－2のどの株と比べても、それは大きく異なっており、とりわけエンベロープの糖タンパクが違っていた。サンプリング調査では、カメルーンのＨＩＶ－1感染者の五％から八％がグループＯの変異を持っていたが、しかし他にも五つのＨＩＶ－１サブタイプ（A、B、E、F、H）が認められた。カメルーンや隣接するガボンでは、ＨＩＶ株の広がりが非常に多様であり、これは、他の地域よりもウイルスが多様化していくだけの時間があったことを示唆するものだった。

良いニュースではなかった。私たちはすでにＨＩＶ－１とＨＩＶ－２という二つのウイルスを扱っていた。ともに同じ病状を引き起こすが、遺伝子的には大きく異なっていた。一度に両方のウイルスに感染する可能性があることも分かっていた。加えて、それぞれのウイルスの中にこれほど多様な株の系統があるとすれば、困ったことになる。ＨＩＶ感染を防ぐワクチンの開発は途方もなく複雑なことになるのだ。

分子時計の計算では、グループOはこれまで特定されているＨＩＶのウイルス株の中でも、もっとも古い株と見られた。ＨＩＶ－１に近いSIVcpzというウイルスよりも古いかもしれなかった。このウイルスも、ベルギーの微生物学者マルチネ・ペータースが、ガボンでアマンディンという名前のペットのチンパンジーから見つけた。（SIVはsimianつまりサルのウイルスであり、cpzはチンパンジーを略したものだ。）フランス人の夫エリック・デラポルトと、ヒトT細胞白血病ウイルス（ＨＴＬＶ、成人T細胞白血病と熱帯性痙性不全対麻痺症の原因となるウイルス）について、サルと類人猿を対象にスクリーニング検査を行っていて、たまたま見つけたのだ。夫妻はフランスの石油会社エルフ・アキテーヌが設立したフランスヴィルの医学研究所で働いており、私たちはアントワープから彼らと緊密に連絡を取っていた（彼らは淋菌性色素沈着物の検体を送ってきた）。見るからに健康そうなチンパンジーから、ほとんどヒトのＨＩＶと同じウイルスが見つかったときには、私たちは全員、呆然となった。実際、チンパンジーのウイルスがあまりにもＨＩＶ－１に似ていたので、マルチネの論文は当初、掲載を断られたほどだ。こんなことがあるとは信じられなかった。研究室でおそらく汚染があったのだろうと査読者が思うほどに、ウイルスはよく似ていたのだ。マルチネがアントワープに戻り、私たちのチームで働くようになったとき、彼女はノアと名付けられたアントワープ動物園のチンパンジーから、二度目のSIVcpzを見つけた。アマンディン同様、このチンパンジーも健康だった。現在はオランダのチンパンジーホテルで暮らしている。

多くのウイルスが、ある時点で種を飛び越えて感染し、そうしたウイルスは新たな宿主のもとで圧倒的な勢いで流行することがある。宿主には新たなウイルスに対する免疫がないからだ。私たちのウイルス研究は、ＨＩＶの複雑さと多様さを探求すること、中部アフリカの西の地域、とりわけカメルーンとガボンにおいて、多様性の大きさを示すことに貢献した。私は「グラウンド・ゼロ」という単一の爆発的な現象を想起させる用語は好まない。類人猿のウイルスからヒトのウイルスへの移行は、もっと水が浸透していくような感じのものだ。この場所がおそらく、それが最初に起きたところだろう。

さらに、私たちは遺伝子の変異が非常に速いことにも気づいた。インフルエンザウイルスよりも速いくらいだ。私たちは分離したウイルスの特徴を明らかにし、さまざまな集団の間でどんなウイルス株が広がっているのかを追跡するのに忙しかった。たとえば、タイではかなり離れた複数のＨＩＶの流行が、ゲイ男性、異性間のセックスワーカー、注射薬物使用者の間で進行しているようだった。

ＨＩＶのすべての株を中和するような抗体を見つけることができるのか。抗原やエンベロープのタンパクのいずれかの断片に、ワクチン開発の手がかりがあるのか。一九八〇年代後半、私たちはその研究に取り組み始めた。骨の折れる作業で、修道士の仕事のようだった。そして、実用化には至らなかった。（研究者たちがそうした抗体を見つけたのは、二〇一〇年のことだ。）膨大な科学研究は何も結果をもたらさなかった。それが現実だ。医学研究者たちがよく口にする言葉がある。手っ取り早く結果が欲しいのなら、外科医になれ。

しかし他の領域では、結果が出始めていた。ルワンダにおけるフィリッペ・ファンデペレの研究、およびナイロビのプラティバ・ダッタ、ジョアン・クライス、ジョアンヌ・アムブリーの研究では、陽性の母親の母乳で育てられた子供は、他の子供よりＨＩＶ陽性率が高いことが示された。とりわけ妊娠中にＨＩＶに感染した母親のケースではそうだった。このことは、感染したばかりの方がウイルス血症を起こしやすく、ウイルスを感染させる可能性を高くする、という私たちの考えを裏づけるものだった。それだけでなく、母乳によるＨＩＶ感染の確率が、予想していたよりも高いということも示していた。

さらにナイロビのフランク・プラマーは、注目すべき報告を行っていた。ナイロビにある私たちの診療所に長年通っていた売春婦の何人かは、文字どおり何千人もの相手との性行為を経験していて、何種類もの性感染症にかかったことがあるのに、ＨＩＶには感染しなかった。それはほとんど、シャーロック・ホームズの犬は吠えなかったという報告のようだった。いったん気づくと、同じことがいくつも目につくようになった。

ＨＩＶに免疫があるように見える女性は、私たちが知っているだけでも二〇人以上いた。カウンセリングは行っていたものの、彼女たちは常時、コンドームを使用していたわけではない。彼女たちの免疫システムはＨＩＶに感染した細胞を見つけては、それを取り除くことができるのか、それとも、ＨＩＶ感染のターゲットとなる細胞がそもそも少ないのか、どちらかなのだろう。良いニュースは、その女性たちが常にＨＩＶに曝露されていることで感染と闘う力が強まっていたことだ。悪いニュースは、たとえばセックスワークを休んで村に帰りウイルスの暴露がなくなると、それが数週間であっても免疫は失われてしまう、ということだ。フランクのチームは現在も、この免疫に関する例外的事例の研究を続けており、いつかワクチン開発の手がかりをもたらしてくれるかもしれない。

いわゆるエリート・コントローラーと研究者が呼んでいる他のセックスワーカーたちは、ＨＩＶに感染してはいるのだが、どういうわけかウイルス量を抑える能力を持っている。時間をかけ、大集団のコホートを綿密に追跡調査することによってのみ、こうした報告が可能になる。研究はまだ、そうした能力がどのようにして生み出されるのかを解明できてはいない。だが、こうした免疫学のパズルを解き明かしていくことが、真の手がかりをつかむ扉を開くかもしれないのだ。ＨＩＶを体内から完全に排除できる、あるいは抗レトロウイルス治療をやめてもＨＩＶをコントロールできる可能性が開かれるかもしれない。

ナイロビチームはまた、一五年以上も後のことだが、ＨＩＶ予防を革命的に変えるような将来性を持った展望を最初に見い出してもいる。それは、ＨＩＶ陽性の男性の間では、陰性の男性に比べ、割礼を行っていない人の割合が大きいということだ（ケニアではキクユ族のように男たちが伝統的に割礼を受ける部族もあるが、一方でルオ族などにはそうした伝統がない）。男性の割礼は宗教や文化や民族の起源とも深く関わっているが、その後の多数の調査では、他の要因の可能性を排除することはできなかった。また、ヨーロッパやアジアでは割礼が広く行われてはいないが、ＨＩＶ感染の流行はアフリカほど大きくなっていない。そこで、男性の割礼が間違いなくＨＩＶ感染を防ぐということを明らかにするには、南アフリカ、ケニア、ウガンダにおける三つの比較対照試験［他の条件は同じで割礼を受けた群と、受けていない対照群との比較］を待たなければならなかった。

エイズに関しては多年にわたり、絶えることのない科学的な進歩があった。しかし私には、時間は止まっているようにも、また同時に、過ぎ去ってしまうようにも感じられた。とりわけ南部アフリカでは、ＨＩＶの恐るべき拡大を止めるために、あらゆる予防対策が求められていた。

第14章　衛兵の交代

ジョナサン・マンは一九九〇年三月、エイズとの闘いにおける数十人の盟友に対し、短いファクスを送った。彼はＷＨＯを辞めようとしていた。そのニュースはすべてを凍り付かせる風のようなショックをエイズコミュニティに与えた。ジョナサンは私たちの精神的支柱であり、ほとんど救世主のように思っていた人もいたからだ。だが、彼は中嶋宏博士の妨害にはもう我慢ができなかった。ＷＨＯの新事務局長であり、したがってジョナサンのボスでもある中嶋博士は、ジョナサンの出張や公式な場での発言、高い地位にある人との接触、予算などをコントロールする立場にあった。ある意味で、このうちのいくつかは当然のことと見なされるものだろう。ＷＨＯの中で世界エイズプログラム（ＧＰＡ）は、国家の中の国家といった状態だった。しかも、マンはエイズについて公的な発言を行うスポークスマンであり、事実上、国際保健全般に関しても、一定のスポークスマン的立場にあったと言える。マンのプログラムには独立性が必要だった。それこそが、できるだけ多くの国でＨＩＶ予防プログラムを飛躍的に進める唯一の方法だったからだ。とりわけ、事態の緊急性に対する認識を欠いた国が多い状況では、それが必要だった。だが、資金拠出国政府の多くが、ＧＰＡの国際的な展開とマンの人権重視の主張を批判し、マンへの支援を控え、独自の二国間プログラムを組み立てるようになっていった。ジョナサンはおそらく、壁に向かって突撃しているように感じ、内部からシステムを変えることよりも、去っていく方を選んだのではないかと私は思う。

数週間後にマイケル・マーソンがＧＰＡの部長に任命された。マーソンはＷＨＯに一〇年以上在籍していて、下痢性疾患と呼吸器感染症という世界の二大死亡原因の対策プログラムの運営にあたっていた。公衆衛生の専門家サークルの内部では高く評価され、しっかりした管理能力の持ち主ではあったが、エイズに関してはまだ、あまり詳しくなかったし、エイズコミュニティの極めて重要なアクターである関係者やアクティヴィストについても知らなかった。彼が最初に行おうとしたことは、ＷＨＯの構造の中でＧＰＡを「正常化」し、適切な範囲で責務を果たすことだった。ＧＰＡは新たに出現した世界的な危機に対応するため最短の時間で設立されたので、小さな非政府組織のやり方の強みと弱みの両方を設立時点から持っていた。このやり方では明らかに持続は困難であり、数年のうちにエイズ対策のニーズへの対応能力は低下してしまった。マーソンは信じがたいほど敵意のある職場環境に直面することになった。ＧＰＡスタッフは彼が中嶋の手下だと思い、抵抗した。私も最初はそう思っていたことを認めざるを得ない。

マーソンが任命されてすぐに、私は疫学・サーベイランス運営委員会の委員長としてジュネーブを訪れた。彼の計画を聞き、私たちが留任すべきかどうかを確認するためだった。その結果、何人かのエイズ対策関係者とは異なり、私はマーソンに好感を持った。彼はブルックリン出身で、ボストン知識人のマンとは異なる生き方をしていた。マンのようなカリスマ性はまったくないが、不屈の男だった。地に足が付いた人間だという印象を受けた。ジョナサンは人権について深く考えた重要な演説を行ったが、プログラムの実施は、それほど得意ではなかった。マーソンは現場の人びとが成果を挙げられるような効果的な方法を見い出すことにもっぱら集中していた。哲学者であるよりも、技術者に近かった。その両方が必要であることが、私にははっきり分かっていた。

一九九〇年五月、ルブンバシの大学で暴動が起きた。私は何カ月もザイールを離れていたので、そこにはいなかった。しかし、状況は把握できた。モブツ大統領はシャバの銅山を私物化しており、ルブンバシでは不人気だったのだ。治安警察隊がデモに参加した学生数十人を射殺した。ベルギーの新聞『ル・ソワール』によると、五〇人以上だったという。ベルギー政府はザイールに対し、人道援助以外のすべての資金を凍結し、調査のための国際委員会を設置するよう求めた。ザイール政府は報復措置として数百人のベルギー人を国外追放し、外交関係を断絶した。欧州委員会も補助金を凍結した。私たちはルブンバシから撤退せざるを得なかった。

給料にあてる資金だけは残し、地元スタッフが仕事を続けていけるようにしたが、プロジェクトを元に戻すことは困難だった。その状態がほぼ二年間続いた。暴動で略奪されながらも検査室が何とか機能し、血液のスクリーニングを実施していたので、何人ものいのちを救うことができた。それでも、システムが自立的に動いていくような状態ではないことは分かっていた。

国際開発プログラムは、安全で平和な環境と資金拠出国の気まぐれに大きく依存している。欧州委員会はモブツ体制から資金を引き揚げるべきだという意見に、私も政治的には賛成だった。しかし、その結果として、ルブンバシでは六カ月後に血液のＨＩＶスクリーニングができなくなることが目に見えていた。私はアントワープで自分の研究資金を工面し、検査薬をできるだけ多く送ろうとしたか、スタッフの給料についてできることは限られていた。

マーソンは就任して二、三カ月後に、ＧＰＡの戦略作りを手伝ってほしいと頼んできた。その時点で私たちは、ナイロビにおけるＳＴＤの流行と、それらがＨＩＶ感染を促す機能について、かなり本格的に取り組んでいた。ＳＴＤとエイズに関しては、ＷＨＯには二つのまったく異なる部門があり、両者間の協力関係はなかった。このことについて、私たちはじっくりと議論を重ねた。ＳＴＤ部門の責任者アンドレ・メハースはアントワープの旧友で、一緒にスワジランドへも行った。私は彼とマーソンを引き合わせようとした。アンドレのスタッフは三人で、ＧＰＡには数百人のスタッフがいたにもかかわらず、彼は、自分が世界の性感染症との闘いの名目上のトップなのだから、エイズも自分が仕切るべきだと考えていた。マーソンの時代と同じように、マーソンの権限に対しても、資金拠出国やWHO理事会とともに、アンドレは疑義を呈し続けていた。一方でエイズの専門家たちは、以前からあるＳＴＤの予防についての豊富な経験を無視し、幾分横柄な調子で、エイズの流行は極めてユニークであり、すべての面で革新的な方法を探っていかなければならないと主張していた。私は二つのプログラムの併合を提案し、ＧＰＡ委員会の合意を取りまとめようとした。アンドレの部門にはＧＰＡ担当を設け、彼がマーソンに対応できるようにした。最終的に、二人はまともに仕事を進めていける関係を築いた。そのときには気がつかなかったが、私は保健分野における一種の外交官になりつつあった。

私は欧州共同体とＮＩＨの委員会、およびＷＨＯ、ベルギー、フランスの協議会の委員に指名され、一九九一年にフィレンツェ［で開かれた第七回国際エイズ会議］では、エイズの専門家団体である国際エイズ学会（ＩＡＳ）の理事長に選ばれた。エイズの権威筋の一翼を担い、研究の課題を把握して他の人の業績を評価する立場になったのだ。一緒に働く人にとって、私は非常に厳しい存在ではなかったかと思う。私たちが解決しようとしている問題は何か。納得できるまで議論を重ねたからだ。科学においては、正しい問いを立てることが、適切な答えを得るための鍵だ。人生では、それが知恵を導く道であるのと同じだ。研究は時に火打ち石を創り出すようなものだ。岩の内部から鋭い刃を持つ道具を見つけ出すまで、正しい方法でたたき続けなければならない。

私は後進の仕事を六カ月ごとに検証した。私たちは仕事の質を維持しているのか。混乱を極める現地調査の中で、仕事は意図したとおりに進められているのか。暗号が解ける、相互に関連する結果が見つかる、データを分析して統計的な関連がある、あるいはないと分かる、そうしたときにはしっかりと確認しなければならない。それを十分に行わない人もいる。重要な仕事をしているのに、興味深い結論を導き出すことに失敗してしまう。何もしないで騒ぎ立てる人もいるが、その方がもっと悪い。

資金が入って、仕事が出ていく。管理部門に関する私の能力は、はっきり言って限界に達していた。アントワープだけでも一〇〇人以上の部下がいたのだ。しかも、すべての種類のプログラムの予算管理をしなければならない。資金拠出者が複数にまたがることはしばしばあり、それぞれが独自の規則と条件を持っている。あるとき、私は自分の研究で賞金を得て、それをいつものようにナイロビやキンシャサに回すかわりに、ハーバード大学で三週間のマネジメント上級コースを受けることに投資した。そちらの方が必要だったからだ（他の受講者は皆、民間企業から来ていた）。多くの学者同様、私も研究の訓練は積んでいたけれど、人の管理は恐ろしく稚拙だった。私のやり方はその場しのぎで、衝動的であり、ぎりぎりまで問題を放っておいた挙げ句（そうは思っていなかったのだが）、ストレスと混乱を生み出していた。ハーバードでは、よりシステマチックにスタッフや協力者への目配りをし、フィードバックを求め、前向きに物事を進めていくことを学んだ。素晴らしいコースで、いまだに大きな役に立っている。

八〇年代の終わりに、アフリカの医学者たちがアフリカ・エイズ学会（SAA）を組織した。彼らは私に設立メンバーに加わってほしいと依頼してきた。私にとっては名誉なことだった。すでにSAAの会議は、ヨーロッパでは三回開かれていた。最初の会議は一九八五年、ナタン・クリュメクがブリュッセルで組織したものだ。アフリカではアルーシャ（タンザニア）で一回開かれただけだった。アフリカ社会はいまや真剣だった。私はアフリカでこうした会議を開き、域内の研究者が経験を共有し、協力していくことを全面的に支援した。世界規模の会議ではなかなかそうした機会が持てないからだ。ビラ・カピタ博士はキンシャサで会議を開くことを切望していた。私は彼に返し切れない借りがあると思っていた。キンシャサには会議の施設が十分に整っているとは言えず、ザイールは政治的な問題が山積み状態だったが、一九九〇年一〇月に［第五回］アフリカ地域エイズ・性感染症国際会議（ICASA）を開くことに、私は同意した。それはアフリカで開かれる二番目の会議だった。

私たちは人民宮殿を借りられるだけの資金を集めた。中国政府が恵み深くもザイールに寄付し、モブツの政党が集会に使っていた会議場だ。会場費を引くと、残された金はいくらもなかったが、何はさておき、アフリカの参加者を招く必要があった。そこで、私は生まれて初めて、外国為替の市場で取引を行うため、アントワープのダイヤモンド街へ行った。小さな店が集まっているこの街が、世界のダイヤモンド売買の中心なのだ。ザイール人なら多かれ少なかれ、そこでダイヤモンドの業者とよく分からない取引をしていた。私は現金で一万五〇〇〇ベルギーフラン（当時のレートで五万ドル）以上、持って行った。非営利の財団から受け取ったお金だ。

一人の男性の名前を教えてもらっていた。私は彼に現金を渡した。彼は、明日来れば、ザイーレ（ザイール通貨）で全額を渡す、と言った。私はどうしたらよいのか分からず、領収書を求めた。もちろん、笑われただけだ。この種の市場に領収書などない。彼は翌朝、ザイーレを私に手渡した。紙幣の詰まった小さなバッグだ。この取引によって、公式の為替レートの約三倍の金額が得られた。

私は現金を下着と靴下の中に押し込み、飛行機でキンシャサに向かった。通常なら賄賂を要求する税関職員に持ち物のすべてを細かく調べられるのだが、私はレオパード勲章受章者であることを示すカードを見せ、問題なく税関を通過することができた。

カピタのところに着くと、政府が約束した予算がまだ届いていないと言った。すべてがひどい状態だった。それでも二、三日すると、国立銀行の男が印刷したてのザイール紙幣をぎっしり詰めたスーツケースを持ち、前触れもなくカピタの家にやってきた。バッグとスーツケースに詰め込まれた現金、それが国際会議の予算だった。最終的に予想していたより多くの参加者が集まり、収入も増えたので、会議は黒字になった。その利益はキンシャサのママ・イエモ病院のいくつかの病棟の改装と、バス－コンゴ州にあるカピタの出身地の村の診療所の建設、そして若いザイール人医師の卒後教育支援に使われた。

私はマトンゲの売春婦たちに会議の食事を準備するよう頼んだ。売春に代わる収入を確保するプロジェクトになると考えたからだ。予算は予想していた参加者一〇〇〇人の食事が十分にまかなえる額を確保した（実際には一五〇〇人が参加した）。そして地元に何百とあるライブバンドの一つと組んで、大きなパーティを開くことにした。だが、施設面の準備は悪夢だった。インターコンチネンタルホテルを全館予約したのだが、フロリダからやってきたばかりの新任支配人は、ザイール流の商売のやり方をまったく知らなかった。会議開幕の前日には、客室の重複予約で追い払われる人も出た。受付担当が賄賂を受け取り、予約していない人を入れてしまったからだ。私は支配人と取引した。ウイスキー一本とタバコ一カートンを彼に与え、代わりにコンピューター予約システムのコードを手に入れた。受付担当には日当を払って帰宅させ、代わりに冷静で機転が利く私のアシスタントのヤン・フィールフォントを配置した。

それでも多くの人が部屋を共用しなければならなかった。そして、会議開幕の朝、WHOの地域事務局長がやってきた。もっとも控えめに言ったとしても、彼は各国保健大臣に対するエイズ啓発に熱心ではなかったし、GPAに協力的でもなかった。だが、数多くの記者が押しかけていたので、重大な会議だと思ったのだろう。開会式でスピーチしたいと言ってきた。私は笑顔で「もちろんです、閣下」と応えた。彼を巻き込む良い機会だと思ったからだ。エイズと闘うためには、私のような立場の者だけでなく、幅広い連携が必要だった。私は自分のオフィスに使っていたスイートの寝室を、彼に提供した。彼がそのベッドを使い、私は居間のソファーで寝た。

その数日間、うまくいかなそうなことは、実際うまくいかなかった。食べ物は十分に確保できず、会議バッグは盗まれる。それでも、アフリカの人たちがHIVについて、完全に打ち解けた雰囲気の中で話し合えたということは、非常に強烈な経験だった。アフリカの人たちが発表し、知的な活動に刺激され、科学的に対応しようという動きがアフリカに広がっていったのだ。プロジェクトSIDAとナイロビグループが行った発表はしっかりした内容で、私は若い同僚たちに発表の場を提供できたことを誇りに思った。そして初めて、世界のメディアのいくつかが、アフリカのエイズを取り上げた。それまでは先進国のエイズしか報道されていなかったのだ。

エイズ会議の開催は準備が大変なだけでなく、現実に私の生命を脅かすこともあった。一九九二年春、私はマグレブ諸国で初のエイズ会議に出席するため、モロッコのマラケシュに向かっていた。エイズにも、多様なかたちのセクシャリティにも取り組むことのなかった地域においては、画期的な会議だ。離陸して一時間もしないうちにロイヤル・エア・モロッコのパイロットが、「安全上の理由」から着陸しなければならない、とフランス語とアラビア語で放送した。私は友人のミシェル・カレエルと一緒に飛行機に乗っていた。ブリュッセル出身のジャーナリスト、社会学者であり、共同で論文や本を発表していた。彼はすぐに「ピーター、テロリストに乗っ取られたのではないか」と言った。

「違うよ、ミシェル、技術的な問題だろう」と私は答え、会議での発表に備えてスライドの整理を続けた（パワーポイントなどまだ、なかった時代だ）。機内の時間を、いつも私は仕事と読書にあてていた。しかし、拡声器を通じてアラビア語の声が鳴り響くと、見る間にモロッコ人の乗客たちはパニックに陥り、一斉に後部座席を振り返った。私もそちらを見ると、男が一人、立って叫んでいた。片手にタバコ、もう一方の手には何か他の物を持っていた。彼はパレスチナ人でバグダッド行きを望み、イスラエルで投獄されているパレスチナ人の釈放を求めている。乗客は私に、そう説明した。

私は驚愕した。どうしたらよいのか。乗員は、私たちに座席から離れないように伝え、アラーもしくは神に祈る乗客たちを落ち着かせ、子供たちを機内の前方に移動させようとした。見事な対応だった（乗客のほとんどはフランスやスイスに住むモロッコ人移住者で、その多くが休暇で子供連れだった）。乗員はひそかに機内の温度を上げてもいた。テロリストに汗をかかせるためだ。パイロットはこれからリビアのトリポリに向かうと言い、機は地中海上空の永遠に続くかと思うような闇の中で旋回した。ミシェルが言った。

「私があいつを何とかする。六〇歳を超えているし、ユダヤ人だし、どのみち最初に殺されるだろう。失うものはない。」立ち上がろうとする彼を私は抑え、発表の準備に集中しようとした。一種の現実逃避だったと思う。私のもう一方の隣に座っていた二〇歳のスイス人女性の様子がおかしくなり出した。他の乗客のように恐怖感からではなく、性的な感情が刺激されたのか「素敵な男ね」とフランス語で繰り返した。私は静かにするよう彼女を制したが、フロイトが言うように、人間にはさまざまな感情が渦巻いているのだろう。

機が降下を始めると、噂が飛び交うようになった。ある人はマラガ（スペイン南部）に降りると考え、他の人はトリポリに近づいていると信じ、別の人は地中海沿岸のモロッコが見えたと言った。私たちは漆黒の暗闇の中に着陸した。私の心臓は超高速で鼓動し、口は渇き、膀胱が破裂しそうだった。誰かが、アラブ人は全員、飛行機から降りられるが、他の人は機内にとどまらなければならない、と言った。何だって？　そのとき誰かが私の手を取り「行こう、兄弟」と言った。コートジボワール国家エイズ対策委員会のギー＝ミシェル・ガーシー＝ダメ委員長だった。私はユダヤ人のミシェルを引っ張りながら「大丈夫、大丈夫」「神のご加護を」とアラビア語でつぶやいた。若い頃、モロッコに旅行したことが救命具になった。私たちは、モロッコ人の振りをして機内から逃れた。闇の中、どこにいるのかも分からないまま、大きな装甲車に押し込まれる。二人のミシェルと手をつなぎ、私はどうなるのだろうと思いをめぐらせた。

私たちが着陸したのはカサブランカにある軍の飛行場だった。部隊が機内に突入し、ハイジャック犯を殺害した。他に大きなケガをした人はいなかった。私たちは車で運ばれ、ただちにマラケシュ行きの飛行機に乗せられた。マラケシュに到着したときには、すでに真夜中を過ぎていた。航空会社や空港当局からは、支援も謝罪も何もなく、いつものように荷物を受け取り、タクシーを奪い合った。驚くべきことだ。私はホテルでフランス保健省のエイズ対策部長、ジャン＝バプティスト・ブルネに何があったのか尋ねた。彼は飛行機の後部座席に座っていて、喫煙者だったので、ハイジャック犯の男にタバコを渡したという。男はジュネーブで飛行機に乗り込み、腕につけていたギプスをトイレで外し、本物か偽物か分からなかったが、爆弾を持って戻ってきたという。

私は二晩、眠れなかった。会議ではゾンビのように報告を行い、帰途空港へ行くと、予約していた便はオーバーブッキングだと告げられた。座席がない。もう、うんざりだ。私は爆発した。「最初は飛行機がハイジャックされ、今度は乗せないというのか。何という会社だ。マネージャーに会わせろ。」哀れなチェックイン担当者に向かって、そう叫んだ。

マネージャーに代わって出てきたのは、サングラスをかけた大柄な男二人で、私を両脇から抱え、小さな部屋に連れ込んだ。彼らは私を椅子に押しつけ、顔に強い光を当てた。キンシャサのヌジリ空港で脅しを受けたのに、勝るとも劣らないほどひどい目に遭わされた。「ハイジャックだって？　何を言っているんだ」と彼らはわめき立てた。私は何が起きたのかを説明したが、彼らは私が犯罪に関与したかのように詰問した。モロッコでは当時、メディアに対する検閲があり、ハイジャックはまったく報じられていなかった。

結局は解放され、私はファーストクラスでタンジールに出て、そこからブリュッセルに戻った。したがって、少しは便宜をはかってもらったわけだ。WHOの変化と会議開催に伴うトラブルは、急速に消えていった。

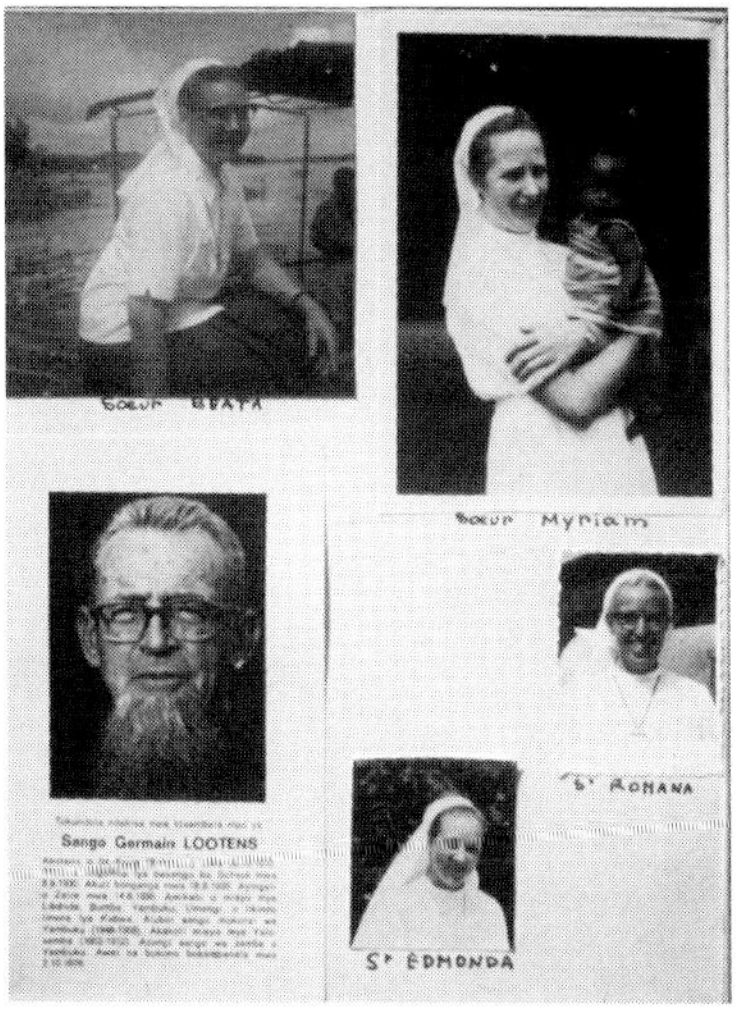

1976年にヤンブクでエボラ出血熱の犠牲となったベルギーの修道女と神父（Sisters of the Sacret Heart of Mary, 's-Gravenwezel, Belgium）

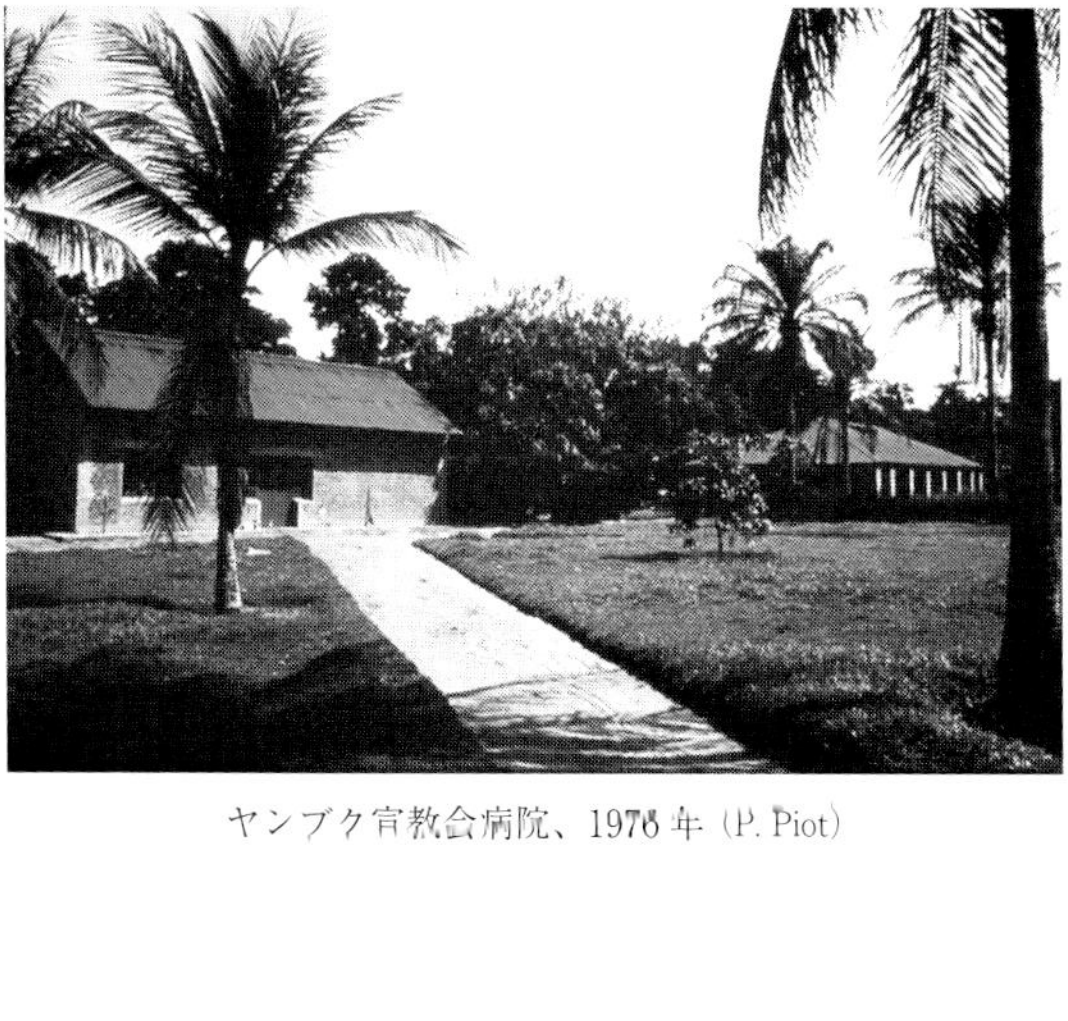

ヤンブク宣教会病院、1976年（P. Piot）

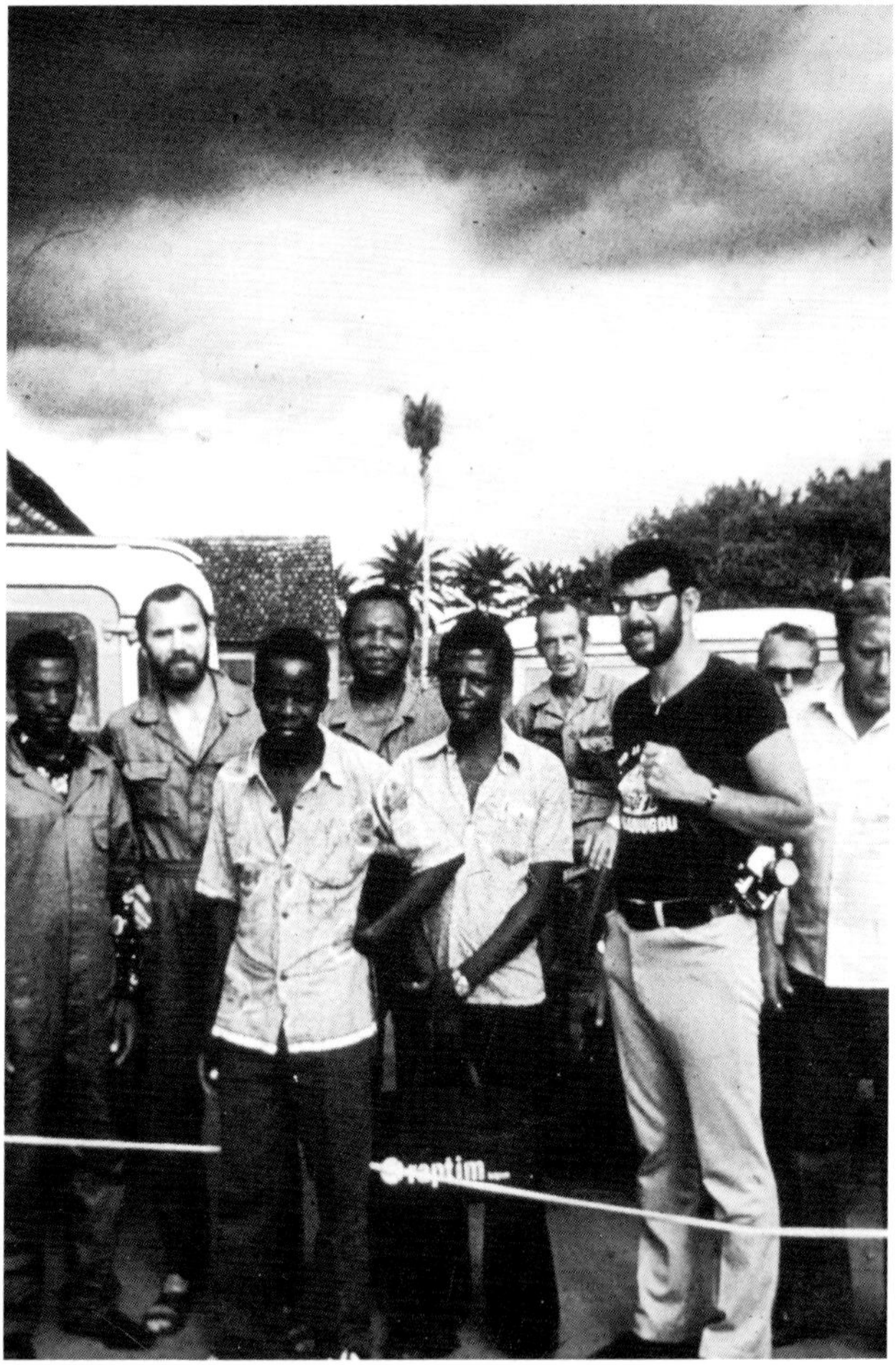

ヤンブクに到着した、左からジャン－ピエール・コット、著者、一人置いてマサンバ、スカト、ピエール・シュロ、ジョエル・ブレマン、一人置いてジャン－フランソワ・リュポール、1976年10月20日（J. Breman）

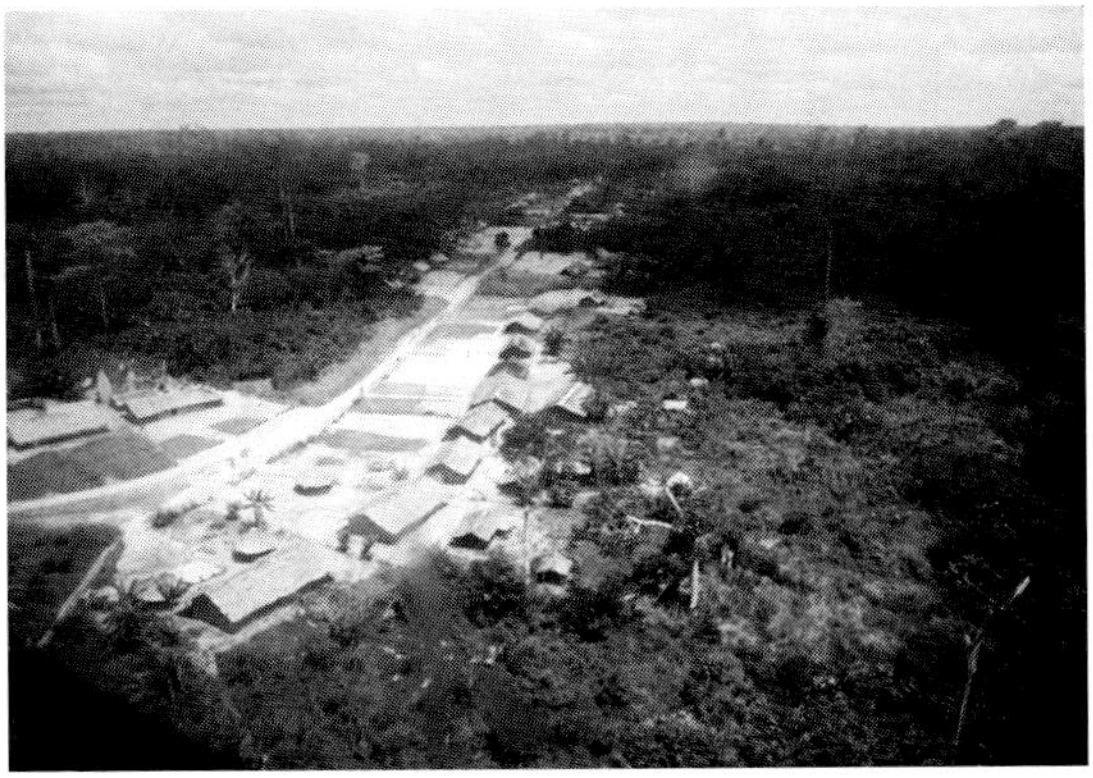

ヤンブクに近い集落、密林に囲まれている（P. Piot）

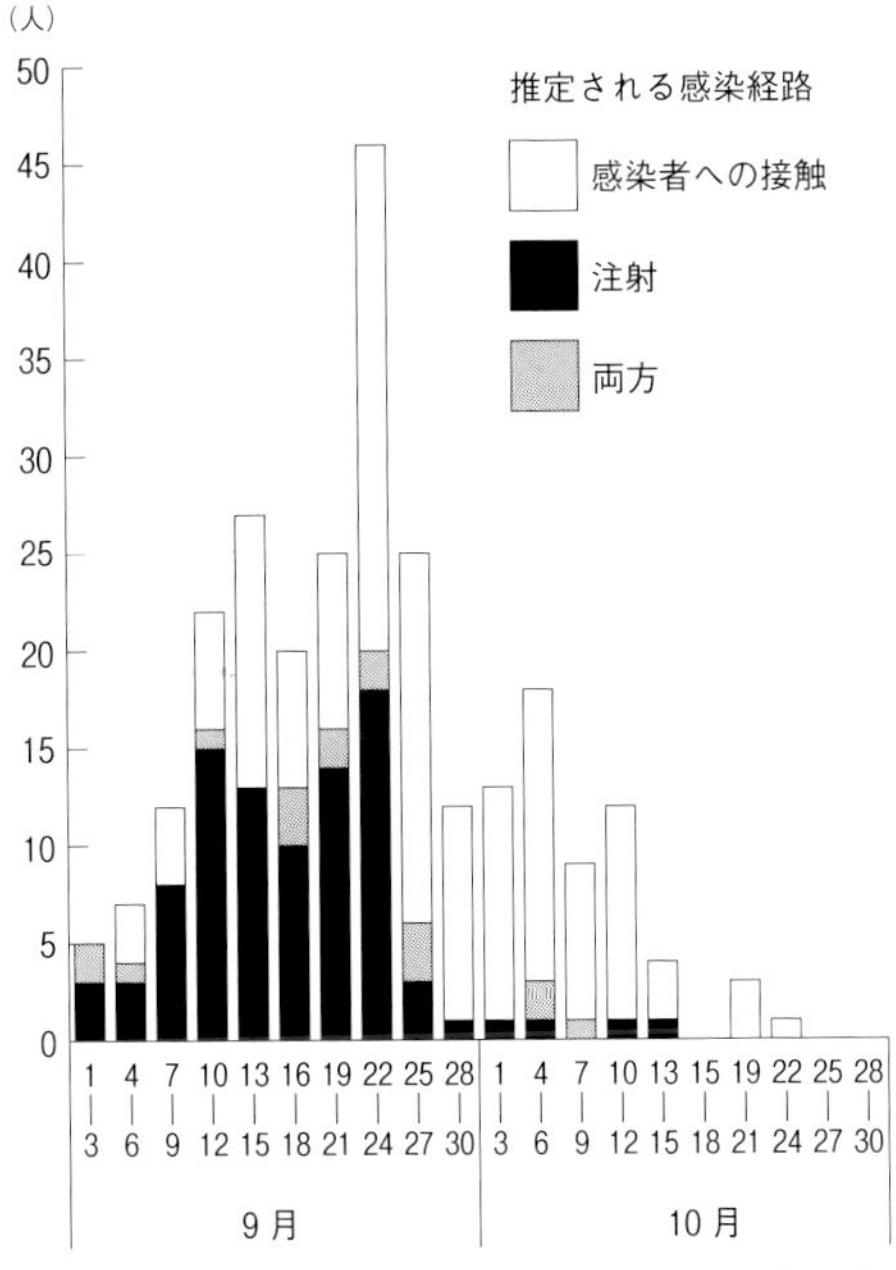

ザイール赤道地域における出血熱の発生、1976年9月1日－10月30日（P. Piot）

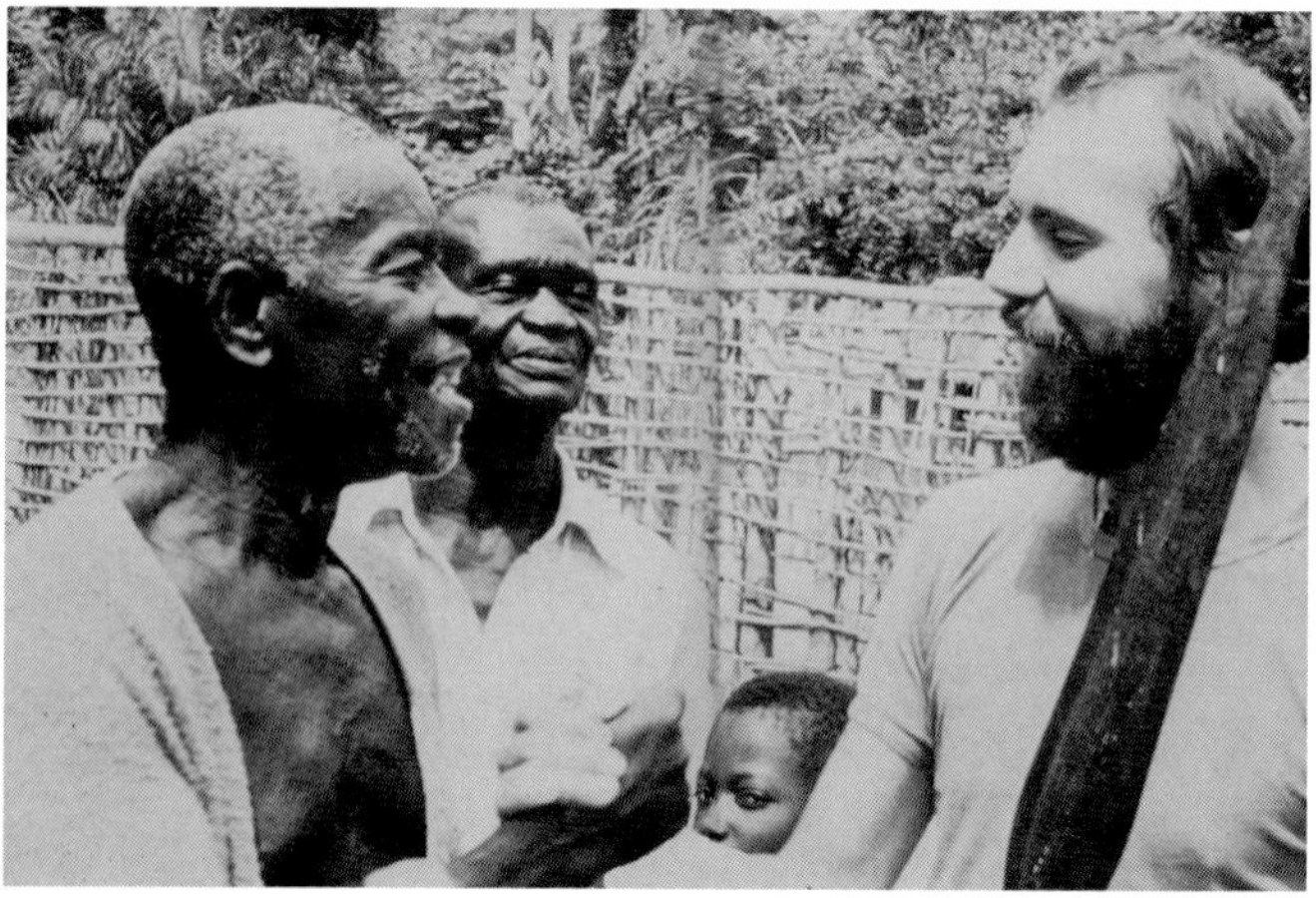

ヤモチリ・モケの長老から別れの贈物を受ける、1976 年（P. Piot）

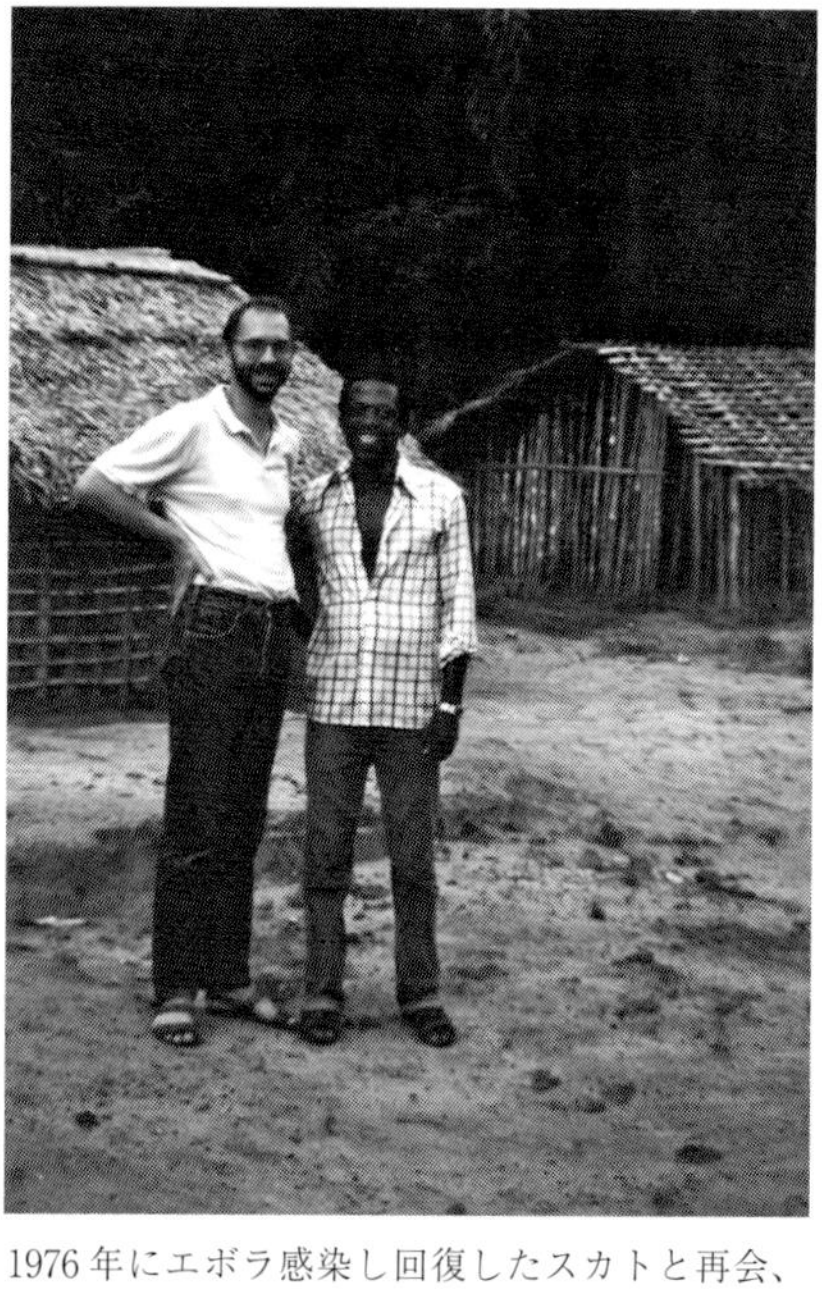

1976 年にエボラ感染し回復したスカトと再会、
ヤンブク、1986 年（P. Piot）

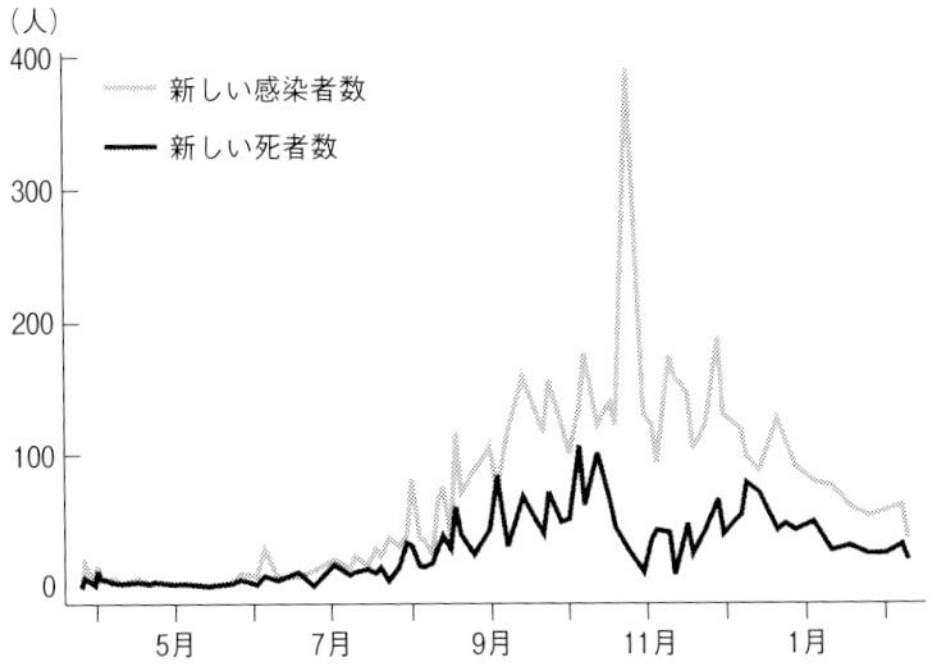

2014 年のエボラ出血熱流行；日ごとの感染者数と死者数の推移
(2015 年 2 月まで：Leopoldo Martin R)

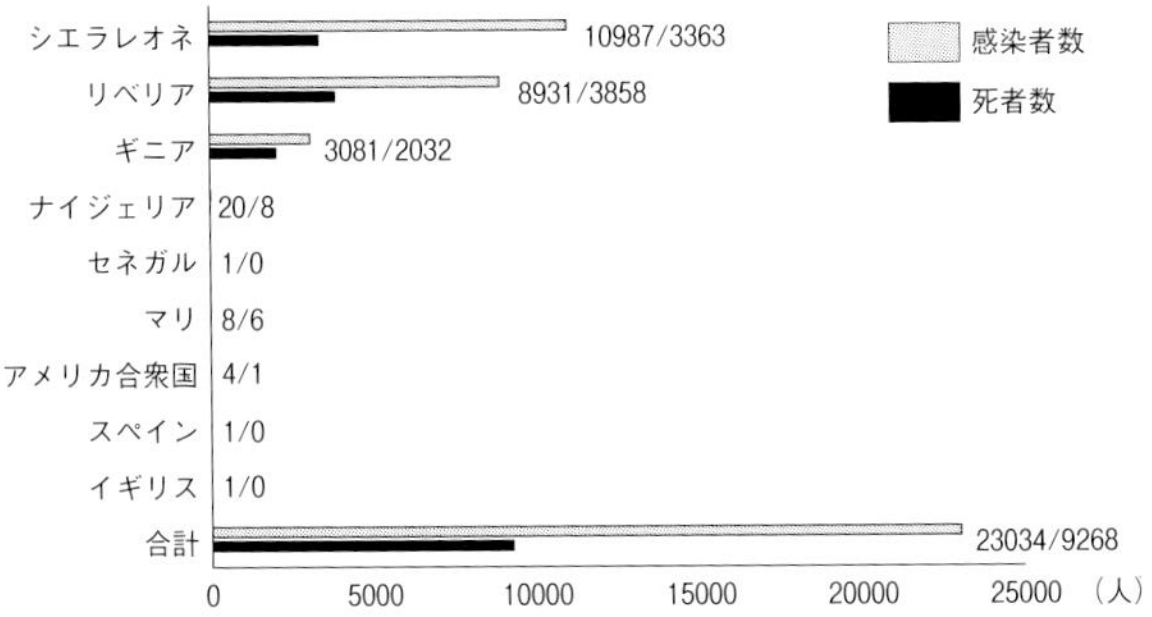

2014 年のエボラ出血熱流行：国別の感染者数／死者数
(2015 年 2 月 10 日現在：WHO)

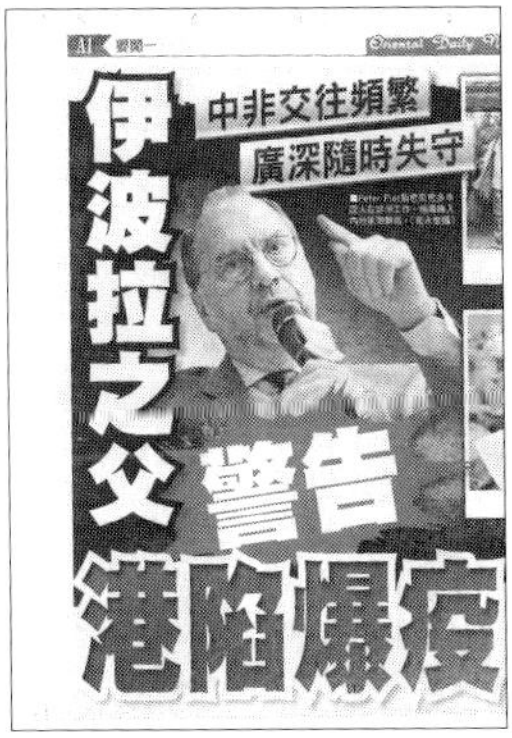
中非交往頻繁
廣深隨時失守
伊波拉之父
警告
港陷爆疫

香港の新聞で「エボラの父」と紹介された著者、東方日報、2014 年 10 月 28 日

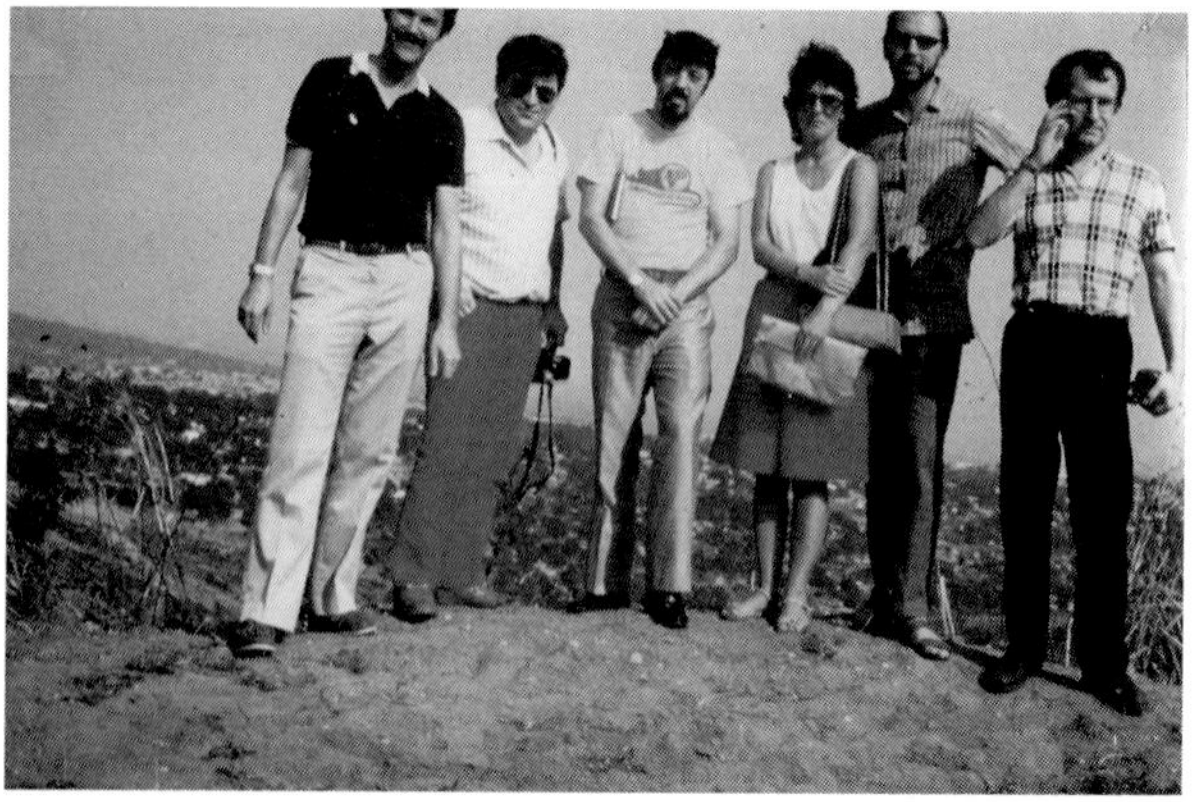

キンシャサのプロジェクトSIDA、左からトム・クイン、クリス・ベッツ、ジョー・マコーミック、シーラ・ミッチェル、著者、アンリ・タルマン、1983年（P. Piot）

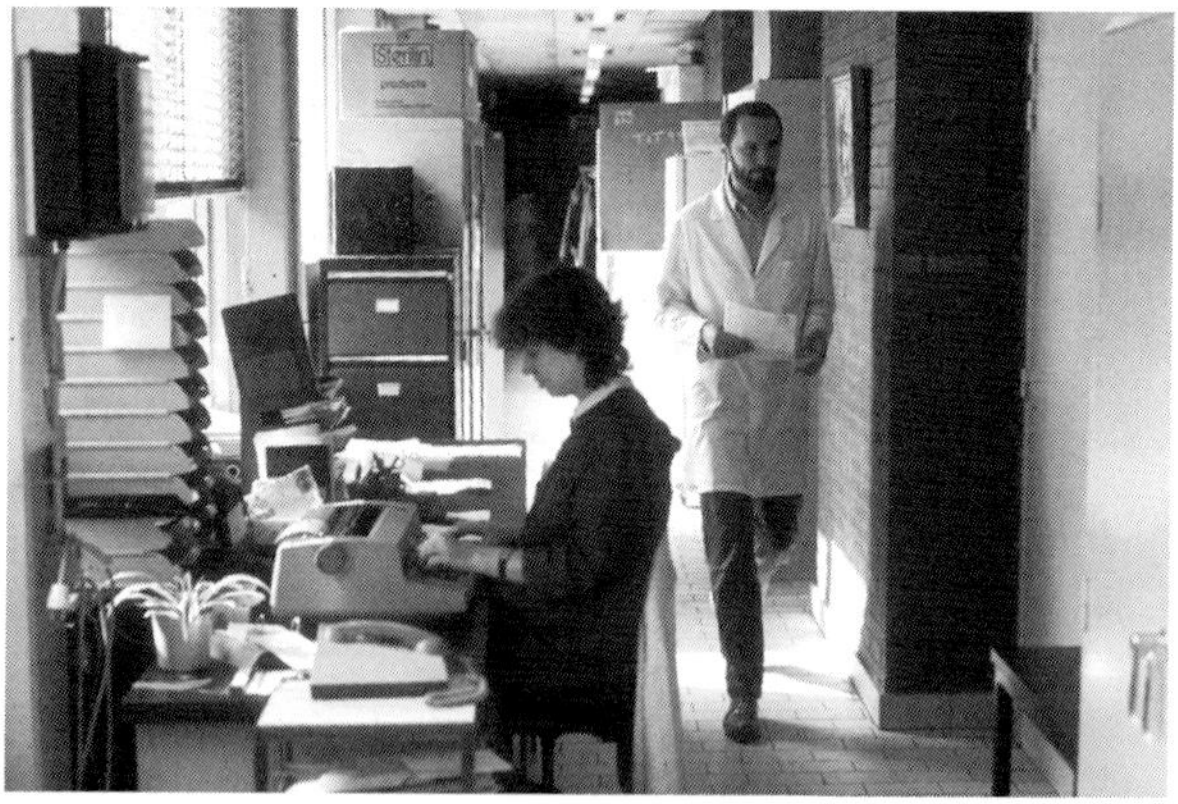

研究室でイヴェット・ベーテン助手と、1983年（Antwerp Institute of Tropical Medicine）

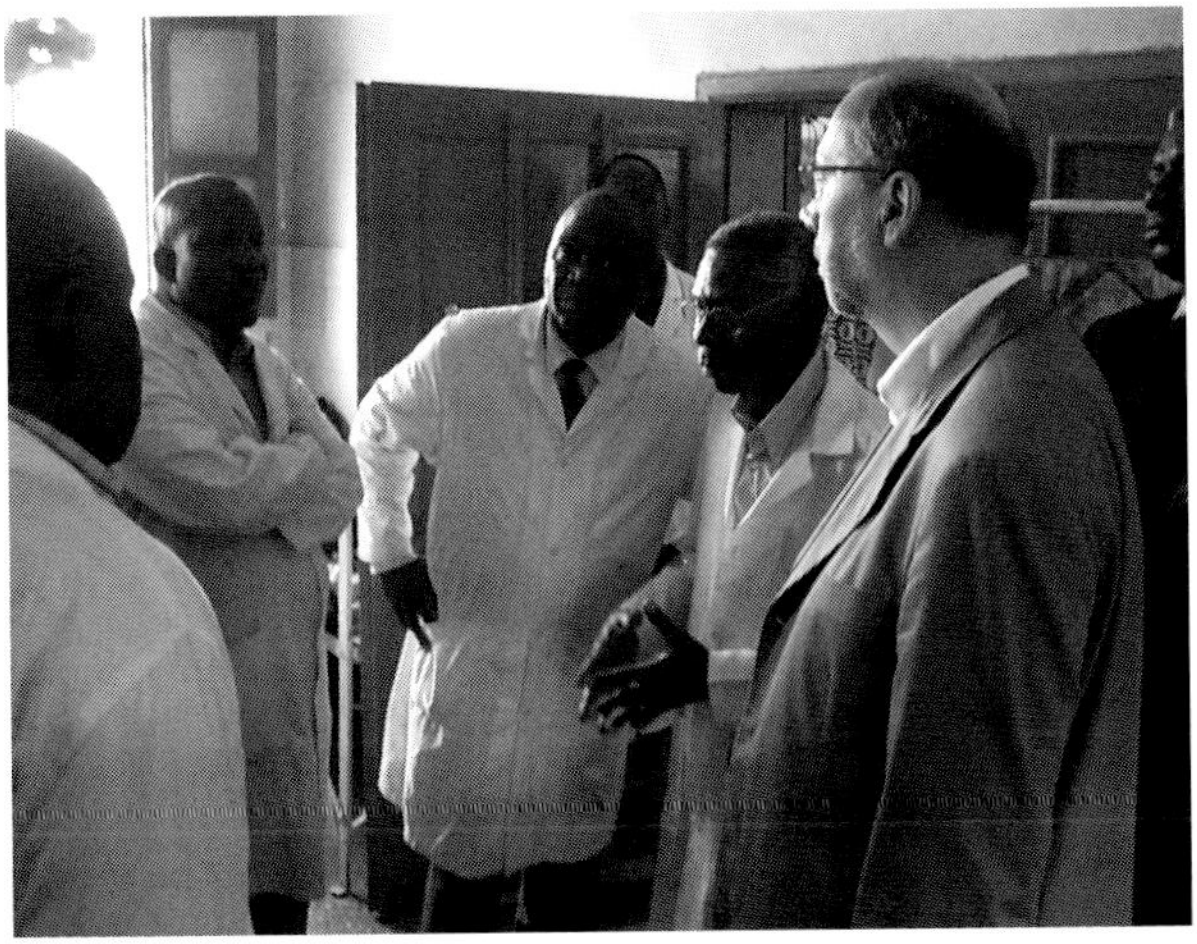

ジョセフ・ビラ・カピタ博士（右端著者の左）とキンシャサ総合病院（元ママ・イエモ病院）の医師たち、2008年（H. Larson）

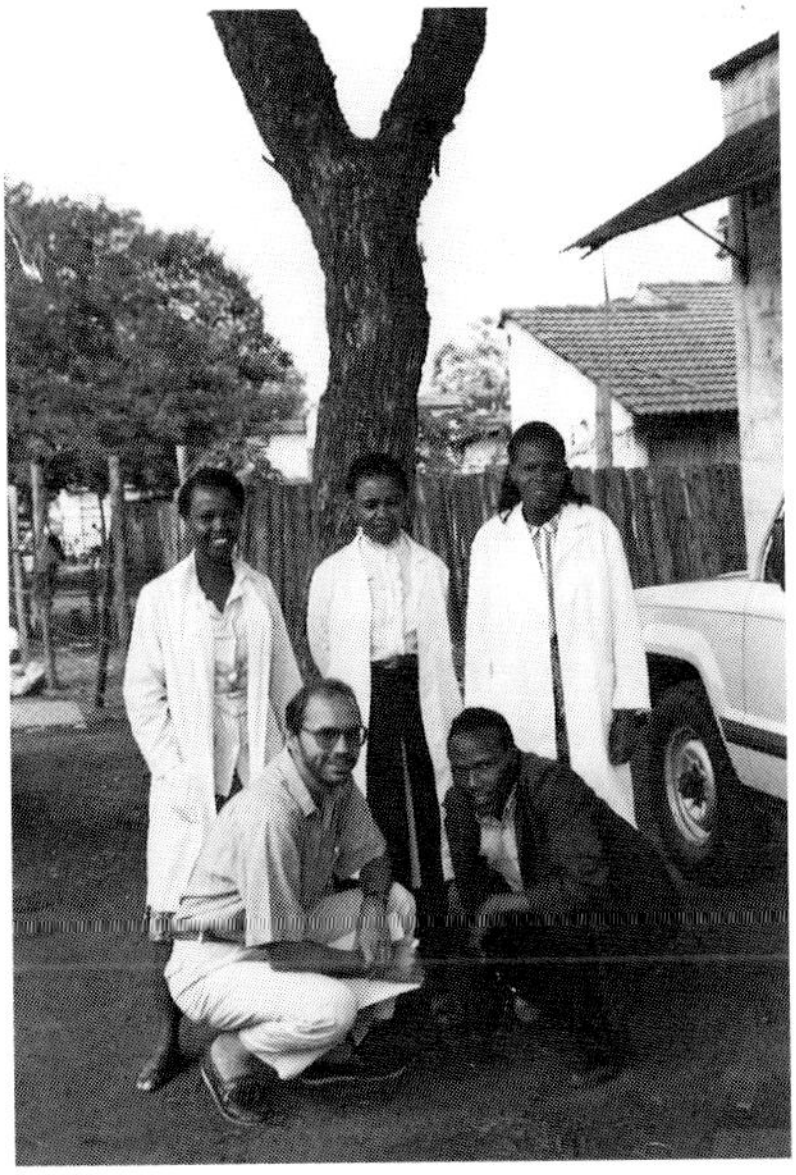

ケニアのセックス・ワーカー・クリニックを訪問、1986年（P. Piot）

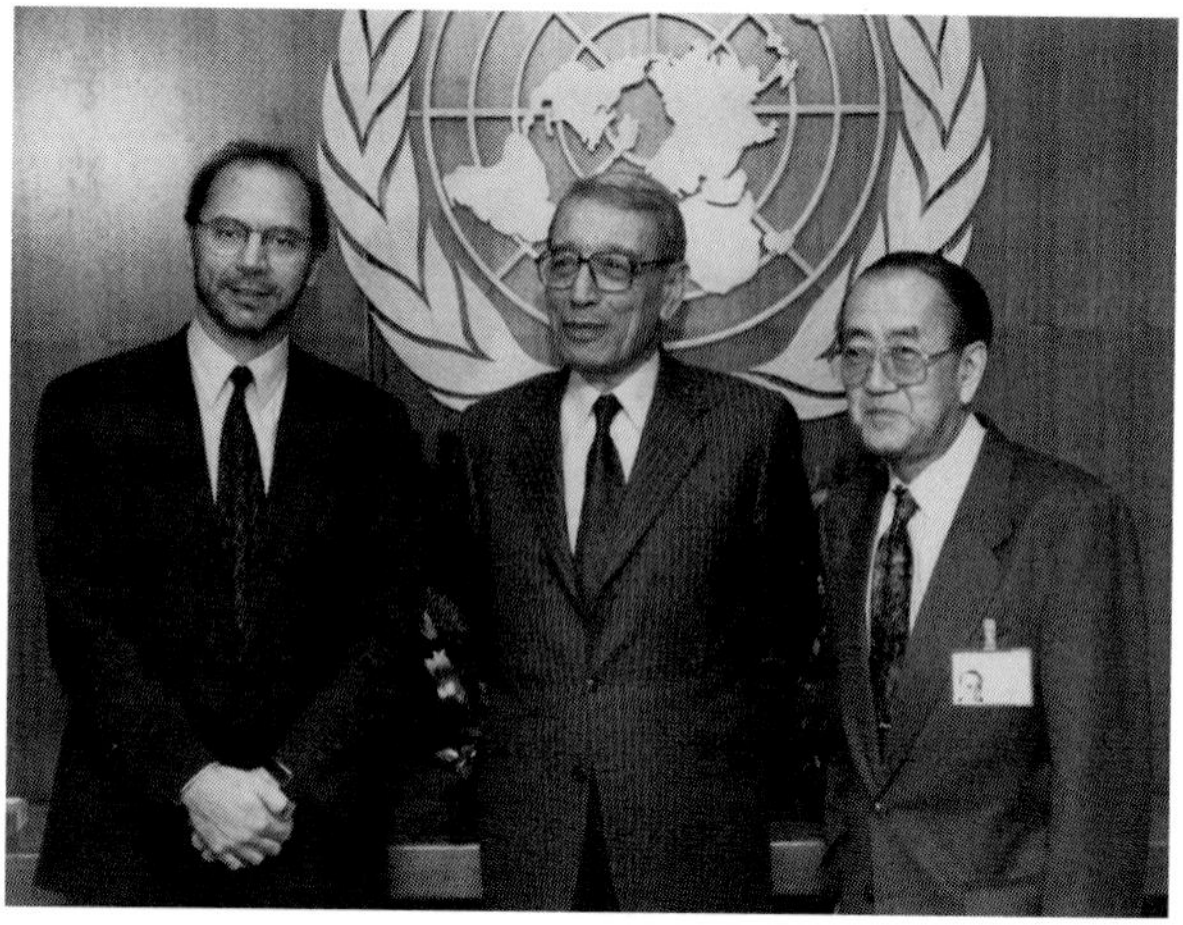

UNAIDS事務局長に任命された日に、ブトロス・ブトロス－ガーリ国連事務総長、中嶋宏WHO事務局長と、1994年12月（UNAIDS）

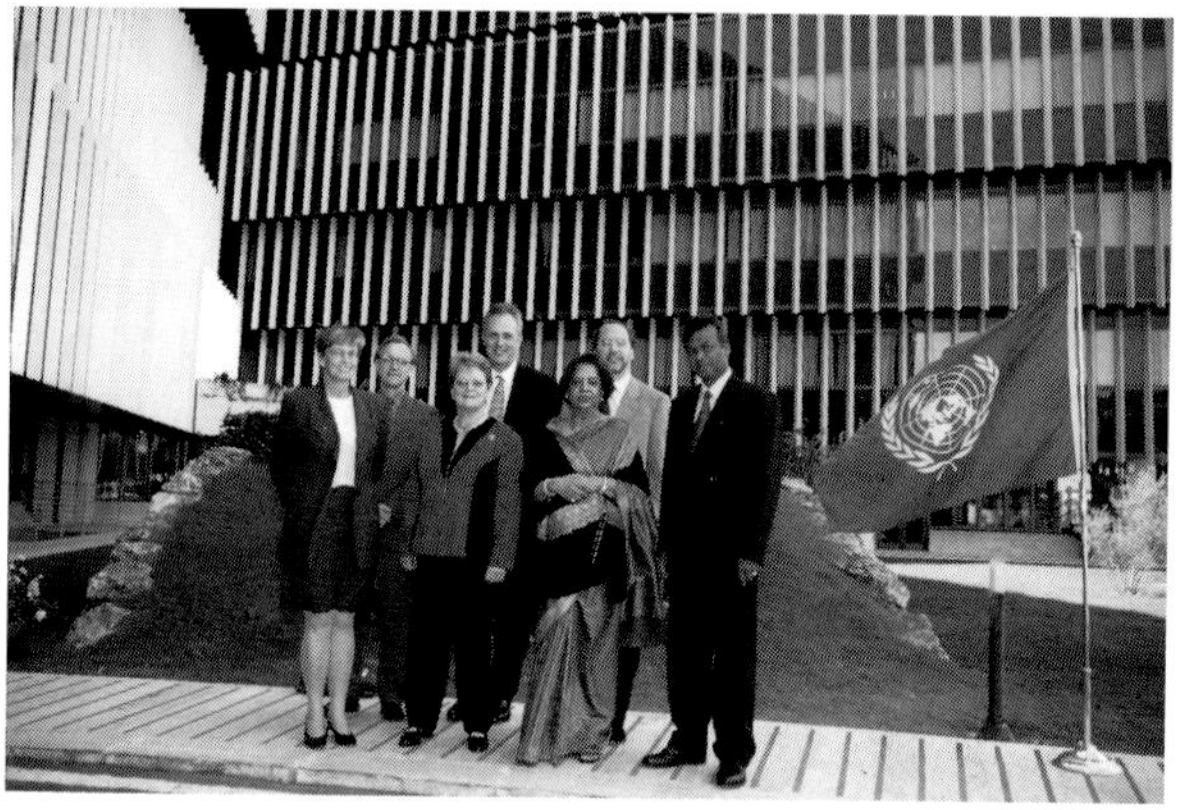

UNAIDS共同スポンサー機関の代表者、左からキャロル・ベラミー、マット・カールソン、グロ・ハーレム・ブルントラント、マーク・マロック－ブラウン、ナフィス・サディック、著者、ローマ、1999年（UNAIDS）

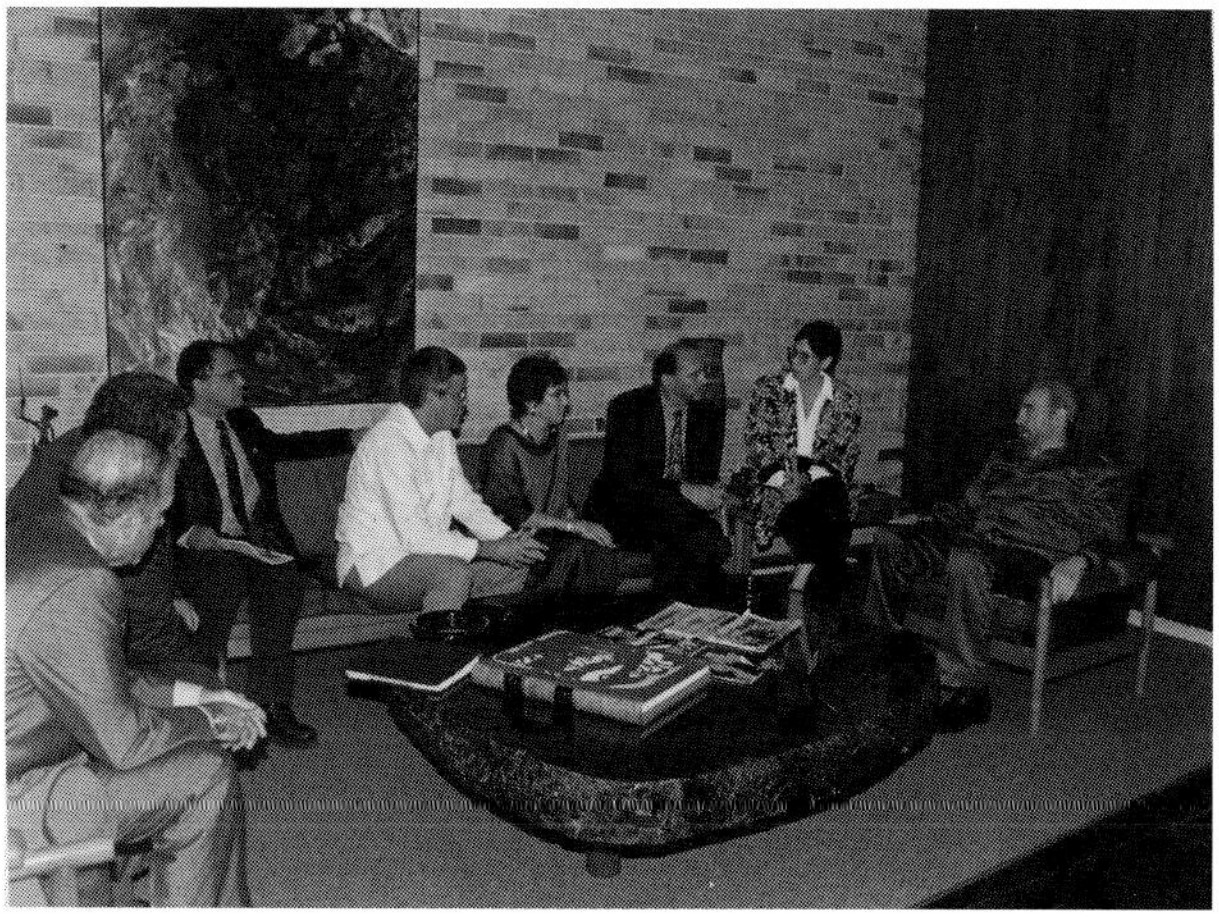

フィデル・カストロの執務室で、ハバナ、1999年（UNAIDS）

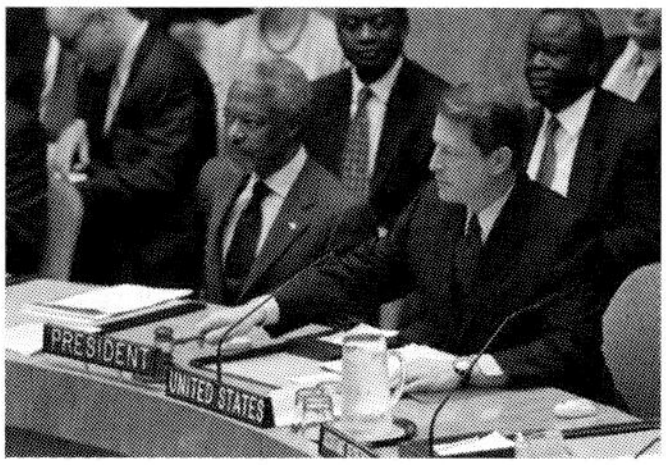

エイズを初めて議題とした2000年最初の国連安全保障理事会で、コフィー・アナン事務総長とアル・ゴア米副大統領（UNAIDS）

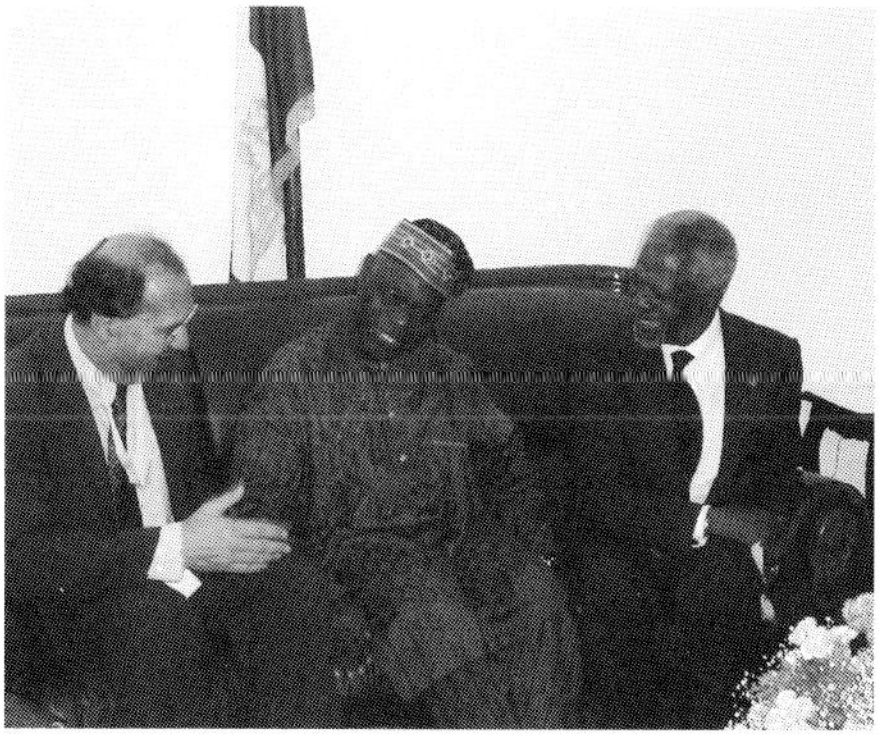

アフリカ統一機構のエイズ特別サミットで、ナイジェリアのオルセグン・オバサンジョ大統領、コフィー・アナン事務総長と、アブジャ、2001年（UNAIDS）

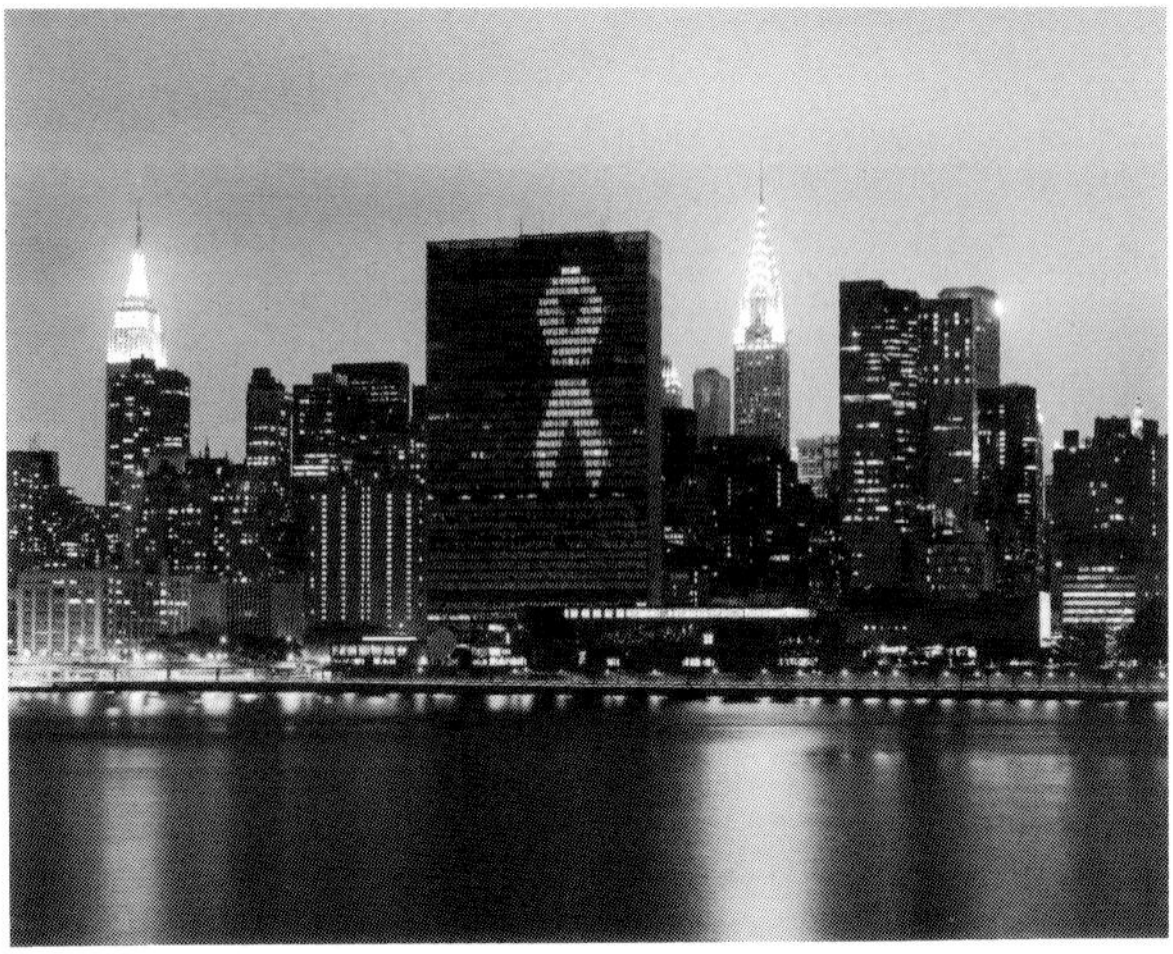

国連エイズ特別総会で国連本部を飾るレッドリボン、ニューヨーク、2001年6月（UNAIDS）

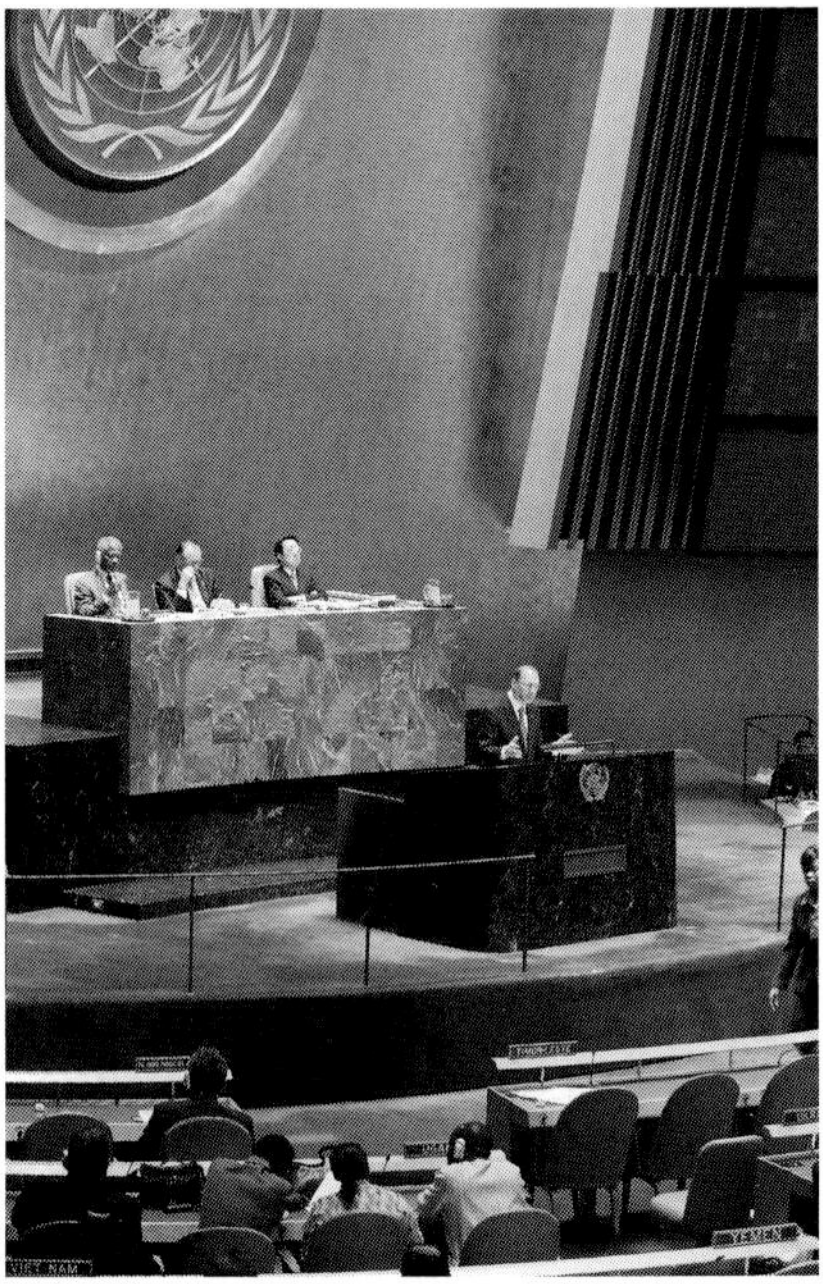

国連総会での演説、ニューヨーク、2005年（UNAIDS）

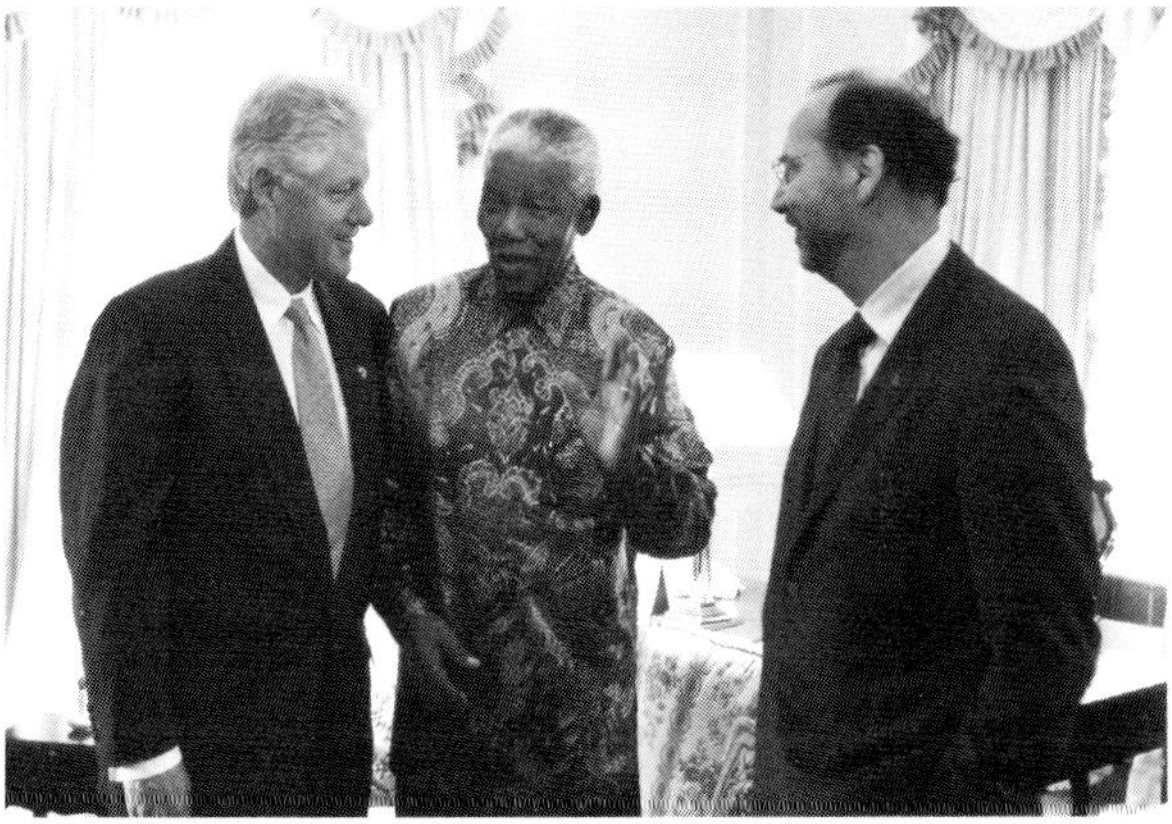

国連子ども特別総会で、ビル・クリントン、ネルソン・マンデラと、ニューヨーク、2002年（UNAIDS）

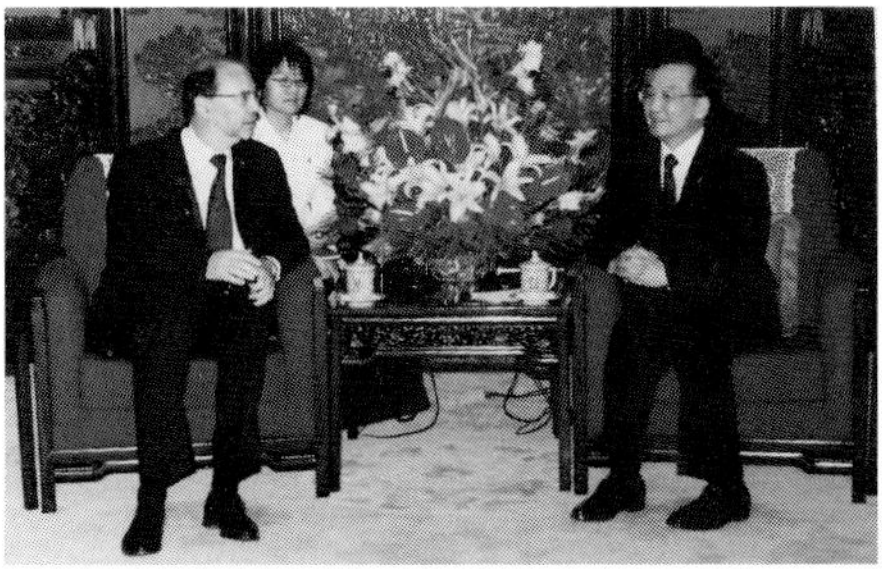

温家宝首相と会談、北京、2005年（UNAIDS）

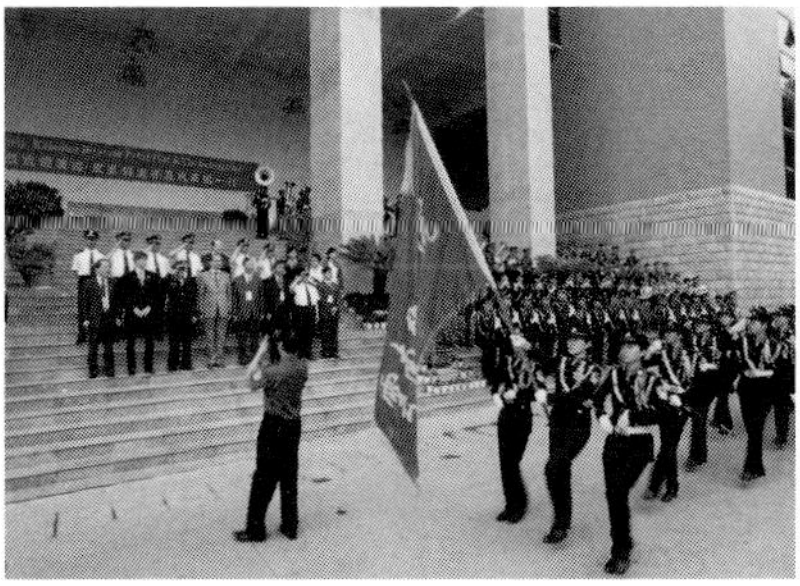

雲南警察学院で歓迎パレードを観閲、昆明、2005年（UNAIDS）

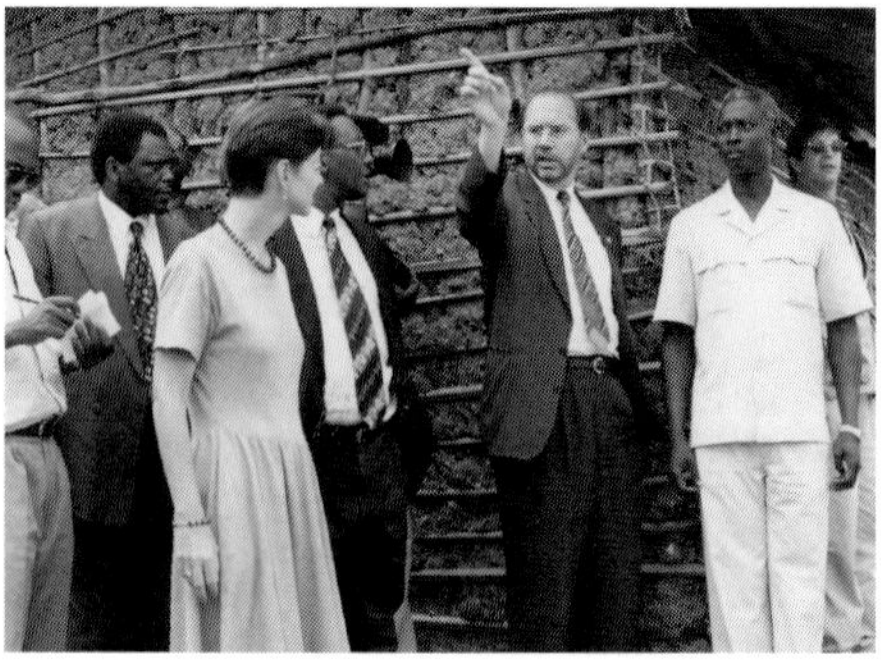

ブルンジの難民キャンプで、キャスリン・クラヴェロ国連常駐機関コーディネーター（後にUNAIIDS事務次長）と、1999年（UNAIDS）

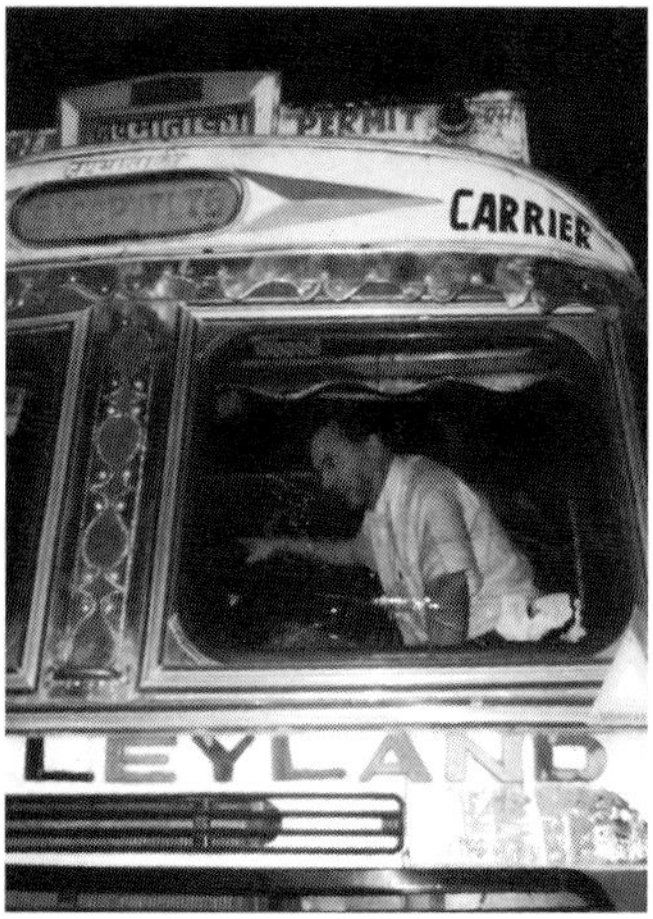

長距離トラック運転手のHIV予防プログラムを訪問、ニューデリー、2000年（UNAIDS）

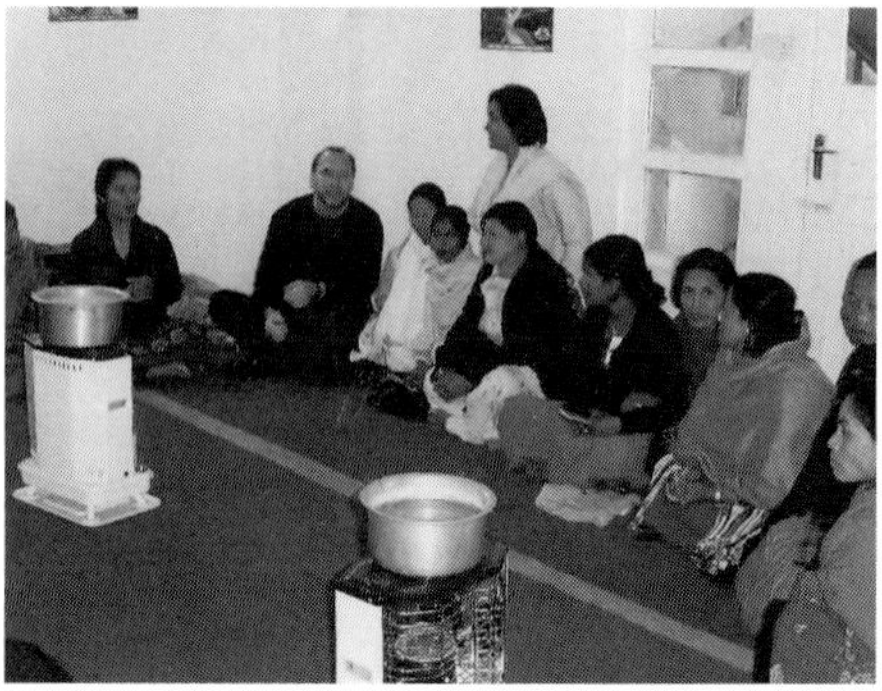

ネパールのセックス・ワーカー団体（WATCH）との会合、WHO事務局長選挙落選直後に、カトマンズ、2003年2月（UNAIDS）

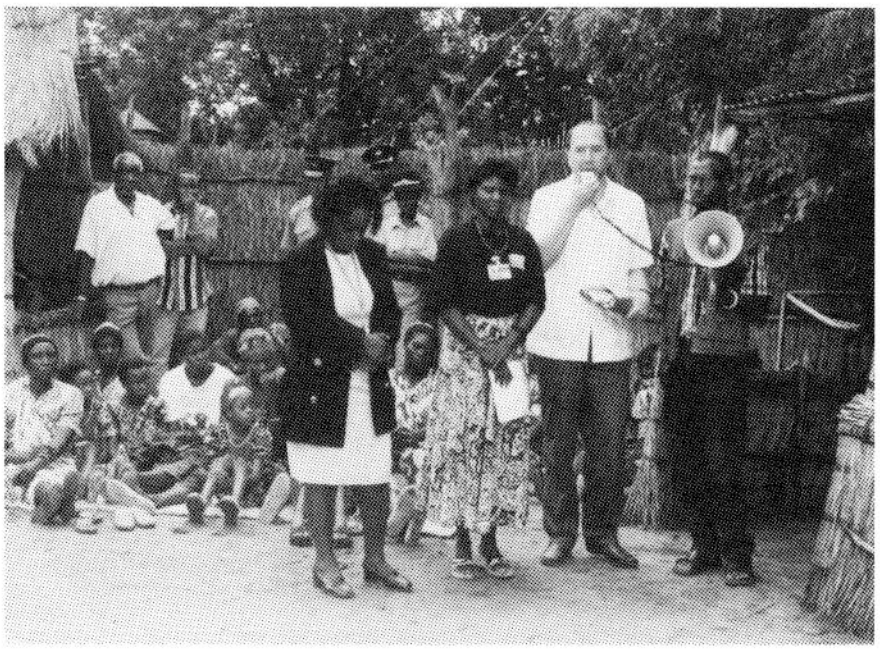

ザンビアのコミュニティ集会で、リビングストン、2003年（UNAIDS）

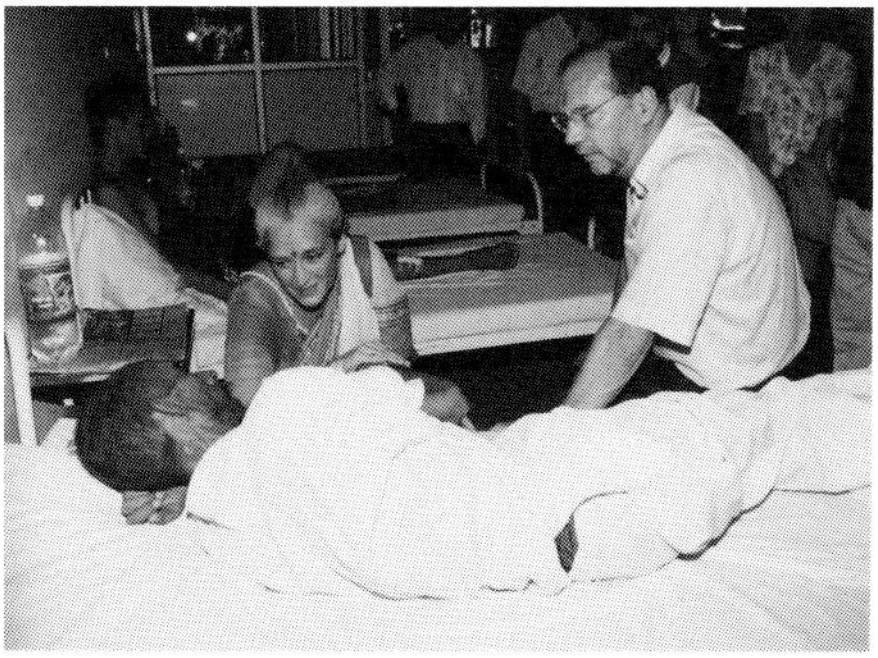

インドのアシュラヤ全人ケアセンターにナフィサ・アリとエイズ患者を見舞う、ラジョカリ、2003年（UNAIDS）

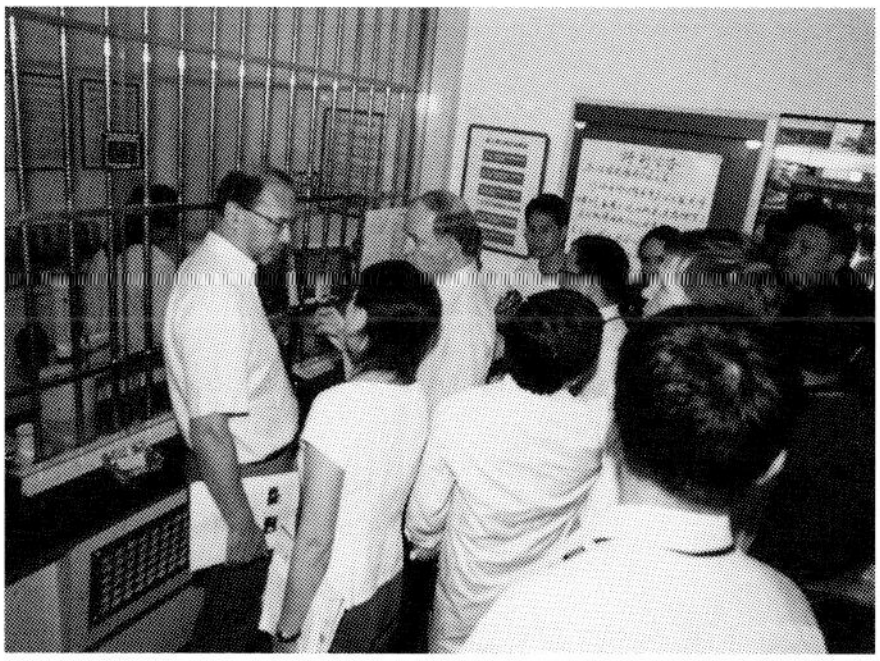

メサドン維持療法クリニックをランディ・トビアス米地球規模エイズ調整官と訪問、雲南省箇旧、2005年（UNAIDS）

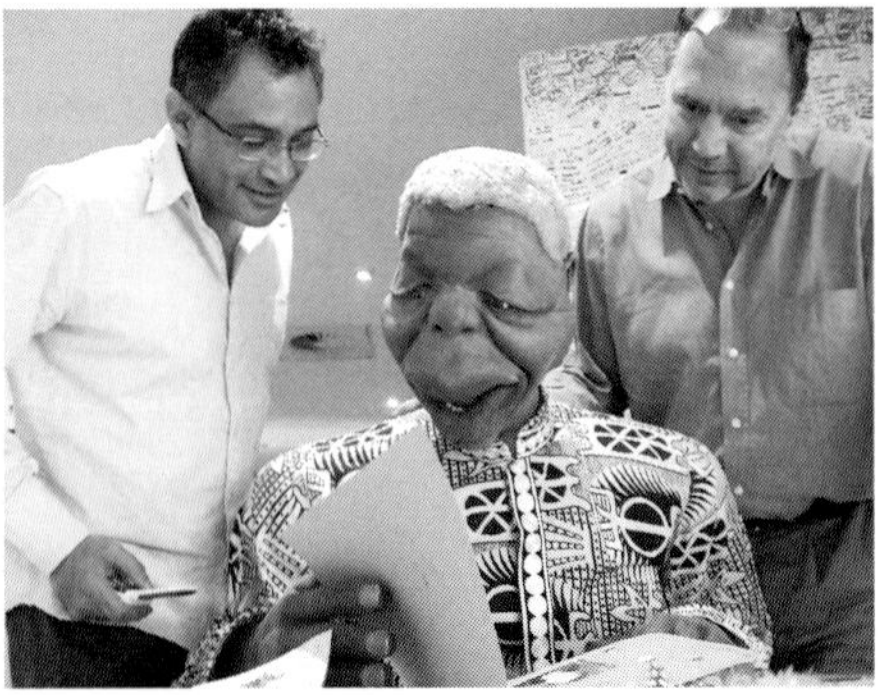

TAC創設者ザッキー・アハマットと、ネルソン・マンデラ基金で、ヨハネスブルグ、2008年（UNAIDS）

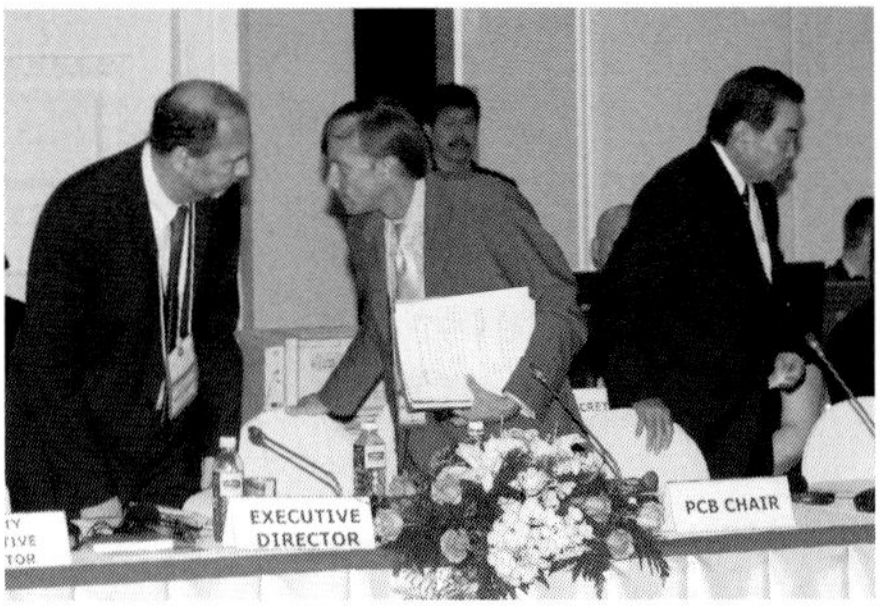

最後のUNAIDS理事会で、議長のマークダイブル米地球規模エイズ調整官と、ジュネーブ、2008年12月（UNAIDS）

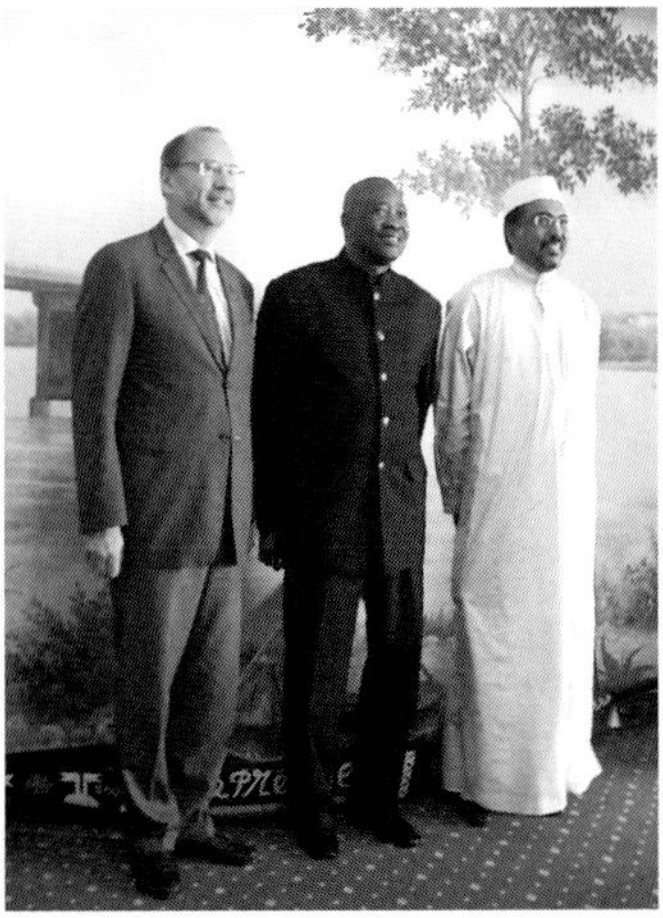

マリのアマドゥ・トゥマニ・トゥーレ大統領、ミシェル・シディベ（現UNAIDS事務局長）と、バマコ、2008年（UNAIDS）

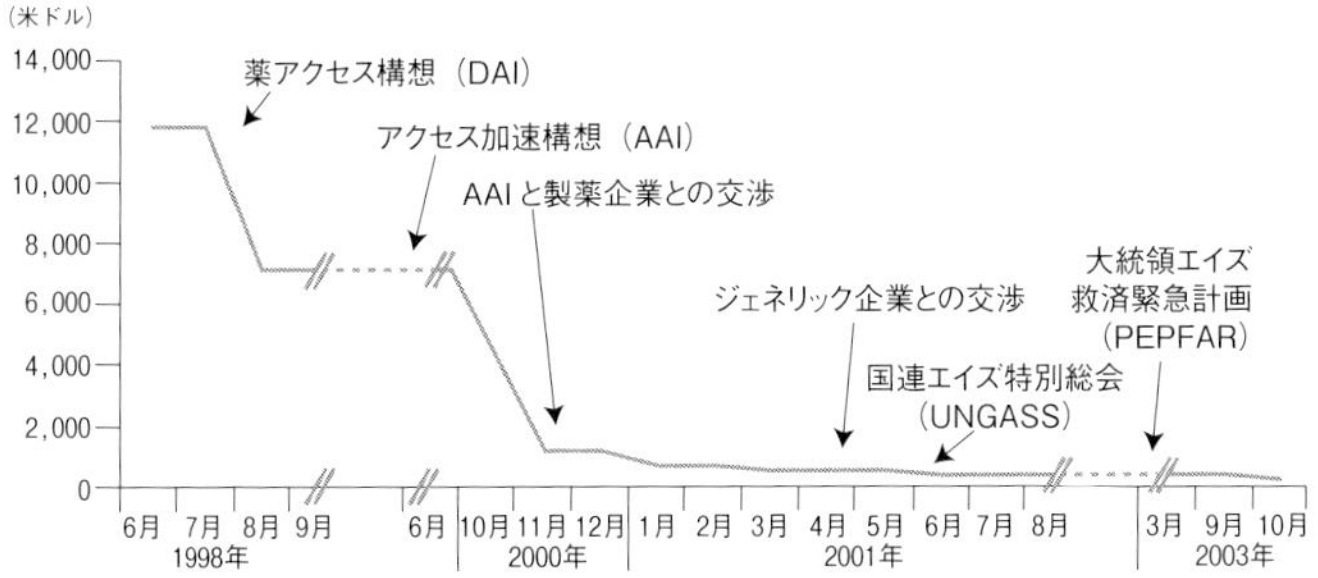

ウガンダにおけるファーストライン抗レトロウイルス薬の
1人あたり年間価格（1998-2003年：UNAIDS/WHO, 2004）

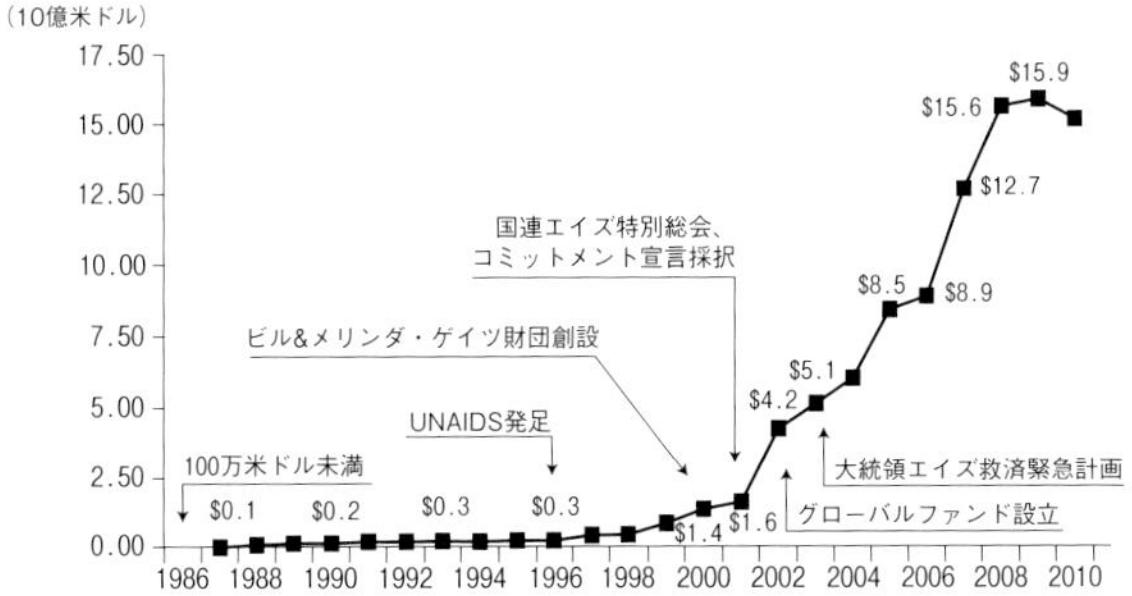

低中所得国における HIV 対策資金の推移
（1986-2010年：UNAIDS, 2010）

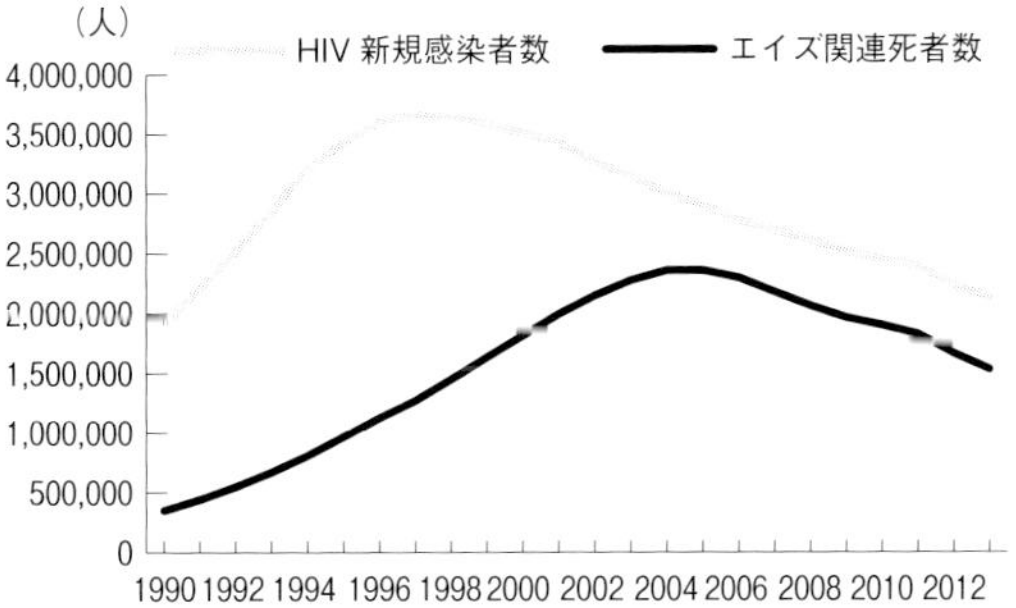

HIV 新規感染者数、エイズ関連死者数
（UNAIDS World AIDS Day Report 2011）

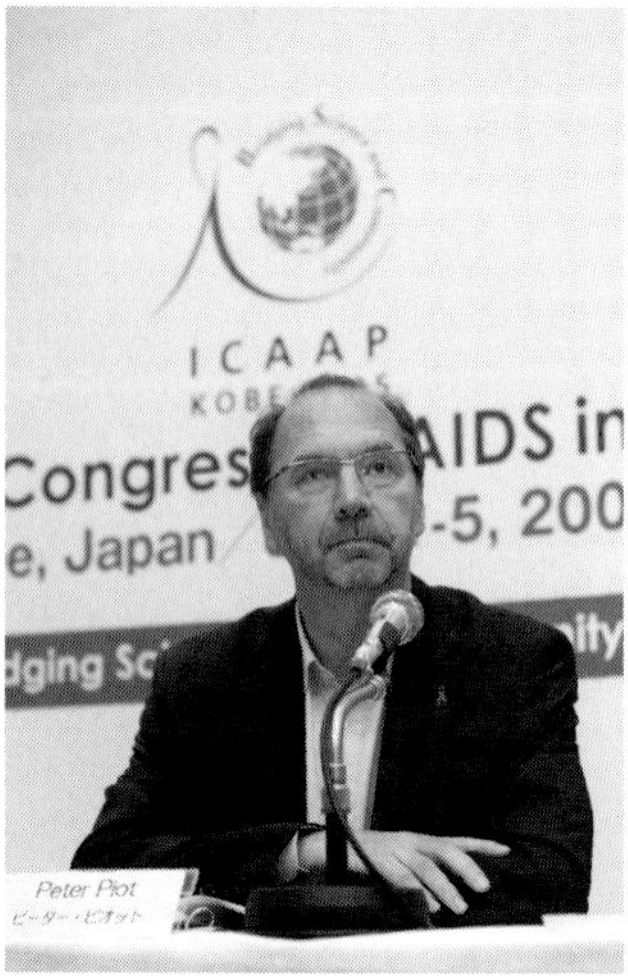

第7回アジア・太平洋地域エイズ国際会議の記者会見、2005年7月、神戸（菊池修）

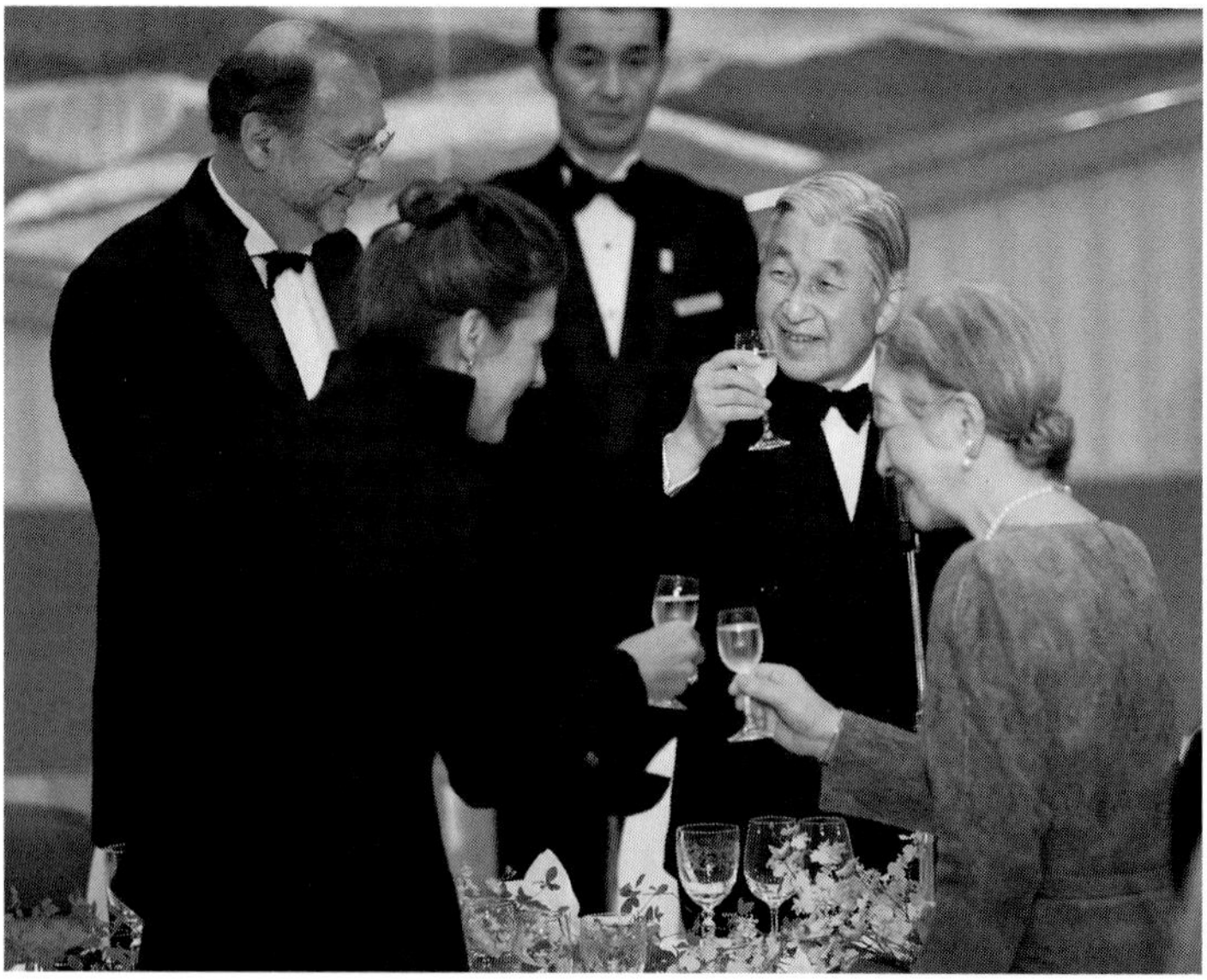

第2回野口英世アフリカ賞記念晩餐会の天皇皇后両陛下とピオット、ハイディ・ラーソン夫妻、2013年6月、横浜（産經新聞社）

第4部

第15章　国際官僚として

流行はどんどんひどくなっていった。友人のジョセフは、パートナーのウィリを最後まで看病し、彼もまた、エイズを発症していた。ＡＺＴの治療を受けられるようにしたのだが、絶望的な状態だ。どこへ行ってもエイズの話しかなく、しかも悪いニュースばかりだった。

一九九一年までに世界で延べ二〇〇〇万人以上がＨＩＶに感染し、五〇〇万人以上が死亡していた。アフリカではエイズが死亡原因の第一位になり、調査を行うたびに、前回より悪い結果が報告された。アフリカの一〇カ国で人口の一〇％以上がＨＩＶに感染していた。乳児たちの死、「エイズ孤児」という恐るべき用語、エイズで死に瀕した男女であふれる病院、そして必要な専門家すらも死んでいくという現実に直面し、私は完全に無力だと感じた。広がる一方のこの大災害を前に、私はいつまで研究だけしていられるのだろうか。知的な問いを立て、可能な答えを探し出すために研究を続ける。それがもっとも役に立てる方法だとは、もはや思えなくなっていた。

私が求めていたのは研究ではなく、この流行の流れを変えることだ。フランドル流の負け犬の世界観、つまり野心を持たない謙虚さ、個人の力など小さなものだといった考え方は捨てようと思った。それまでの私は、質問し、探求し、学ぶという学生気分が抜けていなかった。だが、私は行動を望んでいた。知識を世界のために活かしたかったのだ。

マイケル（マイク）・マーソンは、前任のジョナサン・マンと同じように何度も私に電話を入れ、ジュネーブの世界保健機関（WHO）本部で世界エイズプログラム（GPA）に参加してくれないかと頼んできた。私は初め、ノーと答えた。自分が国際官僚になるなどとは思ってもみなかったからだ。だが、マイクは引き下がらなかった。特別顧問という暫定的な立場で広い範囲をカバーし、自分の裁量で動けるような地位はどうかと打診してきた。熱帯医学研究所からは一年間のサバティカル〔研究のための休暇〕が取れることも示唆された。私たちは熱帯医学研究所とナイロビ、ブルンジ、そしてキンシャサのプロジェクトで良い仕事をしていたが、一年間のサバティカルは物事を落ち着いて考えてみる良い機会のように思えた。

この間、ヨーロッパと同じくらいの面積があるザイールでは、盗人のようなモブツ大統領の支配が、反乱軍の大きな脅威にさらされ、これまでにないほど政治的に混乱していた。何カ月も給料が払われず、疲れ果てた兵士たちが一九九一年九月、国際空港近くの陸軍基地で暴動を起こした。キンシャサの市民がそれに呼応し、略奪があちこちで起きる。家も店も会社も襲われ、二〇〇人以上が殺された。フランスとベルギーは何千人という外国人をブラザビルに避難させるために落下傘部隊を派遣し、欧州委員会は援助を凍結し、米国は支援活動をすべて引き上げさせた。

もっとも状態が良いときでも、キンシャサに電話をするのは困難だったし、当時はまだ、ジュネーブ近郊にある欧州原子核研究機構（CERN）以外では、eメールを使うこともできなかった。しかし、プロジェクトSIDAの米国の同僚たちは米国大使館を通じて確実なコミュニケーション手段を持っていたので、ザイールが騒乱状態だった数週間は、ジョンズ・ホプキンス大学のトム・クインが私にも情報を提供してくれた。アメリカとベルギーのスタッフは安全に避難することができたが、トムと私はプロジェクトSIDAのザイール人スタッフが気がかりだった。私たちは実際、大きな家族と言えた。十年間にわたってあり得ないような冒険を経験し、不満も冗談も歓びも分かち合っていた。そのことがある種の強い絆を生み出していたのだ。モブツに対する反乱はある意味で、トムも私も歓迎するものだったが、流血の事態を見ずには終わらないだろうということも分かっていた。また、研究室が襲撃され、ケアをしている人たちが危害を受け、私たちの仕事、つまり保存されている標本や蓄積したデータなどが、すべて失われるリスクもあった。

スタッフの撤退によって、プロジェクトSIDAが永遠に終了してしまうことになるとは、思わなかった。一カ月くらいは中断するかもしれないけれど、アフリカでは飛び抜けて規模が大きいこの国際研究プログラムへの投資が、そのまま幕引きになるとは考えられない。しかし、モブツは実権を掌握し続けているようで、ザイールの混乱は続いた。一一月にはトムが、米国政府は全プロジェクトの終結を決めたと伝えてきた。米国人研究者は戻らず、米国からの資金は凍結された。

フリーダ・ベヘッツと私は、何らかのものは存続させておくべきだと主張し、実際にフリーダは自発的に残ることさえ考えた。しかし、彼女は米国の資金で雇われており、米国政府の保険で守られ、米国の法律に従わなければならないので、それはできない相談だった。プロジェクトSIDAの主要な資金源は国立衛生研究所（NIH）と疾病予防管理センター（CDC）であり、トムが何とかできる余地はなかった。法的な側面から彼の手は縛られていたのだ。目覚ましい成果を挙げ、暴動にもほとんどダメージを受けていなかったのに、プロジェクトSIDAは幕を閉じた。

ベルギーと欧州委員会もすべての支援を引き上げた。アントワープから行った臨床医のヨース・ペリエンスにも、もう給与が支払われないということだ。

プロジェクトSIDAのザイール人スタッフは、ベルギー国際開発庁と熱帯医学研究所からの残された資金で一定のプログラムを維持しようとした。私たちの予算では米国の資金の埋め合わせは望むべくもなかったが、私はトムほど法的な干渉を受けていなかったので、暫定的な資金は確保できた。マトンゲの売春婦のためのクリニックは、国境なき医師団が受け継ぐことになり、私たちはある程度の資金をそちらに回した。大学の学位を持つ検査技師や医師などのスタッフには、海外奨学金を取れるようにすることも試みた。何人かは博士号を取得し、現在は、ザイールから国名を改めたコンゴ民主共和国や世界各地の公衆衛生、開発分野、製薬企業などで重要な地位に就いている。非常に有能で、熱意があり、注目すべき若手科学者集団だった。プロジェクトSIDAがなければ、科学者としても、専門家としても、その才能を伸ばす機会は得られなかっただろう。何千という血液サンプルは、キンシャサの状態が落ち着いたときに、スキップ・フランシスが回収してベセスダのNIHに持ち帰った。

しかし、血液をスクリーニングするプログラムは崩壊した。私たちの研究はすべて中断した。長期の追跡調査のために慎重に集めたコホートは瓦解した。臨床研究の設備、つまり気管支鏡や診断器具、そして患者へのケアに関しては、うまくいくよう祈って、ビラ・カピタ博士とママ・イエモ病院の彼の同僚たちに託す以外になかった。カピタは冷静であり、怒りをあらわにするような男ではなかったが、このようなかたちでの撤退をどれほどつらく感じていたのかは私にも分かる。私は彼の気品のある態度には頭が下がった。彼は現在も病院の国際医療部門に携わっている。いかなる面から見ても英雄であり、彼のように高潔で信頼でき、高い職業倫理を持つ人たちこそがアフリカの未来なのだ。

プロジェクトSIDAの終結は、さまざまな面で私の心を傷つけた。私は人として変わったと思う。世の無常を感じた。

マイケル・マーソンが次に連絡してきたのは一九九一年一二月、セネガルのダカールで第六回アフリカ国際エイズ・性感染症会議（ICASA）が開催されたときだった。アフリカの医学指導者の一人であるスレイマン・ムブプ教授に率いられたダイナミックなチームのおかげで、この会議は最高のICASAとなった。ムブプ教授は聡明で控えめな微生物学者で軍籍があった。数多くの西アフリカの研究者を指導してきた知的な人物だ。彼はハーバード大学のマックス・エセックス教授とともにHIV-2を調べていた。セネガルの著名なエイズ専門家グループの中でも傑出した存在だった。このグループはディウフ大統領の全面的な支援のもとで研究に取り組み、エイズに対する公正で効果的な対策に挑んだアフリカ大陸の最初の集団の一つだった。アフリカの医学エリートが流行の当事者として取り組む最初の一歩を踏み出し、大きな成果を挙げていた。セネガルのHIV陽性率は今も一％程度に抑えられている。

機は熟した。マイクは私にアントワープの研究所からサバティカルを取る決意を固めさせた。私は一年間の予定で家族とともにジュネーブに移り、一九九二年八月からWHOのGPAで仕事を始めた。

どこに行っても、私は新しい環境にすぐになじむことができるのだが、一方で完全に自分がそのシステムの一部になったと感じることはなかった。私の中にあるたくさんの矛盾の一つだ。子供の頃からずっと、家や村、学校でもそう感じていた。そのような半アウトサイダー的感覚のおかげで、正気を保つことができたのではないかとも思う。

WHOに移ったことで仕事に対する考え方が大きく変わるとは思わなかった。ジュネーブには頻繁に、ほぼ二カ月に一回は行っていたので、見知らぬ土地とは考えていなかった。突然、国際的公僕になったという意識はなかった。完全に「身売りした」わけではない。一年契約の顧問なのだ。

ＷＨＯの上級職に就くことで、アントワープにとどまるよりも、エイズの流行に対して大きな影響力を行使できるのではないか。私はそう思っていた。ＷＨＯは当時、裕福な機関であるように見えたが、年間予算は二〇億ドル程度で、欧米の多くの病院の予算と比べても少なかった。それでもエイズ対策プログラムには単独で一億五〇〇〇万ドルの予算があり、世界中のほとんどどこへでも行くことができた。アントワープで私が管理していたのはおそらく年間一〇〇万ドル程度だったし、救える人の数もずっと限られていた。また、国際機関というものが、どのように機能しているのかも知りたかった。

まさしくジュネーブの最初の週から、私はＷＨＯの裏面に向き合うことになった。「既往歴」のためにグレータは健康保険に入る資格を認められなかった。世界保健機関が雇用する人間を否定するような対応を取るということは、私にとってショックだった。幸いなことに私たちは、ベルギーの素晴らしい健康保険システムの恩恵を継続して受けられたのだが、労働組合が私の立場を支援してくれなかったことには、苦い思いが残った。二、三年後に私はＷＨＯの上層部と健康保険組合、そしてジュネーブの国連合同医療サービスの長に対し、新たな戦闘に突入することになった。ＨＩＶ陽性者を正規の職員として採用し、他の職員と同等の医療サービスを保障するためだ。それは何年も続く塹壕戦だった。

仕事に関しては、ただちに二つの成果があった。ＧＰＡの研究部門を再編すること、そして新たに作られた性感染症（ＳＴＤ）部門を監督すること、つまり強化し、管理体制を改善し、研究の優先順位を決めることだ。ＳＴＤ部門は突然、これまでよりはるかに多くの資金を使えるようになった。私が目指したのは、ＳＴＤ対策とＨＩＶ対策とを統合する研究を立ち上げることだった。対象となる人口層は基本的に同じであり、さまざまな感染の間の相乗的な関係も次第に明らかになってきていた。

アジアにおける最大の赤線地区であるカルカッタのソナガチと呼ばれる地区で、売春婦と協力して進められていた興味深いプロジェクトがあることを、私は聞いていた。一見したところ、それはナイロビやキンシャサの方法と同じように見えたが、規模が違っていた。GPA着任後、最初の訪問先の一つがインドになったのはこのためだ。衝撃を受け、大いに触発された。インドでは当時、HIVの報告はほとんどなかったが、他のSTDはいくつかの個別の人口層で多数報告されていた。とりわけセックスワーカーとその顧客の感染率は高かった。（否定の感情も強く、当時の保健相は「ここにはそんなものはありません」と私に語っていた。）

印象に残ったのは、この人たちが働く環境だった。アフリカのいかなる地域と比べても、インドの売春の規模は極めて大きく、組織的で、劣悪だと私は感じた。何千人もの売春婦が大きな売春宿に閉じ込められていた。鍵をかけられているところも多かった。ムンバイでは実質的に檻の中で暮らしているケースも後で目にした。暗い路地を下り、暗い階段を上がると、小さな部屋があり、二人の女性が同時にそれぞれの客を取っている。布一枚で仕切られているだけで、子どもたちがその周囲を走り回る。彼女たちはたいてい暴力的に売春を強いられ、社会全体から拒絶されていた。あまりにも悲惨だった。そしてあの悪臭、下水管と湿気と汗と性器の分泌物の臭いが、書いているだけでよみがえってくる。

これが貧しい世界における性の惨状だ。南アフリカのカールトンビルの鉱山と同様、私は男女ともに大変なことになっていると思ったが、とりわけ女性はそうだった。暴力がはびこっていた。男たちは売春宿に行く前に酒に酔い、女性を殴る。警官は売春宿の営業に目をつぶるかわりに、女性をレイプする。彼女たちの生活は惨憺たるものだった。

プロジェクトの代表のスマラジット・ジャナ博士は起業家精神にあふれたベンガルの公衆衛生の専門家で、赤線地区の女性たちと協力してプロジェクトを発足させ、女性とその子どもたちに医療を提供していた。また、女性たちが自ら運営する労働組合の結成も支援していた。性的な暴力に対処し、情報提供と相互支援のためのグループを立ち上げ、そして客にはコンドームの使用を求め、売春宿の経営者には圧力をかける。プロジェクトは警察官とも協力していた。売春婦に対する警察官の性的虐待を容認せず、警察本来の役割を果たせるようにするためだ。非常に印象的であり、疾病予防の観点からも有効なプログラムだった。当時としては、そしてとりわけ女性の社会的な立場が弱い地域では、極めて革新的な手法だった。このときの経験と、その後のさまざまな場所での経験から、私はエイズ対策には、セックスワーカーなど感染の高いリスクにさらされている人たちに対し、エイズ、STDのケアやコンドームを提供するだけでなく、もっと広範な社会的支援や暴力からの保護が不可欠だと確信するようになった。エイズはこの女性たちにとって数々の問題の一つに過ぎない。文字どおり生存に関わる問題ではあるが、毎日を生き抜く闘いの一部であることが、しばしば見逃されていた。

私は当時、こうした支援を提供するための資金も手にしていた。助成金や寄付金を探し回る立場から、予算を分配する立場に移行したのだ。しかし実際には、研究に資金を分配するのはそう簡単ではなかった。世界中のプロジェクトに適用できる科学的に厳格な研究の手順を考える必要があった。

最近では［二〇〇三年に開始された］Avahan（サンスクリット語で「行動しよう」）というHIV予防プログラムが、こうした包括的なアプローチをさらに推し進めている。アショク・アレキサンダーと、コンサルタント企業のマッキンゼー社の元社員が、ビル&メリンダ・ゲイツ財団の資金で運営しているプログラムだ。彼らは石鹼を売るのと同じような考え方で、性行動の変容とコンドーム使用を促すためのソーシャルマーケティング技術を取り入れている。消費者が何を求めているのかを観察し、パッケージデザインやプロモーションキャンペーンを考える。セールスマンのようにフィードバックを活用して売上が伸びているところ、鈍っているところを把握し、人びとの考え方や行動を定期的に調査する。マイクロサーベイや数学モデルの技術も使う。どこでセックスワーカーが仕事をしているのかを詳細に地図に落とし込む。ほとんどの公衆衛生計画は五年計画で、それを超えることはないのだが、Avahanは、インドの国家プログラムとの相乗効果もあって、インド国内で感染のもっとも高いリスクにさらされている諸集団で、HIV感染を減らす非常に大きな成果を挙げている。他の社会と同様、インドでもセックスに関して「正規分布」というようなものがあるわけではない。多数の人はそれほど多くセックスを行うわけではなく、多くセックスを行う少数の集団がある。そして、それらの集団の間にはしばしば、つながりもある。したがって、対策はピークポピュレーション、いわゆる核になる集団に焦点を当てることが、基本的には社会全体としての感染のレベルを下げるという意味でも費用対効果の高い方法となる。

アジアなどの多くの国でこのモデルは非常によく当てはまった。ただし、南部アフリカではそうはいかないだろう。すでにHIV陽性率が非常に高く、一八歳で初めてセックスを体験するとしたら、最初の相手がHIV感染している可能性が二〇%から三〇%くらいあると考えられるからだ。ともかくインドでは、民間部門が政府と協力しつつ、働きかけが困難な売春婦たちにも届く活動を展開することで、社会全体のHIV感染率が下がっていった。MBAを持つマッキンゼー社の元社員の男女が、スラムにしゃがみ込んで社会の最下層の女性たちと話をする。それは驚くような光景だった。女性たちの多くは出生証明書さえ持っておらず、身元を証明することもできない。Avahanの最初の仕事の一つは、女性たちが納税カードを持てるようにすることだった。そうすれば彼女たちは銀行口座を開き、携帯電話で自分の口座に入金し、家族に送金する方法を知ることができる。ぽん引きやヒモにとっては、そのお金を取りにくくなるということだ。

いかなるコンサルタントの報告書も、医学論文も、たとえばインドのセックスワーカーについて、その生活、そして実際にいのちに関わるエイズ対策の課題、この二つの複雑な現実を詳細に描き込むことはできない。悪魔は細部に宿っているのだ。私は今もさまざまな国やプログラムを訪れることがある。そんなときには必ず、ＨＩＶの予防と治療の最前線にいる人たち、私たちがともに働き、活動の対象にもなっている人たちと一緒に座って話すことにしている。それはセックスワーカー、トラック運転手、孤児、低賃金の工場で働く女性、建設労働者、ＨＩＶ陽性のさまざまな人たち、薬物使用者、同性愛の男性といった人たちだ。二〇一一年にはムンバイで半日間、セックスワーカーと話す機会があった。その日の午後はインドとパキスタンの歴史的なクリケットの試合があり、彼女たちはヒマだったのだ。私は「このプログラムをどう思いますか」と尋ねた。女性の一人がごく短く「私は、今は人間です」と答えた。自分で自分のお金を管理できるだけでなく、グループがあるので、顧客や警官たちから殴られたとき、他の女性に助けを求められる。ＨＩＶの予防に関するメッセージも、以前よりはるかに多く得られるようになっていた。

最後に、インドの患者の大多数は民間医療を受け、無資格の医師が医療に携わっていることから、私たちはダミー患者を使い、ＳＴＤの治療に与える影響を調べるために小規模な調査を行った。医師のもとに患者を送り、ＳＴＤのさまざまな症状を訴えて、医師が患者を治療するかどうか、どのような処方をするかを調べていったのだ。多くの医師は男性患者に対し、症状を診るためにパンツを脱ぐことさえ求めていないことが分かった。そして、まったく役に立たないものを薬として処方することもしばしばあった。私たちは専門職教育の提供も課題のリストに加えた。

実行可能な戦略が必要だった。私は医学部時代に学んだモーリス・ピオット（血縁関係はない）の仕事を思い出した。ピオットは一九六〇年代にＷＨＯで結核の治療法を分析し、その欠陥を明らかにした。研究結果は発表されたものの、その体系的な手法は長く忘れられていた。私たちの場合なら、たとえば一〇〇人の梅毒患者がいて、その最初の症状は外陰部潰瘍だとする。外陰部潰瘍を持つ人の八〇％が医者に行くと仮定しよう。おそらく医師の八〇％がそのような症状があれば梅毒検査を行う。検査を受けた患者の八〇％が結果を聞き、その後も医者のもとで治療を受ける。そのうちの八〇％が正しい治療法であり、さらにその八〇％がきちんと治療を受けて治るとする。すでにもう三二人に減っている。この計算からすると、私たちの戦略はあまりにも古い。もっと改善の必要がある。

古典的にはＷＨＯはその最終段階に力を注いできた。抗生物質を正しく使い、適切な治療を提供するためにガイドラインを作る。それ以前の健康を求める行動や医療スタッフに対する適切なトレーニングといった一連の対応は完全に無視されてきた。その結果が、コミュニティにおける高い疾病感染率であり、淋病やクラミジア感染症の場合、患者は不妊や生涯にわたる苦痛に悩み、場合によっては死に至ることもある。

そこで私はジュネーブに移ったときにモーリス・ピオットの古いモデルを掘り出し、アフリカとブラジルで生かそうとした。研究プロジェクトを立ち上げ、資金の乏しい環境における性感染症の診断と治療のためのガイドラインを開発し評価を行った。私がスワジランドで行ったことをもっと体系的に、すべての性感染症を対象にして行おうとしたのだ。これはＷＨＯの公式な方針となり、今なお世界中の診療所で、その流れを描いたポスターを見るはずだ。見方によっては、このこと一つで私たちは世界に、そして何百万という人びとのケアのあり方に、影響を与えた。性感染症の九〇％はある程度の訓練を受けた看護師や助産師で対応できるのだ。その結果、適切なケアを提供する一方で、専門的な医師はより複雑な症例の治療にあたる余裕が出てくる。取り立てて夢のような話でも、大冒険でもない。方針と規範を明確に示せば、人びとに大きな影響を与えることが可能になる。

次に私はジンバブエに行き、もう一つの性感染症多発地域である都市の人口密集地の様子を観察した。ジンバブエは一九九三年当時、妊婦の三〇％近くがＨＩＶ陽性であり、世界でもっともＨＩＶ陽性率の高い国とされていた。植民地時代に役所の周りに町が作られ、学校や保健センター、それにビアホールもあった。ビアホールは町が所有し、主要な財源になっていた。人びとと少し話しただけで、ビアホールがセックスのための施設であることが分かった。欧米のビールと地元の伝統的ビール、それぞれ飲めるところが分かれていて、伝統的ビールはガロン単位のさまざまなプラスチックのバケツで売られていた。数人で一つのバケツを分け合い、酔うと出て行ってセックスをする。セックスに金を払うこともある。

そして、女性が激しい腹部の痛みを訴え、男性ならペニスに大きな潰瘍を作って、保健センターにやってくる。だが、それを待っているだけでは不十分だと私は考えた。ビアホールに出向くのだ。医師たちは通常、そうはしない。私はビアホールの中や周辺でコンドーム使用を勧めたいと考えた。トイレにポスターを貼り、無料のコンドームを入れたかごを置き、予防行動に焦点を当てたさまざまなタイプのエンタテインメントを提供する。八〇年代のアントワープなどで、バーに来るゲイ男性を対象に行ったのと同じことだ。今なら分かり切ったアイデアのように見えるが、公衆衛生の伝統的な考え方は、人びとにサービスを提供するのではなく、人びとが保健サービスを受けに来ることが前提になっていた。

その次はタイに行った。エイズがセックスワーカーの間に猛威をふるい始めており、顧客の配偶者や子供たちにも広がろうとしていた。私の目的は、ジェネンテック社が開発しているワクチン候補の第一相臨床試験を承認すべきかどうかを、タイ政府に対して助言することだった。(専門的なことを言えば、このワクチン候補はＨＩＶのエンベロープを構成するタンパク質の一つ、ｇｐ１２０を抗原にしたものだ。) 動物モデルからは、大規模な人の試験に移行すべきか、あるいはどのワクチン候補を選ぶべきか、十分なエビデンスが得られてはいなかった。タイにはすでに活発で質の高い生物医学研究の体制ができており、ワクチン研究ではマヒドン大学のデング熱研究の専門家、ナット・バマラプラワット教授の主導のもと、タイ赤十字から感染症専門医のプラパン・パーヌパークや文化人類学者のウィラシット・シティトライといった若手研究者が参加していた。タイは当時、アジアでもっともエイズの流行が深刻な国であり、ワクチンの需要は確かにあった。一九九四年当時、陸軍に二一歳で入隊する新兵の四％がＨＩＶ陽性だった。アジアで世界標準の研究を進めること、タイで担当委員会が決定する前にＷＨＯがすべての研究申請書を審査すること、影響を受けているコミュニティが参加し、良好なコミュニケーションを保てる計画でなければ、政府はＨＩＶ臨床試験を実施すべきでないということに、私たちは同意した。この訪問に続いて、何人かの研究者がジュネーブに集まって検討を加え、異議がなかったわけではないが、安全と倫理に関するガイドラインを制定したうえで、人への臨床試験へ移行することに合意した。このワクチン候補は後に、ＨＩＶ感染を防ぐものではないことが分かった。しかし、二〇〇九年にタイにおける他の臨床試験で明らかにされたように、他の抗原と組み合わせて使えば、ある程度の予防効果があるかもしれなかった。こうした結果はさらにしっかりと確認しなくてはならないが、免疫性を与える過程は非常に複雑であり、複数回の注射が必要になるので、多くの人に実施することはできない。現段階での課題は、防御免疫の可能性はあるのか、コンセプトとして成り立つのか、それを確かめることだ。

ワクチンの臨床試験は諸刃の剣だ。とくに、人をあえてリスクにさらすことには倫理面で問題がある。

プラセボ［偽ワクチン］グループと「ワクチン接種」グループに分け、両方のグループに対して、誰かがいつか、残念ながらリスクにさらされることを知りつつ、HIV予防教育を行う。臨床試験で突き止めようとしているのは、感染する人の数、つまり防げたかも知れないのに防げなかった人の数だ。素直には受け取りがたい数値だろう。世界に向けた提言をまとめることは、国際機関でなければできない。基本的に、特定の国や企業の利害に縛られてはならないからだ。最適と思われる人材を世界から集め、食べ物と飲み物と課題とを与えて部屋に閉じ込め、個人的利害にとらわれることなく合意できる提言をまとめるということだ。（そのためには、人選に細心の注意を払い、利害相反の可能性を明確に押さえておく必要がある。）

WHOでは、私が研究課題を設定することができた。HIV研究に関して個人的に関心を持っていたテーマの一つは、膣のマイクロビサイド［殺微生物剤］だった。女性の膣に塗る軟膏や挿入する坐薬だ（それは極めて完成度の低い避妊薬として存在していた）。異性間のHIV感染を止めるには、女性がコントロール可能な予防法を探す必要があると私は強く感じていた。女性は性行為の相手に対し、コンドーム使用を求めることができないかもしれないからだ。マイクロビサイドは、淋病の予防にある程度効果が期待できることが、すでに示されていた。一九八八年に私は、エリザベス・テイラーとマチルド・クリムが設立した米国エイズ研究財団（amfAR）から、HIVに効果がある殺精子剤の有無を調べるための補助金を受けていた。私たちは売春婦の間での殺精子剤使用状況を確かめるためにキンシャサとアントワープで基礎調査を実施した。彼女たちが好むのは膣に挿入する錠剤か、座剤か。殺精子剤のどの製品を選ぶのか。頻繁に使うと副作用があるのか。私が知る限りでは、世界で初のHIV予防のためのマイクロビサイド研究だった。この研究は、ジョアン・クライスがナイロビで行った実際の効果に関する大規模研究の先行研究となったが、クライスの研究は逆に、スポンジに含ませた殺精子剤のノノキシノール9が膣の炎症や擦過傷の原因になり、女性のHIV感染リスクを実質的に高めることを示した。

　私はそれでもマイクロビサイドを諦めていなかったので、GPAに加わってから、このテーマで専門家会議を開催した。私たちは別の製品による研究を進め、それもまた失敗に終わった。科学はそのようにして進歩するものだ。闇雲にやっているわけではないが、行きつ戻りつの紆余曲折は避けられない。何度かの失敗の後で、抗レトロウイルス薬［HIVの増殖を抑える薬、ARV］のテノフォビルの入った膣用のマイクロビサイドのジェルを、性行為前に一回、そして性行為後にも一回使用すると四〇％の予防効果があることが、南アフリカの優れた医学者カップルであるカライシャとサリム・アブドゥール・カリムによって報告されたのは、二〇一〇年のことだった。これは、適切なマイクロビサイドが女性のHIV感染を防ぐというコンセプトの証明であり、より完全な予防を目指してジェルを改良し強化する研究に扉を開くことになった。

　HIV予防のため膣用のマイクロビサイドに関心があったことから、私は薬の開発の天才と出会うことになった。ベルギーのヤンセンファーマシューティカ社の設立者であるポール・ヤンセンだ。彼は実際に市場に出されている新薬を八〇種類以上も発見しており、その数は世界中の誰よりも多い。熟練した化学者、薬理学者であるだけでなく、博学な文化人でもあり、歴史と社会の重要問題について深く考え、好機をとらえる嗅覚を持っていた。たとえば一九八五年に、西側の製薬企業としては最初に、中国の西安にジョイントベンチャーを立ち上げている。ポールは信頼の置ける友人となり、私たちは互いに共鳴し合い、治療薬やマイクロビサイドの開発と、途上国の人たちに薬を届ける方法について、信じがたいほど刺激的な議論を重ねてきた。彼はHIV感染症の簡単で安価な治療法、できれば完治させる治療法を開発し、貧しい国の人びとも使えるようにすることに情熱を傾けていた。新たな分子化合物になるかもしれない化学式を彼が描いても、私は必ずしもそのすべてを理解できたわけではなく、話したことを理解するために、薬理学の教科書を開かなければならないこともしばしばだった（グーグルなどない時代だったのだ）。

私のリクエストに応じて、ポールは膣用のマイクロビサイドのためのさまざまな薬理学的基礎研究にも投資してくれた。全従業員から親しみを込めて「ドクター・ポール」と呼ばれていたが、二〇〇三年、教皇庁科学アカデミーの四〇〇周年会合に出席するため滞在していたローマで死去した。その後ドクター・ポールの夢は、私の教え子の一人、ポール・ストッフェルス博士が実現しようとしている。数種のARVの候補薬を開発し（そのうちのいくつかは一九九〇年代に私たちが検討していたものだ）、ジョンソン・エンド・ジョンソンの一員となったヤンセンから市場に送り出した。新しい薬を世に出すには、長い時間がかかるものだ。ストッフェルスもまた、起業家として際だっている。彼は新たな製薬企業ティボテックを創設した。この会社とアントワープの私の研究室は、初期段階から提携してきた。ティボテックはARVだけでなく、需要がより大きい結核治療の新薬も開発している。過去三〇年以上、結核の新薬は開発されてこなかった。薬剤耐性菌が増えているのに、製薬業界は基本的にそうした薬の開発には投資をしなかったからだ。

一九九四年当時、エイズ患者はほとんどが死亡した。世界中のどこでもそうだったが、アフリカのもっとも深刻な打撃を受けている地域では、患者の苦しみはとくに過酷であり、死が訪れるのも早かった。痛み止めや日和見感染症の薬すらなかったのだ。GPAとしては予防だけに焦点を当てることはできなかった。エイズ患者に慰めを与え、日和見感染症の薬を購入可能にしなければならない。ヤンセンファーマシューティカはそれを支援しようとする最初の企業だった。アフリカに何百万回分もの服用量のケトコナゾールを提供してくれた。

ケトコナゾールは、飲み込むのも困難なほどの強い痛みを起こす口内や咽喉の真菌感染症に効果がある。この薬の提供は画期的なことだった。私たちはＨＩＶ陽性者の国際的な支援に、控えめではあっても最初の一歩を踏み出した。サハラ以南のアフリカで認定された病院に薬を配送するシステムを作る必要があったが、それは予想以上に長くかかった。妨げになったのはヤンセンとの交渉ではなく、次から次へと問題を持ち出してくるＷＨＯの弁護士たちだった。ＷＨＯは民間セクターと交渉する用意ができていなかったのだ。

しばらくして私は、意外にも自分がＧＰＡでそれなりに活動し、役に立っていることに気がついた。私の助言を人びとは真剣に聞き、面会した（そして同調してほしいと思った）職員たちは、最悪の場合は大変な妨害となったが、最善の場合は重要な決定を下してくれた。ワクチン臨床試験の倫理ガイドラインを調整すること、あるいはＳＴＤの治療ガイドラインを勧告することによって、私は実質的に公衆衛生政策に影響を及ぼし、保健活動を変えることができた。個々の歩みは遅かったかもしれないが、その波紋は極めて大きく広がり、現実に効果を挙げていった。

私はもっとも高いレベルにおいて決定を下すことに関心を持つようになった。エイズがいかに政治的な課題であるのかも理解できた。それは単に検査室がうまく機能し、コンドームが手に入り、治療薬を冷蔵するだけではすまない問題なのだ。影響を行使しようと思えば、政治的な力業が必要になる。予算には承認の議決が必要だし、政治の意志とリーダーシップは不可欠だった。それでも、ＷＨＯのシステムの一部になりたいとは思わなかったので、私はアントワープに戻ろうと思っていた。しかし、今ここにいなければできないこともある。研究プロジェクトを厳密に組み立て、医学医療の課題を社会科学と結びつけて、エイズについて最善の政策決定を可能にする根拠を示すことだ。マイク・マーソンからもう一年いてくれないかと依頼され、私はそれを受け入れた。

マイクはすでにGPAの改革について、国連開発計画（UNDP）、世界銀行、国連児童基金（UNICEF）、国連教育科学文化機関（UNESCO）、国連人口基金（UNFPA）、それに主要な資金拠出国や非政府組織の代表も含めた委員会で協議を始めていた。GPA理事会が一九九二年四月に発足させたこの特別委員会は、エイズ分野における国際的な調整が欠けていることに不満を持っていた。大きな国連機関が、それぞれの活動領域においてエイズの影響を受け始め、エイズ対策に取り組むようになってきたことは前向きなニュースだったが、国際開発組織の常として、彼らはそれぞればらばらに動き、ほとんど対立さえしていた。

このプロセスには、UNICEFのジム・シェリー、UNDPのエリザベス・リードら何人かの強い個性を持つ人物が関係していた。何をなすべきか、それぞれが独自の見解を持ち、はっきり言って対立し合い、異なる政策提言を行い、この流行を理解していないとマイク・マーソンを非難することもあった。そして、すべての機関が同じドナーのもとを訪れ、あちらではなくこちらに寄付してくださいと言う。一方、資金拠出国にはWHOの政策や仕事の仕方が恐ろしく非効率に見えた。すべてが地域事務所を通して行われ、そこに資金が滞留してしまうのだ。汚職ではないが、管理がずさんで、融通が利かないことがしばしばあるのに「プロジェクトの担当が私でなかったら、ここまではできなかっただろう」と思っている。同時に、米国の国際開発庁（USAID）や英国の国際開発省（DFID）といった主要国の援助機関は、それぞれ独自のエイズ対策プログラムを作りつつあり、多国籍機関に自国の金が流れることを望まなかった。資金コントロールが難しくなり、自分たちの直接の利益にはならないからだ。

中嶋事務局長は一九九三年、いろいろと言われながら何とか再選を果たした。それでもWHOに対する失望は大きく、管理体制の危うさが厳しく批判されていた。北欧諸国をはじめとする国々が国連機関の改革を求めていたのと共通する動きだった。GPAを根本から立て直すことは、そうした改革の重要な一部となった。同時に数多くの途上国、とりわけウガンダは、エイズの流行に対応できるだけの資金がアフリカには投入されてこなかったと感じていた。繰り返して言えば、エイズ対策にはもっと明確な姿勢で取り組む国際組織が必要だということだ。だが、他の国連機関が求めていたのは、あまり権限のない事務局タイプの調整機関に過ぎなかった。彼らは自分たちが目立つことを続けたかったのだ。協議プロセスは不快で衝突ばかりのようだった。だが、私はその中に巻き込まれてはいなかった。感情的にも知的にも興味がなかった。国連内部の騙し合いだと思っていた。私が知っていたのは、マイクが数日間、姿を消していたことだけだ。国連の新たなエイズ対策プログラムの骨格を作る組織横断の特別委員会に出席するとのことだった。苦痛に満ちた会議で、裏表のある発言と個人的なエゴへの非難が飛び交い、大変な騒ぎだったようだ。

国連の新たに再編されるエイズ組織（entity）の長になってほしいと最初に打診してきたのは、ハンス・ムルケルクだった。（「行うという意味の」agencyという言葉さえ衝突のもとになるような状態なので、「在るという意味の」entityという用語が使われていた。）ハンスはGPA理事会の議長だった。オランダがエイズについては最大の資金提供者だったからだ。（オランダは多額の開発援助予算を有し、そのターゲットを戦略的に決めていた。広く分散するのではなく、いくつかの課題に的を絞り、大きな額を配分していた。）ハンスは、オランダ語でnuchter（まじめ）と形容される、つまらないことは言わない頑固なオランダ人だ。外務省でエイズを担当し、国内では同性愛者の権利運動の最前線に立っていた。私たちは長年の友人であり、彼はエイズ対策により多くの資金を求めて交渉し、ＨＩＶ陽性者に対する米国や中国の入国規制に反対する決議を望み、国際援助に対するより強力な説明責任を求めていた。彼は抜け目のない外交官であると同時にアクティヴィストであり、二つが一体をなしていた。だが、私はノーと言った。適任ではない。国連官僚になることに関心はなかった。

それから、ジャン＝ルイ・ランボレイがジュネーブへやってきた。ベルギーの公衆衛生医で、ザイールにあるベルギーの医療機関で働いていたことがある。私と彼はキンシャサでプロジェクトＳＩＤＡの前線基地の設営を担当し、研究のために職員や看護師を雇って、その研修を行い、検査室や冷蔵設備を整えた。ジャン＝ルイは世界銀行のアフリカ事務所に入り、おそらくはエイズの流行がアフリカにもたらす経済的影響に関心を持つ最初の世銀職員だっただろう。実際に彼は一九八〇年代末にワシントンの世銀本部で私に発表の機会を設けてくれた。世銀のアフリカに対する影響力とＷＨＯの失敗とをキンシャサで目の当りにしていた私の単純な世界認識から、世銀こそが国際的なエイズとの闘いの中心となる国際機関ではないかと感じていたのだ。そこで私は説明のためにワシントンを訪れたのだが、完全な失敗に終わった。エイズ対策への巨額の投資を求めたものの、聞き手のほとんどはエコノミストであり、費用対効果と投資の見返りに関する議論で私は太刀打ちできなかった。それぞれの活動がこれだけ多くのいのちを救い、したがって経済的にもこのような利益がある、ということを箇条書きで示す計画を、私は用意していなかったのだ。政策に影響を及ぼすような抜け目のない議論を組み立てることなど考えていなかった。二度と犯してはならない失敗だった。

ともあれ、ジャン＝ルイは、国連による新たなエイズ対策のための組織横断の特別委員会で、世銀代表の委員になった。ある日、昼食をともにしていると「会議はどうにもならない。リーダーシップに欠け、誰もが互いをけなし合っている。指導者が必要だ。やってくれないか」と彼が言った。私は「冗談だろう」と答えた。国連機関の事務局長などというのは、政治的影響力があり、カリスマであり、政治家に決断を促したり資金拠出機関を動かしたりできる人がなるものだと思っていた。私にそんな力があるなどとは思いもしなかった。

だが、誰が有力候補と目されているのかを知ったときには、私がやるべきなのかなとも思った。それは国連の高官と政治家を掛け合わせたような人たちで、たとえば当時メキシコの保健大臣だったヘスス・クマテ・ロドリゲス博士。中嶋博士やUNICEFのジェームズ・グラント事務局長（一九九〇年には子供の権利宣言でエイズに言及することに反対した）の友人だが、このときすでに七〇歳、コンドーム使用の促進などでは極めて保守的な意見の持ち主だった。国連内部ではUNDPでエイズ問題に詳しいエリザベス・リードなどが候補に挙げられていた。

私はエイズの現場を実際によく知っていた。疫学、微生物学、ワクチン、政策、臨床、検査など、エイズ問題に関する広い知識もあった。頼りになる専門家との幅広いネットワークを持っていた。アクティヴィストとも関わりがあり、また国連での物事の動かし方に関しても、急速に経験を重ねつつあった。弱点は政治的経験に欠け、国連の詳細に精通しているわけではないことだ。しかし、それはむしろプラスと見ることもできた。そういうわけで、ある日突然、国連機関のトップになりたいと思ったわけではなかった。

一九九四年とその前年の九三年、私はほぼ毎月のように東京を訪れた。欧州と北米以外では初となる［第一〇回］国際エイズ会議を横浜で開催する準備のためだった。WHOに採用されるときの条件として、国際エイズ学会の理事長の職務を無給で続けられるようにしていたのだ。このときまで毎年開催されていた国際エイズ会議は、エイズ対策に非常に大きな影響を与えていた。会議を組み立てることは、流行病の重要な諸側面と、エイズという社会運動（movement）の鍵を握る人びとに焦点を当てることでもあった。

エイズ対策はまさに社会運動と呼ぶべきものになっていたのだ。私の使命は、そのときにはまだ欠けていた途上国からの視点を会議にもっと反映させることであり、HIV陽性者やコミュニティ組織のネットワークを導入することだった。この会議は医師と研究者だけの会議ではあり得ないと強く感じていたからだ。エイズの流行に影響を受けている人たちやNGOは、明らかに重要な役割を担っていたし、予算の獲得や対策の遂行のためにも大きな推進力となっていた。そうした人たちと取り組んだことの一つは女性だ。女性は会議で軽視されており、全体会議における発言の機会が極めて少なかっただけでなく、女性の課題もわずかしか取り上げられていなかった。人びとはこの流行の全体像をとらえ切れていない。異性間の感染、セックスの強要、恋人や夫婦間のリスクといった課題に加えて、男らしさを前提にしたHIVプログラムをいつまでも続けさせてはいけないという問題もあった。

一九九四年の横浜会議の準備は大きな頭痛の種だったが、私にはやりがいがあり、日本の社会、食事、文化が大好きになった。日本は売春婦や薬物使用者の入国を禁じていた。そして、ほとんどすべてのアジア、東ヨーロッパ諸国は、ヘロイン依存を治療する代替薬物のメサドンも禁止していた。アクティヴィストたちが「アイ・アム・ジャンキー」と書いたプラカードを持って、メディアの関心を会議そのものから抗議へと脱線させようとするかもしれないということは、私たちも予測していた。会議に参加する人が誰でも入国できるようにしなければならなかったし、警察官やホテル、レストランの従業員には、食事のサービスをするようなことではHIVには感染しないことも研修で伝えなければならなかった。エイズに関する理解を日本に広げていく大きな機会でもあった。日本国内では当時、エイズ対策への関心が、血友病患者の治療に使われた血液製剤による感染スキャンダルに集中し、また社会の周縁に追いやられているコミュニティの声が伝統的に弱く、抑え込まれていた。私は会議について公式な決定を下す人たちと、カナダのリチャード・ブルジンスキー［国際エイズ・サービス組織評議会（ICASO）事務局長］やドン・デュ・ガニエ［世界HIV陽性者ネットワーク（GNP+）代表］らに代表される国際コミュニティ、そしてアクティヴィスト的な官僚であった山本尚子や、私のよき友人でありイマヌエル・カント研究の専門家である慶應義塾大学の樽井正義教授らを含む草創期の日本のNGOコミュニティとの間に立つ存在だった。私たちは毎晩、新橋駅近くにあるカウンター六席だけの「だいご」という居酒屋に集まっていた。それ以来、東京に滞在するときには必ずだいごを訪れ、マスターの醍醐克行に敬意を表するとともに、UNAIDS時代に一緒に仕事をした遠藤弘良、梅田珠実、池田千絵子、そして東京大学医科学研究所の岩本愛吉教授らと酒を酌み交わしている。

会議に関わる決定には、苦痛なまでに時間がかかった。そして私はある日、影の委員会に呼ばれた。会議の決定はいくつかのサークルの中でなされていくことが分かった。大きなサークルがあり、そこでは実質的に何も決まらないのだが、考え方や意見が集められる。その中のさらに小さなサークルとして第一の影の委員会がある。メンバーの数は少ないが発言力は大きい。私はさらに実質的な第二の影の委員会にも呼ばれた。第三のコアなグループがまだあるのかどうか、そこまでは私も知らない。

会議は一九九四年八月、開会式に皇太子徳仁親王と雅子妃のご臨席を得て横浜で開催された。一九世紀に長崎に次いで世界に開かれた港だ。会議は極めて円滑に進んだが、医学的なブレイクスルーはなかった。HIVの感染が止めようもなく拡大し続けていた恐るべき時期だった。研究の進展は報告されず、医学者たちには失意の数年間だった。会議の間、私は世界中から集まった友人たち（久しぶりに会う人もいた）と話を始めた。後にUNAIDSと呼ばれる新しいエイズプログラムの事務局長に立候補すべきか、その場合、選ばれる可能性はあるのか、ということを議論した。とりわけアフリカの仲間たちは私を激励し、後押してくれた。セネガルの国家エイズプログラム委員長のイブラヒム・ンドイエ、ウガンダのエイズ支援組織TASOのノエリーン・カリーバ、ウガンダ保健省のサム・オクワレ、ザンビアのアクティヴィストでHIV陽性者のウィンストン・ズルといった人たちだ。彼らは、私が代弁者になることに信頼を寄せてくれた。

私はNGOコミュニティや「陽性者（positive people）」と呼ばれる人びとと強い結びつきがあったので、その関係者からも激励を受けた。ドイツ政府のフランツ・ビンデルトにも会った。彼の関心は、新たなプログラムの指揮を欧州出身者が執ることができるかどうかだった。彼は私が立候補すればドイツは支援すると言った。それだけでなく、ドイツはそのときの欧州連合（EU）議長国だったので、全EU加盟国にも私を支持するよう働きかけるということだった。当時の私はまだ、国際政治の裏舞台での票読みといったことに詳しかったわけではないが、これが大きなニュースであることは分かった。候補者になる可能性のある人とも話をした。たとえばヘレン・ゲイルだ。彼女は当時、USAIDのエイズ部門のトップであり、現在は世界最大の民間援助機関の一つであるケア・インターナショナルの会長を務めている。ヘレンは公衆衛生およびエイズ分野の経験が豊富で、アフリカのエイズコミュニティの人びとの間で人気が高かった。私たちは、何があろうとも連絡を取り合うことで合意した。たとえ彼女が予言したように「ダーティな展開」になるとしてもだ。

会議終了後、私は家族とともにアルプスで一週間の休暇を取り、今後について真剣に考えた。どうすれば新しい国連機関を機能させることができるのか。その機関がもたらす影響はどの程度のものかをよく考えた。そしてハンス・ムルケルクに電話を入れ、新組織の事務局長に立候補する意向を伝えた。勝ちたいと思っていることも付け加えた。

第16章　水の中のサメ

ジュネーブは小さな町であり、国連が町の大きな産業になっている。一九九四年九月中旬には、新たなエイズプログラムの事務局長に誰が指名されるのかという噂で持ちきりだった。エイズ分野のさまざまな組織と各国政府は、新組織に関する国連機関の話し合いが進展しないことに腹を立て、まず指導者を決めなければ話は進まないだろうという共通認識が生まれていた。ほとんどの国が政治的な落としどころとなる人物、知名度が高く、信頼できる候補者を探していた。

事務局長選びはさまざまなレベルで加速していた。オランダとドイツは公式に候補者として私の名前を挙げた。すぐにデンマークが同調し、私の母国も続いた。（言い方を変えれば、私は母国から真っ先に推されたわけではなかった。国連のトップクラスの人事ではよくあることだ。）一九九四年後期のEU議長国であるドイツは、EUとして私を推すよう呼びかけた。その直後に、多くの人が驚いたと思うが、セネガル政府が私の支持を正式に決めている。セネガルの友人イブラヒム・ンドイエがこのことを私に教えてくれた。

イブラヒムはまた、念のために、［西アフリカのムスリムで］マラブーと呼ばれる聖者が私の成功のために雄牛を殺したことも教えてくれた。そして特別のお守りをDHLで送ってきた。糸で縛った不織布の塊だ。中には何か入っていたが、私にはそれが何だか分からなかった。科学者としては言いにくいのだが、私はそれを子供たちの写真とともに財布の中にずっと入れており、これまでのところ大いに役に立ってきたように思う。

ゆっくりとだが、確実に、私への支持は広がっていった。その中には非政府組織も含まれており、非常に大きな声になっていった。この間、候補者に関する噂が毎日のように流されていた。そうした噂に動揺することも初めはあったが、私は落ち着いてWHOの仕事を続けることにし、静かにロビイングを行った。失うものは何もなかった。新しいポストの仕事は厳しいものであることが次第に分かってきたので、心の奥では、誰か私より強力な相手が出てきてくれないかとひそかに思いもした。私には、アントワープに帰って熱帯医学研究所の所長になるという道もあった。立候補を断念して事務局次長になってくれないかと打診されたことも、三回あった。その一人の言葉を借りれば、「使える人が欲しい」ということだった。私は丁重にお礼の言葉を述べ、あなたたちが私に働いてほしいと思うのなら、私が事実上のボスになるのがよいのではないかと答えた。高収入で名声が得られるポストだとしても、妥協する価値があるとは一度も思わなかった。

極めて多くの人が関係していた。新たなエイズプログラムが弱い事務局になり、基本的に力のない調整機関にとどまるのか、資金と政治的な力を備え、国連システム全体のエイズ対策をリードする強い組織になるのか、それすらはっきりしていなかった。国連機関による特別委員会は依然、役に立たず、いまだに“entity”という呼び方をしていたし、選考のプロセスについても意見の対立が続いていた。一〇月六日にはUNDPのディレクターの一人が私に対し、もし任命されたとしても「UNDPとUNICEFはあなたを妨害するために、あらゆることを行うであろう」と告げてきた。彼らは私のことをWHOのあやつり人形、医学の権威を笠に着た男と見ていたのだと思う。私はほとんど彼らのことは知らなかったのだが、UNDPとUNICEFの中間管理職クラスは、私に敵意を抱いているようだった。凡庸さと傲慢さが組み合わさったようなその行動には、いまだに困惑させられることが多い。

私は積極的にキャンペーンを開始した。一〇月にはニューヨークに行き、経済社会理事会（ECOSOC）の会合に出席した。経済と社会の分野の広範な課題に対応する国連の理事会だが、弱い力しか持てないこともしばしばある。私はそれまでECOSOCの名前すら知らなかった。ただし、新たな組織の設立はこの理事会によって正式に認められる。ワシントンでは、世界銀行を訪れたし、米国の国務省や保健福祉省（HHS）の政策担当者とも面会した。国連機関から見れば、ワシントンは虎の住む穴だ。米国は自国の経済規模を背景に、世界の権力を握り、国連の最大の拠出国にもなっている。米国がエイズ専門の機関を支援するかどうか、それはアメリカ人が事務局長になるかどうかにかかっているとほのめかす人もいた。しかし実際にワシントンに行ったことで、米国との協力は可能だし、米国もまたそう考えていることが私には分かった。

驚いたことに、中嶋博士と彼の配下のWHO地域事務局長たちが方針を転換して、メキシコのクマテ博士とともに私も候補者として指名すると言い出した。WHOの出方を見ていた各国保健省も追随した。こうなると私の立場は微妙になる。いかなる意味においても、私は中嶋博士の持ち駒であるかのような印象は持たれたくなかった。エイズに関するこの新たなプログラムの使命について見解がまったく異なっていたからだ。しかしWHOの支援がなければ、誰が事務局長になっても成功は望めない。そのことも私は理解していた。

新組織の共同スポンサーとなる国連諸機関の代表者が一九九四年一二月一二日にニューヨークで委員会

を開催し、そこで新事務局長を任命することが決まった。選考プロセスを管理する特別委員会が作られ、スウェーデンの外交官ニルス・アルネ・カストベルフ、ウガンダの外交官ベルナデット・オロウォーフリーア、セネガルのNGO指導者エルハッジ・アス・シィが議長になった。彼らはいわゆる非公式投票を各国政府および一〇〇団体以上のNGOに呼びかけ、誰が事務局長になってほしいのかを尋ねた。（私の知る限り国連では前例のないことだった。）一二月二日にヘレン・ゲイルと昼食をともにすると、彼女は個人的な理由で立候補を断念し、私を支持すると語った。一二月五日には投票結果が明らかになり、私は自分の名前が多いことに驚いた。どうして各国が私を指名したのか、私には分からなかった。この間、フランスがホスト国となって開催されたエイズサミットでは、数カ国の代表から私を支持したいと言われた。

一二月一二日の朝、ニューヨークの国連本部と道路を一つ隔てたベルギー政府代表部でお茶を飲んでいると、人選にあたる共同スポンサー機関委員会から、すぐに来るようにとの電話を受けた。これもプロセスの一部なのかどうか、私には分からなかったが、WHO、世界銀行、UNDP、UNICEF、UNFPA、UNESCOの六機関の幹部が面談を求めていた。私は国連本部に足を踏み入れたこともなく、会議室の部屋番号を尋ねることすら思いつかなかった。国連本部ビルに着くと、警備員が中に入れようとしないので、私は文字どおり突破していった。（九・一一以前の話だ。）

だが、会議がどこで開かれているのか分からない。誰かに事務総長室は何階か尋ねた。新たな国連機関の創設といった重要事項の会合は、事務総長のいる三八階で開かれているに違いないと思ったのだ。最終的には、地階で開かれていることを誰かが教えてくれた。新たなキャリアのスタートとしては芳しくない場所だなと思ったことを覚えている。三〇分遅れて到着した。少々、めげかかっていた。いくつかきわどい質問を受けた。各機関が利害を持つ領域について私を試すためだが、他の機関の立場と対立することもあった。場の雰囲気は気持ちの良いものではなかった。私がポストにふさわしい人物かどうかを見極めるよりもむしろ、各機関の縄張り争いに関心が向いていることには嫌悪感を覚えた。個人として見ればほとんどがまともで有能な人たちなのだろうが、この新組織づくりのプロセス全体が、主導権争いに貫かれていた。忘れてはならないのは、新組織の使命は人びとを助けるということだ。

私は廊下で一五分ほど待たされた。誰かが部屋から出てきて、私が選ばれたと告げた。室内に戻ると全員が私を祝福し、すぐに次の議題に移った。何が起きているのか自分の中ではよく飲み込めていなかったが、議論は選ばれたばかりの事務局長の、つまり私の権限を弱めるためのものだということは理解できた。UNICEF代表のジム・シェリー博士が（ジム・グラント事務局長はすでに重い病気にかかっていた）、小さなメモを私に渡した。そこには「ピーター、おめでとう、運の悪い奴だ」と書かれていた。友好的であり、同時に皮肉でもあったが、少なくとも彼は正直だった。私は即座に彼を雇おうと決めた。

正午頃、中嶋に伴われてブトロス・ブトロス－ガーリ国連事務総長のところに行った。正式な任命は彼が行うのだ。私たちは写真撮影のために握手をしたが、以後、会ったことはない。その後で、記者会見室に直行した。「マスターベーションに対して、この国連の新しいプログラムはどういう立場を取るのですか」というのが最初の質問だった。

またも引っかけの質問だ。米国では数日前、ビル・クリントン大統領がジョイスリン・エルダーズ公衆衛生総監を解任している。若者が安全ではないセックスをしないようマスターベーションを勧めることは適切かどうか、という質問を受け、彼女は「それも人間の性の一部だと思います。教えるべきでしょう」と答えていた。この発言に非難の声が巻き起こったのだ。あまりにも超現実的ではあるが、そうしたささいなエピソードが立派なキャリアに終止符を打つこともある。私はそのことを知っていたし、答え方を間違えれば、国連における極めて短い私のキャリアが速やかに失われることも分かっていた。そのため、その記者の質問には慎重に「科学者にとっては、ウイルスの感染が成立するには、二人の人間が必要なことは明らかです。次の質問をどうぞ」と答えた。私は弾丸をかわした。政治能力も発達してきたのだ。

ＣＮＮが、ワールドニュースの中で私のライブインタビューを行いたいと依頼してきた。私の存在とエイズの流行を止めるための新たなプログラムについて、世界に知らせるというのだ。メディア旋風はそのようにして始まり、一四年間続いた。後戻りはできない。自分でもそれは分かっていた。ホテルに戻ってから、ノートにこう書いた。「ひどく孤独な感じだ。力に余る任務を引き受けてしまって。」

その晩は眠れなかった。何百もの考えが同時に頭の中を駆けめぐった。すでに一八〇〇万人の成人と一〇〇万人以上の子供がＨＩＶに感染しており、しかも感染のカーブは急上昇している。次の一二カ月間には、世界で三〇〇万人以上が新規に感染することになる。中国は断片的にデータを報告し始めていた。河南省中部で買血における犯罪的に不注意な医療行為により、三万人から五万人もの人がＨＩＶに感染していることがすぐに明らかになった。エイズの流行に対し「安全」と言える国は、世界中どこにもない。アフリカと同じようなスピードで、アジアでも感染が広がりつつあるのかどうか、それはまったく分からない。情報がなかったのだ。治療法はなかった。ＨＩＶ陽性者の延命をはかることはできたが、完治はしない。有効なワクチンの手がかりもつかめていなかった。

集団として行動を大きく変える必要があった。世界中の人が常に特定の一人の相手としか性行為をしないというわけにいかないのなら、性行為の際に常にコンドームを使うことを呼びかけなければならない。売買春か、同性間性行為か、それともカジュアルな性的関係かにかかわらず、である。「とにかくダメ」

という命令は、梅毒の流行、喫煙、ギャンブル、ヘロイン使用などでも効果はなかった。

その一方で、ウガンダのTASO（The AIDS Support Organization）のようなコミュニティに基盤を置いたプログラムが現実に成果を挙げていた。夫のクリストファーをエイズで失った理学療法士のノエリーン・カリーバが、他の一二人と助け合って設立した組織だ。ノエリーンは情報伝達と組織運営に長け、母国が必要とする生命力にあふれていた。ウガンダは長年の内戦からようやく立ち直ろうとしていたまさにその時期に、もう一つの大災害と言うべきエイズの流行に直面した。私がアントワープで理事をしていたホワイトレイヴン（白鳥）サポートグループと同様、これらのプログラムは連帯感と思いやりに支えられたさまざまな方法で人びとを助けていた。社会変革を促すのに不可欠な現場レベルの知恵を提供していたのだ。互いに支え、助け合って、病気の苦しみや大切な人に先立たれた喪失感に耐えていた。

ノエリーンのTASOを運営する人たちは、明るく快活であり、自分たちの社会についてもよく知っていた。たとえばノエリーンは、多くの人にとって自分がHIVに感染していると語ることさえ、大変な困難を伴うことを理解していた。したがって、HIV陽性者は誰か一人、安心して話ができる相手を見つける必要があると考えていた。パートナーに安心して告げられるようになるまで相談できる人なら、TASOのネットワーク以外の人でも構わない。TASOはまた、「メモリーブック」という非常に心を動かされるプロジェクトも始めていた。HIVに感染した両親が生活をノートに書きとめ、子供が遺児になった後も親の想い出をたくさん持てるようにするプロジェクトだ。私はHIV陽性の母親とその娘の会話に立ち会ったときのことが忘れられない。母親は娘に、自分の人生を詳しく語り、落ち着きと尊厳を持って自らの死が避けられないことを告げた。人間の強さがもっとも素晴らしい姿で示されていた。そのとき初めてというわけではないが、エイズは拒絶や差別という人間の最悪の面だけでなく、もっとも素晴らしい面をも引き出すものだと思った。

ＴＡＳＯは拡大を続け、ウガンダのＨＩＶ陽性者とその家族二〇万人に治療と支援を提供するまでになった。こうしたグループこそがエイズの流行と闘う影の英雄であり、たたえたいと思う。実際に私は、世界全体でもそれぞれの国内においても、ＴＡＳＯのようなコミュニティ組織と連帯して自分たちの仕事を進めたいと望んできた。エイズは違うということを、人びとは認識する必要があった。もっとも深刻な打撃を受けている国々では、エイズの流行は国家の緊急事態だ。明らかに指数関数的に拡大し始めており、長期にわたって波及していく社会的な影響ははかり知れない。主に子供や高齢者に広がっていく他の病気とは対照的に、エイズは成人の中でも若い人びと、社会の中で生産や出産と子育てを担っている人びとに広がる。子供たちは遺児となり、自らも感染することもある。祖父母が子供の世話をしなければならない。新規感染をなくすという意味で、私たちが今すぐ流行の拡大を止めることが、瞬間冷凍させることが、仮にできたとしても、大きな影響が何世代にもわたって残されることになる。経済の損失と社会の打撃は、近代に私たちが経験したいかなる疾病の流行よりもはるかに大きい。一四〇〇万人の遺児たちの親を生き返らせることはできない。

私たちは世界の指導者を巻き込む必要があった。すべての国連機関が、重複や足の引っ張り合いをなくして、合同でエイズ計画を進める必要があった。すべての国で、もっと強力にエイズ対策と取り組む必要があった。ＨＩＶ予防と治療のための政策ガイドラインを策定する必要があった。現場では具体的な成果を示すことのできる政策の実例が渇望されていた。私はまた、しっかりとした疫学的なデータベースを作りたいとも考えていた。自分たちが現場でプログラムを実施したいとは思わなかった。実施は、各国の政府やＮＧＯや企業が主体になって取り組むべきだ。各国ができることを、高額の給料を得ている国際公務員が代わって行うのでは、人びとの能力を妨げることになりかねない。調整や評価や政策指針を提供することによって、真に価値のあるものを付け加えることができるはずだと私は考えていた。超国家的な存在である国連という組織の性格を考えれば、一国の中だけにとどまるより、何が機能するかを判断し、絶望的なまでに不足していた資金を確保して世界のエイズ対策の推進役を務める方が有効だからだ。私たちは小さいかもしれないが、知恵を働かせ、力をつけて、途上国支援の触媒になることができる。そう考えた。

事務局長に任命されて眠れぬ夜に、これらすべてのこと、そしてさらに多くのことが、私の頭の中を駆けめぐった。私たちが成功したかどうかを決める唯一の指標は、どれだけの人のいのちを救えるのかということだろう。

任命を受けて、私はニューヨークに本部があるＵＮＤＰ、ＵＮＦＰＡ、ＵＮＩＣＥＦといくつかの国連加盟国代表部を訪れた。ただちに協議は戦闘局面に突入した。共同スポンサー機関の事務局長たちは、新たなエイズプログラムの職員について、既存各機関からの出向職員でまかなうべきだと決めてかかっていた。別の言い方をすれば、各機関では要らない人びと、給料を払ってくれる出身母体に忠誠を誓う人びとを、私が引き受けるということだ。彼らはまた、予算は共同スポンサー機関が決定し、ＷＨＯが「管理」するようにしたいと考えていた。これは中嶋に対する慰謝料のようなものだったと思う。ＷＨＯはエイズ対策という最大のプログラムを失うことになるからだ。さらに共同スポンサー機関は私たちに対し、現場におけるプログラムの実施には踏み込まず、彼らの活動の「調整」に専念するよう求めた。簡素な事務局で、できるだけ力を持たないようにということだ。影響力は限りなく無に近くなる。

いまや私の心にはいくつもの疑問が渦巻いていた。何よりも、私は二つの基本的な質問に明確な回答を求めた。私のボスは誰か、そして雇用と解雇の権限を持つのは誰か。各機関の事務局長は私に対し、エイズ対策の事務局長として自分たちへの説明責任を負うよう求めてきた。しかし、私は筋論で反論した。私が説明責任を負うのは人びとに対してだ。それは国連用語では、各国政府に対して、ということになる。私のボスは理事会であるべきだった。そこには各国政府の代表だけでなく、HIV陽性者やNGOの代表も入っていなければならない。最前線にいる人たちにきちんと応えられるようになりたいと願っていた。そのようなことはこれまでの国連にはなかったことだが、私にとっては決して空論ではなかった。彼ら抜きには良い仕事はできないと思っていただけのことだ。問題を抱える人びと自身が、解決を担う必要があった。私はまた、六つの国連機関が実施するプログラムを同時に調整し、六機関すべてに説明責任を果たすなどということは到底できないとも思っていた。それは何もせず、誰にも責任を負わないに等しかった。

私が求めていたのは、小さくともしっかりとした中心を持つ新たなプログラムだった。そして、エイズの流行に大きな影響を受けている各国に事務所を置くことだった。国連のエイズ対策のすべてを担当するこの事務所で働くのは、エイズという流行病と闘うことを主要任務とする人びとだ。他にも徹底的に議論すべき重要な課題はたくさんあった。私たちが自由に使える予算として、どの程度の規模が必要なのか。それをどのようにして各国に届けるのか、その際に優先すべきは何か。さまざまな国連機関を十分に巻き込むにはどうしたらよいか。諸機関が互いに協調して動くようにするには、どんな動機が必要か。長期戦に次ぐ長期戦になることだろう。新しい国連組織の定義を示し、骨格を作り、スタッフを集める。そのために私に与えられた時間は一二カ月だった。一九九六年一月には、各国で全面的に活動を開始する必要があった。すべてをやり遂げることなどできない、一年もすればWHOの管理下に戻されることになる。WHOはそう思っているのではないかと、私は疑っていた。このため、頭を上げても大丈夫なほど強力な体制が整うまでは、おとなしくして彼らを安心させようとした。シアトルにいたときに私は、「最初に水面に出てきた鯨は、最初に銛を打ち込まれる」と聞かされていたからだ。

コフィー・アナンが私に注意を記したメモを送ってきたのはこの頃だった。彼は当時、国連平和維持活動（PKO）局長であり、PKOの兵士からカンボジア女性へのHIV感染にどう対処すべきかを話し合うために会ったことがあった。（言うまでもなくコフィー・アナンは、後に国連史上もっとも著名な事務総長となった。）彼のメモにはこう書かれていた。おめでとうピーター、一つ話をしよう。死を覚悟した老人がいた。彼は二人の子供に、彼とともに船に乗り込み、大洋へ漕ぎ出すように言った。海岸が見えなくなるところまで来ると、子供たちに船を停めるよう命じ、次のように話した。「お前たちに伝えておきたい。海にはたくさんのサメがいる。だから海には落ちないように。もし落ちても、血を流さないように。」幸運を祈る。コフィー。

多国間政治の荒波を越えて航海を続けながら、私はこの話の意味を繰り返し考えてきた。

私の優先事項は、ジュネーブといくつかの鍵となる国に事務所を作るための最高のチームを招集することだった。初めのうち核となる人材のほとんどはWHOのGPAの出身者だった。とりわけ事務部門のスタッフはそうであり、WHOの権威の強固な信奉者だった。彼らはシステムの中での資金や仕事の動かし方は知っていたが、もっと意欲的な風土を育て、WHOの習慣に染まったやり方から脱皮するには、何年もかかった。私は信頼できる友人たち、国連機関相互の駆け引きに巻き込まれてこなかった人たちに助言を求めた。

当時ロックフェラー財団にいたセス・バークリー博士（現在はGAVIアライアンス〔子供の予防接種の

ための基金」代表）は、ブレインストーミングのセミナーのために、北イタリアのベッラージョにある財団の施設を提供してくれた。私は一九九五年二月の週末、そのセンターに十数人を招待した。内輪の小会合であり、何の記録も報告も残さないことが前提になっていた。そうすれば忌憚なく話ができるからだ。私はその後も時々、この方法を採用した。とくに計画が十分に進捗していないと感じたときや戦略的な方向付けが必要なときに、さまざまな人たちの意見を聞き、私たちがなすべきことを把握するためだった。バークリー以外の参加者は、CDCのエイズ部長ジム・カラン、フランスの若手疫学者でルブンバシを最初に訪れたときに一緒だったジャン－バプティスト・ブルネ、オーストラリアの公衆衛生の専門家で国境なき医師団で働いていたロブ・ムーディ、ザンビア国家エイズ計画ディレクターのローランド・ムシスカ、ザンビアのエイズアクティヴィストで私にこの仕事に就くよう勧めてくれたウィンストン・ズル、WHOから出向して国連の迷宮で私の案内役だったスーザン・ホーク、TASOのノエリーン・カリーバ（ボードワン国王開発賞を受けたばかりだった）、タイ赤十字のエイズアクティヴィストのウィラシット・シッティトライといった人たちだ。UNAIDSという新たな組織の創設を助けてくれた開発機関からの代表三人も加わっていた。ノルウェーのヨ・リッツェン、カナダのジョー・デコッサス、オランダのハンス・ムルケルクだ。利害の代表者ではなく、私が信頼する人たちだった。

基本的に私たちが設計したのは、新たなプログラムの中核となる機能と構造だった。最初の仕事は、アルバニアからベネズエラに至る世界の全域で、HIVとエイズに関するしっかりしたデータを整えていくことだった。単に政策目標のためだけではない。根拠のしっかりした疫学データと数学モデルは、自然科学的であれ、社会的であれ、いかなるプログラムにとっても不可欠だ。予測をし、説明をし、成果を評価するための基準となる。さらにそれは力を与えてくれる。さまざまな人や組織による活動を調整するには、情報の中核にしっかりしたデータを据えることが鍵となるからだ。エイズ対策が政策と予算編成で高い優先順位を獲得するには、強固な事実に基づき、批判の余地のない評価を打ち立てる必要があった。それがニュースとなり、信頼を獲得することになるのだ。

だが、しっかりしたエビデンスを持つことが私たちの政策と支援の基盤であるとしても、疫学的な推計を除けば、私たちはGPAのように研究に携わることはしないと決めていた。NIHや欧州委員会（EC）といった巨大予算を持ってエイズ研究に資金を提供する機関に対抗しても、私たちが優位に立てるとは思えなかったし、私たちの中心的な任務からは外れてしまうと考えたからだ。政治的な働きかけと資金調達の他に、私たちの主な仕事は、エイズに関する知識を伝え、政策を策定し、政策と活動を評価し、現に実施されたエイズに関する成功事例（good practice）を紹介することだった。

私たちのプログラムは国連機関の活動を調整するために創設されたのは明らかだが、調整のための調整は思考停止に陥るだけでなく、おそらくは事務的、政治的なプロセスのみにかまけ、人のいのちを救う成果を挙げることもおぼつかなくなる。私は強くそう感じていた。そのようなことは私の得意とするところではないし、関心もなかった。私たちにとってもっとも重要なのは、各国の現場でいかにエイズ対策を支援していくかということだった。それこそまさに、私が評価してほしいことでもあった。私たちが皆同意していたのは、ジュネーブに本部オフィスを置くだけでは、各国の政府にとっても、人びとにとっても、どうでもよい組織になり、失敗してしまうだろうということだった。それでは、誰とともに働けばよいのか。保健省か。財務省か。大統領官房か。非営利民間セクターか。企業か。コミュニティグループか。宗教組織か。オフィスはどこに置くべきか。他の国連機関や管理機構、政治機構にどう関わるのか。

私たちはすべての大陸で、一連の地域協議会（consultation）の開催を計画した。担当のプルニマ・マネ博士は、ムンバイから来た小柄でエネルギーにあふれ、周りを明るくする女性で、もともとジェンダーを専攻する社会科学者であり、まさに発電所のようだった。私は協議会を一種の消費者調査ととらえていた。政府の担当者や学者からHIV陽性者まで、幅広く関係者を集め、「あなたは何がうまく機能すると思うか」を聞きたかったのだ。協議会はまた、地元の指導者たちの注意を喚起し、新たなプログラムの可能性を広げ、スタッフを集める機会にもなるだろう。

ベッラージョで最終的に、私たちは新プログラムの名称を決定した。UNAIDS。当座の名称は「共同スポンサーによる合同のHIV/AIDSに関する国連プログラム」だったが、その頭文字では意味が分からない。「UNAIDS」はそれが何であるかを示している。当時一五歳だった娘のサラがロゴをデザインした。国連のロゴの上にレッドリボン。ティーンエイジャーらしく素直なデザインだ。だが、ウィーンで開かれた最初の公式会合でその名称とロゴを提案したときには、ただちに十字砲火を浴びた。最終的に私が勝ったが、これは闘争であり、このパターンにはその後すっかり慣れっこになった。ささいなこともあったが、しばしば私はガリバーになった気分だった。助けが必要なときに、手足を縛られたり、足をすくわれたりしたからだ。ベッラージョでの会合の最後に私は、ロブ・ムーディ、ウィラシット・シテイトライ、ノエリーン・カリーバに、スタッフとして参加してほしいと頼んだ。全員がその要請を引き受け、国連のわずかな記録文書にしか残らないような何かを打ち立てるために、専門的な知識と個人的なリスクを賭して参加してくれたことには、今も感謝にたえない。ロブは各国の活動を、ウィラシットは予防活動を、それぞれ統括し、ノエリーンはコミュニティベースの活動を指導してくれた。

マイケル・マーソンの右腕だったスーザン・ホーク博士は最初の六カ月、私が国連の巧妙な策略と果てしなき調整会合を乗り切るのを助けてくれた。そしてサリー・コワルは、米国の前大使で長い各国駐在体験を持っており、対外関係部長として参加してくれた。サリーはダイナマイトだった。結婚後も仕事を続けた最初の女性外交官の一人だ（米国では一九七二年まで、結婚した女性が外交の仕事に就くことは禁じられていた）。彼女の最大の長所が忍耐だったわけではないが、私たちに必要な外交的知識を提供してくれた。米国政府の中枢にも何人か親しい友人がいた。

セネガルの感染症科の教授だったアワ・コルーセク博士が政策、戦略・研究部門の責任者として加わり、私の幹部チームは完成した。アワは勇敢で現実的な西アフリカ女性の一人だ。母国でエイズのケアを開拓し、アフリカ女性とエイズ協会（SWAA）の共同設立者でもあった。（後には保健大臣やロールバックマラリア〔WHO等によるマラリア対策プログラム〕の責任者にもなった。）ジム・シェリーは、UNICEFから私たちのプログラムの牽制役を期待されていたのだが、私は特別顧問への就任を依頼した。国連システムや多国間政策の分野における私の経験不足が、大きな弱点になると思ったからだ。彼は政治における真の策士であり、一見して無害な提案の本性を一目で見抜く能力を持ち、エイズに対する広範な連携を形成するうえで大きな助けとなった。

こうして四月までに私は、躍動的かつ献身的で、信頼に足るチームを整えることができた。私たちは山をも動かせるのではないかと思った。それぞれの幹部が担当する部門で、可能な限り最適と思われる人材を集めた。学界、経済界、ジャーナリズム、アクティヴィズムなど、幅広いバックグラウンドを持つ人びとを採用した。

非常に早くから、私は自分を含むシニアスタッフ全員に、メディアトレーニングを受けるよう命じた。UNAIDSを代表して、はっきりと大きな声で、専門性を持って発言することを求めた。私たちは霧笛のようにメディアの関心を惹き、情報の量を持続的に増やしていく役割を引き受ける必要があった。私はジョナサン・マンがいかに抜け目なく、メディアを活用していたかを知っている。ジャーナリストや普通の人たちや政治家たちに問題を理解できるように説明し、何をすべきなのかが分かるようにする。それとは対照的に、私は率直に言ってインタビューには、とりわけテレビの生番組には不向きだった。困ったことだとは思ったが、依然として典型的な学者であり、問題を提示し、検証する方法と導かれる結論とを議論するのが習い性になっていた。私が訴えたいことにたどり着く頃には、ほとんどの人はチャンネルを切り替えている。

メディアトレーニングは目からうろこが落ちるような内容であり、恐るべき体験でもあった。トレーナーは模擬インタビューをビデオに撮って再生し、言葉に詰まったり言い間違えたりしたところを見せる。耐えがたい経験だった。医学生時代から培ってきた科学的方法はすべて忘れるように言われた。捨てなさい。話し始めたらすぐに本題に入る。結論から始める。時間が残っていたら、言うつもりだったことを正確に思い出す。メッセージは削ぎ落とし、明確に。そして常にＵＮＡＩＤＳという「ブランド」に言及する。私にとって、この最初の専門的コミュニケーションは鮮烈だった。ずっと待ち望んでいたもののように思えた。そして、メッセージとキャンペーンとテーマに注目を集める仕事を、うまくやれるのではないかと思えるようになった。資金を生かせ（Making the Money Work）、エイズは解決可能な問題（AIDS—A Problem with a Solution）、三つの統一（Three Ones［各国のエイズ対策の策定、実施、評価を行う機関をそれぞれ統一すること］）などなど……。［いずれもＵＮＡＩＤＳのスローガン］

振り返ってみると、オフィスをＷＨＯの敷地内に置くことに同意したのは間違いだった。また、ＷＨＯの官僚主義をもっと根底から破壊すべきだったと思う。ＷＨＯの古いＧＰＡはなお生きていた。過去と未来が同居しているのは気持ちが良いものではない。また、ＧＰＡスタッフの多くが仕事を失うのを知っても、助けることはできなかった。ステファノ・ベルトッツィへの感謝を、私はずっと忘れることはない。彼は米国の医師にして経済学者で、中嶋と何人かのWHO地域事務局長が私たちの力を削ぐために仕掛けた方策を無害化する技術の達人だった。マイケル・マーソンが一九九六年、イェール大学の公衆衛生学部長に就任するためWHOを去った後で、ステファノ・ベルトッツィはGPAを解散し、数百人を解雇するという誰も望まない仕事を担当した。ステファはいつ何時でもどんな仕事にも対応できる男だった。時には上の空になることもあるが聡明であり、いくつもの役割を見事にこなせる人を私は他に知らない。九〇年代初頭にキンシャサで会って以来、専門職として大きな課題に直面したときには、私は彼に相談してきた。（現在はシアトルのビル＆メリンダ・ゲイツ財団でエイズ・結核部長となっている。）それにしても、彼も私も、中嶋政権との闘いにはあまりにも多くの時間を浪費した。採用から調達、出張に至るまで、あらゆる問題に干渉しようとしてきたからだ。

共同スポンサーである他の国連機関との間でも、軋轢が常にあった。それは一月の第二週に私が六つの共同スポンサー機関に対し、エイズ対策分野での協力のあり方を話し合う会合を呼びかけたときから、もう始まっていた。厳しい現実を思い知らされる経験だった。会議の冒頭、進行役が参加者に対し、新たなプログラムを定義するための今回の会合にどんな成果を期待しているのかと問いかけた。よくあるウォーミングアップの質問だが、そのとたんにUNDPの代表が素っ気なく、「今のところ何も期待していない」と答えた。会議のトーンはそこで決まった。

私の提案のすべてに対し、国連機関の委員たちはまず「ノー」と答えた。巻き返しをはかるために、私は政治的、外交的な支援を獲得しなければならなかった。そこで各機関の長のもとを訪れた。彼らはスタッフたちよりもはるかに人の話を聞き理解を示したが、恐るべき悪弊を変える努力はほとんどしなかった。

公正を期して言えば、それらすべてが悪意によるというのではない。反対する態度そのものは組織文化の違いに起因していた。それぞれの組織という箱の中から出て考えることに慣れていないのだ。しかし、常に口論の連続では消耗してしまう。WHO、UNICEF、世銀、UNDPが「プログラム」と「プログラミング」という単語の意味について、ついに合意できなかった会議があったことを思い出す。

WHOは技術的な仕事をすべて管理下に置こうとした。世銀はメモの中で、UNAIDSに対し「銀行はいかなる責任も引き受けることはない」と書き、「できる限り関与は小さくする」ことを望むと強調した。意見の対立をうまくさばきながら、すべての国連機関が統一戦線を張って私たちに反対してくるような危機を回避し続ける。それが私の在職期間を通じ最善のシナリオだった。私たちの望みどおりの合意形成などは、よほどの夢想家でなければ考えつかないだろう。

今日では、国連システムはさまざまなかたちで協力しながら動いており、約五〇もの国連機関があらゆる分野をカバーしている。この点で私たちの時代よりもはるかに進んでいることは私も認めたい。九〇年代中葉よりもはるかに統一されている。私たちはその先駆者だった。しかし、当時は人間の本性の最悪の部分を見せつけられているように思うこともしばしばあった。国連で働く人たちは、この上なく悲惨な人間の問題に直面しているというのに、あまりにも集団的エゴイズムと官僚政治にとらわれ過ぎていた。それは極めて道義にもとり、倫理から大きく外れていたと言わなければならない。私はそのような状態に怒りを感じ、一段と決意を強くした。私の皮膚は日に日に厚くなり、チームのメンバーには、官僚主義のゲリラ戦にひるまず、組織を固め、システムの外からの支援と連帯し、同時代でもっとも重要な課題の一つに取り組んでいることの栄誉を忘れずに働くよう念を押した。それが前進を支えたのだ。

私は現場の人たちやHIV陽性者と接触を保っていたかった。そして、事務局長として最初に公の場に出るときには、彼らと一緒だと決めていた。このため、三月にケープタウンで開かれた世界HIV陽性者ネットワーク（GNP＋）の第七回年次会議に出席した。アフリカでは最初のGNP＋の会議だった。当時は南アフリカだけで八五万人がHIV陽性と考えられていた。人口の約二％だ。私は開会式で当時のマンデラ政権の副大統領、タボ・ムベキとともに演説を行った。彼の演説は注目すべきものだった。少々硬そうに見えたが、私たちは良い関係を持つことができたと思った。彼の鋭い発想は印象的で力強く、私たちの重要な同盟者になるように思えた。（残念ながら後に誤りだったことを思い知らされる。）

南アフリカにとっては歴史的な時期だった。アフリカ民族会議（ANC）が一年前にようやく政権につき、HIVの流行拡大を無視してきたアパルトヘイト体制は終わりを迎えている。未来への大きな希望があった。この機会に私は南ア国内や世界中から集まったエイズアクティヴィスト、HIV陽性者と集中的に話し合った。何人か注目すべき人にも会った。保守派に支配されていた南ア保健省に国家エイズプログラムを創設したカライシャ・アブドゥール・カリム、HIV陽性のゲイ男性で南アフリカ最高裁判事となったエドウィン・キャメロン、それぞれが自分たちの権利のために歴史を動かした人たちだ。UNAIDSに対するエイズアクティヴィストの期待は大きく、私たちの力では到底、その期待に応え切れるものではなかったが、それでも私は元気を回復してジュネーブに戻った。HIV陽性者の健康と尊厳を取り戻さなければ、エイズ対策の成功はあり得ないということを、それまで以上に確信できるようになったのだ。それを私たちの目標の中心に据えようと心に決めた。

私は政治的な駆け引きの塹壕に戻った。新たなプログラムの使命と構造について、国連加盟国の合意が得られていないことが明らかになったからだ。経験はまったくなかったが、極めて多様な利害が絡み合う各国政府の合意を取り付けるために、仲介役を果たさなければならなかった。政治過程に干渉することは本来の国連職員の仕事ではないのだが、私が直接乗り出していかなければ、事態は動かなかっただろう。大急ぎで学ぶべきことがあまりにも多かったが、幸運なことにベルギーやオランダ、インド、ブラジル、ウガンダ、カナダ、スウェーデン、米国など各国の国連代表部には、私に好意的で信頼もできる外交官がいた。重要な同志の一人になったのがオーストラリアのリチャード・バトラー大使で、ＥＣＯＳＯＣの議長だった。彼はブルドーザーのような男で、国連改革にも深く関与し、国連機関は加盟国に対し、より透明度を高め、より説明責任を果たさなければならないと考えていた。そして、国連機関の長には加盟国を騙そうとする傾向があると感じていた。彼がＥＣＯＳＯＣで可決に導いた決議によれば、私が基本的に責任を負うのは加盟国に対してであって、共同スポンサー機関に対してではない。そして、その決議に基づき、私たちの活動を監督する「プログラム調整理事会（ＰＣＢ）」が設立された。

理事会に入るのはどの国か。電卓を持った人が走り回り、二二カ国が決まった。アフリカとアジアから各五カ国、東ヨーロッパから二カ国、ラテンアメリカ・カリブ諸国から三カ国、西ヨーロッパ・北米から七カ国だ。私はコミュニティグループとＨＩＶ陽性者の代表を理事会に入れるべきだと改めて主張した。予想どおり中国とキューバは、国家以外のアクターが入ることに強く反対した。意外なことにオランダも反対に回った。法的に人びとを代表し、責任を持つことができるのは国家だけだとの考え方からだ。他の国連機関の先例にはしないという条件で非政府組織の代表に五議席が確保されることになった。アフリカ、アジア、ラテンアメリカ、北米、ヨーロッパから一議席ずつだ。エイズの流行が持つ緊急かつ例外的な性格に対応するという理由で、今も続く一連の例外的対応の最初の事例だった。ＵＮＡＩＤＳは今なお、投票権はないものの非政府組織が理事会に代表として参加する唯一の国連機関だ。（投票権については、セネガルのアス・シィに主導されたＮＧＯが、ＵＮＡＩＤＳのすべての決定にまで責任は負い切れないとの理由で事実上、拒否したのだ。）

一九九五年七月三日、ＥＣＯＳＯＣは共同スポンサーによる「国連合同エイズ計画（ＵＮＡＩＤＳ）」の設立に全会一致で賛成した。この決議が私たちの組織のあり方を決め、私が働くことのできる根拠となった。たとえば、ＷＨＯはＵＮＡＩＤＳの予算を「執行」するのではなく、「執行するための支援」を提供するのだ。友人たちにこうした微妙な違いを説明しようとすると、どうしてそんな細かいことにこだわって時間を無駄にするのか、変な奴だと思われるのが関の山だった。しかし国際関係の分野では、一つの小さな言葉が大きな違いを生み出すこともある。それが私にも分かるようになった。

私たちはスタッフを雇い、人びとの言葉に耳を傾け、戦略を練り、法的基盤を固めて、ともに働く準備を整えた。資金も確保しなければならない。七月に開かれた第一回のＰＣＢでは、予算について大きな意見の対立があった。国連分担金を減らし、自らの二国間エイズ対策プログラムへの予算を増やす手段としてＵＮＡＩＤＳを利用しようとする国もあったからだろう。私は二年間で一億四〇〇〇万ドルを求めていた。（これはたまたまＷＨＯ時代のマイケル・マーソンのＧＰＡ予算よりはるかに少なかった。）ＵＮＡＩＤＳにはアドバイザーやコーディネーターとして、各国に小人数のスタッフが必要だが、その人員や車両の費用までＵＮＡＩＤＳが直接、負担すべきではないと私は考えていた。各国政府がエイズ対策を自らの政策課題の中に位置づけ、責任を負うべきなのだ。このため私は国外からの職員、四輪駆動車、日当を削減した。ケニアのエイズ対策はケニア人がまとめ役となり、ケニア政府が費用を負担するように求めた。（もちろん資金を拠出するドナー国もそれを求めていた。冷戦終結以降、援助資金が減少した時期のことだ。）

ＵＮＡＩＤＳの使命に関し、ドナー国の間ではまだ意見が分かれていた。米国は、私たちが現場でエイズ対策活動を実行すべきだと考え、英国は、ジュネーブにいて調整と知識普及を行う小集団にとどまるべきだと反論していた。途上国とNGOは、ほとんどを自分たちの活動に使える大きな予算を求めていた。英国および他の資金拠出国が理事に対して集中的なロビー活動を行っていることを知り、私は理事会が私たちの任務の遂行を困難にするような予算を通すのではないかと心配になった。私は休会を求めた。人生の中で決してひるんではならない瞬間の一つだった。私はまっすぐ虎の穴に入っていった。

代表団がロビーに出ている間に、私は英国代表のデイヴィッド・ナバロ博士の席へ向かった。彼は有能で影響力も大きかったが、私たちの予算に対する反対論者の中心でもあった。代表団のほぼ半数が会議室に残り、私たちを取り囲んでいた。針が落ちる音も聞こえそうなほど静まりかえっていた。私は概ね以下のようなことを述べた。

「聞いてください。この予算案の資金を提供するのは、あなたがたドナー国です。成功させたいのなら、拠出してください。そうでなければ私は退きます。交渉の余地はありません。認めていただけなければ、私たちの失敗をお膳立てするようなものです。そして、私たちが失敗するということは、現代史における最大の病気の流行に対応できなかったということになり、あなたがたがその申し開きをしなければならないのです。」私は彼の矜持に訴えた。（デイヴィッドは後に私の良き友人となった。彼は今は国連インフルエンザ対策上級調整官［二〇一四年八月からはエボラ対策国連システム上級調整官］になっている。）収拾がつかなくなる前に、一九九四年のUNAIDS設立準備委員会の委員長だったスウェーデンの外交官、ニルス・カストベルフが間に入った。そして理事会は最終的に、一億二〇〇〇万から一億四〇〇〇万ドルの範囲で一九九六－九七年の二年間の予算を組むよう私たちに指示した。

かつかつの予算ではあったが、私たちは国連改革の最前線にいるということも分かっていた。恐竜の世界で生き残ろうとする小さなほ乳類のようなものだった。

一九九五年一二月一日の世界エイズデーに、ニューヨークでUNAIDSの発足式を行うことが決定した。サリー・コワルは、米国のマデリーン・オルブライト国連大使らハイレベルの外交官から出席の確約を取り付けた。しかし式は成功とは言えなかった。私は国連本部ビルにあるECOSOCの議場でスピーチを行う予定だった。すべての加盟国代表団と多数の著名人やアクティヴィストを招待していた。それなのに外部からも人が来ることを国連の警備員に連絡し忘れていたので、多数のゲストが入館を差し止められ、時間どおりに出席することができなかった。私たちは鳴り物入りではなく、極めてひそやかに発足した。

この時点で世界では二〇〇〇万人以上がHIVに感染していた。おそらくは人類史上もっとも深刻な流行病への対応は、ジュネーブの小さなオフィスに集まった約一〇〇人のスタッフが担うことになった。

同じ年の少し前のことだが、私はベルギー人の王（興味深いことにベルギー国王ではない）、アルベール二世の個人秘書から電話を受けた。彼は私に男爵の称号を受ける気はあるかと尋ねた。はっきり言って、私の人生のプランにはまったくなかったことだし、こうした称号が今なお残っていることに複雑な思いもあった。しかし、私は栄誉に関することわざを思い出した。「求めず、拒まず。」私はお受けすることにした。振り返ってみると、非常に光栄なことだと思う。私がモットーにしているのは「己を知れ」だ。紋章も必要になった。私はエイズの社会運動のシンボルであるレッドリボンを紋章に入れることを望んだ。中世に紋章に関する規則が作られた当時、レッドリボンは存在していなかったので、ベルギーの貴族協会と少々もめることになったが、最終的には認められた。このため私の紋章には、連帯を表す二本の手、つがいのヌビアの姉羽鶴とともに、エイズのレッドリボンが描かれている。

第17章　基礎を固める

国連合同エイズ計画（UNAIDS）が信頼できるメッセージを発信するためには、HIVについてのしっかりしたデータと成功事例、この流行病に取り組む明確な戦略、そして各国事務所の開設が必要だった。世界規模でエイズに取り組む体制の構築に加え、最初の数年間はこうしたことが課題となった。

私は科学者なので、HIVの発生と拡大の状況を事実として明らかにしたかった。それは、担当省庁やメディアに、それぞれの国と世界の状況を示すためだけではなく、私たちの活動の効果を測定する基準（ベースライン）を定める意味もあった。これまではWHOが数値と疫学的サーベイランスを担当していた。係官は基本的に各国保健省がレポートを送ってくるのを待ち、届けばそれを用紙に記入する。「あ、ルーマニアではエイズが二三件ね」という具合だ。完全に受け身のシステムであり、極めて不正確なことは明らかだ。かなりの過小評価が導かれ、また「ここでは、エイズは問題ではありません」というように、公式報告で意図的に現状を否認することも考えられた。

私はドイツの疫学者のベルンハルト・シュヴァルトレンダーに、システム構築を依頼した。疫学の第一人者で、Gründlichkeit（徹底）というドイツ語を体現しているベルンハルトには、人びとを結びつける卓越した能力があり、それが成功の鍵となった。彼はすべての国の人口を推計してサンプルのサイズを決定し、一つのシステムを設計した。たとえば妊婦三〇〇人（性的にアクティブな集団の代理として）のＨＩＶ検査を何カ所かで実施し、それを性感染症クリニックや他のハイリスクグループのサンプルに加える。一定の時間に一定の方法で報告書が得られるように、私たちはほとんどすべての国で、サーベイランスの実施とデータ管理のための研修を行った。完全なシステムではなかったが、このような規模で調査が行われた疾患を私は他に知らない。

ジョナサン・マンの右腕であるダニエル・タラントーラとも緊密に協力し合うことにした。ジョナサンはハーバード大学に移り、世界のエイズの流行を独自に推計し始めていた。ＨＩＶのとても興味深いデータバンクを作り上げた米国の国勢調査局とも連携した。そして最後に世界の一流の疫学者たちに対し、それぞれ別個にその方法とデータの検証を依頼して、それらが適正であることを確認した。私たちの狙いは、これまでとは矛盾するＨＩＶ推計を示し、世界を戸惑わせることだった。

ベルンハルトのシステムはしっかりとしたものだったが、事実を正しく知るには期待したより長い時間がかかった。まず調査の体制が弱い国が多い。ある国の全員を調べて感染者の正確な数を割り出すのは、不可能だし、費用もかかり過ぎる。比較的小さなサンプル集団のデータをもとにして、たとえば有権者の投票行動を調べる世論調査のように、全国に当てはめて推計するしかなかった。ウイルスは人口に均等に広がらないので、ＨＩＶの広がりを推定する作業は込み入っている。性感染症の流行は、ハイリスクグループに偏ることになる。一般市民から得たサンプルは有効ではない。多くの国で、ＨＩＶは主にゲイの男性やトラック運転手、薬物使用者に広がっている。

ＨＩＶの推計については、政治的に否定されることもあったが、吟味されたデータと死亡例がある以上、その否定を正当化するのは困難だ。ロシア、中国、インド、南アフリカなどは一時、UNAIDSが数字を膨らませていると非難した。ロシアや旧ソ連諸国（ウクライナは注目すべき例外だ）は、単にエイズとは関わりたくなかっただけだ。当時、旧ソ連のヘロイン使用者に押し寄せていたHIVの波はまだ顕著ではなく、報告数も少なかった。そのままであることを各国とも望んでいたのだ。ロシアが一九九〇年代にHIVの感染爆発に直面したときですら、問題を軽視した。

中国も最初は情報を操作しようとした。私たちの科学的に確立された無作為抽出法のコンセプトに合うよう自国の統計システムを変えることを中国は嫌った。一つの省に一億人が住むというような巨大な人口では、あらゆる数字の推定が難しい。しかし後に中国は、エイズの問題について開かれた姿勢で対応するようになった。

インドには、国際組織の統計に異議を唱えてきた長い歴史があり、一九九〇年代前半の政治家たちには、売買春、同性愛、その他のタブーの問題に関連するリスクについて、率直に議論する用意はまだなかった。後に明らかになったように、当時の私たちの推計は十分に信頼できるものではなかった。そして二〇〇七年に、地方のより良いデータが入手できるようになった結果、私たちはインドの感染者の推定数を大幅に下方修正して発表した。南アフリカの報告も、とくに二〇〇〇年以降はムベキ大統領の否認政策のために、大きな問題だった。欧州のいくつかの国の対応もかなりいい加減で、驚いたことにアフリカよりひどいところもあった。たとえば二〇〇四年になっても、オーストリアからの書類は鉛筆書きだった。

それでも私たちは、一つの病気に関し世界規模で最良の推定値を得るために、データの検討を重ねた。数字は科学によって裏づけられるべきであり、啓発やコミュニケーションの都合に左右されてはならないと考え、間違いがあったときにはきちんと発表した。

数字だけでは十分ではなかった。UNAIDSのメッセージには、成功事例（success story）が必要だった。資金を得て政策を策定する人びとを動かすには、悲惨な問題が起きていることを提示するだけでは十分ではない。できることは何もなく、事態は絶望的だとするのなら、どうしろというのか。ヘント大学の社会医学の恩師はいつも「解決策のない問題は問題ではない」と言っていた。そのため、私はWHOのGPAにいたときから、成功事例を探して回っていた。そこへウガンダとタイから、基本的に逸話レベルの情報だったが、人びとの性行動を変化させるプログラムがうまくいっているという報告があった。行動変容は、一九八〇年代の北米やヨーロッパのいくつかの都市で、ゲイ男性については報告されていた。だが、途上国では初めてのことだ。私たちは飛びついた。

ウガンダとタイというまったく異なる二つの国で、HIV新規感染者がわずかに減少していたことは、私たちのデータからも確認された。どちらの国でも早期に政府が動いたことが鍵だった。一九八六年にウガンダのヨウェリ・ムセベニ大統領は、前独裁政権を打倒する際に支援を受けたキューバの指導者フィデル・カストロから、エイズの流行について学んだ。もともと農民であり牧師でもあったムセベニは、正直な男で、その演説は田舎の情景と地に足の付いた世界観にあふれていた。キューバに訓練のために送られたウガンダ兵のざっと三分の一がHIVに感染していることをカストロから聞かされたときには、大変な衝撃を受けたと私に語った。（当時キューバは国民全員に検査を受けさせ、HIV感染者を施設に隔離していた。）ムセベニの功績は、この流行が意味することを、つまり軍隊と国家の両方を破壊するかもしれないということを、理解したことだ。アフリカのほとんどの政府とは異なり、彼の政権は迅速に行動し、ラジオと伝統的な伝達方法を使って国民全体への教育キャンペーンを展開した。大統領のスローガンは「放牧しない（zero grazing）」、家畜に喩えて一夫一婦制を意味していた。これは後に禁欲（Abstain）、貞節（Be

Faithful)、コンドーム使用（Use a Condom）というABCキャンペーンへと進化した。

WHOのGPAとUNAIDSは資材と資金で強力な支援を提供したが、ウガンダの対応を牽引したのはエイズ対策における地元の先駆者たちだった。サム・オクワレ、エリー・カタビラ、デイヴィッド・セルワダ、ネルソン・セワンカンボ、デイヴィッド・オプロ、そしてノエリーン・カリーバのTASOだ。ウガンダは社会で広く気兼ねなくエイズについて語れるようになった最初の国だ。ある夜、ウガンダの友人たちと夕食を取っていると、食事の最後に一人が立ち上がり「申し訳ありませんが、お先に失礼します。HIVに感染しており、休まなければならないので」と言った。椅子から落ちた人はいなかった。私たちは彼にお休みと言い、それまでの会話をまた続けた。世界全体がこうなるべきだと私は思った。

ウガンダでは、妊婦の三一％がHIV陽性だった一九九二年が全国的な陽性率のピークだった。それが一九九六年には二〇％以下に減少した（現在は、わずかにまた上昇しているものの、六％を越える程度だ）。

タイのミチャイ・ウィラワイタヤ元工業副大臣は、元気一杯で人びとを互いに親しくさせる人柄だ。彼はアナン・パンヤーラチュン首相のもとで、後に私たちのスタッフに加わるウィラシット・シティトライとともに、ユーモラスで効果的なエイズ対策キャンペーンを展開した。彼らのプログラムは主として、売春婦に対する一〇〇％コンドーム使用、「女性の尊重」キャンペーン、テレビやラジオによる膨大なエイズ対策のメッセージの毎時間放送、という三つで構成されていた。すべての学校でエイズ教育が行われた。ミーチャイはまたコンドームを風船のように膨らませることで、生徒たちのコンドームへの羞恥心を取り除こうとした。彼は「キャベツ＆コンドーム」というレストランチェーンまで経営した。タイではコンドームと言えばミチャイというまでになった。彼の貢献への最高の讃辞だろう。二〇〇四年にバンコクで第一五回国際エイズ会議が開かれたとき、ミチャイと私は高速道路の料金所でコンドームを配った。運転していた人は男性も女性もミチャイを知っていて、喜んで受け取って行った。

このように鳴り物入りではないが、大変に意義深いのは、タイのアナン首相がエイズ対策の権限を保健省から首相府に移したことだ。タイのアプローチはできる限り実用主義を貫き、主要な目標は安全なセックス（性産業を含めて）に置かれていた。はっきりした成果が示されている。軍への新たな入隊者に全国規模で検査が行われ、極めて正確なデータが得られたことから、各地域でのＨＩＶ感染者の減少を確認することができたのだ。

この二カ国は闇が広がる中で希望の灯となった。少し遅れてセネガルが加わった。ＨＩＶ感染を低く抑え続けることができたのは、アブドゥ・ディウフ大統領の政治的指導力、イブラヒム・ンドイエやスレイマン・ムブプのように若く聡明な専門家による技術的リーダーシップ、結束の堅い社会、ＨＩＶ予防のメッセージを教えの中で伝えたムスリムやカトリックの指導者たち、そうした人びとの力の相乗効果によるものだと思う。

確かにエイズは悲惨な問題だった。しかし、ようやく解決への道が見えてきた。それは、責任を果たすリーダーシップ、十分な資金に支えられたＨＩＶ予防プログラム（ＵＮＡＩＤＳ発足当初け効果的な治療はまだなかった）、そして草の根の運動と支援だった。ウガンダは、私たちの政治とコミュニケーションの戦略の中心となった。なぜなら（ａ）ウガンダでできたことがザンビアやカンボジアやグアテマラでできないはずはなく、（ｂ）スウェーデンやカナダにとっては、効果が約束されている戦略に投資する価値があるからだ。私たちはタイ、ウガンダ、そしてセネガルに続く例が出てくると期待していた。しかし、一二以上の国でＨＩＶの広がりが抑えられていることが判明するまでには、それから一〇年かかった。

ＵＮＡＩＤＳにとって最初の主要な国際舞台におけるスピーチで、私はウガンダの事例を中心に据えることにした。一九九六年七月にバンクーバーで開かれた第一一回国際エイズ会議は、広範な（そしてとても批判的な）エイズコミュニティと世界のメディアに対し、私たちの影響力が試される重要な場だった。一九九四年の横浜までは毎年、以降は隔年で開催されている国際エイズ会議は、この年までに参加者一万五〇〇〇人、報道陣二〇〇〇人の巨大イベントに変身していた。UNAIDSを広く知ってもらう重要な機会だ。生来、部屋の隅で本を読んでいるような子供だったので、大勢の聴衆の前で話すには、羞恥と恐怖を克服しなくてはならない。まだ知られていない組織が開会式で発言の機会を得られるよう、必死で働きかけもした。だが、それは困難だった。国際エイズ学会の前理事長なので、容易だと思っていたが、実際には私が国連に移ったことで、立場を変えたと思う人もいたからだ。

私たちは、統計を標準化するという最初の試みを発表した。これまでに全世界で延べ三三〇〇万人以上の成人と子供がHIVに感染していた。感染の九〇％以上が途上国で起きていた。前年の一九九五年だけでも三〇〇万人の成人が、つまり一日に八〇〇〇人が新たに感染していた。アフリカだけで新規感染は毎日六五〇〇人だった。東南アジアでは八〇〇人、先進国では二七〇人だった。これらの数字が示されたこともあって、バンクーバーは途上国の問題を明確に議題に据えた最初の国際エイズ会議となった。

もっとも意義深かったのは、バンクーバー会議がエイズコミュニティにとても良いニュースをもたらしたことだ。HIV陽性者の人生をまったく変え、この病気の受け止め方も大きく変わることになった。三種類以上の抗レトロウイルス薬（ARV）を同時に服用することによって、HIV陽性者の寿命を大きく延ばし、エイズの発症を遅らせることができるというのだ。HAART（Highly Active Anti-Retroviral Therapy）と呼ばれたこの療法は、陽性者が生活を維持し、ほぼ天寿を全うできるという希望をもたらした。私はアントワープでの後任であるマリー・ラガに電話をし、エイズにとってのこのコペルニクス的革命のニュースを伝えた。彼女は出産を控えてエイズ会議には出席できず、ちょうど息子のジェフが生まれたところだった。

この治療は信じられないほどお金がかかり、一人あたり一年で二万ドルにもなった。私は飛躍的な前進に興奮しながらも、治療を必要としている人たちのほとんどが貧しい国にいて、こんな金額は到底、払えないことがすぐに気になった。承服しがたいことだ。途上国の感染者がＨＡＡＲＴを利用できるようにすることが必要だった。人権が、そもそも公正ということが、それを要求した。私はスピーチの中で「大胆な行動をあらゆる分野で」起こすよう呼びかけ、途上国の感染者が抗レトロウイルス治療（ＡＲＴ）を受けられるようにすることを訴えた。しかし、この夢が現実になるまでには、まだ何年もかかった。

次の課題は、世界のエイズ戦略を統一し、何よりもＵＮＡＩＤＳのパートナーである国連諸機関をまとめることだった。いくつかの政策課題については、合意を取り付けるのが非常に難しかった。ＨＩＶの母子感染予防は、最初の極めて困難な事例だった。タイの公衆衛生省と米国のＣＤＣは一九九八年二月、ＡＺＴの短期服用により、妊婦から新生児へのＨＩＶ感染のリスクが劇的に低下したという臨床試験の結果を発表した。その後すぐに他の臨床試験により、ネビラピンの単独服用も有効であることが示された。素晴らしいニュースであり、私はこの予防策が世界中で迅速かつ広範に採用されるものと愚かにも考えた。ＨＩＶの性感染予防をめぐる百家争鳴とは無関係に、古典的な医学の手段で新生児を救うことができるのだ。しかし、大間違いだった。子供を守る責任を負う国連機関のＵＮＩＣＥＦに対し、この問題を議題のトップに据えるよう強く働きかけたが、最初の科学的エビデンスが示されてから一五年たった今でも、母子感染予防の普及はまだ六〇％でしかない。

ＨＩＶの母子感染予防が進まない理由の一つはアフリカ諸国の多くで母子保健の基盤が弱いことだ。クリニックには、毎日、何百人もの妊婦が押し寄せていたことを私は知っていた。今でもそうだ。大概は、血圧を測っておしまいである。しかし、原因はそれだけではない。国際機関のリーダーシップの欠如も原因の一つなのだ。とくに母乳保育によるＨＩＶ感染については、極めて感情的な論争が続いていた。ＨＩＶが母乳によって感染することは間違いなかったが、研究結果には時折矛盾も見られた。たとえば母乳だけで育ててもＨＩＶ感染を防げたことが、いくつかの研究で示された。何よりも、ＨＩＶに感染していない母親（女性のほとんどがそうだった）による母乳保育が、乳児のいのちを救うことは分かっていた。ＵＮＩＣＥＦや他の関係機関は、母乳保育の促進がもたらす成果を守ろうとしたが、それは常に、粉ミルクを売りたがる商業的なプレッシャーにさらされていた。清潔な水が得られない地域では、粉ミルクの使用が乳児の健康を脅かす可能性は確かに存在する。しかし、エイズもまた大きな脅威になり得た。問題は、ＨＩＶに感染している女性が母乳に代わる安価で安全な手段で育児を続け、乳児をＨＩＶと下痢から守るという選択肢を、どうしたら確保できるのか、同時に、他のすべての女性が母乳保育をできるようにするにはどうしたらよいのか、ということだった。ここには大きなジレンマがあった。母乳保育（ＨＩＶ感染のリスクあり）か哺乳瓶（下痢のリスクあり）か、どちらの政策がより多くのいのちを救うのか、比較研究を実施することが、明らかに急務だった。しかし不幸なことに、議論よりも感情論が優勢だった。私もいくつかの会合を招集したが、どれも結論には至らなかった。何年もの間、ＵＮＩＣＥＦとＷＨＯはこの課題に取り組むのを避け、一九九八年になってやっとＷＨＯは、母乳保育に代わるものはないという栄養マニュアルを発行した。今考えてみると、もう少し私も母乳推進派に働きかけ、エイズに関心を持つグループとの話し合いを促すべきだったと思う。私たちがエイズにこだわっていたように、世の中には一つのことにこだわるグループが多い。心理と政治が一緒になると、視野が狭くなりがちだ。理由は何にしろ、重要な問題の決定が悲劇的に遅れたことによって、多くの時間といのちが失われてしまった。

HIVの性感染予防をめぐる論争も、激しく続けられていた。ウガンダでHIVの新規感染が減少したことを私たちが認めたとき、理論上の議論は経験に基づく議論へと変化していった。どのような予防手段が違いを生み出したのかを知ることは、他の国にとって、そして有効性の高い対策に努力を集中するためにも、重要だった。しかし今日でも、正確に言って何がこの減少を引き起こしたのかについては、白熱した議論が続いている。リスクにさらされている人全員が感染すれば、何をしようと新規感染は減少する。単にHIVの自然史を反映しているだけだと主張する少数派もいる（念のために言えば、この見解を裏づけるデータはない）。他の人びとは、すべてはコンドームの使用によると主張し、一方で、この成功は禁欲を奨励した結果で一夫一婦制のおかげだとする議論もある。しかし現実にはおそらく、「ABC」三つの組合せに加えて、全国的な対応にいち早く取り組み、オープンに議論ができるようになったためだろう。HIV予防においては、どのようにということは、何をと同じくらい重要だ。しかし、一部の科学者やジャーナリストは、HIV予防の特効薬、たった一つですべてを変えられる特効薬を探すことに取り憑かれ、ますます激しい論争を続けている。

私は定期的に、次のような手紙やメールを受け取った。「親愛なるピオット博士、UNAIDSに○○（スペースにその時々に流行っている予防策を記入する）をしていただければ、この病気は制御可能になります。」重要な情報を提供したのに、もみ消されたと責めてくる人もいた。時には研究者たちが、彼らの画期的な成果を私がわざと無視していると訴えてきた。UNAIDSの代表は、面の皮が厚くないと務まらない。しかしちょっとおかしい人や何かに取り憑かれている人たちはともかくとして、エイズにおいては何であれ「だけ」や「さえ」という言い方はできない。それは私にもすぐに分かった。大切なのは、さまざまな対策を組み合わせて効果を挙げることなのだ。

薬物を注射する人たちの間での感染拡大を止める方策についても、同じように論争が起きている。注射針の共用を介して、つまり複数の人が同じ針を洗わずに使うことによって、東ヨーロッパやアジアの一部地域では、HIVが洪水のように広がった。私には一九九〇年代の初めに、ベルギーで最初の注射針交換プログラムを始めるのを手伝った経験があった。ジュネーブに移る前のことだ。薬物使用者に注射針や注射器を配ることには、直感的に抵抗があるかもしれないが、UNAIDSでは注射針交換とメサドン代替療法［禁断症状が強くて止めがたいヘロインの注射に代えて、症状が弱いメサドンを飲む療法］のプログラムを促進した。その両方に、HIV感染を減少させる強力な科学的根拠があったからだ。

UNAIDSの初期には、欧州のほんの少数の国とオーストラリア、カナダ、アメリカのいくつかの都市だけが、このアプローチを実施していた。ほとんどの国は反対しており、ロシアのように強硬に反対する国もあった。たとえば一九九八年、アメリカの保健福祉長官だったドナ・シャレイラは薬物使用者のための「ハームリダクション［健康被害軽減］プログラム」［前述の二プログラムに加え、教育と相談の提供が三本柱とされている］に資金を拠出しようとして果たせなかった。二〇一〇年にオバマ大統領が撤回するまで、このプログラムに対する連邦政府からの財政援助は禁止されていたからだ。

依存症は複雑で、悲劇的な問題だ。依存性薬物に関して、ひたすら抑圧的な政策にも、完全にリベラルな政策にも、私はすっきりと同調し切れないでいることを認める。いずれにも、受け入れがたいところがいくつもある。エイズコミュニティには総じてリベラルな傾向があるが、清潔な針さえ使っていれば薬物使用は問題ないと考える何人かの同僚たちとは、意見を異にせざるを得なかった。私は科学的に有効と実証されたハームリダクションの技術と薬物使用者の人権を常に支持してきた。しかし、依存にはセルフコントロールを失う面があり、それは私から見ると恐ろしいことだ。

一九九二年に、アメリカの研究者のドン・フランシスと私は、チューリッヒで行われている注射針交換プログラムの評価を、スイスの連邦政府から依頼された。（スイスでは依然として有給の出産休暇は一般化していないが、注射針交換と［犯罪と過剰摂取を避けるための］ヘロイン提供は行われている。）私たちは午後四時頃、「針の公園」と呼ばれている中央駅近くの大きな公園へ行った。そこでは大勢の人が公然と、薬物を注射したり、買ったりしていた。女性が子供の目の前で首の静脈に注射し、高価なスーツを着込んだ男性がオフィスからまっすぐ薬物を買いに来る。それを目撃した。昔はアイスクリームでも売っていたキオスクで市の保健局が清潔な注射針を配っていた。ドンと私は当惑した。疫学的にはもちろん、プログラムはうまくいっていた。HIVだけでなく、すべての感染症が減少していた。しかし、薬物依存の集団的狂気を間近に見るのは、胸の痛むことだった。

その後、私は定期的に薬物使用者に会った。政策策定者に対し、感情的にならずに合理的な方策を取り入れてもらおうとしたが、うまくいくことも、いかないこともあった。国連薬物犯罪事務所（UNODC）がUNAIDSの共同スポンサーに加わったことで、政治的にハームリダクションを促進するための道筋ができた。警察的なアプローチから公衆衛生のアプローチへとUNODCの方向を変えるのは困難な仕事だった。重要なのは対話を継続し、解決策を探り、薬物使用者のために、政策転換を促す発言を続けることと、いつの日にか科学がさまざまな依存症の効果的な治療法を発見する希望を持ち続けることだ。時には私も特効薬を夢見ることがある。

UNAIDSが発足した年に私たちが直面したもう一つの難問は、エイズという流行の基本的な性格をどうとらえるのか、ということだった。解決に必要なのは、長期間にわたる社会の変革なのか、公衆衛生の介入なのか、経済の発展なのか。UNDPはこの感染症を、社会、ジェンダー、そして経済発展の問題と見ようとした。一方でジョナサン・マンは、人権の問題と考えていた。この二つの観点のいずれも、短期間の技術的な解決策を求めるWHOやUNICEFの文化とは相容れなかった。そして、人びとが皆貧困から抜け出し、女性の地位が男性と同等になるまで、エイズの流行を抑制するのはお預け、というわけにいかないのは明らかだった。しかし、エイズという感染症は複数の社会的要因によって規定されており、それらに影響を与えることが問題の解決を助けることも明らかだった。

たとえばザンビアで魚を売っている女性たちを例にとろう。その何人かは国の北東の湖で魚を買い、炭坑や首都がある西部で売っている。この移動の間、魚を新鮮で売れる状態に保つために、宿泊先には大きな冷蔵庫が必要だ。冷蔵庫を所有したり斡旋したりする男とセックスをすれば、その利用料金を安く抑えられるが、HIVが蔓延している国では感染の高いリスクにさらされることになる。そこで私たちは、魚売りの女性たちが共同で冷蔵庫を買えるようにして取引のためのセックスの必要を減少させた。こうした地に足が付いた方策を私は好んだ。女性たちをHIVから守り、強い経済的基盤を与える。一石二鳥だ。再度言うが、どちらか一方では駄目なのだ。短期的な予防と長期的な解決策の両方が必要になる。

私たちはそれぞれの国で、国連のさまざまな機関をまとめ、それぞれのエイズプログラムが共通のアプローチを取るようにする必要があった。子供のUNICEF、保健のWHO、学校のUNESCO、家族計画のUNFPA、財務省に関わる世界銀行とUNDP、これらすべての機関が同じ楽譜を見て声を合わせ、同じ戦略計画を共有する必要があった。これはロブ・ムーディの仕事だった。

さりげないユーモアと思慮深さ、そして人びとを動かす無限のエネルギーを備えたロブは、各国にUNAIDSの事務所を開設しようと、英雄的な努力を続けた。それは、官僚主義および非協力というかたちの攻撃に抗する闘い、とりわけWHOとUNDPに対する終わりなき闘いだった。重要な国におけるUNAIDSの「国家計画アドバイザー」としてふさわしい人材が何人かいたが、彼らを起用するのは、またしても悪戦苦闘の連続だった。候補者を絞り、パートナー諸機関の承認を受けていても、異議が出された。候補者の一人、ハイディ・ラーソンはフィジーの国連で働いていた人類学の博士で、アジア地域のエイズに関して私たちを助けてくれていたが、WHOと二カ国の保健大臣から、医師ではない、その地域の出身ではない、という理由で却下された。私たちはいくつかの国で、国連機関合同のHIV／AIDSテーマグループを作り、それを通じて統合プログラムの運用を始めた。多様な機関がゆっくりとだが、予算を共有し、私たちが命名した国家計画アドバイザーに補佐されて、一緒に活動するようになった。これはやがて「カントリー・コーディネーター」と呼ばれるようになったが、この言葉の上の小さな変更は、立場の強化を表していた。活動を監督するようになったのだ。彼らはいくつかの国でエイズ対策の先頭に立ち、UNAIDSを動かす力となった。

国連の常駐機関コーディネーターは、基本的にはUNDPの国内ディレクターが務め、慣例として国連に関係するすべての機関を代表している。彼らこそが事態を左右する鍵を握っていた。私たちの側に立ってくれたところでは、エイズはその国の国連機関全体の主要課題となった。当時世界でもっともHIV陽性率が高かったボツワナではそうなった。常駐機関コーディネーターはカナダのデビー・ランディで、一九九六年に私がガバロンを訪問して以降、対策の先頭に立った。私たちとともに活動したボツワナの政治家たちが、その後ももっとも熱心にエイズに取り組むリーダーとなった。二〇〇五年にデビーは、UNA

IDSの事務局次長に転じた。

私たちは国連の足並みを揃えるために、かなりの時間を費やさなければならなかった。テーマグループ、合同計画プラン、会議に次ぐ会議、それらが何カ月も延々と続いた。集団エゴイズムと縄張り争い。電話の相手が自分たちのTシャツを着ているかどうかだけにこだわる機関が、あまりにも多かった。こうした態度には嫌悪を覚えた（それでいつも、UNAIDSのスタッフと車には私たちのロゴをつけないように言った）。私はスタッフに次のように話した。私たちの価値には序列がある。私たちの義務の第一は、この流行病の克服だ。第二は、HIV陽性者、およびHIVの影響を受けている人びとに対して、第三は、時として機能不全に陥ることもあるが、国連システム全体に対してだ。そして第四が、UNAIDSというこの組織に対する義務だ。私には自明の理だったが、これを言うと、時には周囲を本気で怒らせることになった。

一九九六年一二月、世界銀行との協力関係に画期的な進展があり、最初は消極的だった世銀が強力な支援者に変わった。新総裁のジム・ウォルフェンソンとAIDS担当のエチオピアの免疫学者デブレワーク・ゼウディは最強のコンビだった。UNICEFの新しいリーダー、キャロル・ベラミーと、UNFPAを率いるパキスタンのナフィス・サディクも、次第に仲間に加わってきた。しかし、UNAIDSの初期の段階における世界的な枠組みの中で、私がもっとも残念だったのは、いわゆる共同スポンサー機関委員会の存在だ。いつまでたっても不平不満が殺到し、何かにつけてあからさまな攻撃が加えられる場だった。たとえば私が着任して三年になろうとする一九九七年一〇月になっても、中嶋博士は私がUNAIDSの覚書きに反したとか、途上国への資金を引き止めたとか言って批判した。UNESCOも彼を支持した。このときの会議には国連のコフィー・アナン新事務総長が初めて出席していた。エイズに強い関心を持ち、私たちの仕事を支援してくれる事務総長の出席に、私は感動していた。それなのに組織の機能不全を露わにしただけの恥ずかしい会合になってしまい、事務総長と関わりを深める機会を逃したことに私は怒りを覚えた。この一件にもかかわらず、コフィー・アナンは世界の先頭に立ってエイズ対策を主導した。彼の支援なしには、ＵＮＡＩＤＳがここまでの成果を挙げることはできなかっただろう。

組織を立ち上げることにおいては前進が見られた。おそらくは避けようのないことだったのだろうが、その結果、現場での地に足の付いた行動をある程度おろそかにすることにもなった。現実には、私たちができることと、したいこととの間には、大きな隔たりがあった。とりわけ、現場でのエイズプログラムの資金に関してそうだった。私はまた、あまりに多くのことをしようとしていた。これは生涯を通じて私の性であったが、それと闘うことを、私は学ばなければならなかった。

第18章　カメレオンの教訓と素晴らしい連携

一九九八年七月、ジュネーブで開かれた第一二回国際エイズ会議の雰囲気は、前回会議の高揚感とはかなり違っていた。一九九六年のバンクーバー会議で、HIV感染症は治療可能な疾患となったが、科学的な飛躍のときは過ぎてしまったようだった。HIVワクチンの研究成果には失望させられ、抗レトロウイルス薬（ARV）には深刻な副作用が見られ始めた。そして何より、UNAIDSにとって問題なのは、途上国ではほとんど誰も抗レトロウイルス治療（ART）を受けられないということだ。例外は、政府が早くから無料で治療を提供していたブラジルだけだった。発足から二年半、UNAIDSがどこへ向かうのかも私にはまだ定かではなかった。組織を作り上げ、国連やドナー機関と渡り合うことには膨大なエネルギーを費やしていたが、実際の感染症に対する貢献たるや、取るに足るものではなかった。これほど大きな組織を率いるのに、私は適任ではないような気もしてきた。

私たちは常に攻撃を受けていた。主な批判者は資金拠出機関だった。だが、私にとってもっと重要なのは、エイズアクティヴィストやHIV陽性者からの批判だった。『サイエンス』誌は、私が「世界でもっとも不可能な仕事」に従事していると書いた。初めのうちは、エイズを五年以内に国連の最重要課題に押し上げ、UNAIDSは国連の改革された組織の中に吸収されるだろうと考えていた。しかし違っていた。私は危機に直面していた。助言が必要だった。

会議の直後に私は、ジュネーブから車で行けるアヌシー湖畔の小さな中世の町タロワールで、ブレインストーミングのための内輪の会合を招集した。半分はエイズ関連分野の人、もう半分はそうではない人、普段は互いに顔を合わせることのない二〇人ほどの会合だった。私たちがしていることを冷静に厳しく評価してもらい、どうすればエイズについて変化をもたらすことができるのか、率直に教えてもらいたかった。リストには次の招待者が含まれていた。MTV社長のビル・ローディ、知り合ったばかりだったが、世界で八億人の若者を番組視聴者として持つスーパー・コミュニケーターだ。『ニューヨーク・タイムズ』紙の保健担当記者のラリー・アルトマン。USAIDのダフ・ジレスピーとDFIDのデイヴィッド・ナバロ、この二人は厳しい批判者で、CDCのヘレン・ゲイルは私たちの支援者だ。ザンビアの保健大臣ンカンドゥ・ルオは別の意味の批判者だった。（私は国家元首にエイズ対策の主導権を執れ、エイズ予算の管理権を省庁から取り上げろとけしかけて、多くの保健大臣を怒らせていたので、このグループからも来てもらう必要があった。）さらに、何人かのエイズアクティヴィスト、HIV陽性者、製薬企業の幹部、ウガンダのムセベニ大統領のアドバイザー、そしてインドをエイズの脅威に目覚めさせようと奮闘していたプラサーダ・ラオを招いた。国連機関からは（UNAIDSの中心的なスタッフ以外に）、WHOに再び加わろうとしていたダニエル・タラントーラ、もっとエイズに力を入れるよう世界銀行を煽っていたデブレワーク・ゼウディに来てもらった。

いつものように、すべてをできる限り正直にテーブルの上に並べるのが最善の方法だと私は感じていた。このため私の開会スピーチは単刀直入だった。進歩がまったく見られない、病気は広がっている、助けが欲しい。

議論は活発だったが、何の合意にも達しなかった。だがＵＮＡＩＤＳを次の段階へと引き上げるのに必要なアイデアは得られた。ＵＮＡＩＤＳは疫学の面でも、また問題解決の方法を作り出す意味でも、まともな仕事をしていた。しかし、大きな決定が下される政治権力の世界には手が届いていないことが議論の末に明らかになった。国際政治で重要なことは二つだけだと私は学び始めていた。経済と安全保障だ。フランスでよく言われるように、それ以外は精神に対する文字に過ぎない。

財務大臣に影響を与える必要があった。銀行強盗のマーフィーのジョークのようだ。警察官が「マーフィー、なんで銀行を襲ったんだ?」と聞くと、「だって、そこに金があるから」と彼は答える。政府の中で力があるのもそこなのだ。保健省ではない。

安全保障の機構を私たちの側につけることも必要だった。出席者のほとんどが国連というものに懐疑的だったが、全員が真剣にとらえていた機関が一つだけあった。安全保障理事会だ。それが鍵だった。エイズを他の大きな政治と経済のプラットフォームに持ち込む必要もあった。たとえば主要八カ国首脳会議（G8サミット）、世界経済フォーラム、そしてさまざまな地域機構、とくに世界でもっとも影響を受けている地域のアフリカ統一機構（ＯＡＵ）やカリブ共同体（ＣＡＲＩＣＯＭ）は重要だ。

少し前に直観だが、エイズの医師、研究者、そしてアクティヴィストの孤立した「ゲットー」から抜け出し、広範な連携を築かなければ、この流行病には到底勝てないと私は気づいた。そして今、アヌシー湖畔の隠れ家で、自分たちが必要としていた力の中核は、私たちの手中にあることに気づかされた。偏屈な国連で働くことに私は愚痴をこぼしたが、他のほぼ全員が、国連の一部であることは最大の強みだと見ていた。ＵＮＡＩＤＳに正統性を与え、政策指針を提示する指導者や機構に働きかけることができる。私が国連内部の調整で身動きが取れなくならない限り可能なのだ。

私たちの目標は、ＨＩＶ感染の急増を五年以内に抑えることだった。組織を構築し、国連の動きを先導しながら、私はさらに政治、つまり地球規模の外交に力を注ぐことにした。

サリー・コワルとジム・シェリー、そしてスタッフの新しいまとめ役で、スピーチを三〇分で書き上げる聡明なイギリスの女性、ジュリア・クリーヴスとともに、エイズ対策における政治的な道筋を描いてみた。最終的な目標が合意でき、人権の諸原理などの基本が尊重されてさえいれば、いつも意見の一致が見られるわけではないグループや人びととも、一緒にやっていくことはできる。潔癖な人びとには魂を売ったように感じられただろうが、私たちの協調戦略によって、結果として何百万人ものいのちが救われた。もっと過激なアクティヴィズムの方がむしろ有用で、実際に必要だったのかもしれないが、私たちのやるべきことではなかった。

私たちは友人と敵とを書き出していった。連携に加わってくれるのは誰か。政治的・経済的な影響力を行使できるのは誰か。私の上司のコフィー・アナンが不可欠なことはすぐに明らかになった。名前を連ねるだけではなく、彼には世界のエイズとの闘いの主導者になってほしかった。そして、政策を策定する人びとへの影響力を増すために、私はベルンハルト・シュヴァルトレンダーと彼のチームに対し、二つの新しい統計分析に取り組むよう依頼した。エイズが経済に及ぼす影響をもっと詳細に定義すること、そしてどれだけの資金があれば流行を変えられるかを示すことだった。まだ誰も行っていない調査だった。

それから一月もたたぬ一九九八年九月、ニューヨーク発ジュネーブ行きスイス航空一一一便が、ノバ・スコティア付近の大西洋に墜落した。ジョナサン・マンと彼の妻のメリー・ルー・クレメンツが塔乗していた。メリー・ルーはＨＩＶワクチンの会議に出席する予定だったので、私はジョナサンに同行するよう頼んだ。ＵＮＡＩＤＳへの支援について相談したかったからだ。ジョナサンはこの提案を喜んでくれた。疲れを知らないスポークスパーソンである彼は、新たな政治戦略の認知度を高める助けになってくれると思っていた。

　ジョナサンとメリー・ルーをジュネーブ空港に迎えに行ったダニエル・タラントーラから悲痛な知らせを受け、私は言葉を失った。本当のことだと理解するのに数時間かかった。大きな喪失だ。信じられないほどの危機感に襲われた。私もそうなる前に、すべきことが山ほどある。

　ミシェル・シディベという名前の素晴らしい男がいて、後に私の後継者となったが、あるとき一つの教訓を教えてくれた。二〇〇〇年にウガンダで初めて会った当時、彼はＵＮＩＣＥＦの現地代表で、国連諸機関によるウガンダ国内のエイズテーマグループのまとめ役をしていた。マリ出身で、ＵＮＩＣＥＦではザイール（現コンゴ民主共和国）などで過ごし、人生を楽しんでいた。私たちはすぐに打ち解け、カンパラのステーキレストラン、ル・シャトーに夕食に出かけた。そこでミシェルは話してくれた。

　思春期を迎えると、同じ部族の少年たちと一緒に、大人になるための儀式を受けた。同い年の少年たちと暮らし、カメレオンを与えられる。一週間、そのカメレオンを観察し、考えるよう言われた。与えられた時間が過ぎ、長老たちのところに戻ると、人生や祖先の秘密について教えてくれた。話が終わると長老たちは「カメレオンのことを聞かせてくれ」と言った。そこでミシェルは「カメレオンは色を変える」と言った。すると今度は「他には？」と訊かれた。ミシェルは特徴を挙げていった。長く続く典型的なマリの話だった。結論は、カメレオンを眺めているだけで、人生の教訓を学ぶことができるということだ。一つ目、カメレオンは頭をまったく動かさない。常に同じ方を向いている。つまり目標に専念せよということだ。二つ目、眼は周囲の状況を見るために絶えず動いている。常に備えよ。三つ目、環境に応じて色が変わる。柔軟であれ。環境に順応しながらも、頭はまっすぐに。もし動くようなら日和見で、失敗する。四つ目、カメレオンは動きがとても慎重だ。一度に一歩、注意して動け。五つ目、カメレオンは舌で獲物を捕まえるが、早過ぎても遅過ぎても獲物を逃し、生きてはいけない。タイミングがすべてだ。

私はミシェルとともに大きなステーキを食べ、人生の友となった。そして数カ月後、UNAIDSに加わり、各国での活動を統括するよう彼に頼んだ。

カメレオンの話は、どこへ行けとは言わないが、周囲に順応することと自分に固執することとの間で、均衡を取ることを教えている。複雑な事態の中で、どこまで妥協してよいのか分からず、すべてを取り込もうとするとき、私はいつも自分に問う。これは私の戦略計画に適っているのか。カメレオンのイメージが私の指針だ。

一九九八年の初頭にエイズの全体像が見え始めた。それは予想を超えてはるかに悪いものだった。とくにサハラ以南のアフリカがそうだった。流行がもたらす経済への衝撃も、次第に明らかになった。影響が大きな国々では、生産性が低下して税収は減少し、一方で保健サービスはますます厳しくなっていた。エイズ遺児の増加による社会的負担も増大していた。女性がＨＩＶ感染の影響を受けやすいことは明らかだった。私たちの研究は、そのときまではまったく理解されていなかった衝撃的な事実を明るみに出した。アフリカのサハラ以南で二五歳以下の女性がＨＩＶに感染している可能性は、同じ年代の男性に比べて二倍も高いというのだ。西ケニアなどいくつかの地域では、女性たちの感染の可能性は男性の六倍に及んでいた。その原因は少女が感染の被害を受けやすいからであり、若い女性が同年代ではなく、年長の男性に感染させられるからだった。南部アフリカのいくつかの国では平均寿命は過去五〇年間あり得なかった水準にまで低下していた。ボツワナでは一五歳の少年が生きているうちにＨＩＶに感染する確率は六〇％という衝撃的な高さだった。企業や国家の負担はどれほどになるのか。こうした事態に対処する費用はどれくらいかかるのか。生産性の喪失、病気と死亡による経済的打撃、治療と予防の費用、その方程式を私たちは理解する必要があった。こうした数字が必要なのは、何よりも、鼻っ柱の強い経済学者たちを説得し、エイズとの闘いに成果をもたらすだけの資金を拠出させるためだった。

一九九八年一月、私はエイズが人口に及ぼす影響について世界銀行でセミナーを企画した。私たちはエイズの流行によって人口構成がどう変わるのかという予測をグラフで示した。「煙突現象」と呼ばれるものだ。正常な社会では、人びとは年を取るにつれて亡くなっていくので、人口は三〇歳くらいをピークに以降ゆっくりと減少するのだが、その豊かな人口が二〇代をピークに突然激減し、煙突のように細くなるのだ。人口全体も大きく減少する。いくつかの国では、出生時の平均余命が一九六〇年代以降でもっとも低くなった。エイズは単なる健康の危機ではなかった。それは開発の危機であり、社会全体の未来を脅かすのだ。この予測は世界銀行内に大きな衝撃を与えた。経済学者たちはグラフを見て、生産性の高い年代が甚大な影響を受けることを即座に理解したからだ。彼らに通じる言葉を、ようやく話せるようになった。

社会運動や連帯は、命令や合理的な計画によって構築できるものではない。必要な試みと誤りとを繰り返し、ひたすら働き続ける。私は必死で地球上を駆けめぐり、誠意を持ってエイズと向き合うよう、政策を策定する人びとを説得して回った。力と金とを動かすことができる人たちの恥ずべき怠慢に対する怒り、そして死者の数が増大し毎日六三〇〇人以上が亡くなっていることへの危機感に突き動かされていた。エイズで死亡する人びとがいても、それは問題ではないかのようだった。同じことがアメリカやヨーロッパで起きていたら、反応は違っていたのではないか。

エイズの社会運動を構成するうえでもっとも重要なのは、ＨＩＶ陽性者であり、ＨＩＶによって影響を受ける人びとだ。ＵＮＡＩＤＳはもっとそうした人たちと連携する必要があったが、それは容易ではなかった。彼らは常に、私たちが十分なことをしていないと感じており、たいていはそのとおりだったからだ。お互いの関係はいつも複雑だった。私たちは政府間組織であり、各国政府に対して責任を負っていたからだ。しかし、私たちはＨＩＶアクティヴィストたちとたいていは補完し合い、時には協調して仕事を進めた。

結局のところ、課題は共通していた。少なくとも、私はそう見ていた。しかし、米国のエイズアクティヴィストや陽性者のグループと関係を築こうとした初期の試みで、私は考えの甘さに気づかされた。一九九六年、ワシントンＤＣの米国赤十字に全米のグループを集めた会議で、彼らは全米で治療へのアクセスを確保し、仕事や家を失った米国内のエイズ患者を支援するために、全力を尽くす必要があると語った。私たちの活動には、がんばってという挨拶しかなかった。

私は落胆したが、少なくとも彼らは正直だった。多くの場合、助けてくれると約束しても、それで終わりだった。例外の一人は一九九四年のパリ・エイズサミットで出会ったエリック・ソーヤーだ。背が高くエネルギッシュなアクティヴィストで、アクトアップ・ニューヨークの発起人の一人だった。彼は早い段階でこの病気の地球規模の広がりに目を転じた希有な人物だった。

ヨーロッパの状況は違っていた。ＡＲＴは誰もが受けられる医療保険システムに素早く組み込まれ、多くの場合患者には無料だった。このため国内の治療アクセスを求める運動はほとんどなかった。フランスでは早い時期から、ＡＩＤＥＳと呼ばれる最大のエイズサービス団体が、フランス語圏のアフリカと東欧のグループを支援していた。パリのアクトアップは小さな組織だが、卓越したコミュニケーションスキルを持ち、メディアにも人気があって、ＵＮＡＩＤＳを含む誰にでも精力的に戦いを挑んだ。アクトアップの活動家が理事会の会合に乗り込み、すべての人が治療を受けられるよう要求したこともあった。個人攻撃も彼らの流儀の一部だった。少し行き過ぎてフランス国民から遊離してしまうこともあった。パリのＴＶスタジオでSidaction〔仏語でエイズを表すsidaとactionをつなげた造語〕という年間最大のエイズ募金イベントが開かれた際、アクトアップの代表が「フランス、クソ食らえ」と叫び、電話で寄付を申し出ていた人たちをなじった。私も参加していたその寄付イベントは崩壊し、Sidactionは二度と元のようには立ち直れなかった。施しで自己満足することに、アクティヴィストが怒るのも理解できなくはなかった。私たちも皆、怒りと不満を持っていた。しかし、過激な行動がどれほど非生産的で危険か、改めて気づかされた。こんな友人と一緒に戦うことはできない。

一九九九年にウクライナのキエフで開かれた全ウクライナＨＩＶ陽性者ネットワークの設立会議は、もっとも心動かされる陽性者との出会いの一つだった。私は特別ゲストとして招かれていた。国内の感染者二〇〇人ほどを集めた非公開の集まりで、ウクライナではＨＩＶの感染爆発が進行していた。共産主義の建築家が設計した大学の建物の、とても寒い部屋へ入ると、彼らのエネルギーと希望、そして陽性者を暴力的に拒絶する社会における孤独が、直に肌に伝わってきた。彼らは美しく、優しく、知的な若い男女で、代表者や発言者はほとんど女性だった。西側諸国以外では、女性がエイズ対策の根幹を担っていることが多く、ここでもそうだった。当時彼らと同世代だった娘のサラを思わずにはいられなかった。彼らは先入観でよく語られるような麻薬常習者ではなく、多くは高い教育を受けており、たまたま試しに麻薬を注射して感染した人がほとんどだった。

彼らの恐怖、将来の計画、私たちがどう支援できるかについて何時間も話し合った。この人たちこそが、私たちの存在理由であり、彼らが直面している問題に比べれば、私の仕事は大したものには思えなかった。団結すること、人生を前向きにとらえることが、彼らの力だった。その後の数年間、闘いを続けながら、彼らはウクライナに変化をもたらした。まさにウクライナ国内における一連の草の根民主化運動の最初の一つとなったのだ。会議の後、私は堂々たる官邸にレオニード・クチマ大統領を訪ねた。大統領の娘のエレナ・ピンチュクは、エイズ対策に熱心に取り組む財団を運営していた。私はそれまで会っていた人びとが求めていることを伝え、多くの課題について話し合った。ウクライナはその後、エイズに関し国連で重要な発言をする国となった。

ブラジルは早い段階からエイズ問題のリーダーだった。国内のゲイコミュニティは早くからこの病気に襲われていた。軍事政権が続いたのち、一九九〇年代には精力的な市民社会組織ができた。新しい憲法で、健康は権利であると定め、それが政治家やエイズアクティヴィストの要求に法的な根拠を与えた。加えてブラジル社会は、HIV予防やコンドーム、セクシュアリティに関する率直で現実主義的なメッセージを受け入れた。人びとの拒否反応は、他の多くの国よりも少ないように思われた。

ブラジルの国家エイズプログラムは、HIV予防のメッセージを広げ、何百万個のコンドームを配る機会として、人気の高いカーニバルを利用した。私は一九九〇年にリオデジャネイロの混雑した街の一角にある有名なマンゲイラ・サンバスクールのリハーサルに出席した。陶酔に引き込まれるような祭のドラムが響き、老いも若きもピンクとグリーンのスクールカラーの衣装をまとってシャッセやサンバを踊る中で、コンドームをどう使えばもっとエキサイティングでエロチックになるかを議論する。私はその議論にどう加わったらよいのか分からなかった。

ＵＮＡＩＤＳにいたときには、昔からの同僚であるルイーズ・ローレス、ペドロ・シェケルとともに、定期的にブラジルを訪問した。ブラジルの公衆衛生専門家の多くと同様、二人とも技術的に優秀なだけでなく、卓越した政治的手腕の持ち主でもあった。そのため、ブラジリアの街で、私はかなりの時間を彼らと過ごした。ジャングルの真ん中に一九五〇年代に建設され、思いもよらないことだが蝶のかたちをした首都だ。

一九九八年にブラジルは、膨大な債務と通貨レアルの下落により、大きな財政危機に見舞われた。国際通貨基金（ＩＭＦ）は支援の条件として、大胆な予算削減を課した。削減対象の一つとされたのがエイズ患者へのＡＲＴの提供だった。（ブラジルは発展途上国の中で唯一この治療を大規模に提供し、治療の価格を下げるためにジェネリックのＡＲＶの製造も開始していた。）

ブラジルですでに治療を受けていた多くの人にとっては、死刑判決を受けるようなものだ。国際的にも治療は大きく後退する。私はすぐにブラジリアに飛んだ。実際のところ、フェルナンド・エンリケ・カルドーゾ大統領とホセ・セラ保健大臣を説得するのは難しくなかった。彼らはエイズ問題に深く関わっていた。私とカルドーゾは大統領官邸で大きな記者会見を開き、エイズ患者の治療に国家として関与することを確認した。

この約束はルーラ大統領のもとでも守られた。ゴムの原料が取れるアマゾンの熱帯雨林でコンドーム工場を始めた大統領だ。ルーラは私が会った多くの国家元首の中でも、ひときわ華やかな人物の一人だった。二〇〇五年に彼のオフィスで面会したとき、ルーラは保健大臣を困らせた。私に向かって「保健大臣はタバコを止めろと言うが、私は葉巻が大好きだ。砂糖はダメと言うが、どうしたら砂糖無しでコーヒーを飲めるのか。アルコールもダメと言うが、私はカシャーサ［サトウキビの蒸留酒］が大好きで毎晩飲む。そして君がやってきたのは、私にセックスするなと言うためかね?」と言い、大声で笑ったのだ。二人の大統領は外交官たちに、UNAIDSを支援し、ジェネリック薬を含め、途上国でのHIV薬へのアクセスを固守するよう指示した。ブラジルの大使たちはとても有能で、多国間組織が貧しい国々の利益のために立ち上がらないときには、断固とした態度を貫いた。

世界でも大きな格差を国内に抱えるブラジルには当然、別の一面もあった。二〇〇二年に私は北東部のフォルタレザで開かれた米州開発銀行の会議に出席した。銀行家や金融関係の人たちとの会議における話し方は学んだが、会議の後のお付き合いは、どうも苦手だった。そこで私は街を歩き、人びとと話をして、楽ではないが喜びも希望もある暮らしについて聞いた。ある朝、海辺をジョギングしていると、ゴミを掘り返している子供や大人を見た。そしてこの世界には二種類の人びとがいることを思った。ゴミ箱に物を放り込んでいっぱいにする人と、生き延びるためにそれを空にする人たちだ。

フィデル・カストロとの出会いについては、誰もが聞きたがる。確かに、彼はとても独特な人物だ。私は一九九〇年代に何度か、会議や官僚との面談のためにキューバを訪れた。キューバのエイズの流行は小規模で、HIV陽性者の多くはアフリカのさまざまな戦争を「支援」した兵士たちだったが、当局は事実上、陽性者を療養施設に収容していた。その政策は、莫大な費用を要するうえ、明らかに人権を侵害していた。一九九九年一〇月、私はラテンアメリカ諸国の保健大臣と会うため、UNAIDSのラテンアメリカ担当ルイーズ・ローレス、カリブ担当ペギー・マクエヴォイとともにハバナを訪れた。ペギーは経験豊かなアメリカの公衆衛生専門家で、脚本家だった父親がハリウッドでの仕事を禁じられたマッカーシー時代にキューバで育ったことから、キューバなまりのスペイン語を話す。時差ぼけで疲れ、部屋に行こうとしたとき、メッセージを受け取った。司令官が会いたいという。

熱帯の激しい風雨の中、大統領官邸に到着したのは夜九時頃だった。スペイン植民地風バロックと近代が混じった建物で、熱帯シダと岩の立派な庭園があった。少し待つと、オリーブグレーの戦闘服、古いアディダスのスニーカー、そして帽子をかぶったフィデルが現れた。（ちなみに、彼をミスター・カストロとは呼べなかった。）驚くほど大きな男で、肌からは年齢が感じられたが、活力に満ち、いくつかの州で起きている洪水について語り始めると、息もつかず流れるように続けた。数字にこだわりがあるようで、それぞれの州で一平方メートルあたり、何百リットルの水が降ったかを詳細に語る。私は「失礼ですが、司令官、洪水で苦しんでいる方々への思いは共有します。でも、私がこちらへ参りましたのは、エイズのためです」と口を挟んだ。

「ハー、そうだった。君はエイズの人だったね。」彼はエイズについての質問に切り替えた。ジャマイカの症例数は、アンゴラでは、新規感染は、陽性率は？　彼は私をオフィスに招き入れ、何を飲むかと聞いた。私は水を一杯頼んだが、黙殺された。そこでモヒートを頼み、会話は続いた。彼はすべてを知りたがった。どの国がもっともうまく流行に対処したのか。どのように。なぜ。そして私の経歴やアフリカでの経験、アフリカのエイズについても質問した。通訳がいたが、聴衆に話し慣れている彼のゆっくりとした明瞭なスペイン語は、ほとんどすべて理解できた。彼も私の英語とフランス語、初歩のスペイン語を聞き取ってくれた。

ＨＩＶ陽性者全員を隔離し、過去の交際相手全員にテストを強制するというキューバの政策について、私たちは議論した。私は彼に、この政策は効果がなく、公正でもなく、費用がかかり過ぎ、そもそも実行不可能だと伝えた。彼はそれを受け止め「腹が減っていないか？」と突然言った。すでに夜中を過ぎていたが、フィデルは副大統領や数人の大臣を集めるよう秘書に指示した。「ハー！　今私のオフィスに面白い男がいるぞ。会いに来なさい。」四五分以内に疲れた眼をした閣僚らが集まり、ダイニングルームに通じるドアが開いた。キューバ政府にいたら眠ることはできない。

ペギーとルイスはテーブルナプキンに話し合いの中で重要そうなことを書きとめていたが、話題は地球温暖化や国連に移っていた。フィデルは差し迫る資本主義の凋落について、激しく語った。「まさか、フィデル、資本主義が衰退するなんてあり得ません」と私は言った。このときにはもう、外交儀礼はかけらもなくなっていた。

さらに長い議論が続きそうだった。私の膀胱は破裂しそうだ。外交の場ではなかなか微妙な問題で、儀礼上そうした下半身のことは持ち出さない。しかし私はスペイン語で尋ねた。「フィデル、バスルームはどこですか？」彼は即座に「ハー！　私も一緒に行く」と返答した。忘れがたいひと時だった。午前二時、ハバナの革命宮殿、戦闘服を着た兵士たちが銃を抱えたまま眠る暗い廊下を抜けて、フィデル・カストロのあとに続いて大股で歩いた。

私たちは午前四時頃お互いに別れを告げた。疲れ切っていたが、眠れなかった。会議は午前九時からなので、私はシャワーを浴び、スピーチを読み直した。ラテンアメリカ諸国の大臣たちの集まりで拙いスペイン語を使い、どうにか講演をした。全米保健機構（ＰＡＨＯ）事務局長のジョージ・アライン卿とは対照的に、大臣たちはＵＮＡＩＤＳに対し、そして実のところエイズの問題すべてに対し、強い敵意を抱いていた。エイズは同性愛の問題で、世間から逸脱していると見ていた。多くの大臣が、自国でコンドームを普及させることにも反対していた。

しかし午前一一時頃、扉の向こうでざわめきが起こった。誰か来たのか。それは司令官だった。予定もなしに到着して周りを見回し「ピーターはどこだ」と怒鳴った。フィデルは私を見つけると「ハー！　君は髪に櫛をかけてないな。何時に起きたんだ？」と声をかけた。そして突然、エイズについて、即興で長いスピーチを始めた。どれだけ重要な問題なのか、この流行病のすべてを知る男は何をどうするつもりなのか。つまり、私のことだ。おそらく彼はＵＮＡＩＤＳの名前は忘れてしまったのだろう。「ピーターのプログラム」と呼んでいた。これが大臣たちの態度を和らげた。部屋の全員ではないまでもほとんどが、たとえ司令官と政治的見解を共有していないにしても、尊敬はしているようだった。おそらくは極めて印象的な軌跡を持つ、キューバの保健と医学研究がその理由なのだろう。

その後、私は数回キューバを訪れ、多数の技術協力と研修プログラムを立ち上げた。この国のＨＩＶの疫学は複雑で、異性愛の感染も同性愛の感染もあった。ある日、私は地方都市マタンサスの学校を訪問した。一〇歳の生徒がエイズについてごく一般的な発表を行ったのち、小さな女の子が立ち上がり、知事と共産党書記官がいる前で私に尋ねる。「ねえ先生、なぜエイズの問題があるの？」

私は、よく分からないと答えたが、その子の意見が聞きたかった。彼女は「ここにいるみんながバイセクシュアルだからよ！」と言い、全員が爆笑した。

私は何度か人権についてフィデルと話そうとした。ある訪問の折に反対勢力の七〇人が最高で二七年の刑に処されたという報道があったので、その問題を二度、取り上げようとした。だが、話は進まなかった。それでも彼は、私個人に対しても、ＵＮＡＩＤＳに対しても、いつも友好的だった。二〇〇〇年四月、ハバナで開催されたサウスサミット（Ｇ77首脳会議）で、フィデルは五〇カ国を超える首脳を前にして、エイズに対し行動しよう、助けを求めるならＵＮＡＩＤＳだと語った。彼はジンバブエのロバート・ムガベを含む数人の民主的あるいは独裁的なアフリカのリーダーたちに私を紹介してくれた。ちなみにキューバは療養施設の規制を緩めた。最近は、陽性と判明したキューバ人には六カ月のセーフセックス研修が義務づけられている。

一九九九年七月一三日、『ニューヨーク・タイムズ』紙のラリー・アルトマンが週一回担当していた「医師の世界」に私のインタビューが掲載された。タイトルは「アフリカでエイズに対する恐ろしい沈黙が破られようとしている」だった。当時、エイズ関係者でそう考える人はほとんどいなかったが、現地を何度も集中して訪ね、私は何かが動き始めていると感じていた。確かにほんの数カ国ではあったが、HIVの広がりが少し鈍くなってきた。この変化の大部分は、それぞれの国のさまざまなレベルでのリーダーシップのおかげだと感じられた。

アフリカがもっとも顕著だったが、他の地域でもほとんどの指導者は、HIV流行を否定し、対応があまりにも遅かったことでは同罪だった。しかし、ウガンダのヨウェリ・ムセベニは例外の一人だ。頑強で率直、農民出身の兵士だった。もう一人の例外は、セネガルのアブドゥ・ディウフで、カトリック教会とイスラムの宗教指導者を活動的で知的な予防プログラムに招き入れた。ボツワナは二〇〇〇年当時、成人の三〇%以上がHIV陽性だったが、フェスタス・モハエ大統領自身がエイズ対策に断固としたリーダーシップを発揮した。彼は物静かな元公務員で、民主的に選ばれていた。そしてエイズ対策には、閣僚全体に責任があると考えていた。国際的な連携、とくにハーバード大学、ペンシルベニア大学、CDCなどアメリカの機関と連携を進めた。モハエは、簡単には説得されない男で、しばしば探るように細かなことも質問してきたが、一度正しいと思ったことは実行に移した。二〇〇七年の彼との会合を思い出す。閣僚の半数と、当時ビル&メリンダ・ゲイツ財団で国際保健を統括していた山田忠孝（タチ・ヤマダ）、そしてU

NICEF事務局長のアン・ヴェネマンも一緒だった。私たちは、男子の割礼によってHIV感染のリスクを五〇％削減できるという研究結果を提示した。割礼の習慣のない国では困難な課題だろう。私たちはすべての問題をひととおり検討したが、結論は出さなかった。だが、男子の割礼は後にボツワナの国家政策となった。もう一つ重要な点は、ボツワナのエイズ患者の八五％が現在、ARTを受けていることだ。これは世界でももっとも高い水準に属し、収入がより高い国よりもむしろ良い。健全なリーダーシップと良質なマネジメント、そして国際協力の成果だった。

ルワンダのポール・カガメ大統領は、私が出会った中でもっとも印象深い人物の一人だ。知性をひけらかすことはなかったが、鋭敏にして明晰、戦略に長けていた。私は一九九四年の虐殺事件の後、キガリで最初に会談した国連幹部の一人だった。国連の平和維持活動［ルワンダ支援団、UNAMIR］と安全保障理事会（および世界の大国）が八〇万人の虐殺を食い止められなかったという失敗の直後で、とても微妙な時期だった。にもかかわらず、三〇分ほどで終わるはずだった儀礼的な訪問は、数時間続いた。

カガメは、何重もの衛兵に守られた簡素な住まいに私を呼び、スポーツシャツ姿で出迎えた。私は彼に戦略についての助言を求めたが、彼はそれに答える前に、注意深く質問を重ねた。私たちは一緒に考える機会を引き続き持つことに合意し、また彼はアフリカ地域の首脳たちとエイズについて話し合うことにも同意した。彼の妻で、優雅な精神科医のジャネットは、エイズと闘うアフリカ・ファーストレディーの会（OAFLA）の牽引役となった。このグループは二〇〇〇年代の最初の一〇年間にいくつかの国で活動を展開し、流行への関心を高めることに大きく貢献をした。

カガメはアグネス・ビナグワホ博士をルワンダの国家エイズ計画の責任者に据えた。活力のある小児科医で欧州に住んでいた。私が教えた学生でもあり、私の誇りだった。彼女はエイズ対策の体制作りを軍事作戦のように成功させ、虐殺を生き延びたＨＩＶ陽性の未亡人などのコミュニティグループがいくつも参画していた。私は数人の女性陽性者に会った。虐殺のときにレイプされ、おそらくはそれで感染したと思われた。多くは妊娠しており、彼女たちをレイプした男の子供、夫や子供を殺した男の子供を育てることになる。その状況を考えただけで心が揺さ振られる。私たちは彼女たちにＡＲＶへのアクセスを確保した。『ニューズウィーク』誌の写真家ジョナサン・トーゴヴニクは私と一緒に東アフリカを訪ね、その後、差別を受けることが少なくない子供たちが教育を受けられるよう基金を作った。彼が出版した『ルワンダジェノサイドから生まれて』（*Intended Consequences: Rwandan Children Born of Rape*）は心を打つ本だ。

ルワンダはこの恐怖の出来事に苦しんでいる国だった。しかし私はカガメの明快な政治姿勢が好きだった。英国のＤＦＩＤ次官のスマ・チャクラバルティと私は、アカゲラ国立公園の政府施設で開かれた会合に出席した。閣僚全員がパワーポイントを使い、それぞれが達成した指標についてプレゼンテーションを行う。すべての省庁に目標、日程、達成率の表があり、いろいろな意味で印象的な会合だった。

アフリカの他のリーダーたちの多くは、エイズについて事実を直視するのを拒むか、道徳の議論の裏に隠れてしまうか、だった。ザンビアはＨＩＶに影響を受けていた国の一つだが、フレデリック・チルバ大統領は私と会談中に執務机の後ろの棚から聖書を取り出し、大きな声で読み始めた。大統領の解釈では、エイズを「姦淫」に対する罰と説いていると思われる一節だ。先進国で語られるエイズの話の中に、アフリカ人は性欲過剰だと言わんばかりのヨーロッパ人の思い込みが感じられ、屈辱的な思いを抱いているようだった。

もっとも生産性が高い年齢層のいのちが日々、奪われる流行に直面しても、政治指導者たちはまったく行動を起こさなかった。その理由を考えれば考えるほど、気づくことがあった。行動を起こすことなど、どうしてあり得ようかということだ。国民の惨めな状況をもたらす他の問題を放っておく指導者が、エイズを問題にすることなど、どうしてあり得ようか。私は首脳たちに会ったとき、その資質を素早く見抜く技術を開発した。それは靴あるいは時計によるテストだ。カガメはパスした。いろいろな機能が付いたテクニカルな時計をしていたが、高価ではなかった。対極的なのはガボンのオマー・ボンゴだった。私のような訪問者を迎えるときには、一段高いところに置かれた玉座のような椅子にかけ、履いているのは手作りのワニ皮で高いヒールの付いた靴だ。腕にはダイヤモンドをちりばめた時計をしていた。別の大統領は旅行先に自分の肖像画を運ばせ、滞在するホテルの部屋に飾らせていた。その妻たちは、外国へ行くときは少なくとも一日に一回は、身につける宝石のセットをすべて替えていた。そういう例は枚挙にいとまがない。

その間に南アフリカでは、特別な困難に直面していた。ザイールのような憂慮すべき数の陽性者がいる国に隣接していたにもかかわらず、流行の初期段階の南アフリカではヨーロッパ諸国同様、感染はほぼゲイの男性の間に限定されていた。一九九〇年には国内のほとんどの地域で陽性率は一%以下だった。だが、その後一九九八年頃に、感染爆発が起きたのだ。一九八〇年代にサンフランシスコのゲイ男性の間で起きたのと同じような驚異的な速度だった。しかも今回の広がりは、単に一つの小さなコミュニティにとどまらず、社会全体に等しく及ぶものだった。激烈かつ均質で、押しとどめることのできない津波のようだった。

南アフリカのエイズ問題の源はアパルトヘイトにある。労働を組織化することにより、南部アフリカの家族はすべてばらばらにされた。鉱山や都市で働く男性は、家族を帯同できず、一一カ月もの間、他の寂しい男たちとともに企業の宿泊施設で家族から離れて暮らし、時折買春で気晴らしをしていた。そしてアパルトヘイトが崩壊すると、南アフリカへの門が開かれ、移住労働者が殺到した。内戦や干ばつばかりのこの地域の中で、南アはもっとも豊かな国だ。国内ではホームランド［黒人居住地域］の法律の終焉が移動を自由にした。

その他の要素もいくつかある。性的なパートナーを同時に複数持つ人が多いことも、HIV感染の急拡大を促す要因の一つだろう。感染したばかりの時期は血流内のウイルス量がとくに多く、この時期に複数の人と関係を持てば、ほぼ全員に感染させることになる。しかし、南アフリカでは他国に比べ、より多くの人と同時に性的関係を持っている可能性を示す証拠はない。男性の割礼がなかったからか。確かに、割礼を受けた男性の方が、HIVに感染する可能性は低く、南アフリカの男性はほとんど割礼を受けていない。しかしそれは、ヨーロッパや中国や他のアジアの国々のほとんどの男性でも同じだ。あるいはアナルセックスなど、特殊な性行為があるのか。それを示唆する証拠も何もない。治療されていない他の性感染症のせいか。可能性はあるが、流行の広がり方がはるかにゆっくりとした社会でも見られることだ。ウイルスが特殊な株なのか、感染を起こしやすい遺伝子を持つのか。その証拠はない。南部アフリカで鍵となる要素は、男性支配や性的強制というジェンダーの関係だとする仮説もある。性行動の開始年齢が低いという説もある。だが、事実として、南部アフリカでは一五歳以下の少女のセックスは一般的ではない。セックスパートナーが多いのか。ただし、世界規模のいくつかの調査は、米国の男女が生涯を通じ、アフリカ人より多くのセックスパートナーを持っていることを示唆している。

私の個人的感覚では、南部アフリカの悲劇は多くの要因が重なった結果だ。数学のベクトルのように、ベクトルの合力は、すべてのベクトルの和が作り出すインパクトによるものだ。小さく見えるいくつかの要素が累積して複合的な推力を生み、大きな嵐となる。高度局地的流行病と私たちが呼ぶ状態だ。

エイズの流行を否認するのをやめ、長期的な対応のための拠出を認める。その説得が必要なのは途上国だけではなかった。支援する側のいわゆるドナー国のうち、オランダ、スウェーデン、ノルウェーはUNAIDSを強く支持してくれたし、国内総生産（GDP）の〇・七％を途上国の開発支援にあてるという国際的合意を尊重していた数少ない国でもあった。しかし二一世紀初頭の数年間、これらの国も開発支援の資金をARVの購入に使うことには抵抗を示した。それは底のない穴であり、生涯にわたって治療を受ける人びとに責任を持ち続けることはできない。なにより年間一人一万五〇〇〇ドルもの費用は高過ぎる。そう見ていたからだ。ジャック・シラク大統領率いるフランスは、治療を受ける権利はすべての人にあると高らかに宣言していたが、開発支援に対してはもっとも寛大でない国で、信頼性に欠けた。

米国が鍵だと、私たちには分かっていた。世界でもっとも強力にしてもっとも裕福な国であり、他の国が問題に取り組む際の方向と枠組みを定めてもいた。ビル・クリントン大統領は、ホワイトハウス内にエイズを担当する部署を作り、そのリーダーに、議会でアフリカのエイズの流行に関心を高めようと尽力していたサンディ・サーマンを据えた。クリントン政権の最後の数年の間、国際的な資金拠出は次第に増えていった。しかしUSAIDの官僚たちは連邦議会の基金を海外のエイズ対策に活用することには反対した。人口問題など自分たちがこれまで取り組んできた課題にこだわったからだ。当時USAIDの上級副次官補だったダフ・ジレスピーは、一九九〇年代後半に国際開発の専門家のほとんどが共有していた見解を表明した。ワクチンのような簡単な道具がなければ、途上国におけるエイズ対策は、他の重要な支援に使うべき資源の「無駄遣い」でしかなく、流行への影響はまったくないか、せいぜい限定的という考え方だ。

一九九八年六月、ダフ・ジレスピーとイギリスのデイヴィッド・ナバロは主要なドナー国を代表して、かなり厳しい手紙を私に送ってきた。それはUNAIDSのあり方に関する非難と厳しい助言の中間のような内容だった。（私たちの活動のいくつかに対する批判は、公平なものだった。）手紙は「今後数年間、HIV／エイズの活動への資金拠出は容易ではないだろう」と締めくくられていた。私は青くなった。しかしエイズに対する国際的な資金拠出はその一年後に初めて一〇億ドルを超え、次の一〇年間、劇的に増加し続けた。

その年遅く、私はワシントンの援助担当の高官に、なぜエイズについてもっと力を入れてもらえないのか教えてほしいと懇願した。「だけどピーター、私たちはそれを計画に入れてはいなかったのだよ」と彼は答えた。では、エイズで亡くなった何百万もの人は、それを計画に入れていたのか。そうした冷たい官僚的な考え方に、私は激怒した。

将来を予測することは難しいにしても、こうした立場にある人の多くが、アフリカで、市民社会で、自分たちの政治家たちの間で、起きていることに徹底的に無関心だった。ジレスピーとナバロの手紙を受け取り、私は厳しい状況を自覚し、カメレオンのことを考えた。いくつか細かな点で自分たちの活動を改善すると返答し、いつもの仕事、つまり彼らが間違っていることを証明する仕事に戻った。その後間もなく、ダフとデイヴィッドはエイズ問題の同志になった。

メディアやジャーナリストに接触をはかる私たちの努力は、実を結び始めていた。私たちは世界的な流行に関する情報源となり、その報告が第一面に掲載された。アフリカのエイズ遺児からビジネスへの影響まで、エイズに関連して人の関心を惹くさまざまな話題が『ニューヨーク・タイムズ』『ニューズ・デー』『ニューズウィーク』『ウォール・ストリート・ジャーナル』『エコノミスト』『USAトゥデイ』『ル・モンド』『エル・パイス』などに定期的に掲載されるようになった。『ヴァニティ・フェア』では二〇〇〇年の「名誉の殿堂」に私が取り上げられたほどだ。『ワシントン・ポスト』の記者、バートン・ジェルマンが電話で、アフリカのエイズ危機に世界がどう対応したかを調査したいと言ってきたとき、私は絶好の機会ととらえてそれに飛びついた。行動の驚くべき欠如を明らかにするため、自分が持つ資料は個人的なものを除き、すべて提供した。予想どおりWHOは情報の提供を拒んだ。その結果、三本の連載記事が独占的に報じられた。「力を持つ人びとの多くは行動しないと決めた」、先進国援助機関の対応は「需要の管理」だった。言い替えれば、予防と治療の両面で、できることにも疑問を投げかけ、最低限のことしかしなかった。ジェルマンは私が疑わしいと考えていたことを、すべて明らかにした。実業界は問題に、ゆっくりと気づき始めた。ゆっくりし過ぎてはいたが、それは誰しも同じだった。だが機敏に早くから反応した企業もある。サンフランシスコのリーバイ・ストラウスがそうだった。しかし基本的には、深刻な影響を受けていたアフリカで事業を展開する企業でさえ、対応は遅かった。いつもそうだが、例外もあった。UNAIDSが発足する以前に、私はキンシャサのハイネケンの従業員に予防活動を始めていた。ザンビアではスタンダードチャータード銀行が、従業員を守るプログラムを始めていた。そうした企業は先駆者だったが、さらに私たちは、巨大な実業界の心臓部に働きかける必要があった。企業は従業員が自分たちを守るのを支援できたし、政府がもっと対策に取り組むよう影響を与えることもできたからだ。

スイスアルプスの村ダボスで開催される世界経済フォーラムは企業を招き入れる絶好の舞台だった（後にそこはARVの値下げを交渉する最高の場にもなった）。ダボス会議は閉鎖的なクラブで、参加するには大金を払わなければならない。それはUNAIDSには無理なことだ。もう一つの可能性は重要な政治家、学者、あるいは思想的指導者として招待されることだ。現在では必ずと言ってよいほど国連機関の強力な代表団も参加しているが、一九九七年の段階ではそうではなかった。私のダボスへの入場券は、ネルソン・マンデラだった。

当時の南アフリカの保健大臣で、ＵＮＡＩＤＳの理事会議長でもあったンコサザナ・ズマの仲介で、サリー・コワルがマンデラ大統領を口説き、ダボス会議に出席して総会でエイズについて講演をする段取りを整えた。マンデラがエイズに関して行う最初のスピーチだった。私たちの時代の偉大な象徴となった男の言葉を聞こうとする人びとをすべて収容するには、ダボス会議のホールは小さ過ぎた。彼がカリスマであることを、私は直接に体感することができた。他の発言者は、ＡＺＴを製造していたグラクソ・ウエルカムの最高経営責任者のリチャード・サイクスと私だった。小さな控え室で三人が一緒になり、話す順番を待っているのは、いささか気詰まりだった。マンデラ政権は、ジェネリック薬の輸入を合法化する新しい法律を制定する手続きを進めていた。サイクスを含む製薬業界は、この新しい法律に反対して激しい陳情を展開し、ネルソン・マンデラ大統領を提訴しようとしていた。（この動きがどんなに愚かであるかは、ＰＲの専門家でなくても分かるだろう。）

上品にすましていた聴衆に、マンデラは強い感動を与えた。エイズに対し全世界が努力するよう訴え、実業界に支援を求めた。私は世界エイズ・ビジネス協議会（Global Business Council on HIV/AIDS）の設立を呼びかけ、それは八カ月後にエディンバラの英連邦首脳会議の場で発足した。マンデラはパトロンとなり、リチャード・サイクスが初代会長に就任したが、当初はほんのいくつかの企業しか参加しなかった。初代の事務局長を務めたグラクソ・ウエルカムのベン・プラムリーは後に「発足時の実業界の反応は、石から血を絞り出すようなものだった」と述べている。従業員の欠勤と死亡が増え、尻に火がついたことを大企業の多くが理解するまでには、まだ数年を要した。

ＭＴＶネットワーク・インターナショナル社長のビル・ローディと私は一九九八年三月、ロンドンのマークス・クラブで燻製のタラをつまみ、素晴らしいシャトー・オー・ブリオンのワインを酌み交わして、すぐに打ち解けた。彼は少し変わった企業家で、米国の陸軍士官学校とハーバード大学を卒業し、核ミサイル部隊の司令官を務め、世界中のロックスターの友人でもあった。ＭＴＶを初の地球規模のコミュニケーション・ネットワークへと変貌させ、アフリカを除き世界中で地元に根づかせた。そのチャンネルは八億人の若者とつながっていた。彼の自伝のタイトル『ビジネスはロックだ』（*How to Make Business Rock*）がすべてを語っている。

ビルはその場で、ＵＮＡＩＤＳの特別大使就任を承諾した。当時は任命するのに特別な手続きなど必要なかった。私たちはＭＴＶで「スティン・アライブ（Staying Alive）」運動（現在は基金）を立ち上げ、ＨＩＶ感染の予防を若者に呼びかけることにした。彼らのチャンネルを通じて若者が関心を持つ。少なくとも新たな感染を防ぐという意味では、医師よりもジャーナリストやコミュニケーターの方が、多くのいのちを救うだろう。それもまた、明らかなことだった。

私が望んだ素晴らしい連携というパズルの最後のピースは宗教との関わりだった。私の発案ではない。多くの宗派や宗教団体がコンドーム使用を批判し、陽性者を罪人と決めつけるのを私は見てきた。しかし、サリー・コワルは、問題の一部である人は解決の一部でもあると言って私を説得し、宗教が何十億もの人に影響を与えていることを鋭く指摘した。私のザイールでの経験からしても、大都市以外では宗教組織が唯一の医療と教育の提供者だった。田舎の人たちに接触したいのなら宗教者にも加わってもらう必要があった。

一九九五年にタイのチェンマイ近くにあるプラ・バート・ナム・プー寺院で、私は立派な僧侶に会い、強い衝撃を受けた。当時その地域では妊婦の八％がＨＩＶ陽性で、アジアでももっとも陽性率が高かった。僧侶は少なくとも五〇の小さな袋で囲まれた高座に座っていた。その袋にはエイズで亡くなった身寄りのない人たちの遺灰が納められていた。家族は死後も亡くなった人たちを拒否していた。エイズ患者が何らかのケアやサポート（ＡＲＴはまだなかった）を受けられる唯一の場所がこの寺院で、多くの人が家から追い出されてここへ来たという。何人かは若い女性で、家族の求めに応じてバンコクに出稼ぎに行き、首都の売春宿で感染した。貧しい地域ではそれが収入を得る方法だった。

このときの出会いには深い印象を受けた。ＨＩＶ陽性者であることを明らかにしていたウガンダ聖公会のギデオン・ビャムギシャ参事司祭に会ったときもそうだった。牧師でＨＩＶに感染していれば、偏見にさらされることも多いだろうと私はひそかに同情していた。だが、彼は明るく、目には力があり、笑顔が輝いていた。信徒たちがエイズ患者を排除していたので、自分の感染を妻や同僚や信徒たちに明かすのにどれほど苦労したか。彼はその体験を語ってくれた。しかし、司教からウガンダ聖公会のエイズ活動を指導するよう求められ、彼は思いがけずエイズについてアフリカ全土に向けて発言することになった。キリスト教コミュニティを超えて、ＨＩＶから偏見を取り去ることに尽力したのだ。

この出会いから数週間後、コートジボワールの首都ヤムスクロ近くで、カトリックの布教に携わる若い女性のための保健教育研修に参加した。フェリックス・ウフェ＝ボワニ大統領が莫大な公費を投じ、自らの生地に世界で二番目に大きな大聖堂を建てた街だ。研修でコンドームの絵が示されたので、説明をしていたヨーロッパ人の修道女に「シスター、あなたはコンドームを推奨しているのですか？」と尋ねた。彼女は赤面して答えた。「ドクター、これを見せるときは、私は一人の女性として考えているのです。」つまり、カトリックの敬虔な修道女としてではないという意味だろう。

この教義からの逸脱を上司たちはどう考えているのか。答えが得られたのは、アフリカ南部のナミビアにあるカトリック系病院を訪問したときだった。かごにどっさり入ったコンドームが外来患者に提供されていた。私は担当の修道女に同じ質問をした。「シスター、あなたはコンドームを推奨しているのですか？」彼女は短く「ピオット先生、ローマはナミビアからは遠いのです」と答え、去って行った。つまりローマカトリック教会のように、明らかに厳格に階層が定められている組織でも、現実には一枚岩ではなく、個々人の日常のさまざまな流儀によって活動が進められているのだと私は理解した。

かつてドミニコ会の神父だったスウェーデンのカレ・アルメダルは、UNAIDSの職員となり、カリタスという多くの国で活動しているカトリックの援助団体との合意締結に尽力した。一九九六年のことで、多くの国連機関が宗教グループと関わりを持つようになる数年前だった。カリタスとのプロジェクトは順調だったが、カトリックの司祭たちはコンドームに頑なに反対する説教を続けており、教皇ヨハネ・パウロ二世も、アフリカ諸国を訪問した際には強い反対を唱えていた。

私にとって、コンドームに対するバチカン［ローマ教皇庁］の反対は無責任であり、影響は大きいと思われた。それでも、現場では教会の聖職者と仕事を続け、ジュネーブ駐在のローマ教皇特使たちとも定期的に会談していた。現実的であると同時に教養を持ち、分別のある男たちだった。二〇〇三年のある日、教皇庁家庭評議会議長のロペス・トルヒーヨ枢機卿が、コンドームはHIVを予防しないと、大々的に宣言した。コンドームにはウイルスが通り抜けられる小さな穴があるというのだ。この発言は容認できなかった。私はジュネーブのローマ教皇特使を呼び出し、失望したと伝えた。科学的にばかげており、トルヒーヨにはエイズでいのちを失う人に対する責任がある。私はそう考えていることを公にしたいと言った。

教皇特使は狼狽していたと思うが、私がバチカンと直接協議することに合意した。バチカンでは教皇庁保健従事者評議会議長のハビエル・ロサノ・バラガン大司教に二度会った。このバチカンの保健大臣は堂々とした男で、故郷のメキシコではラテン語教師をしていたそうだが、フランシス・ベイコンが描いた有名なイノケンティウス十世の肖像画を思い出させた。

教皇特使は数週間後、ローマ教皇庁が面談を承諾したと伝えてきた。私は二つの目的でローマに向かった。UNAIDSと教会の間にもっとしっかりと共通の基盤を見つけ、コンドームについては停戦したかった。ヨハネ・パウロ二世が決してコンドーム使用を推奨しないことは分かっていたが、私の中のカメレオンは、この問題によって私たちの関係が左右されるのは極めて非生産的だと教えてくれた。しかし、カトリックの聖職者には、少なくとも誤った情報でコンドーム反対を唱えることは、控えてもらわなければならなかった。

私はバチカンで素晴らしい二日間を過ごした。何人かの枢機卿の執務室を訪ね、花綱の装飾と天使の像があしらわれたルネッサンス風あるいはバロック風の廊下をエイズについて語りながら歩いた。バチカンはきちんと組織されていた。私が誰かに会うときには、それまでに他の同僚と交わした話の要約が、すでに届けられていた。トラステヴェーレの小さなトラットリアでの美味しい昼食のあと、ロサノ大司教と私は合意に達した。UNAIDSは神学的、道徳的な事柄については語る能力を持たない、しかし彼が言うには、教会は「物体の質」については語る能力を持たない。別の言い方をすれば、教会はコンドームに言及するのを避け、UNAIDSは教会を批判することを控える。この慎重な言い回しの合意が多くのいのちを救ったと私は思う。道徳が下すいかなる命令の中でも最高の命令は、いのちを守れということではないだろうか。

教皇は世界中に一人ではない。一九九七年にカイロで、私はサリー・コワル（彼女は大きなスカーフで髪を覆わなければならなかった）とともに、エジプトのコプト正教会のシェヌーダ三世に会った。教皇は彼とそっくりの五人の司教を伴っており、六人は皆真っ黒な法服をまとい、長いあごひげがあった。教皇の法衣の下に見えたのは印象的な鼻と鋭い眼差しだった。すべての教会と教徒に向けてエイズに関するメッセージを送り、ＨＩＶ陽性者への寛容を教えるよう、私は頼んだ。彼はすぐに承諾し、なまりはあるが流暢な英語を使って「教授、エイズの原因は不法な姦淫です」と大きな声で続けた。

教皇が話すと真っ白いあごひげが大きくうなづき、朗々と響き渡る声が一音節ずつゆっくりと発せられる。「生まれつきそういうことをする人間はいるものです。彼らはそう扱われなければなりません。快楽のためにそれを行う人間もいます。彼らは悔いなければなりません。」

私はサリーに目を向けたが、その後は会談が終わるまで、あえて目は合わさなかった。同性愛へのたわいない子供じみた反応だった。引き続いて同性愛の本質に関するとても興味深く率直な討論を行った。それは確かに、少し前にエジプト大統領夫人のスーザーン・ムバーラクと交わした会話ほど悪くはなかった。「ホモセクシュアルの連中」を吊るす木は、どんなに高くとも高過ぎることはない。夫人は私に向かってそう言った。

私たちは次にイスラム教スンニ派でもっとも尊敬されている宗教学者の一人、シャイフ・サイイド・タンターウィーと面談した。アルアズハルのイマーム（導師）だ。聖職者というより大学教授のようで、オフィスは本でいっぱいだった。このときもまた生産的で穏やかな会話だった。その後は彼もまた、折に触れてエイズについて話すようになった。

一国の宗教指導者がすべて一つになり、エイズについて率直に語り、ＨＩＶと生きる人びとへの差別に反対するよう呼びかけるなら、それはとても力強いメッセージになる。一九九九年にエチオピアの首都アディスアベバで、正教会のアブネ・パウロス総主教およびネガソ・ギダダ大統領と何度か会談したときには、実際にそうなった。何人かのＨＩＶ陽性の男性がカミングアウトできる安全な空間が生まれ、一〇〇万人近い陽性者人口がまったく隠されていた国で、エイズに顔を与えることができたのだ。エチオピアで初めての陽性者団体「希望の夜明け(Dawn of Hope)」が誕生し、私はその実現を助けたことを誇りに感じた。

ケープタウンのデズモンド・ツツ大司教は、南アフリカのエイズとの闘いの広報キャンペーンで、いつものことながら素晴らしい言葉を新聞に掲載した。「セックスは神からの美しい贈り物です。」大司教の同僚たちが皆そう思ってくれたらと願う。

私たちの試みがすべてうまくいったわけではない。一九九八年、西アフリカのブルキナファソの首都ワガドゥグーでＯＡＵサミットが開かれ、私はその総会で演説をした。アフリカ人でも、国家元首でもない人間にはめったにない栄誉であり、エイズの流行に対し大胆な行動を取る必要がアフリカの人びとに徐々に認識されてきた結果だと感じた。私は国際的なパートナーシップが、アフリカ諸国の政府と市民社会、そしてドナー国と国連とを結び、ＨＩＶの予防と治療のための資金と政策が動き出すと予感した。

しかし、私たちが渇望していた政治的な関与と新たな資金拠出は得られなかった。パートナーシップの計画は、私から見ても国連中心になり過ぎ、アフリカ諸国の政府には、自分たちがそのプロジェクトの「当事者」であることが感じられなかった。加えてその時点では、ドナー国の援助機関にも、アフリカのエイズ対策に本気で資金を拠出する準備はできていなかった。彼らはＵＮＡＩＤＳに代わって自分たちがこの問題の主導権を握ろうとして、ひそかに、時にはあからさまに、ＵＮＡＩＤＳを妨害してきた。この流行が、アフリカにおける自分たちの開発プログラムそのものを破壊しつつあることを、まだ「理解」していなかったのだ。

明るい話としては、一九九九年五月にアディスアベバで開かれたOAU年次総会で、アフリカ諸国のすべての財務大臣が初めてエイズについて話し合った。流行が経済発展にもたらす脅威について私が話をした後、会場は水を打ったように静まりかえった。私はまたもや黙殺されたものと思った。沈黙の後、みな何事もなかったかのような顔をして議事に戻った。そのとき、ベニンの財務大臣が「そうです、私たちには問題がある。今こそ現実を直視するべきです」と参加者に語りかけた。次々と大臣たちが発言を求め、家族や同僚を苦しめたエイズについて語る人もいた。その夜、多くの大臣がホテルで私と酒を飲み、議論を続け、どうすれば実際の支援ができるかを尋ねてきた。

同じ年、世界銀行がエイズ・キャンペーン・チーム、ACTアフリカをアフリカ担当副総裁のオフィスに設置し、デブレワーク・ゼウディがその代表になった。アフリカで大変な力をふるう銀行なので、これは重要な動きだった。私たちはまた、一九九九年四月と一二月に主要な援助機関を集め、エイズについて議論する会議をロンドンで開いた。二回目の会議には、国連事務総長コフィー・アナンの招集により、アフリカ諸国の大臣や活動家、ビジネスの指導者なども参加した。

大きな勝負だった。私はほとんどすべての精力をそこに傾けた。アナンの副事務総長のルイーズ・フレシェットには、多くの人が参加することを請け合い、アフリカ人たちの参加を促すことに努力を集中させた。それはうまくいった。しかし、イギリスとスウェーデンはドナーたちの非協力という受動的な攻撃を画策し、若手のスタッフを送り込もうとしていた。失望しつつもジム・シェリーと私は、ドナーたちによる事実上のボイコットを打ち破るため、何人か個人的な友人に働きかけた。クリントン政権のエイズ政策を仕切っていたサンディ・サーマンとアントワープの旧友エディ・ブートマンス（ベルギーの国際開発担当副大臣）が予定を変更してぎりぎりに駆けつけ、強力な支援のメッセージを発してくれた。アナンは最善を尽くし、アフリカからの参加者はその場で、エイズのために行動したいと明言した。

これはコフィー・アナンが新たな関与を目に見えるかたちで示したおかげだが、ドナーたちにとっては、協力して活動すべきだという警鐘になった。また、アフリカがゆっくりとではあるが、エイズ問題の当事者になってきたことも意味していた。私たちはそれを実現する触媒となったのだ。ここまで到達するのにどれほど長い、長過ぎる時間がたっていたことか。

一九九九年末の時点で、HIV陽性者は、大人と子供を合わせて推定二六〇〇万人、その三分の二がアフリカにいた。毎日新たに九〇〇〇人、つまり一分間に六人が感染していた。その新規感染者の五分の一が一五歳から二四歳までの若者だった。五九〇万人ものアフリカの子供がエイズで親を失っていた。アフリカ諸国一六カ国で、一〇人に一人の大人がエイズの原因ウイルスに感染していた。いのちをつなぐARTを受けていたのはそのわずか〇・一％だった。世界のエイズの現状に関するUNAIDSの年次報告書は、一九九九年にサハラ以南のアフリカで、エイズが死因の第一位となっていることを示唆していた。二〇年あるいは三〇年前には存在しなかった一つのウイルスが、すべての健康障害の原因の首位になっていた。

ミレニアムの変わり目を前にして、私たちの「素晴らしい連携」は無限の多様性と明らかな混沌とを伴い、次第にかたち作られていった。南アフリカ鉱山会議所、聖公会、共産党、労働組合といった組織は、治療行動キャンペーン（TAC）、国境なき医師団、そしてUNAIDSと何を共有できるのだろうか。それは共通のゴールだ。エイズの流行に打ち勝つこと、その病と闘う人をケアすることだ。変化をもたらす力になるために、強く結びつきたいという欲求だ。

第19章　転換点

世紀の移行はＨＩＶ感染症に対する世界の対応に急速かつ鮮烈な変化をもたらした。エイズは一年の間に、世界の指導者と組織にとって、緊急にして不可避の課題となった。その原因の一端はＵＮＡＩＤＳの働きかけにある。そう私は考えたい。最近は「国際保健外交」と呼ばれることもある。科学的に高度な専門知識と、国家の戦略的利害優先の伝統的な外交の二つを結びつけようとする努力を適切に表現した呼び方だろう。境界を越える新たなかたちのアクティヴィズムでもある。

私たちはエイズを、過去のどんな病気でも議論されたことのない水準に押し上げることに成功した。それは力と力がぶつかり合う国際政治と国内政治の両方にまたがる領域だ。鍵となったのは、他でもなく国連安全保障理事会であり、さらにその鍵を握っていたのは不屈にして辛辣、伝説的なアメリカの外交官、リチャード・ホルブルック国連大使だった。私は米国国連代表部での公的な会合で彼に会い、強い印象を受けた。ホルブルックが一九九九年一一月にアフリカのグレートレイク地域訪問を計画していると聞き、彼の秘書に日程の詳細を問い合わせた。

ＵＮＡＩＤＳのスタッフには、ルワンダ、ブルンジ、コンゴにおけるエイズの状況について簡潔で説得力のある評価書をまとめるよう指示し、ホルブルックが参照する資料に確実に含まれるようにした。そして訪問先では、UNAIDSの現地スタッフやアクティヴィスト、HIV陽性者グループと会い、質問し、実際の彼らの生活を見てもらえるようにした。彼らはこれに応えて、ホルブルックのもとに押しかけた。

ニューヨークに戻るとホルブルックは記者会見を開き「確かに現地は安全とは言えない状況だが、実際に人びとのいのちを奪っているのはエイズであり、我々は何かをしなくてはならない」といった趣旨のことを語った。私にも面会を求め、会うなり「ピーター、これを安保理で議論しよう。連中は現地で何が実際に起こっているのか、まったく知らないのだから」と言った。ホルブルックだって六カ月前はほとんど知らなかったのは無論分かっていたが、それは黙っていた。「議題のとっかかりは平和維持軍だ」と彼は続けた。

安保理は国連における力の中枢だ。そこでの議論はいのちを左右する。しかし何でも安保理に付託されるわけではない。経済と社会問題は経済社会理事会が管轄する。安保理は戦争と平和維持軍について決定を下し、その決定には拘束力がある（少なくとも理論上は）。ホルブルックにはもう分かっていることだが、国連平和維持軍（現在は一二万人）はHIVに感染する可能性も、他の人を感染させる可能性もある。これを手がかりにして国家安全保障とエイズとの密接な関連を議論しようというのが、彼の考えだった。米国は二〇〇〇年一月に安保理の議長国となる順番だった。ホルブルックはアフリカのエイズを、新しいミレニアムにおける最初の安保理の議題にしようとした。素晴らしいことだ。

クリスマス前後の二、三週間で準備をするのは大仕事だった。私はスウェーデン人で平和維持軍にいたことのあるウルフ・クリストファーソンとアドバイサーのジム・シェリーを担当者にしてホルブルックの事務所と一緒にデータを整え、理事会の準備にあたるよう頼んだ。こうしてクリスマス休暇が始まった。

年明けに理事会が開かれることを一二月中旬に確認していたので、国連の外交官が本国に帰って七面鳥などを食べているときに、私たちは大車輪で働き、帰ってきた外交官たちを驚かせた。これらすべては、カナダ人のルイーズ・フレシェット副事務総長と綿密に相談して進められた。彼女はタフな女性だ。初めのうちは、信頼の置けないNGOのようなものが問題を国連に持ち込もうとしていると考え、コフィー・アナンが巻き込まれるのを防ごうとしているように思われた。しかし、ルイーズは頭脳明晰で優れたユーモアのセンスを備え、防衛副大臣の経歴を持っていた。エイズは重要なだけでなく、現実に解決がはかられつつあるという私の説明にひとたび納得するや、力強い味方となり、多国間政治の地雷原と迷宮で私が力を発揮できるように配慮してくれた。彼女にはとても感謝している。

一月一〇日の安保理では米国の副大統領アル・ゴアが議長を務め、エイズは平和と安全にとって脅威だと述べた。コフィー・アナンは参集した各国政府高官に対し、エイズがアフリカにもたらした破壊的衝撃は戦争に等しいと説いた。社会経済的危機の原因となり、政治的安定を脅かしているのだ。私は演説になかなか集中できず、ゴアとアナンの後ろに掲げられた巨大な絵に、いささか気を取られていた。厳かな印象派風の作品で、最後の審判から採られたいくつかの場面が暗い色調で描かれている。安保理の議場にふさわしく、各国代表が戦争について重大な決定を下すときには眺めてもらいたいものだと思った。

そして私が話す番になった。機会の大小にかかわらず、私は話す前にしばしば不安の塊になる。事実を述べ、エイズを開発と安定に対する脅威、したがって安全保障にとっての新しいかたちの脅威と再定義し、すべての平和維持活動でＨＩＶ予防プログラムを実施するよう要請した（この要請は七月一八日に安保理で決議一三〇八として採択されたが、これもホルブルックの不屈の尽力による）。

安保理の影響は大きかった。エイズが各国の保健基盤を破壊し、活動的で生産的な人びとのいのちを奪っていること、国家の政治的安定を崩壊させる社会経済的危機をもたらしていることが明らかにされた。それ以上に、この事態を認識すること自体が、私たちにとっては解決の糸口となった。その後何年も、何人もの大統領や首相が「安保理で議論されたのなら、それは間違いなく深刻な問題だ」と私に言った。正直おかしいとは思うが、そうした反応を本当によく耳にした。

安保理の議論の中でウクライナの国連大使が、もっぱらエイズだけを議題とする国連特別総会（UNGASS）の開催を提案した。当時のウクライナは旧ソ連の中で唯一、かなり包括的なエイズ対策を実施していた。私は指導部やコミュニティのグループと会うため、それまでに二度訪問していたが、それはまさに思いがけない展開だった。

ウクライナによる特別総会の提案は誰にとっても驚きであり、正直言って私はどういうことかすぐには理解できなかった。たいていこの種の行事の準備は、地域の準備会合や事前会議といった費用と時間のかかる協議を含め、二年越しのプロジェクトになると聞いていた。それでは消耗してしまうので、できるだけ最短の期間ですませようとした。直近の可能な期日は二〇〇一年六月だった。（次の可能性は同年の九月中旬だったが、そうしていたら九・一一の直後で開催できなかっただろう。またそうなれば、グローバルファンドもおそらく発足できなかった等々、エイズの歴史は大きく変わっていたはずだ。）

特別総会は、全世界の外交や政治の決定を下す人たちの意思に焦点を合わせる。この機会を逃すことはできない。失敗すれば、エイズを世界の最優先課題として議論する機会は二度とない。そこで二カ月後にＵＮＡＩＤＳの事務次長キャスリン・クラヴェロをニューヨークへ送り、フルタイムで準備作業を仕上げてもらうことにした。ニューヨーク出身のキャスリンには、彼女がＷＨＯでマイケル・マーソンと仕事をしていたとき、およびウガンダでＵＮＩＣＥＦの代表をしていたときに会ったことがある。ウガンダでは全国規模の先駆的なエイズ対策に尽力していた。ブルンジで国連代表をしていたときには、内戦のさなかに難民キャンプを訪問し、あやうく殺されかけた（同僚二人が処刑のようにして殺されたが、彼女は逃れた。殺したのが反政府軍か政府軍かはいまだに分からない）。キャスリンは国際公務員としては冠の宝石だ。どこに派遣されようと、超一流の仕事をする。UNAIDSを一段階引き上げるのを助けてくれたし、私がストレスを感じていると見ると（実際ほとんどいつもそうなのだが）、ジョークを言って元気づけてくれる。特別総会を成功させた立役者だ。議事次第と討議文書のほとんどすべてに意見の対立があり、準備が円滑に進むことはなかった。

安保理討議の重みがエイズに、国際政治課題として新たな重要性を生み出した。それは、UNAIDSの共同スポンサーである国連諸機関の長たちをも驚かせた。UNAIDSは研究テーマにもなった。一年後には娘のサラから、ロンドンで受けていた国際関係の修士課程の授業で私の演説を学ぶことになった、と聞かされた。国際政治のレベルで安全保障の概念が、従来の紛争解決を超えて拡張された最初の事例になったのだという。

また、安保理以降、各国財務大臣がエイズによる経済的損失にはるかに大きな関心を示すようになった。メディアの扱いはより丁寧になり、それが大きな団体をも動かした。先進国のエイズアクティヴィストは、途上国の問題解決の必要性に一層、力を入れて取り組み始めた。エイズは、情報機関、公安当局、宗教指導者たちにも、気になる問題になり始めた。さまざまなことがつながり出した。

二〇〇〇年には、南アフリカで四三〇万人以上がHIVに感染していた。世界のどの国よりも多い数だった。多くの人は感染して間がなく、必ずしも発症したり、死に瀕したりしてはいなかったものの、それが不可避であることは私には明白だった。

無為のままに長い時間が過ぎ、何十万人のいのちが失われた。エイズは国家の存続にとって比類なき脅威であることを指導者が認識できなかったからだ。南アフリカは世界でもっとも急速な流行の拡大を経験している国の一つだが、ネルソン・マンデラ大統領は、一九九七年にダボスで私と会った後でも、自国でエイズについて語ることはしなかった。一九九八年一二月一日の世界エイズデーにクワズール・ナタールの軍事基地を私と訪ね、ズールー王グッドウィル・ツウェリティニ臨席のもと、テレビ中継されたドラマチックな演説の中で、マンデラは初めて国民に語りかけた。「ここに集うすべての人の勇気をたたえます。今日こそ、こう言おうではありませんか。エイズに人間の顔を与えよう。黙っているのはもうやめよう。」その日、現代もっともたたえられている人物が国民を前に沈黙を破ったのだ。

タボ・ムベキが一九九九年にマンデラの後継として大統領に就任したとき、その統率力に大いに期待をした。極めて知的にして主義主張が明確で、誠実な男だった。しかし二〇〇〇年三月、UNAIDSの東アフリカおよび南部アフリカ担当のディレクターだったエルハッジ・アス・シィ（セネガルのNGOエンダ・ティア・モンデからUNAIDSへ移った）が、ムベキはエイズについてとても奇抜な見方をしているようだと注意してきた。カリフォルニア大学バークレー校の分子生物学者ピーター・デュースバーグのまったく誤った学説に影響されていたのだ。エイズは貧困と薬物使用（快楽および医療目的での）に起因するものであり、HIVは存在しないか、あるいは存在しても無害なパッセンジャー・ウイルス［病変組織に見いだされるが、その原因ではない］だという説だ。この考えがどの程度ムベキの心をとらえていたのかは分からなかった。理性はあるはずなので、会って話をすれば現実に引き戻すことはきっとできる。そう私は思っていた。

二〇〇〇年三月三一日土曜日の夜に、アス・シィが私とムベキとの会見を設定した。私はナイジェリアにいたのだが、当時は直行便がなかったので、はるばるチューリヒまで戻って南アフリカへ乗り継ぎをしなくてはならなかった。それで私が到着したのは、すでに午後八時だった。アス・シィの車ですぐに官邸へ赴き、エイズと闘うアフリカ・ファーストレディーの会（OAFLA）で知り合ったムベキ夫人ザネレに迎えられた。彼女に案内された書斎では、暖炉に火が燃えていた。ムベキはパイプをくゆらせ、ウイスキーグラスを脇に、ウールのセーターを着ていた。カイロで開かれるアフリカ－欧州サミットでアフリカへの民間投資の重要性を説く演説原稿について、スピーチライターと打ち合わせをしていた。南半球のひんやりとした秋の夕べの極めて英国的な光景だった。彼は目を上げて「お掛けください」と言ったが、握手はなく、スピーチの推敲を続けた。そこで私は腰を下ろした。彼は何度かスピーチライターに礼を言い、去らせた。そして私に、UNDPが毎年刊行している人間開発報告を手渡し、いくつかのデータを見るように言った。原稿の推敲を終えると、再び目を上げ「何をお話ししましょうか」と私に尋ねた。

極めて深刻なエイズの流行との闘いでUNAIDSが南アフリカをもっと支援する方策を探るために来ました、と私は言った。一九九五年にケープタウンで開かれたHIV陽性者の会議で、彼が行った素晴らしいスピーチを思い出す。私はその後さらに南アフリカの流行に大きな関心を持つようになった。長い経歴をアフリカで積んだ科学者として、アフリカ民族会議（ANC）のアパルトヘイトに抗する闘いを賞賛する者として、私は面会を求め、率直に話した。あなたの政府が主張する政策上の立場と言われているものを聞いているが、それは私の考えでは、逆効果を生むことになる。

タボ・ムベキはとても礼儀正しい人で、声を荒げることなどまずないと思われる。冷静を保つことができる人物だ。彼の主張は専門的で詳細だが、偏りがあった。部分的には真実があるが、古くなっているところもあった。証拠も添えられてはいる。ただし、そうした部分をつなげた筋道は、すっかり歪められていた。彼はデータの正確さや、ＨＩＶ検査における偽陽性率の高さ（かってはそうだったが、ごく最近開発された検査法では、抜本的に改善されている）を問題にした。私はＨＩＶがエイズの原因であることの強力なエビデンスがあると話した。彼は繰り返し「しかしコッホの原則は満たされていない」と主張した。それは、一九世紀にドイツで結核菌を発見したロベルト・コッホにより開発された基準で、ある微生物が病気の原因であるのかないのかを判定するためのものだ。原因となる微生物は病気のすべての症例に見いだされなければならない、その微生物が純粋培養され、それを健康で感受性のある宿主に接種して病気を再現できなくてはならない、そして健康な人はその微生物を持っていてはならない。ＨＩＶはコッホの原則を、現に満たしている。ともあれ、この原則は今では使われていない。微生物学と免疫学が進歩して、ずっと洗練された技術が利用できるからだ。（結核ですら、多くの健康な保菌者がいる。私自身、検査は陽性だ。アントワープの研究室で働いていたとき、予防が不十分で感染したからだ。）

ムベキは続けた。エイズによるとされている死亡の多くは、実際は結核によるもので、ＨＩＶではない、と彼は主張した。それで私は、日和見感染について説明した。そして議論は、治療の影響、ＡＺＴやネビラピン、つまり母子感染予防に使われる薬剤の服用に及んだ。確かにＡＺＴには副作用がある（アスピリンにもある、薬は死をもたらすこともある、それは本当だ）。しかしそこには、バランスの取れた知性、救われるいのちという大きな利益と、ほとんど制御できる副作用との間の比較考量が見られなかった。彼は、実際にＨＩＶを見た者はいないと主張し、私は電子顕微鏡を使って自分の目で見たと反論した。それは作り物だと彼は言ったが、電子顕微鏡では多くの作り物が見られるのは本当だ。

ムベキが持ち出す主張のどの点も荒唐無稽なわけではなく、実際すべては一定の真実に基づいていたが、正しくはなかった。また、彼の表情や身振りからは、私の主張を受け入れているのか否か分からなかった。ウイスキーをちびちび飲みながら、論争を楽しんでいる風だった。私も飲んだ。めったに強い酒は飲まないのだが、ずいぶんしゃべり、疲れてもいた。時間は午後一一時を回っており、しかも二四時間空を飛んだ後だ。最後に彼は私に、もっと情報を送ってほしいと言い、国際エイズ学会がダーバンで開く［二〇〇〇年七月の］国際エイズ会議への出席に同意した。また、審議会を発足させ、エイズとその原因について国として討議し、そこでは「すべての観点」が示されるようにしたいと語った。無論私はＵＮＡＩＤＳを参加させることに同意した。そして別れ際に彼は私に言った。「ピーター、分かっておいでか、何が本当の問題か。西の製薬企業は我々アフリカ人に毒を飲ませようとしているのだよ。」

私は驚きで何も言えなかった。午前零時に近かった。遅い夕食をムベキ夫人と取った。野菜を添えた山羊のシチューという質素な食事だ。ムベキも夫人も、豪華な時計や靴を身につけるような人ではなかった。夫人には二言三言話しかけただけだったと思う。私は失敗したと感じていた。ムベキが繰り返し主張したのは、アフリカ独自の対策が、アフリカの問題と彼が感じるものに対してはとくに必要だということだった。西の薬物使用者とゲイを脅かしている謎の病気が何であれ、アフリカのエイズはそれとはまったく別の病気だと彼は見ていた。にもかかわらず彼が依拠していたのは、アメリカ人の一研究者の根拠のない理論だった。ムベキは知的であり、真に冷徹で合理的な男だが、私の理性には動かされなかった。彼の事実否認はどこから来ているのだろうか。おそらくは経済的なもの、治療の費用ではないかと考えていたのだが、あの夜以来、それはあり得ないと確信するようになった。それでは心理的なものか。盲点はおそらく誰にでもあるが、よりによってこの場合はエイズの影響をもっとも受けている国の大統領だった。悲劇的なことだ。極めて多くの人に危害を及ぼすことになる。私はノートに次のように記した。「私は心底落胆した。アフリカに極めて否定的な帰結がもたらされるだろう。」

私はただちに（そして内密に）コフィー・アナン、および私たちと連携している国連機関の長に、南アフリカの指導者との間でエイズ対策が大きな問題となる可能性があることを警告した。しかしムベキは迅速に動いた。彼にとってそれは、明らかに重要な問題だった。三日後の四月三日、全世界の国家指導者と国連事務総長に、彼は五頁に及ぶ書簡を送った。文面は挑戦的かつ防御的だった。アフリカではエイズの流行も社会も欧米とは大きく異なるのだから、対策も独自の道を探る必要がある、というもっともな指摘もされてはいた。「欧米の経験を単純に当てはめること」は「我々が人民に対して負う責任を犯罪的に裏切ることになる」と彼は激しい調子で述べていた。（デュースバーグのような）エイズ修正主義者の奇妙な主張を、「火あぶり」に処された「異端者」の受難と比較し、「我々の国ではつい先日まで、人びとが殺され、拷問され、投獄され、公的な場であれ私的な場であれ、その言葉を引用することも禁じられていた。彼らの見解を既成の権威は危険で疑わしいと信じていたからである」と彼は続けた。「我々が立ち向かった人種差別主義の独裁者とまったく同じことを行うよう我々は今求められている。多数派が支持する科学的見解があり、これに異議を唱えることは禁じられるというのである。……本が焼かれ、その著者が火刑に処されるのを再び目の当たりにする日も遠くはないであろう。」

数年後、エイズにとって暗いムベキの治世の後で、ズマ大統領がエイズ対策を正しい軌道に戻した。優れた免疫学者であるマレガプル・マクゴバ教授が南アフリカの医学研究会議議長およびダーバンのクワズール・ナタール大学副学長になり、彼がリンポポ州のンゴアコ・ラマトジ知事から受け取ったエイズに関する私的な手紙を私に見せてくれた。そこには、ムベキ大統領の見解が反映されていると考えたからだ。二二頁に及ぶ手紙のうち数頁は私について書かれていた。「エイズとアフリカに関して犯罪と言えるほど冷酷で侮辱的な神話に貢献した一人は、他でもなく、ベルギーのピオット教授である。」別の箇所では私を「アフリカにおける欧州のサンゴマ（魔術医師）」にたとえて、植民地的手法に起因する態度が私にあると非難し、それはベルギーによるコンゴの植民地化に由来するとしていた。見苦しい個人攻撃になっていた。

各国指導者らへの書簡が送られた翌月、南アフリカの「大統領エイズ委員会」がＨＩＶ原因説を検討するために二日間開催され、ＵＮＡＩＤＳからはセネガルのアワ・コル－セクが参加した。現実の科学と、その反対者による問題を混乱させるだけのいかがわしい療法とに対し、基本的に同じ時間が配分された。何年もの間、ムベキによる抗レトロウイルス治療（ＡＲＴ）への敵対行為は、私にとっていかんともしがたい頭痛の種であり、南部アフリカにおいて何より必要な緊急エイズ対策を妨げるものだった。南アフリカ外交団全体がこのキャンペーンに動員され、ムベキの保健相マント・チャバララ－ムシマングはその権化だった。どの国際会議においても、ウイルスと症候群とは別々で無関係として、つまりＨＩＶ／ＡＩＤＳと一つにするのではなく、ＨＩＶおよびＡＩＤＳとして区別することを確認した。ムベキは言葉とシンボルを問題にし、自分の意味論を押しつけることに成功した。つまり、彼と同じ術語を、それが実際何を意味するのか気づかずに、エイズコミュニティは使い始めた。アフリカの指導者の多くが個人的には賛成していなかったのに、ムベキに対立する勇気と関心を持つ者はほとんどいなかった。欧米諸国は、アフリカの安定のために、新しい南アフリカを求めていた。したがって私には、国際政治の力学から、この問題では通常の同盟関係に期待できないことが分かっていた。

そうした「高度な政治」の結果、死者が増えることになった。二〇〇八年一一月、『後天性免疫不全症候群雑誌（ＪＡＩＤＳ）』は、ムベキ統治の八年間、南アフリカでは妊婦や他のエイズ患者にＡＲＴを提供しなかったために推計三六万五千人が死亡したというハーバード大学の研究を公表した。これには、ムベキのせいでエイズ対策が後退したアフリカの他の国々における死者も加えられるべきだろう。この失敗は彼にとっても、政治的に大きな打撃となった。アフリカの輝かしい指導者と目されていたが、二〇〇八年九月に辞職したときには、各方面からの攻撃にさらされていた。国内の重要な保健問題における失政のスキャンダルは、信望失墜の重大な一因であった。

タボ・ムベキだけが、陰謀説を唱えたわけではなかった。隣国ナミビアの大統領サム・ヌジョマは二〇〇〇年六月、ジュネーブで開かれたＩＬＯの年次総会で基調講演を行った。ＩＬＯは後に、ファン・ソマビアの事務局長時代にＵＮＡＩＤＳの八番目の共同スポンサーになった。世界のほとんどすべての労働大臣と企業および労働組合の指導者たちを前に、ヌジョマは自分の演説を中断して、エイズは人が作った病気だと述べた。「他国民を殺すために化学兵器を作っている国々は知られている。そうした国には、おそらくここにもいるだろうが、エイズ汚染を浄化する責任がある」と彼は続けた。私は演壇の脇に座っていたが、席からずり落ちそうになった。ムベキの見解のようには洗練されていなかったが、年老いたヌジョマが声を大にして語ったのは、多くの人がひそかに考えていたことのように思われた。彼に続く演説の中で、私は誤解を解こうとし、昼食のときも説得に努めた。彼の陰謀説はばかげており、加えて、科学技術は新たなウイルスを作り出せるほど進歩してはいない。しかし明らかに彼は、私を信用していなかった。

その年の第一三回国際エイズ会議は、初めて途上国で開催された。南アフリカ最大の港湾都市ダーバンが会場だった。ムベキも私も開会式で演説し、その後一緒にＯＡＵのサミットに出席するためトーゴに飛ぶ約束になっていた。しかし、涼しい海風の中で開会式が始まり、巨大なキングスミード・クリケット・

スタジアムにムベキが到着したとき、彼の側近から私は、飛行機には私の席はないこと、彼自身は私の前に話してすぐに発つことを告げられた。彼は私の演説を聴きたくないように思われた。

開会式の最初のスピーカーは、ンコジ・ジョンソンというHIV陽性の少年で、私は前にヨハネスブルグを訪ねたときに会っていた。大変感動的な話で、多くの人の涙を誘った。（一年後に、彼は一二歳で亡くなった。）そしてムベキの番が来た。彼はWHOの貧困と健康に関する古びた報告書を、何頁も一語一句そのままに読み始めた。「貧困こそがアフリカの問題だ」というのが、彼のメッセージだった。確かにそれはアフリカにとって由々しい問題ではあるが、エイズについては多くを語らなかった。残念を通り越して幻滅を覚えた。聴衆は沈黙していたが、侮辱と挑発で固められた演説に反感を抱いていたように思う。それが終わると、すべての目は私に向けられた。

私にも怒りはあったが、後先考えずに突き進むことはできなかった。私は声を上げ明瞭に語り始めた。HIVがエイズの原因です。大喝采が起こった。聴衆の欲求不満が爆発した。対策の拡大、治療の提供の必要を語ったが、私が言いたかったのはもっともっと大きなことだった。会議が、社会運動が、ムベキの考えに乗っ取られてはならないと強く感じていた。「今こそ段階を引き上げるときです。この世界のエイズと闘うために必要な資金は、百万ドル（ミリオン）の単位ではなく、十億ドル（ビリオン）の単位なのです。ささやかな資金では、感染症の流行と闘うことはできません」と私は語った。この流行に打ち勝ち、すでに感染している何百万人ものいのちを救うことは、当時の資金（アフリカにおよそ三億ドル）の小規模な増額ではできない。私はそう確信していた。私たちには質的な飛躍が必要だった。いくつかの資金拠出国は、私を許してはくれなかった。会議期間中にある援助機関の高官に呼ばれ、私のような立場にある者が無責任な発言をすべきではない、金はない、夢から覚めろと諭された。

会議中にもっとも鮮烈な発言をしたのは、おそらく治療行動キャンペーン（TAC）だっただろう。治療へのアクセスを求めて集会とデモを組織し、その最後に、フルコナゾールのインド製ジェネリック薬の輸入を求める「反政府キャンペーン」を開始すると宣言した。（エイズ患者の日和見感染の中でもっとも一般的な細菌性感染の治療薬で、ジェネリック薬のフルコナゾールは、ファイザー社のブランド薬よりずっと安価だったが、南アフリカではまだ認可されていなかった。）TACは一九九八年末、南アフリカのすべてのHIV陽性者が支払い可能な費用で治療を受けられるようになることを求めるキャンペーンのために設立された。世界でもっとも先鋭なエイズアクティヴィストの集団だと私は思う。彼らは、三つの戦略を組み合わせた。第一に街頭デモと市民的不服従。第二に広範な連合。教会、共産党、企業経営者、学者、鉱業会議所、その他誰でも、ANCの人びとも含まれていた。そして第三は大きな効果を持った法廷戦術だ。南アフリカには他のアフリカ諸国と異なり、法の支配が確立され、独立した司法制度が機能している。TACは次々に訴訟を起こし、ついにはムベキ政権に、母子感染予防のためのネビラピンを提供させた。

その頃にはTACは、ザッキー・アハマットの指導のもとで、すべてを捧げるメンバーが数十人に達する大衆運動になっていた。ザッキーは何よりも天才的な政治戦略家にして、反人種差別の闘いと男性同性愛者の権利のためのキャンペーンで鍛えられた組織者だった。聡明にして奇抜、そして雄弁だ。すべての人が入手可能になるまで、自分がARTを受けることを拒み、TACの広告塔になった。TACはUNAIDSにも圧力をかけてきたが、私たちが難問に直面するたびに、私はザッキーに助言を求めた。政府が積極的に動かなかった何年もの間、UNAIDSはTACを直接支援し、それが政府の不興を買っても、北米ツアーを手配して他から資金援助が受けられるように助けた。

南アフリカの保健相マント・チャバララ－ムシマングは、国際エイズ会議の間、大いに奮闘し、発言をすべて統制しようと試みた。ＨＩＶがエイズの原因であることを明確に肯定し、ムベキの立場を疑問視する宣言に署名した五〇〇〇人の科学者を攻撃し、ＨＩＶの治療一般と母子感染予防の効果に疑問を投げかけた。私はいくつかの緊迫したセッションに同席したが、あるセッションでは、フーセン・Ｍ（ジェリー）・コーヴァディアの市民権を剝奪すると脅していた。彼はダーバンの卓越した小児科学教授であり、多年にわたる反人種差別主義の支援者であり、この会議の共同議長でもあった。（言うまでもなく、保健大臣には市民権に関する法的権限はない。）エイズがこれほど政治的な対立課題になった国は他になく、その状況はさらに五年続いた。

会議は終盤大いに盛り上がった。マンデラ前大統領が会議を閉めくくるとの噂が広がったのだ。そして、そのとおりになった。閉会式で一万人を超える人の「ネルソン・マンデラ！」という大合唱に迎えられ、ヒュー・マセケラの音楽に合わせてマディバ〔彼の部族名で、南アでは彼自身もそう呼ばれた〕のステップを踏んで見せた。マンデラはＨＩＶ治療の普及に力を合わせるよう世界に呼びかけた。自分の後継者を批判はしなかったが、南アフリカの政治家の名誉を救った。

基本的にはまだエイズコミュニティに限定されていたが、ダーバン会議では、途上国における治療へのアクセスをめぐる議論が公の場に持ち出された。当時は、国境なき医師団のようなグループの他にはフランスとブラジルとＵＮＡＩＤＳだけが、途上国における治療を支持していた。ＷＨＯも他の援助機関も、この闘いに加わってはいなかった。

ムベキのＨＩＶとエイズの流行に関する説明しがたい考えは、引き続き悪影響をアフリカに及ぼした。彼は実際に自分の考えを広げる闘士となり、彼と同じ地位にあるアフリカの国家元首たちを説得しようとした（あまりうまくいかなかったが）。とくに彼の保健大臣は、ビートの根やにんにく、その他の多かれ少なかれいかがわしい「薬」によるエイズ治療を説いて回った。二〇〇八年にムベキが辞任する二、三年前に、南アのエイズ政策は突然改善された。しかしそれは遅きに失し、大変な荒廃が残された。

会議後の九月には、もう一つ重要なことがあった。ニューヨークの国連総会はミレニアムの転換にあたって、これまでで最多の一四七カ国の国家元首を含む一八九の国連加盟国代表が集まり、後に八項目にまとめられる目標に合意した。それは、貧困、飢餓、妊婦の死亡、乳幼児の死亡といった極めて具体的な問題への取り組みを強化することによって、世界をより良い場所にしようというものだった。このミレニアム開発目標（MDG）の六番目は「HIV／エイズ、マラリアその他の病気と闘う」ことであり、二〇一五年までに「HIV／エイズの拡大を止め、反転させる」というターゲットが含まれていた。

エイズ対策を目標に加えるには、国連の他の機関とのさらなる外交上の闘いが必要だった。マラリアだけが含まれ、エイズは含まれないという噂が流れた。そこで私は冷静だがユーモアを解するカナダの研究者ジョン・ラギーを、国連本部三八階の副事務総長室の隣にある小さなオフィスに訪ねた。自己紹介をして、なぜエイズを目標に入れる必要があるのかを示す文書をそっくり手渡し、エイズを加えることに同意するまで、この部屋から動かないと告げた。彼は少し驚いたが、私はこうしたアクティヴィストの戦術が、警備の堅固な三八階で通じるのか心配だった。しかし幸いなことに、ジョンは共感してくれたし、「MDGを担当する」UNDPの事務局長マーク・マロック・ブラウンは完全に私たちの味方だった。そしてコフィー・アナンは、エイズがリストに載らなくてはならないことをすぐに納得してくれた。

そのときから、エイズ対策に取り組む政治のギアが変わった。二〇〇一年は、エイズの流行との闘いの転換点だった。年の初めに私はUNAIDSの幹部職員を集め「今からは、考えを大きく持ってください。飛躍のときが来ました。二年のうちに世界のすべての地域でエイズを政治的議題のトップにするのです。

桁違いの資金が必要です。アフリカでのHIV感染率を二五％下げましょう」と闘いの開始を告げた。なすべきことは明確だった。

キャスリン・クラヴェロが、国連エイズ特別総会を五カ月で準備するというほとんど不可能な課題に週七日、一日二四時間取り組んでいる間、私は第一級の指導者たちから強力な関与を引き出すために世界を駆けめぐり、六月にニューヨークで開催される特別総会への参加を依頼して回った。どの国も、自国の国民をケアし、国際的な役割を果たすのに小さ過ぎるということはない。私はそのように説いた。

カリブ海沿岸諸国では、HIVの影響がますます大きくなっていた。初期のハイチでの異性間の流行に続いて、何百万人の旅行者を受け入れ、人の移動が多いこの地域全体にもHIVは急速に広がっていた。バルバドス出身の雄弁な学者で、汎アメリカ保健機関の長であった才気あふれるジョージ・アライン卿と円滑な連携が取れ、私は二〇〇一年二月一五日、バルバドスのブリッジタウンで開かれたカリブ共同体（CARICOM）サミットに招待された。バルバドスのオーウェン・アーサー首相、セントクリストファー・ネーヴィスのデンジル・ダグラス首相、ジョージ・アライン、ヨランダ・シモン（カリブ地域HIV陽性者ネットワークの創設者）、そして私が「汎カリブHIV／エイズ対策パートナーシップ」（PANCAP）を発足させた。多くの小さな島国からなり、エイズのような複雑な問題と取り組む能力が限られている地域、人の移動が多い地域では、国家間の連携が不可欠だ。サミットでは、各国首相全員がそれぞれの国でエイズと闘うことを誓約し、六月の国連特別総会に向けた合同戦略に同意し、ARTへのアクセスを提供する必要を強調した。こうしてカリブ海沿岸は、エイズを最優先課題に据えた最初の地域となり、私たちは堅い連合を組んだ。

開会式の後でアーサー首相は、一二人の各国首相およびジョージ・アラインとともに私を私的な昼食会に招いてくれた。名誉なことだ。カリブの青い海を見下ろす小高い南国の庭園に立ち、アーサーと私はどうすればカリブ全域で同性愛を不法としている「反ソドミー」法を問題にすることができるかを話し合った。私は首相に迷惑をかけたくはなかったが、彼はできると同意してくれた。集まった首相たちの多くは、キャンパスがいくつかの島に分かれたユニークな地域大学である西インド諸島大学の法学部の同窓で、互いに知り合いのように思われ、会話の多くは、私の知らない彼ら共通の知人の話だった。政治や経済関係だけでなく、本当に親密なコミュニティだった。サミットで盛り上がった議題の一つ、カリブ高等裁判所の創設に話題が及んだとき、いよいよ私の出番が来たと思った。

私が話したのは、およそ次のことだった。「ご自分たちの最高裁判所を設立なさるのは素晴らしいことだと思います。国民も弁護士も、訴訟のためにロンドンまで行かなくてすむのですから。もう一つ、古めかしいヴィクトリア女王の時代の法律も廃止してよい頃ではないでしょうか。ソドミー法は効果的なHIV予防の大きな障害になっています。人びとを地下に潜らせ、対策を極めて難しくしているのです。」気まずい沈黙が支配した。オーウェン・アーサーが沈黙を破った。自分も同性愛は認めないがと前置きして「ピーターの話にも一理あり、検討しなくてはならないでしょう」と語ったのだ。会話は生気を取り戻したが、結論となる合意はなかった。その後の訪問のたびに同じ問題を提起し続けたが、カリブでは今日に至るまでソドミー法は有効であり、ホモフォビアは根強い。

二〇〇一年四月には、画期的な出来事がもう一つあった。エイズ、結核、その他の感染症（への最後の言葉は、南アフリカへの外交的譲歩だ）に関するサミットが、アフリカ統一機構（OAU）によりナイジェリアのアブジャで開催された。オルセグン・オバサンジョ大統領がホストを務めた。彼にはダボスの世界経済フォーラムで会っている。そして、その年のOAU議長としてサミットに各国首脳を招集し、アフリカではエイズが問題であり、対策を準備しなくてはならないということを明確に強調してほしいと頼んだ。こう強調するのは、アフリカの人びとに向けてだけではない。ドナーもまた異口同音に、アフリカはエイズをまったく問題にしていないので、資金を提供する意味がないと言っていたからだ。

コフィー・アナン、約五〇名のアフリカ各国元首、そしてナイジェリアでは大変に有名な米国のビル・クリントン前大統領（空港とアブジャ市内を結ぶ道路には彼の名が付けられている）がサミットに出席した。それはとても重要な会議になった。アフリカのほぼすべての国家元首が二日間、エイズについて（少しは結核についても）語ったからだ。私が経験した中でも、もっとも混乱した会議の一つだった。オバサンジョ大統領自身がセキュリティ・チェックを受けるために会場入口で止められ、公式の晩餐会が始まったのは午後一一時だった。長く待たされてもその甲斐はあった。ビル・クリントンがナイジェリアの音楽ハイ・ライフに合わせて踊るのが見られたからだ。私は自分の経歴を、ザイールで研究を組織することから始めたのを、幸運だと思っている。というのも、すべてのことが容易に感じられるからだが、ナイジェリアは別だ。

アフリカの国家元首が一人また一人と、沈黙を破ってエイズについて語った。言葉と行動との間に長い距離があるのは分かっていたが、それでも素晴らしいことだった。行動を起こす前に、問題は何かが言えなくてはならない、というのは精神分析の基本原理の一つではなかったか。こうして、集まった国家元首たちは「エイズはアフリカの緊急事態だ」と述べる宣言を採択した。彼らはエイズに対する闘いを「国家開発計画における最優先課題」とし「自ら責任を担い国家エイズ委員会の活動に指導力を発揮する」と誓約した。真に決定的な出来事だった。アフリカにはエイズを否認する暗雲が垂れ込め、問題への取り組みを覆い隠していたが、その雲が晴らされたからだ。

この会議はまた、「エイズと他の感染症に対して、購入可能な価格の医薬品および治療、ケア、予防の技術を入手できるようにするために、適切な法制度と国際貿易規制を立法し運用すること」を決議した。さらに各国は、国民総生産の一五％を保健問題、わけてもエイズに支出するという重要な公約をした。（二〇一〇年までに公約を実現したのはボツワナ、ブルキナファソ、マラウィ、ニジェール、ルワンダ、ザンビアだけだった。）意気を高揚させるよりは消沈させてしまうような非現実的な目標は避けなければならないが、私はこの野心的な目標の実現は常に後押ししてきた。

アブジャではコフィー・アナンが見事な基調講演を行った。私たちは彼のスピーチライターと全力でこれに取り組み、できる限りの情報とデータを用意した。UNAIDSは流行を止めるのにざっと七〇〜一〇〇億ドルが必要と試算し、アナンはそれを求めた。アフリカでのエイズの拡大を抑制し縮小に転じるために、地球規模で数十億ドルの基金の創設を求めたのだ。アナンはこれを「軍資金」と呼んだ。世界エイズ・結核・マラリア対策基金（グローバルファンド）と呼ばれることになる、新しい官民連携機関の設立につながる提案だった。

七〇〜一〇〇億ドルという数字は降って沸いたものではない。ベルンハルト・シュヴァルトレンダーとUNAIDSその他の同僚たちが『サイエンス』誌に公表した研究に基づくものだ。この研究は、流行を反転させて患者の大部分に治療を提供する費用を、初めて試算した。（重要なのは、この資金の三分の一は途上国の国内資金、三分の二が国際的資金によるということだが、アクティヴィストやジャーナリストはこの点を見逃し、一〇〇億ドルという金額だけが記憶されて、全額を高所得国が拠出しなければならないかのように言われた。）この試算は注目され、六月の国連特別総会やその他多くの会議において、資金をめぐる議論の枠組みを提供した。

アブジャでアナンが行ったスピーチは六月の特別総会に向けて弾みをつけるという私たちの戦略の鍵だった。またアナンの随行団に私が国連事務次長として正式に加わったのもこのときが初めてだった。それは極めて有能で自律した集団であり、自身が世界のどこにいようとも、そのときの政治危機を掌握し続けるコフィー・アナンとともに一日二四時間働いた。私はすでに彼を高く評価していたが、その評価は絶対的なものになった。

サミットの閉会式は超現実的だった。というのも、超満員の暑い議場で感謝を呼びかける役回りが、儀礼上の理由で、ムアンマル・カダフィになったからだ。普通は短くて形式的な挨拶なのに、このときはウイルスを作ってアフリカにばらまいた「巨大な悪魔」（アメリカ）を批判する五〇分の長広舌となった。この男は酒場の酔っぱらいではなく、石油で富める国の元首であり、アフリカ指導者の長老の一人だった。私と四〇名以上の大統領がこの尊大なナンセンスを聞かなくてはならないことに、心底怒りを覚えた。ほどなくクリントンはじめ西側代表団が退場して抗議の意を表した。それは正しい。しかし、カダフィが大変な役者だったということは、言わなくてはならない。ほとんどささやいていたかと思うと次第に熱を帯びて声を荒げ、サングラスとベドウィンの褐色の長いローブで聴衆を威圧する。とはいえ、この明らかな狼藉者に全アフリカの指導者たちの注目を求めることを許すような、外交上の品性というものにも驚かざるを得ない。

五月にはナイジェリアのオバサンジョ大統領がワシントンを訪問した折に、米国のジョージ・W・ブッシュ大統領がホワイトハウスの会合で、二億ドルを地球規模のエイズ基金に拠出すると誓約した。同席していたアナンは、受賞する予定のフィラデルフィア図書館メダルの賞金一〇万ドルを寄付した。そのような大金が、まだ存在してもいない基金に約束されることなど、まずあり得ない。だが、風は変わった。いまやエイズと取り組む強固な決断が下されていた。

六月の特別総会が近づくにつれて、私たちはほぼ毎日、尊敬すべき二人の女性と連絡を取り合った。副事務総長のルイーズ・フレシェットと、そのスタッフを束ねるマルタ・マウラスだ。そして重大な問題については、コフィー・アナンの助言を定期的に受けた。キャスリン・クラヴェロ、ジム・シェリー、アス・シィ（ニューヨーク事務所を指揮するために南アフリカから移動してもらった）、その他のメンバーは、二〇〇一年の最初の六カ月間、睡眠時間を削って働いた。私は二、三週ごとにニューヨークへ行き、世界でももっとも偉大な街の一つが大好きになった。

エイズ対策拡大のために、各方面から強力な支援が寄せられたが、何をどうするのかについては、大きな意見の相違があった。まずはいくつかの副次的問題で小競り合いがあった後、厄介な問題が基本的には四つ残された。宣言における同性愛、薬物使用、セックスワークへの言及、ARTへのアクセスとこれに関連する知的所有権の問題、財政的公約、そしてエイズアクティヴィストの参加だ。私たちは障害となるものを一つ一つ取り除いていった。一般に信じられているのとは逆に、国連で政治決定を行うのは、国連機関や事務総長ではなく、極めて多様で時として互いに相容れない利害を守ろうとする加盟国だ。UNAIDSにできたのは、技術的助言と後方支援だけだった。

総会議長（毎年交代する）であるフィンランドの外交官ハッリ・ホルケリは、「世話人」として舞台裏の交渉をまとめる駐国連大使を二名任命した。オーストラリア大使のペニー・ウェンズリーとセネガル大使のイブラヒム・カだ。私たちにとってはありがたい人選だった。ペニーとは、彼女が駐ジュネーブの国連大使だったときからの知り合いで、早くから変わることなくエイズ問題の支援者だった。仕事熱心で何カ国語にも通じている彼女は、ニューヨークでももっとも尊敬されている大使の一人であり、六月の強力な宣言の合意に向けて、倦むことなく努力を続けてくれた。

もう一つの少し手強い勢力も干渉してきた。あらゆる種類のエイズアクティヴィストや利害グループが受け入れている言葉で言えば「市民社会（civil society）」だ。彼らも交渉に影響を与えたいと望んでいた。礼儀は今一つだが、さらに上の要求を常にしてくるので、多くの外交官が悩まされていた。しかし私は、彼らには声を上げる権利があると強く主張してきた。賛成できなくとも、時としてまったく反対であっても、共通する言葉を持っていると感じてきた。加えて、エレノア・ルーズベルトが起草した国連憲章を読むと、「我々人民は……」とある。主語は人びとなのだ。国家ではない関係者がこのように参加することは、国際的な場ではますます当然とされてきている。それは正式の国家機関や国際機関の枠外で、明確な指導者を持たず、迅速なコミュニケーションで結合する新しい民主主義のかたちを表している。UNAIDSは彼らが議場に入れるようにした。ここでもまた、エイズは例外であるゆえに、先駆的役割を果たしてきた。

コフィー・アナンが再び私たちを助けてくれた。国家元首に個人的に電話をかけ、出席を強く促した。彼が国家元首や政府要人、大使に会うときにはいつでも、エイズを話題にし、私と会う時間を作ってくれた。ずっと後になって別の機会にだが、イラク危機のさなか、執務室に入るやいなや精神的緊張が伝わってきた。私が「事務総長、お時間をいただくつもりはありません。重要な問題を処理しておいでなのは分かっていますから」と言うと、彼は「今日では、戦争よりも多くの人が、エイズで亡くなっている」と答えた。アナンはネルソン・マンデラと貴重な資質を共有している。あなたの問題に、そしてあなたという人に配慮している、もっぱら集中している、という印象を与えることができる。つまり会えるのはわずかに半時間だが、その半時間は完全にあなたとの時間にするということだ。

アナンは国連というシステムの頂点で働く人だった。彼は要求する上司であり、柔らかな声と優しい物腰からは想像できないほど性急に、すぐさま問題の核心に切り込んでくる人だった。

調停しがたい文化の衝突は、エイズ特別総会を締めくくるコミットメント宣言の中で同性愛に言及するかどうかでも起きた。イスラム協力機構（ＯＩＣ）を代表するエジプトといくつかの国は、アフリカとアジアの大部分の加盟国の支持を受けて、「男性とセックスする男性（Men who have Sex with Men：MSM）、セックスワーカー、薬物使用者」というキーワードが宣言に含まれることに賛成しなかった。自分たちの国の法に反する行動を受け入れることになるというのだ。私は何時間も議論し、エイズの流行に関わる生活上の事実に関して重要な現実を述べることは、決してそれを承認することを意味しないと説得を試みたが、無駄だった。私の外交的技量を超えており、かわいそうなペニーとキャスリンは、とても寛容に聞いてはいられない同性愛嫌悪の主張を、私と一緒に何時間も聞かなくてはならなかった。

指導者たちは結局「弱い立場に置かれた人びと（vulnerable populations）」という言葉で妥協することに同意した。この言葉は、今日でも国連文書では明示されていない三つの集団を表すものとなった「エイズ特別総会から一〇年後の二〇一一年に国連総会で採択されたＨＩＶ／エイズ政治宣言では、三つの集団とも初めて明示された」。他の点では理性的な人の多くが、性的指向については非合理で感情的になるのはどうしてなのか、私はしばしば考えた。自分の性について混乱しているからか。よくは分からないが、それが事の核心であるように思われた。確かに同性愛の問題は、権威ある総会の開催を頓挫させかねなかった。最終段階になっても、特別総会が予定どおり六月に開かれるのか、定かではなかった。ＵＮＡＩＤＳは他の数百のＮＧＯとともに、国際ゲイ・レズビアン人権委員会（ＩＧＬＨＲＣ）がオブザーバー（正式の参加者ではなく）として協議に参加することを提案した。しかし多くの国が反対し、エジプトといくつかの国は退席すると脅した。流行によってもっとも影響を受けている人びとが議論から外されてはならない、その原理に関わる問題だと私は感じていた。

欧州連合（EU：エジプトの立場を支持したマルタやポーランドは当時はまだ加盟していなかった）は、IGLHRCの参加に賛成する発言をした。総会はこうした感情的な反応を招きやすい社会問題について発言すべき場所ではないが、カナダは国連総会の本会議での議決を強硬に主張した。特別総会は、一NGOのオブザーバーとしての承認を問う前代未聞の投票のために、そして実際上は男性同性愛者の権利を問う投票のために、開会が延期されることになった。大接戦で、私たちが一票差で勝った。今日の状況では、こうした投票が建設的であるとは私には思えない。

他の重要な問題、ARTへのアクセスについては、残念ながら妥協点を見いだせなかった。二〇〇年後の今からみると、これはとくに理解しがたい。「リオ」グループ（チリとブラジルが代表するラテンアメリカ諸国）、カリブ諸国、フランス、ルクセンブルクが、死に直面している陽性者数百万人に治療を提供するという目標を提案した。しかし、これらの国は少数派だった。リオグループは雄弁でよく組織されており、いくつもの会合が真夜中を回っても続けられた（唯一の制約は、午前二時に国連の通訳が帰宅するということだった）。これに対し英国が代表した欧州諸国、これを支持した米国、それにアフリカ諸国（代表は南アフリカ）が、治療の目標、あるいはARVの薬価引き下げに関しては、どんなものであっても意義のある言及が盛り込まれるのを妨害した。ドナーは費用負担を恐れていた。それは恥ずべきことだったが、彼らの抵抗に直面して、私は無力を思い知らされた。何人かのエイズアクティヴィストは、この失敗の責任は私にあると見なし、そのうちの一人は物理的攻撃を加えようとした。［治療へのアクセスは、二〇〇六年に国連総会で採択された政治宣言に、明記された。］

驚いたことに、二〇〇五年までに七〇億ドルを拠出するという目標を、ドナー諸国はしぶしぶだが認めた。皮肉にもそれは、宣言をめぐる折衝の中で彼らが反対し続けた治療の費用を含む額だった。これに私は再び力を得た。逆であればもっと困難なことになっていた。資金の裏打ちなしに治療へのアクセスを約束しても、前に進むことはできなかっただろう。それで私は口をつぐむことにした。

特別総会が開かれていた二〇〇一年六月の三日間、ニューヨークの国連本部ビルは毎晩、レッドリボンのディスプレイで飾られた。これもまた一苦労で、それまで聞いたこともないいくつもの部局の責任者たちとの調整が必要だった。時間と忍耐力が尽きかけたところで、ルイーズ・フレシェットに相談すると、良い考えであることをすぐに理解してくれた。このシンボルの写真は世界中に力を与えた。モニュメントとなるアートに寄与することができた。私たちはまた、深刻なエイズ問題を抱えるニューヨーク市内のどこでも、エイズが目に見えるようにした。バスのポスターから教会の礼拝まで、至るところにレッドリボンがあった。

そうこうしているうちに、重々しい国連総会議場では、世界中から集まった国家元首や政府高官、そして初めてのことだがＨＩＶ陽性の南アフリカの女性が、次々に登壇して五分間のスピーチを行った。しかし、総会を締めくくる宣言はまだ合意されていなかった。順番が来たとき、私は深呼吸をし、テレビで見慣れた緑の大理石の演壇へ、第二次大戦後世界のすべての指導者が上ったその演壇へと進んだ。壮大な議場を眺めて話し始めた。「この特別総会から、二本の道が延びています。未来の可能性は二つです。一本は今日、私たちがいるところからの単なる延長です。私たちが闘っている流行は、次第に私たちを負かすことになるでしょう。しかし他の道もあります。この流行を止めると約束する道です。ＨＩＶ陽性者への偏見や差別がない。若者がみな感染を予防する方法を知っている。感染して生まれてくる子供がいない。

抗レトロウイルス治療がＨＩＶ陽性者なら誰にとっても必須の医療である。そうしたことを目指す道です。」

これは不可能な夢だろうか。私が考えていたのはその後のこと、締めくくりの宣言を無意味にしないためにはどうすべきか、ということだった。文言をめぐる折衝は行き詰まっていたが、私は時間を調整して大統領、首相、代表団と際限なく会談を重ね、時間と場所と相手を間違えないよう奮闘した。これらすべてを、いつものように私の特別補佐のマリー＝オディル・エモンが仕切っていた。彼女は何年も冷静に、危機的な状況においても献身と細やかな気配りを持って、私の活動を管理してくれた。彼女がいなければ、このときだけでなく、他の多くの課題に取り組むことも、私には絶対にできなかった。会談の中でもっとも注目すべきは「ソマリア」からの代表団だった。終わりの見えない内乱と飢餓の中で、エイズは決して最優先課題ではなかったのだが、かつてのソマリアの三つに分かれた自治組織が初めて一緒に行動すると決定したのだ。

ウェンズリーとカは、クラヴェロの助力もあって、何とかエイズとの闘いの詳細な数値目標について合意に漕ぎ着けた。特別総会最終日である三日目の午前四時、私たちの誰もが受け入れられる宣言にたどり着くことができた。同性愛と世界のどこでも可能な治療へのアクセスに関してはあいまいだったが、他の問題では強力な約束が取り付けられた。もっとも重要なのは「世界保健基金」を提起したことだ。世界の指針となる宣言には、大統領ないし首相直轄の国家エイズ委員会設置が必要であること、エイズ対策を実際の政策の水準へ引き上げることが示された。そして資金拠出とＨＩＶ新規感染者数の減少に向けた数値目標と日程、差別の撤廃、コンドームの普及、予防プログラムのための方策も含まれていた。「ＨＩＶ／エイズ・コミットメント宣言」は、世界の行動の基準となった。全世界の指導者は、自分たちが署名した一連の明確な約束に対して、責任を負うことになった。エイズのイベントとしてはかつてないほどメディアが大きく取り上げたので、世界中で認識が高められた。指導者たちは、エイズ危機が比類なく重大であることも、それを止めるには何を実施する必要があるのかも、もはや知らないとは言えなくなった。

後から見ると、二〇〇一年は真に政治的な転換点だった。資金拠出もその後、大きく増加した。しかし、さまざまな国連機関（国連麻薬犯罪事務所（UNODC）が加わり、UNAIDSの共同スポンサーは七機関になった）が一緒に働くという点では、進展は極めて緩慢なので私は失望していた。世界銀行のジム・ウォルフェンソン、UNICEFのキャロル・ベラミー、UNFPAのナフィス・サディク、そしてUNDPから後に国連副事務総長になったマーク・マロック・ブラウンといった各機関のトップからは大きな支援があった。末端の現場では、相乗効果の好例も見られた。しかし、中間管理職は古い因習にとらわれたままで、UNAIDSの業績に嫉妬を募らせていた。こうした悪習によって、使命の遂行が阻まれてはならないことは分かっていたが、資源の無駄遣いをすっかりなくすことはできなかった。

第20章　いのちの値段

流行のごく初期から患者と医師がともに切望してきたのは、効果的な治療法が発見され、エイズによる速やかで避けられない死を免れることだった。そうした苦しみと闘いには、人びとの絶望につけ込もうとする者が必ず現れる。とくに抗レトロウイルス薬（ARV）による治療が普及する以前は、いかさま医療が多くの国で宣伝され、恥知らずであったり、騙されたりした役人から、かなりの支援を受けている。不本意ながら、私はしばしばそうした事例に巻き込まれた。政治と結託し、科学的には詐欺に過ぎない商業的利益追求に対して、反論しなければならなかったのだ。

一九八七年に遡るが、ザイール政府はプロジェクトSIDAの医師ロビン・ライダーと私を記者会見に呼び出し、そこから世界に向けて、二人のアフリカの研究者がエイズ治療法を発見した、ウイルスは患者の体から消え、HIV抗体陰性になった、と発表した。（これは生物学的にはあり得ない。）研究者はエジプトの外科医とザイールの血液学者で、二人の母国の大統領の名誉をたたえて、「治療法」はMM1と名付けられた。モブツ－ムバーラク・ナンバー・1の略だ。私たちはこの薬剤を支持するよう圧力をかけられたが、その組成も知らされなければ、高価な物質が入った容器を見せられたこともなかった。そのうちに藁にもすがる思いの患者たちが遠方から、米国からも、奇跡と言われるが実は完全にいかさまの治療法を求めてやってきた。モブツの要求に応えてアフリカ開発銀行は「治療法発見者」であるキンシャサ大学の血液学者ルアフマに数百万ドルを提供した。私たちプロジェクトＳＩＤＡは提供する治療がなかったので、キンシャサで地道な活動を続けていた。

同じような話はケニアでもあった。一九九〇年一月にナイロビを訪ねたとき、保健大臣から記者会見に出席するよう言われた。研究機関としては評価の高いケニア医学研究所（ＫＥＭＲＩ）のダヴィ・コーチ博士が、低用量のインターフェロンαである「ケムロン」でＨＩＶの患者を治療したと発表したのだ。治療を受けた患者の何人かは検査でＨＩＶ抗体陰性になったとのことだった。試験のデザインの詳細は示されず、その治療がプラセボより有効と評価するための対照群もなかった。（薬をアフリカの発明として称揚しようとしたのだが、実はテキサスのジョセフ・カミンスという医学者の研究室で作られたものだった。）

またしてもこの「治療」は、世界中から患者を惹きつけ、大金を払っても症状は改善せず、言うまでもなくＨＩＶ感染症が治ることはなかった。コーチ博士は高水準の政治的支援を受け、インターフェロンαでの治療には生物学的根拠があったためと思われるが、巨額を要する試験に資金が提供され、それにはＷＨＯの資金も含まれていた。ウガンダのエイズ研究者エリー・カタビラは一九九八年、ケムロンにプラセボ以上の効果はないことを独自に示した。

南アフリカはムベキ大統領の政治的支援により、自前のいかさま薬を作った。まだ副大統領であった一九九七年、彼は全閣僚とプレトリアの心循環器系の研究者たちとの会合を主催している。この研究者たちは、アフリカが発見した「ヴィロディンＰ０５８」はエイズを治せると主張していた。しかし、彼らが主張する科学的証拠には信頼が置けなかっただけでなく、倫理的承認を得ずに人を対象とする治験を行ってもいた。ヴィロディンには、有毒な工業用溶剤であるジメチルホルムアミドが含まれていた。南アフリカ医薬品審議会の歴代の会長ピーター・フォーブとヘレン・リースは、政治的圧力に屈することなく、勇気を持って人に対する試験の承認を拒んだ。（リースはいのちを脅かされても揺らぐことはなかった。）彼らは医学研究審議会の高名な会長マレガプル・マクゴバ教授に支えられていた。にもかかわらず、研究者たちは南アフリカ政府の支援を受け、二〇〇〇年になってタンザニア軍で試験を実施した。さらに南アフリカ政府は、自作の栄養補給剤でエイズを治せると主張するドイツの医師マティアス・ラートも支援した。二〇〇五年にヨハネスブルグで行った記者会見では、私はこうした主張を批判しなければならなかった。人びとのいのちを危険にさらすことになるからだ。

ガンビアの大統領ヤヒヤ・ジャメは二〇〇七年、自分はエイズと喘息と高血圧を自然の薬草で治すことができると言い出した。ジャメは自分の治療法を抗レトロウイルス治療（ART）の代替療法として精力的に奨励した。（皮肉なことにガンビアは、高名な医学研究審議会のもとに研究機関を持っており、アフリカの保健問題に大きく貢献してきた。）ジャメはさらに、この治療に疑問を表明した国連機関調整官ファザイ・グワラジンバを追放した。こうしたことを、隣国セネガルのスレイマン・ムブプ教授はじめアフリカの科学者たちは、公開書簡によって強く批判した。

UNAIDSは一九九六年に活動を始め、ほとんど同じ頃にARTも始められたが、その後の五年間、私たちにさしたる進展はなかった。途上国ではエイズが死刑の宣告であることに変わりはなかった。私たちにとって形勢は不利であり、一九九〇年代には、新しい特許薬を世界のもっとも貧しい人びとが手に入れることは想像もできなかった。基本的な医療すら受けられない人びとなのだ。参考になる前例などなかったが、それでも私たちにできることは何でもして、需要がもっとも大きなところに治療を届けようとした。それはまずもってアフリカだった。私たちは通常の市場メカニズムが働くのを待つことはできなかった。

困難は大きく、多様だった。それはウイルスでは（まだ）なく、制度や専門家がもたらすのだ。すべての関係者を集めた対話は、まだ行われていなかった。第一に、なぜHIV治療は途上国では行えないのか。その理由の長大なリストが、エイズとの闘いの最前線に立つ人びとによって作られた。とくにアフリカでは、保健サービスが劣悪で保健への支出は僅少だ。それはもちろんそのとおりだ。しかし問題を注視していくと、情報と思考における膠着状態が見えてきた。WHOですら二〇〇二年まで、ARVを必須医薬品［WHOが発表している、誰もが使用可能であるべき医薬品のリスト］に加えることを拒んでいたのだ。

開発経済学者は、公衆衛生の専門家と同様に頑固だった。一九九八年五月になっても、世界銀行の経済学者ビル・マックグリーヴィーは（バートン・ジェルマンの『ワシントン・ポスト』紙での引用によれば）次のように書いていた。

「冷酷な事実だが、アフリカでの治療に金を出せる人、つまり薬価を下げられる製薬企業や、海外援助ができる豊かな国の納税者は、そうしてくれと言われても納得しないだろう。」確かに、どうすれば政治家は納税者の金を、アフリカの貧しい人、薬物使用者、売春婦に使うことを望むのか。政治家の中でただ一人、フランスの大統領ジャック・シラクは一九九七年にアビジャンで、アフリカにおけるHIV治療へのアクセスを要請した。他の豊かな国々とは一線を画したものの、そのフランスもグローバルファンドの創設まで、実際の貢献は言葉だけにとどまった。

国際援助機関は、HIV治療へのアクセスの拡大という私たちの要請を拒んでいた。そこにも、筋の通った論拠はあった。豊かな国の公的資金を他の国の病気の一生続く治療に提供すると約束することには、始めたら止めることが倫理的に難しいので、（他の多くの開発援助と異なり）リスクが伴う。加えて製薬企業は、この新たな種類の薬剤を高価格に保つことに極めて強い関心があった。薬の不適切な服用によって、その薬に耐性を持つウイルスが出現すれば、薬剤の効果は失われる。正当化の正否はさておき、知的所有権は産業のビジネスモデルの基盤をなしている。私たちは大手製薬企業と交渉しなければならなかった。数年の間、新薬には他の選択肢となるジェネリック薬がなかったからだ。

アフリカの保健大臣の多くは、ＨＩＶ治療に関して揺れていた。一方で、エイズ患者と医療費負担の増大に直面して、安い薬剤を効果的に使えないかと考えていた。しかし、国民の他の保健問題に対する予算も不十分なので、ＨＩＶ治療を約束しても提供できないことを心配していた。加えて、南アフリカの保健大臣チャバララ－ムシマング博士は、アフリカの他の大臣たちに向かって、ＡＲＶは毒であり、実際にエイズを治すことはまったくできない、と声高に主張し続けていた。また、ケープタウンの南アフリカ議会での主張と同じように、証拠をまったく示さずにネビラピンが何人もの女性を殺したと述べていた。

国境なき医師団や米国のヘルスギャップのようなアクティヴィストは、ＨＩＶ治療へのユニバーサルアクセス［必要とするすべての人が利用できること］を求めるキャンペーンを展開しており、ＵＮＡＩＤＳが同盟を組む重要な団体だった。しかし同時に、知的所有権を拒絶する彼らの極端な立場は、製薬企業と多くの政府を遠ざけ、対話を極めて困難にしていた。

私は自分で分析してみた。アフリカで働いた私は、単純に見える保健サービスを短期間であれ管理することがどれほど難しいか、それを見てきた。どうすればアフリカでＨＩＶ治療を成功させることができるのか。私が思い至ったのは、第一に、ＨＩＶ検査をもっと受けやすくする必要があるということだった。

治療を受けるには、自分が感染していることを知らなくてはならない。検査で陽性と分かっても、仕事や社会との結びつきを失うことを恐れないでいられるようにしなくてはならない。（何年も前にナイロビで、マーリーン・テマーマンと私は、自分がＨＩＶ陽性だと夫に告げたために、殴られたり、家から追い出されたりした妊婦を何人も見てきた。）第二に、治療と検査のサービスを廉価で提供し、その場で受けられるようにする必要がある。病気の進行を判断し、継続してケアが受けられるようにするためだ。第三に、服用可能な薬を入手できるようにする必要がある。第四に、患者が薬を正しく服用できるよう助ける必要がある。当時は、ＡＲＴが効果を現すには、多くの薬を正確な時間に服用することが必須であり、ニューヨークでは道行く人がアラーム時計を携行していた。処方を同一にしてＨＩＶ治療を進めるには公衆衛生のアプローチが必要だと私は確信していた。治療を続けるだけでなく、耐性が現れる危険を抑えるためにも必要だった。

服薬時間の遵守というだけで、ＡＲＴはアフリカでは無理だと多くの人が主張した。ＵＳＡＩＤ長官のアンドリュー・ナチオスは次のように述べている。「アフリカの人は時計というものを、一生に一度も見ることがない。あなたが午後一時と言っても、あなたが何を言っているのか分からない。」

ＷＨＯの公衆衛生の専門家や国際開発機関の職員も含め、多くの人が思いつく限りの障害のリストを作っているように見えたが、結論はいつも、これはうまくいかない、というものだ。リストはそのときには筋の通ったものであり、残念ながら今でもそうだ。しかし今日［二〇一〇年末］では七〇〇万人がＡＲＴを受けており、それによって生きている。

ＵＮＡＩＤＳには、今すぐアフリカ全土に保健システムを整えるような力は確かにない。そして、検査を奨励しても薬が手に入らなければ、検査を受ける気にはならないだろう。他のことに取りかかる前に、薬価を下げる必要があるというのが私の結論だった。

私の頭はほとんどそれで一杯だった。基本的に来る日も来る日も、どうしたらＡＲＴの価格を下げられるかを自問した。そうした経験は私にはなかったが、ワクチンに関しては前例があり、いくつかの国ではＵＮＩＣＥＦを通じて、先進諸国よりはるかに低価格で調達されていた。さらに、フランスの薬局ではどんな薬でも、スイスで製造されていても、スイスで買うより安い。フランス人は値下げ交渉をしていたからだということを私は知っていた。また、飛行機で隣の席の人は、航空券にあなたの三分の一しか払っていないかもしれない。したがって、さまざまな価格設定というのは珍しいことではない。問題はこれまで、そうした取り組みがなかっただけなのだ。

成功例が一つあった。メルク社のイベルメクチンは動物の駆虫薬として開発され、利益を上げていた。しかし、この薬が後に人間のオンコセルカ症［河川盲目症、ミクロフィラリアという寄生虫により失明する］を治せることが分かると、メルクは西アフリカで配布するために無料で提供した。肥沃な土地に恵まれた広大な地域は農業に適していたが、寄生虫を媒介するブユがはびこっていた。これがモデルになるのか。ＷＨＯのエブラヒム・サンバ博士など関係者に相談してみたが、答えはノーだった。どうして企業が、開発したばかりで投資を回収する必要がある高価な薬を、一生続く治療のために無料で提供するのか。メルクのイベルメクチンは先進国で人に使われることはなかったが、ＡＲＶはそうではない。加えてエイズの場合、最終的には低・中所得国の三〇〇〇万人以上が一生治療を求めるのであって、オンコセルカ症の場合のように短期間ではない。エイズが抱える問題は単純に言って、こうした取り組みをするには大き過ぎた。私たちには購入可能な薬が必要だった。途上国の貧困の水準と資金能力、そして問題の規模を考えると、薬価を大幅に引き下げなければならない。しかし五〇％下げて［一人年間］一万ドルとしても、世界のほとんどの国にはまだまだ高嶺の花だった。

一九九一年だったが、WHOの中嶋事務局長が、HIVと日和見感染症の治療へのアクセスについて討議するために、製薬企業一八社の幹部をジュネーブに招き何度か会議を開いた。議論は進まなかった。企業は基本的に価格について討議するのを拒んだからだ。研究開発の資金を得る必要があり、いずれにしろアフリカの保健サービスには複雑な治療を行う備えはない、というのが言い分だった。一九九二年の会議で製薬企業は、文書に「購入可能な」という言葉を使うことすら拒否した。両方の側に敵意があり、WHOもまだ資金を提示することができず、討議は一九九三年に終了した。

それはちょうどクリントン政権が世界規模で特許保護の強化を奨励した時期であり、副大統領のアル・ゴアは、製薬企業がネルソン・マンデラに対しジェネリック薬をめぐって起こした訴訟を支持していた。世界貿易機関（WTO）が発足したのは一九九五年であり、新たに作られた知的所有権の貿易関連の側面に関する協定（TRIPs）によって、途上国によるジェネリック薬の製造や購入が阻まれた。

HIV治療をもっとも必要とされるところに届けるため、私はいくつかの方策を取ることに決めた。第一の方策は、貧しい国で人びとにARTを提供するのは可能だと示すこと。それによって懐疑的な意見を抑えることができる。第二は価格引き下げの交渉。これらと同時に、第三は製薬企業、資金支援機関、保健大臣に対して公的な圧力をかける抗議行動だ。道義的には私たちに理があることは分かっていた。

私はまずUNAIDS理事会の了解を取り付ける必要があった。理事会の同意がなければARTへのアクセス問題に合法的に支出することはできない。一九九六年一二月の理事会開催地を、私はジュネーブからナイロビへ移した。会議が始まる前に、理事たちはスラムを訪問し、プロジェクトを見学した。問題の緊急性、白書では分からない人間的な面、そしてケニアの一般の人びとがエイズへの対応を自分たちで組織している様子、それを理事たちに見てもらいたかった。何人かの外交官は、目に涙を浮かべていた。しかし、個人的には共感しても、ほとんどのドナー国の理事たちは、治療へのアクセスの促進をＵＮＡＩＤＳが支持するのを渋っていた。ＮＧＯの代表者たちは懸命に働きかけを続けた。

そこで私は「検討するだけしてみましょう。試験的なパイロット・プロジェクトを行い、できるかどうか見てみましょう」と提案した。治療が適切に管理され、途上国でも実施可能だと証明できれば、道徳に適った行動を否定することはほとんどできなくなる。私はそう考えていた。理事会は同意をした。私たちはこれを薬アクセス構想（Drug Access Initiative）と呼ぶことにし、ウガンダ、ベトナム、チリ、コートジボワールで行うことにした。アイルランド出身の製薬企業元管理職で、アフリカ経験では並ぶ者のないブライアン・エリオットの助力を得て、アワ・コル－セクはそれぞれ事情の異なる四カ国へ、準備のために担当者を派遣した。たとえばウガンダでは、ＡＲＶを輸入するためにメディカル・アクセスという有限会社を設立するのに一五万ドル必要だった。（この会社は今でも事業を展開している。）製薬企業はウガンダ政府の薬事機関をまったく信用していなかったのだ。参考にできる前例がなく、すべてが手探りであり、同時に製薬企業には価格の引き下げを説得しなければならない。

世論の圧力が高まり、薬の高い利益率が問題にされ始めた。穏やかな価格引き下げに最初に同意したのはグラクソ・ウエルカムの厳格なＣＥＯリチャード・サイクスだった。一九九七年初めのことで、同社の管理職もこれには驚いた。その年の一二月にはついに、カンパラのいつも上機嫌な軍医で、頼まれれば否とは言わないピーター・ムギエニ博士が「合同臨床研究センター」のテントの診察室で、初めて患者にＡＲＴを開始した。

薬アクセス構想では四〇％引きでＡＲＶを調達していた。患者一人あたり年間七二〇〇ドルだった。どの途上国にとっても、それではまだ天文学的数字だった。出発はしたが、解決にはほど遠い。それでもＵＮＡＩＤＳは、アフリカで最初のＡＲＴプログラムを開始した。同時にコンゴ共和国のブラザビルでも、フランス赤十字の援助でプログラムが始められ、後に国境なき医師団などいくつかのＮＧＯに引き継がれた。

　コートジボワールのアビジャンで一九九七年一二月に開催されたアフリカ地域エイズ・性感染症会議［第一〇回ＩＣＡＳＡ］では、フランスの大統領ジャック・シラクがアフリカでＡＲＶを供給するための国際基金を提案した。夕食に「pculet bicyclette［自転車鳥］」（地鶏をコートジボワールではこう呼ぶ）のグリルをつつきながら、国境なき医師団の創設者として知られ、人道活動の情熱的な代弁者であるベルナール・クシュナーと、シラクの言う「国際治療連帯基金」を軌道に乗せるにはどうしたらよいか話した。しかし、残念ながらフランスは十分な資金を拠出できなかったし、小国ルクセンブルク以外のドナー国は企画をそっくり拒んだ。時期尚早だった。

　私は製薬企業の上層部との面談に集中した。まずはグラクソ・ウエルカムのベン・プラムリーに、上層部への紹介を頼んだ。彼はポジティヴ・アクションというプログラムの責任者で、補助金による助成などを通じアクティヴィストのグループと良好な関係を築こうとしていた。製薬企業の取締役たちは国連に対し非常に懐疑的で、特許権を浸食されるのを恐れていた。話を聞いてもらうのも容易ではなかった。二〇〇〇年の時点では、ＡＲＶの九〇％の販売を先進国の五社だけで占め、アフリカは未踏の地だった。何とかしなければならなかった。ＨＩＶ感染症の治療に必要な薬を三種類すべて作っている企業はなく、グラクソ・ウエルカムにメルク、それにブリストル－マイヤーズ・スクイブの三社に同じ交渉のテーブルにつくよう求めた。メルクもＡＲＶを作っていて、価格が高いので米国のアクティヴィストの激しい攻撃を受けていた。しかし、三社は反トラスト法を理由に価格の話し合いを渋った。私は法的なことには疎いが、反トラスト法は価格が吊り上げられるのを防ぐためにあるのであって、私たちがしようとしていること、つまり価格を下げるのを防ぐためではない。

私はその頃、何度かブラジルを訪問した。リオデジャネイロにある国営企業ファルマンギノスが一九九八年にARVのジェネリックの生産を始めていた。初めて訪ねたときには製薬の国際基準に合わせようと格闘していたが、すぐにその問題は解決された。自国生産のジェネリック薬によるエイズ治療というブラジルの経験は、私たちの交渉が進めば、ブランド薬の差別的価格設定を要請する主要な論拠になる。

WHOは明らかに、この問題で私たちと連携することを望んでいなかった。WHOの必須医薬品プログラムの専門家たちは、マラリアの基本的な薬を配布しようと奮闘しており、途上国にハイテク医療を導入するのは愚かなことだと考えていた。製薬企業は依然として、差別的価格設定という提案に強固に反対していた。何よりも治療のコンプライアンス［医療者の指示を患者が遵守すること］が期待できず、耐性を作り出すことになると主張した。薬を値引きしてアフリカに提供すれば、それが再輸出されて低価格で米国や欧州に出回り、事業が侵害される。そのことも恐れていた。

一九九八年末に、私たちが途上国で行ったARTの四つのパイロット・プログラムの最初の結果が出始めた。私たちはその評価を、米国のCDCとフランスの国立エイズ・ウイルス性肝炎研究機関（ANRS）という独立組織を使って厳密に行った。その結果、途上国におけるコンプライアンスは多くの場合、欧米よりも良好だった。アフリカでも人びとは時刻を確実に知ることができ、薬で生きていられることを明瞭に理解していたので、処方どおりの服薬を守る強い動機があった。地域の保健システムの改善と医療者の教育にわずかな投資を行えば、かなり洗練された治療を続け、いのちを救うことができる。実際に問題になったのは、どのドナーも資金を出そうとしないこと、および後方業務の体制だった。とくにコートジボワールではしばしば薬の在庫が切れ、患者の治療の中断という危険な状態が生じた。（怒ったアクティヴィストがアビジャンから急を告げる電話を朝から晩までかけてきたので、私はその対応にかかりきりになった。）こうしたことから薬アクセス構想は、最初の年はわずかに四〇〇〇人の患者にしか利益を与えられなかった。

このパイロット・プログラムは、製薬企業とドナーの主要な主張をあっさりと否定した。コンプライアンスなんて不可能だから治療費の値下げは無駄だという主張だ。以降、唯一の論点は経済となり、多くの人に強欲と思われる金額があからさまにされた。

そして一九九九年に初めて、インドのシプラ社とスペインのコンビノ・ファーム社からジェネリックのARVが、少量だがウガンダとコートジボワールに輸出された。インドのジェネリック産業の仕掛け人ユスフ・ハミードが世界の舞台に登場してきた。白髪のハミードは、父がムンバイに創設したシプラのCEOで筆頭株主だった。彼らは堅実な製薬会社を作り、インドの特許法のおかげで、国外の特許で保護されている薬を模造できたが、他の国では違法だった。シプラはいまや、ARVの供給では世界最大だ。（その製品を、私はアフリカの奥地でも見た。）こうしたインド企業の出現は、HIV治療の普及の状況を一変させた。しかし私は、「善玉」のジェネリック企業と特許に基づく「悪玉」の企業という、あまりに単純な見方が誤りであることも学んだ。二つは異なるビジネスモデルを採用しているに過ぎず、定義上、ジェネリックはオリジナルがなければあり得ない。

アクティヴィズムとメディアの注目、国連からの圧力、HIV治療はアフリカで実施可能との実証、良質なジェネリック薬による競争の出現、こうしたことが相まって製薬企業にとっては本気で交渉をしなくてはならない雰囲気が作られた。製薬企業の上層部の多くが、途上国について知らないことに驚かされた。

彼らにとって小さな市場だからというのは分かる。しかし、私たちの目的のためには、こうした状況に終止符を打つことが不可欠だった。そこで私たちは、アフリカに出向いて患者たちと会い、地元の優れたプロジェクトを見学するよう製薬企業側に提案した。この経験によって、ブリストル－マイヤーズ・スクイブの社長ケン・ウェグはとくに感銘を受けたし、メルクのレイ・ジルマーティンもそうだった。二人とも、状況が求める倫理と格闘しているのが、私には感じられた。他の何人かは、利益と株主以外の議論にはまったく無関心だった。

ＷＨＯの新しい事務局長、グロ・ハーレム・ブルントラント博士は、この問題で私を助けてくれた。大型の、願ってもない人事だった。コフィー・アナンも積極的に動いた。彼はエイズを個人的にも大事な問題と考えており、国連用語を使えば「職務規程」をはるかに超えて関与した。二〇〇一年四月にアムステルダムで、続いてニューヨークでも、製薬企業のＣＥＯを集めて会議を行い、彼の公邸では会議後、私的な夕食会が催された。会議の準備は私の仕事で、ＵＮＡＩＤＳの同僚と一緒に行った。それは神経がすり減る仕事だった。企業には特許や反トラスト専門の弁護士、そして経験豊富な公共問題の専門家が揃っていたが、そうした支援は私たちにはなかった。アムステルダムでの会議で弁護士の一人が反トラスト法を引き合いに出してアナンの発言をさえぎった。そのときに、鍵はＣＥＯを交渉のテーブルにつけることだと気づいた。そうすれば彼らは胸襟を開き、思い切った決定を下すことができる。

数年越しの交渉過程を通じ、ＵＮＡＩＤＳはたびたび攻撃を受けた。一九九九年に、ジェネリック企業が市場に参入してかなり重要な意味を持ち始めたときには、大手製薬企業とだけ関わっていると何人かのアクティヴィストが批判した。率直に言って、ジェネリック薬をこの過程で導入したいと初めは考えていた。だが、彼らの製造方法は国際水準に達していないところがあり、使用のための法的枠組みもしっかりしてはいなかった。国境なき医師団、ヘルスギャップ、それにジェイミー・ラヴのナレッジ・エコロジー・インターナショナルのようなグループは、特許権は医薬品を高価にし、それゆえに悪で、なくすべきだと主張していた。理念的にはそれなりに妥当なところもあるが、切迫した現実には対応していない。また、古いＨＩＶ薬が効かなくなれば、新しい薬が必要になるのは、多かれ少なかれ避けられない事実だが、それにも対応していない。

ただちにエイズに打ち勝つという同じ目的のためには、立場の違いを脇に置く必要がある。いくつかの基本原理に同意できる限り、宗教団体から産業界の指導者までどんなグループも、そしてどんな情熱的なアクティヴィストも、同じテーブルに歓迎する。たとえばアクトアップが邪悪な大手製薬企業と同席したくないなら、それは構わないが、それでも大手製薬企業は招くし、アクトアップとも関わり続けるだろう。（おそらくご都合主義と思われるだろうが、中国が資本主義に扉を開いたときに鄧小平が言った言葉を思い出す。「黒い猫でも白い猫でも、ネズミを捕るのが良い猫だ。」私は結果を求める。）そして現実に、知的所有権は発明への刺激として基本的に必要だと私は思う。もちろん薬やワクチンのような公共財に対してこの権利を行使するときには、貧しい人たちの利用を許すという条項が必要だと主張することはできる。この点に関して、当時は意見が鋭く対立しており、私はエイズアクティヴィストの運動から少し距離を取っていた。これはまさに、カメレオンが登場する今一つの例だ。目標をしっかり見つめなければならない。目標は治療への最大のアクセスをできるだけ早く実現することだ。

私は製薬企業に新しい社会契約を提案した。高所得国の市場において適正な利益と新製品の独占（言葉を変えれば、特許が機能すること）を認める見返りに、製薬企業は必要とされる新しい医薬品の研究と開発に投資し、途上国では新たな必須医薬品を原価（プラスわずかな利益）で、それも特許の失効を待たずただちに提供する。貧しい人が全世界の利益となる投資のために支払いを負担することはないと私は強く感じていた。

私はダボスで毎年開かれる世界経済フォーラムの常連になっており、マーク・フォスターのもとで国際保健の副議長を務めた。アクセンチュア社の優れた取締役であるマークは保健医療業界の幹部を何人も紹介してくれた。グロ・ブルントラントと私はこの機会を利用し、二〇〇〇年一月のフォーラムで価格の引き下げを直接に主張しようとした。グロはノルウェーの元首相であり、ダボスではとても尊敬されていた。私たちは何人もの製薬企業幹部に会った。ある会議が雪山のホテルで開かれ、メルクからは私たちとの交渉の中心だった副社長のジェフ・スターチオとともに、CEOのレイ・ジルマーティンも出席していた。UNAIDS設立を支え、ブルントラントのスタッフのチーフだったデイヴィッド・ナバロ、かつてグラクソにいて今は私と働いているベン・プラムリーも参加した。メルクが西アフリカからオンコセルカ症をなくしたという歴史に、私たちは希望を見い出していた。グロと私はいつもの主張をし、ジルマーティンは、会社の高価な新薬を原価で手放すことなど株主が決して受け入れないという基本的な立場を示した。メルクの面々が雪の中に消えると、グロと私は「また時間を無駄にしたね」と顔を見合わせた。それでも私たちはキャンペーンを続ける決心をした。あまりに多くのいのちが死に瀕していた。

二、三週間後、レイ・ジルマーティンがブルントラントに会うためにジュネーブへやってきた。同じ頃、ブリストル-マイヤーズ・スクイブのケン・ウェグが、私たち二人に電話をかけてきた。両方とも用件は同じだった。価格と低所得国における薬の配布について交渉する用意があるという。ダボスでの会議は結局、無駄ではなかった。

企業が求めたのは、安くした薬が高所得国の市場へ再輸入されることの防止、そして資金が回収されることの保証だった。私の立場は、ジェネリック薬の価格に基づいて、公正な価格を考えるということだった。ブラジルやタイの製薬企業は、価格の提示に際して製造原価を明らかにしていた。同じ頃、所有権に基づいて製薬する企業の業界団体であるジュネーブの国際製薬団体連合会（ＩＦＰＭＡ）がこの動きを妨害しようとして、知的所有権を擁護し、差別的価格設定には強硬に反対する公式声明を出した。もはや業界は一枚岩ではなく、それは好都合だった。

私たちは懸命に働き、例外的なことだが、ＷＨＯと連携した。ＷＨＯではかつてジョナサン・マンの右腕だったダニエル・タラントーラとベン・プラムリーとが中心になり、私を補佐するジュリア・クリーヴスとともに取り組んだ。二〇〇〇年の半ばに、製薬企業と私たちの交渉は実を結び始めた。五社（ベーリンガーインゲルハイム、ブリストル－マイヤーズ・スクイブ、Ｆ・ホフマン－ラ・ロシュ、グラクソ－ウエルカム、メルク）が、エイズの流行で深刻な影響を受けている地域で、ＨＩＶ薬の大幅な引き下げに同意した。二〇〇〇年五月に、私たちはアクセス加速構想（Accelerating Access Initiative）を発足させた。ＵＮＡＩＤＳ単独だった一九九七年の薬アクセス構想とは異なり、ＷＨＯ、ＵＮＩＣＥＦ、ＵＮＦＰＡ、そして世界銀行が加わった。これはパラダイムシフトだった。薬の価格は患者一人あたりで年間一二〇〇ドル、ヨーロッパで請求される金額より九〇％も減額された。それでもほとんどの途上国にとってはまだ、法外な額だった。

この取り決めは、主要なメディアによって世界中に伝えられ、期待の大きさに驚かされた。残された課題は、資金がないということだった。引き下げられたとはいえ誰かが払わなくてはならない。価格が極端に下がったので、治療費の負担をドナーに説得できるのではないか。私はそれに賭けていた。しかし今一度学んだのは、出る杭は打たれるということだった。同じく二〇〇〇年五月、ジュネーブで開かれた世界保健総会で、いつも対立する南アフリカのマント・チャバララームシマングを代表としたアフリカの保健大臣たちがこの構想に反対し、事前に彼らの意見を求めなかったことを批判した。議場にいる四五名の保健大臣と価格引き下げ交渉をすべきだったと言うのだ。確かに私たちは、交渉という難題の大部分を自分たちだけで行っていた。国境なき医師団のベルナール・ペクールがこの構想を喩えて「象がネズミを産む」と言ったときには、四面楚歌の思いだった。

成果は期待外れだった。国際的資金援助のない中、購入される薬はわずかだった。セネガル、ウガンダ、ルワンダがこの構想を最初に利用した国だった。セネガルでは治療へのアクセスが急速に改善されたが、そもそも治療を必要とする人が他の二カ国より少なかった。企業が自分の薬の微妙な価格構造を管理したいというので、最終的な価格交渉はそれぞれの国で行うことになったが、それを認めたのは間違いだった。私は興味を示している国に、ジュリアン・フリート、ヨース・ペリエンス（キンシャサで一緒に働いた）、バダラ・サムら闘いで傷ついたスタッフを派遣し、交渉を手伝いながら入手した極秘の価格情報をすべて内密に共有した。X国で交渉している人が、Y国はいくら支払っているのかを知る。取引では大きな強みだ。

欧州委員会（EC）が独自に接近してきた。仕掛け人はベルギーの疫学者リーフェ・フランセンで、ケニアとアントワープで一緒に仕事をしたことがあった。私たちは二〇〇〇年九月に、以前なら考えられない円卓会議を準備した。大手製薬企業のCEOたちと、ユスフ・ハミードその他のジェネリック製造業者を一堂に集めようというのだ。ジェネリックはタブーではなくなっていた。ECの委員長ロマーノ・プローディは、この前代未聞の半日の会議に、始めから終わりまで出席した。何人かの委員も同席したが、その一人パスカル・ラミーはフランスのデカルト的思惟を代表する優れた人物、私が会った中でもっとも頭脳明晰な一人で、後にWTOの事務局長になった。出席したすべての企業が、差別的価格設定には同意した。ただし、生産計画のために薬の需要を予測できるようにすること、廉価な薬が高所得国に再輸入されないこと、高所得国での価格は維持されることが求められた。欧州各国が途上国と同様の価格引き下げを求めたならば、明らかに交渉は無に帰しただろう。

こうした会議を重ねながら、私は世界中を飛び回って支援を取り付け、資金を集め続けた。アフリカで治療にアクセスできる患者はいまだに少なかった。私たちはWHOや国境なき医師団とともに、世界中でARVの価格をモニターするシステムを整えた。やる価値は大きかったが、不満の募る仕事だった。おしなべて価格は、取引のどちらの側からも十分に明らかにされることはなかったので、私たちは不断に介入しなくてはならなかった。たとえば二〇〇〇年一二月に、グラクソはガーナでジェネリック薬へのアクセスを阻止しようとした。一日あたり二ドルのグラクソの薬に対して、シプラのジェネリック薬の価格は一・七二ドルで、わずかに低かった。いくつかの低・中所得国、とくに中央アメリカ、中東、東欧では、HIV治療薬の価格は、中間業者のせいで、米国よりむしろ高かった。ウガンダでは二〇〇一年に、サキナヴィルという薬は米国より一七％高いことが分かった。製薬企業が南アフリカ政府によるジェネリック薬の輸入に対して起こした訴訟もまだ続いていた。この訴訟が解決しないと、途上国が支払える価格での治療を企業が約束するのかどうか、確信が持てなかった。

コフィー・アナンは、南アフリカ政府との和解を受け入れるよう、企業への働きかけを強めた。それが世界的な障害だと思ったからだ。何人かの企業のCEOも、訴訟によって得られる利益よりも、企業イメージに与える損失の方が大きいことを理解した。合併したグラクソ・スミス・クラインの新CEOジャン＝ピエール・ガルニエは、他の企業との隊列から離れ、二〇〇一年二月に製薬業界は訴訟を取り下げた。

これは南アフリカ政府とエイズの社会運動の双方にとって、大きな勝利だった。治療行動キャンペーン（TAC）は大いに力づけられた。保健における力関係がわずかに変化した。

私にとっては一件落着、頭痛の種が一つ減り、他のエイズ問題に専念できる時間が増えた。製薬業界の状況はさまざまなレベルで変化した。その年の後半、ドイツのベーリンガーインゲルハイムの会長ロルフ・クレプスは、社会貢献における芸術と文化への寄付を止め、全額エイズに振り替えると私に語った。そして二〇〇一年一月には、インドのジェネリック企業シプラが、ジェネリックの抗レトロウイルス治療第一選択薬を一人年間三五〇ドルで発売すると報じた。思い切った価格引き下げだった。ユスフ・ハミードは主要なプレーヤーになっていた。薬の価格は国ごとに大きく異なり、市場と交渉力にかかっているため、コンビビルは国によって九五ドルから一九五ドルの開きがあった。シプラの動きを受けて、市場はその独自の機能を発揮し、価格は下がっていった。二〇〇一年二月には、ウガンダでの年間治療費は約四〇〇ドルだったが、七月には約三〇〇ドル、一日一ドル以下になった。真の溝は、これまで以上に、資金提供となった。

特許権により薬の供給が妨げられるという国際法上の問題は小さくなり始めた。二〇〇一年にカタールのドーハで開かれたWTOの閣僚会議で、エイズのような公衆衛生上の緊急事態においては、貧しい国が「強制実施」［国が国民の福祉のために特許薬を製造する権限］を行使する権利が、製薬企業の特許権に優先することに、加盟国は同意した。これによって、貧しい国には低価格のジェネリック薬を製造する法的権利が、特許権者に補償をすれば、認められることになった。加えて二〇〇三年には、製薬の能力のない低所得国は、国外からジェネリック薬を輸入できるようになった。私たちも関わったこの交渉の先導役は、アメリカの人権弁護士ジュリアン・フリートであり、彼は伝説的な忍耐力を持って複雑怪奇な議論を切り抜けていった。私にはとてもまねはできない。彼の主要な仕事は、政治や管理が苦手な途上国の代表団に、最新の技術的情報を提供することだった。

しかし、米国、欧州と日本は、ようやく得られた多国間の合意に、後から抜け道をつけようとした。つまり、二国間の自由貿易協定によって、国際的合意が及ばないところで特許権を拡張しようとしたのだ。交渉には公衆衛生の当局者が参加せず、途上国が医薬品の輸入よりも自国の輸出産業に力を集中させることは想像に難くない。こうした交渉に対する私たちの影響力は限られており、支払い可能な治療へのアクセスの進展が将来、二国間協定によって危うくなることを恐れている。

この頃から、多くの場面で前進が見られた。二〇〇二年にはARVがついにWHOの必須医薬品のリストに収載された。いくつかの国ではそれが公的機関における使用の前提条件にされている。クリントン財団は、ジェネリック企業がさらに値下げすると表明して、製薬企業に製造過程における費用削減を巧みに促し、次いで小児薬でも同じことをした。三剤を組み合わせて一錠にした薬が、インドのジェネリック企業によって市場に出されると、生活の質と治療のアドヒアランス［患者が納得して治療法を守ること］の両方が、飛躍的に改善された。患者の服用は一日一〇錠から一五錠だったのが、いまやたった二錠になったのだ。

それでもほとんどのドナーは、途上国における生涯にわたる治療への資金拠出を渋り続けていた。一〇月に私は、主要な援助ドナーとＨＩＶ治療について話し合うオランダでの会議に招待された。オランダは立場を考え直そうとしていたが、なおも同じ主張が繰り返され、カナダの国際援助機構が配布したエイズ戦略文書には、治療に関する言及はまったくなかった。議題のいくつかは、現実から遊離していた。何人かは、エイズで日に何百人も死んでいる国で問題なのは、ＨＩＶの予防と治療の間の選択だと本気で考えていた。二〇〇二年には世界全体で、毎日八〇〇〇人以上が死んでいた。ほとんどの援助担当者が酒の席では、個人としては国の公式見解を大変困ったものだと感じ、変える手立てを探している、と私に語っていた。そこで私は欧州、カナダ、日本を回り、国際開発を担当する大臣に会い、ＨＩＶ治療への支援を集めた。注目すべき例外はイギリスだが、多くの国は途上国における長期間の治療への拠出というタブーを破ることに前向きだった。

本当の飛躍的な前進は、世界エイズ・結核・マラリア対策基金（グローバルファンド）が二〇〇二年に設立されたときに始まった。そして二〇〇三年一月、米国のブッシュ大統領が議会に対し、大統領エイズ救済緊急計画（ＰＥＰＦＡＲ）による二〇〇万人へのＡＲＴ提供に承認を求めると一気に加速した。この二つは状況を大きく変えた。

ＡＲＴの価格は、年間一人あたり一万四〇〇〇ドルもしたのが今日では一〇〇ドルに下がった。二〇〇〇年に途上国でＡＲＴを受けていたのは、二〇万人に満たず、その大部分はブラジルだったが、二〇一一年には七〇〇万人になっている［二〇一三年に一〇〇〇万人を超えた］。二〇〇〇年にはアフリカのＨＩＶ陽性者のわずか〇・一％しか治療が受けられなかったが、今日では約四〇％になっている。

エイズによる死亡は、ほぼすべての国で劇的に減少した。どこから見ても目を見張る進歩であり、国際開発の分野では比類なき成果だ。もちろん完全な状態ではない。治療を必要とする人の半数はいまだに受けられずにいるからだ。その結果二〇〇〇年には、助けられたはずの一八〇万人が亡くなっている。それでも、ＡＲＴへのユニバーサルアクセスという世界の約束は、現代における地球規模の公衆衛生においてもっとも広く実現された約束だった。それは、製薬企業のビジネスの流儀を変えた。今日では、ＡＲＴの新薬が発売されれば、ただちに低価格で途上国にもたらされる。差別的価格設定のシステムの動きが遅れることも、圧力を受けて滞ることもない。エイズに関しては、新薬は特許で保護されていても豊かな個人や国の私的財産にとどまることはもはやなく、誰もが手に入れられる公共財になった。経済学者はそう言うだろう。

明らかなのは、エイズが途上国の保健の風景を変えたということだ。私自身の貢献はあまたの中の一つに過ぎないが、大きな進歩の一歩一歩はしばしば、ＵＮＡＩＤＳの舞台で起こった。それでも、私たちはもっと早期に、もっと迅速にできたのではないかという問いはずっとつきまとっている。

第21章　エイズの軍資金

政治的主導権はいまや私たちにあり、薬価は多少なりとも手が届くようになり、プログラムも用意されていた。しかし、資金はまだ、なかった。二〇〇一年四月二六日、ナイジェリアのアブジャにアフリカのほとんどの国家元首が集まり、コフィー・アナンはその前で「軍資金がなければ、エイズとの闘いに勝つことはできません」と単刀直入に指摘した。UNAIDSが創設された頃［一九九六年］には、途上国のエイズ対策への出費はおよそ二億ドルであり、世紀が変わっても一〇億ドルに満たなかった。この程度の資金で、複雑さを極める世界規模の流行病を止めることはできない。

率直に言って、私たちの発想には大胆さが欠けていた。国際保健において、いきなり長期にわたって何十億ドルもの拠出を開始するのは前例のないことであり、ドナー国政府は金がないと言い続けていた。全ドナー国から受け取った一九九八年六月一〇日付の手紙の末尾には「今後数年間、HIV／エイズ対策への資金拠出は容易ではないだろう」との警告が記されていた。しかしそこでは、少なくとも四つの大きな要因が見落とされていた。第一にエイズの社会運動の盛り上がり。第二にエイズによる死亡がアフリカに与える衝撃。救済を求めるアフリカの指導者の声はますます大きくなっていた。そして、第三にHIV治療費の引き下げ。第四に政府開発援助（ODA）の長期低迷から増加への転換だった。

まだ、はっきりと認識されていたわけではなかったが、ドナー国の戦略である「需要抑制」は徐々に崩れ出していた。一九九三年、当時のWHO世界エイズプログラム（GPA）の責任者だったマイケル・マーソンが、新規感染を半減させるために年に二五億ドルを求めたとき、人びとは仰天した。しかしその数字には治療は含まれていなかった。一九九三年には治療はまだなかったからだ。二〇〇一年の国連エイズ特別総会を準備する過程で推計を修正し、一〇〇億ドルに近い数字を挙げたが、これは治療費がその後低下するという想定に基づいていた。一九九〇年代後半の世界経済は成長過程にあり、不可能な要求ではなかった。パイが大きくなったので、他の重要な課題の資金を削ってエイズに回す必要はなかった。資金調達では「要求」は何かを明確にしなければならない。それは極めて明確で、強烈でもあった。

もう一つ重大な、おそらくは決定的な要因があった。それは、客観的に実証されてはいないまでも、ともかく解決策が出てきた、と感じ始めたことだ。これがエイズ対策への巨額の資金拠出を後押しした。抗レトロウイルス治療（ART）には、瀕死の病人のいのちを取り戻す「ラザロ」効果があり、それは劇的で感動的な人間ドラマを生み出し、比較的容易に数値と量で示すことができる。だが、学者の考えとは対照的に、方策の決定はもっぱら数字と証拠のみに動かされるわけでは必ずしもない。南アフリカの巨大鉱山企業アングロ・アメリカンの取締役会に陪席する機会を得たことがある。私は、政府がHIV治療を提供しないので、企業が従業員に提供するよう働きかけていた。強力に支援してくれたのは、医療サービス部門長のブライアン・ブリンクだった。穏やかな医師で、後にグローバルファンドで重要な役割を果たすことになる。会議は滞りなく進み、私が意見を挟むことはほとんどなかった。議長を務めたCEOは、必要とする全従業員に治療を提供することが決定されたと宣言した。問題は、従業員の家族でHIVに感染している多くの人たちをどうするのか、契約を終えて故郷に帰った後の治療をどうするのか、ということだけだった。私が、この重要な決定に至った経済的分析を見せてもらえないかと頼んだところ、CEOのトニー・トラハーは、試みたが複雑過ぎて、と応えた。単純に言って、エイズが自分たちの労働力に影響を与えている以上、これは行うべきことだし、正しいことでもある（エイズによって生産コストは金一オンスあたり七〇ランド上がっていた）。成果と費用は精査しなくてはならないにしても実施はすべきだ。彼らはそう考えていた。

従業員一〇万人を擁する洗練された企業があり、詳細な経済的分析なしに真っ当な決定を下す。これとは対照的にドナー機関は、一国全体にとって、さらには世界全体にとって、HIV治療の費用対効果が優れていることの経済的根拠を示すよう私に要求し続けた。

私は満たされない思いを募らせていた。治療だけで流行を止められないことは分かっていた。しかし、エイズで多くの死者を出しているコミュニティでは、現実的な解決策となる予防キャンペーンも、治療への多額の資金拠出なしには始められない。

米国議会を代表するバーバラ・リー（民主党）とジム・リーチ（共和党）は、二〇〇〇年に、エイズと結核のための特別基金を設立しようとした。立法化に向けて、私の政策顧問のジム・シェリーは、議会関係者に技術的支援を与えようと奮闘した。法案では、世界銀行の中に特別基金を作り、途上国に資金を送ろうと考えられていた。当時はそれ以上の仕組みはなく、私は基本的には、既存の制度を使う方がもう一つ別の国際機関を作るよりよいと考えていた。法案は可決されたが、日の目を見ることはなかった。主として財務省が抵抗したからだ。

ＵＮＡＩＤＳに関連する「使途限定」基金を最初に提案したのは、英国ＤＦＩＤのデイヴィッド・ナバロで、基本的に治療薬とコンドームを対象としていた。しかし実際のところ私たちには、多額の資金を有効に操作する能力はない。それは分かっていた。ＷＨＯとＵＮＤＰの管理体制に依存しており、両者は官僚機構のしがらみで動きが緩慢だった。ブッシュ政権と米国議会が国連に好意的でないことも分かっており、新たに巨大な国連基金を受け入れることはまずあり得ない。一方で、政治的に極めて賢明なＵＮＤＰ幹部のマーク・マロック・ブラウンを除けば、ＵＮＡＩＤＳを構成する他の共同スポンサー機関は、国連基金創設に乗り気だった。

幸いなことにコフィー・アナンと副事務総長のルイーズ・フレシェットは、私と同じ考えだった。ルイーズは国連の有効性については私よりずっと悲観的だ。アナンは、米国議会が何十万ドルもの拠出を認めることは、国連のどんな新規の基金に対してもないと考えていた。そこで、私たちは二〇〇一年に、薬価引き下げの交渉を進めるのと並行して、エイズ対策資金を集める特別な仕組みのキャンペーンを独自に開始した。

二〇〇一年初頭、途上国のエイズ、マラリア、結核、その他の感染症のための特別な多国間基金を設立しようといういくつかの提案が、さまざまなドナーから出された。（極めて錯綜した状況で、これらの感染症の影響をもっとも受けている途上国は協議に加わっておらず、相談を受けてもいなかった。）二〇〇〇年には、もっとも豊かな国であるＧ８が、途上国の感染症対策のために基金を設立する誓約を日本で行った「Ｇ８九州・沖縄サミット」。それも私たちの支えになった。二〇〇一年三月頃には、基金をいくつも作るのは無意味だという合意が生まれ、皆が協力し合って一つの基金を作ろうということになった。もっともＷＨＯは、四月にロンドンで開催されたドナー国と国連機関の会合で、それは国連でなされた合意ではないと発言して参加者を驚かせた。アブジャのアフリカ・エイズ・サミットでアナンとブルントラントが会ってから一週間後にようやく、WHOは私たちのグループに加わり、以降はUNAIDSと密接に連携するようになった。欧州委員会（EC）のリーフェ・フランセンがまとめ役を務め始めた。同じく四月にコフィー・アナンがエイズのためのグローバルな基金創設の必要を説き、ジョージ・W・ブッシュ大統領の賛同を得た。大統領は支持はしたが、戦略と明確な具体策を求めた。

このときから事態は急展開し、素朴な夢と思えたことが、一気に現実味を帯びてきた。二〇〇一年六月の国連エイズ特別総会（UNGASS）の間、私たちは精力的に働きかけ、特別基金を呼びかける条項に、すべての国が署名をした。これは普遍的な正統性を与えるものであり、私たちはいまや、巨額の資金を動かす特別な仕組みの創設を、それも迅速に進めるお墨付きを得た。

六月のニューヨークで、UNGASSの成功を楽しむ余裕も、休む時間も、私にはなかった。まずはUNAIDSの理事会で、予算案を認めてもらわなくてはならない。毎度のことだが、ストレスの強い一週間を過ごし、次いでただちに基金創設の準備を始める必要があった。時間の余裕はなく、想像を超えた九月一一日のテロに想いを寄せるいとまもなかった。政治の追い風が私たちから離れていかないように注意を集中させていたのだ。コフィー・アナンとはよく話し合い、交渉の場では彼の代弁をした。新しい基金は国連から独立すべきだという考えで私たちは完全に一致していた。基金はエイズに焦点を定め、事務局は小さく、理事会には途上国、企業、NGOも加わり、ドナー国だけのものにしない。追加的資金を配分するのであって、他の保健や開発の課題から資金を引き剝がすことはしない。自身でプログラムを実施するのではなく、既存の組織に協力する。

二〇〇一年七月にブリュッセルで始まった一連の長い会合を通じて、作業部会は最善の解決策を模索した。私はこの難題を、ジム・シェリーとジュリア・クリーヴスに頼んだ。ジュリアは夫君のアンドリュー・カッセルスと緊密に連携した。彼はWHOを代表しており、この素晴らしいカップルにとっては、めったにないストレステストになった。交渉は極めて緊迫したものだった。各国の利害関心と政治観が多様だったからだ。しかし、主要なドナー国とECには一致点もあった。国連には敵対するということだ。私は何度となく耐えがたきを耐えなければならなかった。フランスはUNAIDSの代わりに製薬企業の代表を出席させようとした。イギリスは「UNAIDSが作業部会から身を引かないのは遺憾だ」と発言し、部会が大きくなっているのは私たちのせいだと非難した。

米国代表のビル・スタイガーは、UNAIDSとWHOを作業部会から完全に排除しようとした。ブッシュの息がかかった保健福祉省（HHS）の国際保健局長という立場から、米国の国際保健関係を細かく管理する人物だ。WHOの会議に顧問として出席していた米国の科学者や公衆衛生の専門家を採点するのも、管理業務の一つだった。鋭敏な男で、会議前に全文書を細部にわたって調べていた。人付き合いでは好感を持たれることもあるのだが、国連とWHOには手厳しく、どこまでも攻撃の手を緩めない。とはいえ、特別基金の財政に関して厳格な責任を強調する、ということには私も賛成だった。

一連の会合で私が記した詳細なノートを見返すと、私たちが考えたシナリオのいくつかを、真面目な外交官たちが実際に提案していたことに驚かされる。ロックフェラー財団から資金を拠出するとの申し出があった。誰かが財団に持ちかけたのか、財団が考えたのか、それは分からない。会議場の外では、エイズアクティヴィストの圧力が強くなっていた。基金は世界銀行から独立すべきか、その下に置かれるべきか、どこに設立するのがよいか、誰が頭になるべきか、エイズ以外にどの保健問題に拠出するのか、どの国が利益を受けるのか、支払対象は薬やコンドームのような商品だけか、実際のプログラムも対象か、誰が何に支出すると決めるのかなどが主要な争点だった。

私たちは新たな組織を作り出す作業を、この種の国際的な試みとしては記録的な短期間でやり遂げた。（博士論文がいくつか書けるだろう。）世界エイズ・結核・マラリア対策基金（The Global Fund to Fight AIDS, Tuberculosis and Malaria：グローバルファンド）は、二〇〇二年一月にジュネーブで発足した。理事会の議長にはコフィー・アナンの招請を受け、ウガンダの保健大臣のクリスパス・キヨンガ博士が就任した。南アフリカの保健大臣もこの名誉ある職務に立候補しており、彼女に選出されなかったことを伝えるのは私の役目だった。言うまでもなく、このことはすでに危うい関係を改善することにはならなかった。しかし、それが世の習いで、ボスが仕事を割り振り、私のような人間は悪い知らせを伝える役回りなのだ。

多国間組織では希有なことだが、グローバルファンドの理事会ではNGO代表が［先進国政府八議席、途上国政府七議席と並んで］、完全な議決権を持って三議席を占めている。こうしてHIVとともに生きる人びとのコミュニティは、アクティヴィストから政策策定者になったのだ。同様に企業も一議席を持っている［民間財団も一議席持ち、計二〇議席］。世界銀行、WHOと同じくUNAIDSも、その職務上理事会メンバーだが、利害相反を避けるために議決権はない。設立から七年間、私はこの魅力的な組織の理事会でも力を尽くした。各国が資金を受けるには国内委員会の承認を受けねばならず、そのメンバーは政府、企業、NGO、アクティヴィスト組織、学界から選ばれている。このボトム・アップ方式は大きな前進だ。市民社会組織が政府と対話する民主的な伝統を持っていない国も多かった。いくつかの国では、エイズ対策が民主化と透明化の進展に貢献した。グローバルファンドの国別調整メカニズム（Country Coordinating Mechanism：CCM）と、HIV陽性者やNGOの積極的参加を促したUNAIDSのキャンペーンとによるものだと私は思う。

二〇〇二年四月にニューヨークのコロンビア大学で開かれた理事会で、リチャード・フィーチャムがグローバルファンドの初代事務局長に選出された。英国出身の国際保健学者でカリフォルニア大学サンフランシスコ校教授。かつては費用対効果を理由に途上国でのHIV治療に反対の立場を取っていた。米国からの対抗馬だった前駐ジュネーブ国連大使ジョージ・ムーアは有能な人物だが、米国代表団の外交経験不足のために敗れた。イギリス、EC、そしてNGOがフィーチャム支持のキャンペーンを精力的に進めたのだ。彼の世界銀行での経験は、グローバルファンドのシステムの構築に極めて有用なことが示された。

世界は変わろうとしていた。UNAIDSは短期間で大きな信頼を寄せられるようになり、二〇〇一年九月の惨劇が起き、テロリズムという新たな優先課題が現れても、エイズは世界規模課題の筆頭に押し上げられていた。グローバルファンドが最初に下した決定の一つは、ジェネリック薬購入に資金を出すことだった。エイズ対策費を増やすために、対象を特化した資金メカニズムを設立するという私たちの戦略は、ようやく動き始めたが、私たち自身がその犠牲となるリスクにも直面した。逆説的なことに、グローバルファンドの設立は、UNAIDSの一人舞台ではもはやないことを意味し、それはまた、資金を左右するのは私たちではないという意味でもあった。職員の何人かは危機感を持ち、いくつかのメディアとジュネーブの外交官たちは（今一度）、UNAIDSはおしまいだと予言した。途上国はグローバルファンドに取り入ろうとし、ドナー国は私に、UNAIDSの付加価値は何かというようがった質問をしてきた。

UNAIDSの職員は六〇〇名以上に増え、六〇カ国以上に事務所を置いていた。私たちの仕事は、各国がグローバルファンドから資金を得られるよう強力な案件の準備を支援すること、そして案件の実施を支援することだ。私は職員たちにそう話した。どの国においても、私たちはエイズの優れた専門職集団だった。グローバルファンドには資金があり、それはそれで頭の痛い仕事だったが、私たちは世界のエイズ政策の管理者であり、実施されるプログラムの効果を評価する仕事もあった。指導層に支持を訴えるための政治的な作業もまだまだ必要であり、私たちの職務だった。私は自分たちの仕事をそのように再編成し、多少の滞りはあったが、ドナーは私たちへの支援を続けてくれた。

それでも、ＵＮＡＩＤＳとグローバルファンドとの間には、何もしないでも常に良好な関係が維持されていたというわけではない。グローバルファンドは当初、いくぶん尊大であり、これまで行われていたことには何でも反対をした。ＵＮＡＩＤＳとＷＨＯとの関係にも、最初は多少ともそういうところがあったのではないかと思う。またおそらくＵＮＡＩＤＳは、この分野で守りに入り過ぎていたのだろう。時にはささいなばかげたことで、深刻な事態が引き起こされた。二〇〇四年バンコクの第一五回国際エイズ会議の広大な会場で、私は書類を入れたフォルダを失くした。（私の大失態で、子供の頃母親は、次はおまえの頭を失くすよ、と言ったものだ。）トイレで手を洗うとき脇に置いたフォルダの中に、グローバルファンドの直近の理事会に関してコフィー・アナンに宛てた私の極秘ノートが入っていた。私のノートは多分に事務的な書き方で、外交的な報告としては率直に過ぎるだろうが、万事を行間から読み取らなくてはならないような浄書された報告では、何が言いたいのか分からない。というわけで私のメモには、グローバルファンドの実践と責任に関する難しい議論が記されていた。フォルダは三〇分後に、もめ事はいつでも大歓迎されるメディアセンターで見つけられた。グローバルファンドは私によって傷つけられたと感じ、フィーチャムと私がジュネーブにあるお気に入りの日本料理店で昼食を一緒に取るまでの間、短期間だが少しぎくしゃくした関係が続いた。ＵＮＡＩＤＳの新任広報部長、アハマット・ダンゴールはかわいそうなことに、いつも混乱を極める国際エイズ会議、それも彼にとって初めての会議で、ダメージを修復するため記者の対応にあたらなくてはならなかった。

以来、トイレに持って入るものには気をつけるようになったが、レポートの書き方は変えなかった。アハマットは南アフリカの優れた作家の一人で、私は彼の『苦い果実』(*Bitter Fruit*) を愛読している。二〇〇四年度ブッカー賞の最終候補に残った長編小説だ。彼は当時UNAIDSにいたので、大いに盛り上がった。冷静、穏和で思慮深く、国内外の政治に通じ、反アパルトヘイト闘争にも参加し、今はヨハネスブルグのネルソン・マンデラ財団のCEOを務めている。

国際エイズ会議の参加者数と政治的影響力は拡大していった。二〇〇二年七月にスペインのバルセロナで開催された第一四回会議の参加者は一万七〇〇〇人、初めて何人かの国家元首や老練の政治家たちが出席した。全体の雰囲気は明るかった。バルセロナには風変わりな建物、温かな人びと、そしてタパスを味わえるバルがあり、地中海の街の中でも気に入っていた。しかしこのとき、私は出だしから躓いた。私を殺すというeメールを警察が傍受したため、護衛なしに歩き回ることができなかった。

対策の勢いをさらに増そうとして、開会式に臨席する貴賓を前に、私はかなり好戦的なスピーチを行った。「エイズに関して誓約を守った指導者が報われ、そうでなければ職を失う、そういう日が来なければなりません。議論の余地はありません。」その週は廊下ですれ違う人から「議論の余地なし」と声をかけられた。念頭には置いていたが、この言葉が自分に向けられたと思った人もいた。米国の保健福祉省長官トミー・トンプソンは、スピーチをアクティヴィストにさえぎられて、私のせいだと非難した。エイズアクティヴィストに対する私の影響力を、何とも過大評価したものだ。彼らの野次攻撃が私に向けられることもある。トンプソンの演説に対する彼らの野次攻撃について、私はやり過ぎだと言った。そう『ニューヨーク・タイムズ』紙が報じたために、今度は私が攻撃の的にされた。賛成できない意見に対しても検閲はすべきではないと私は強く思っている。

エイズとの闘いにおいては、広範な連携を保ち続けることが重要だった。私たちはさらに資金を動員する必要があるので、財布を握っている人に声を荒げることは慎んだ。ビル・クリントンがエイズの主要なプレーヤーとして登場したのもバルセロナ会議だった。自分の財団の仲介によって抗レトロウイルス薬（ARV）の価格をさらに引き下げると発表し、知己を招待したイベントで注目を集めた。もう一人のビル、私の友人のビル・ローディがMTVで若者との討論番組を企画し、あの独特の人好きのする魅力を持つクリントンが世界の何億ものティーンエイジャーにエイズのメッセージを伝える機会を提供した。

それよりずっと内輪の催しだったが、クリントンのエイズ政策の責任者サンディ・サーマンが朝食会を開いた。出席者は、マンデラとその夫人グラサ・マシェル（二人の大統領の配偶者となった唯一の女性）。ポルトガルのジョルジュ・サンパイオ大統領。思慮深い知識人で二〇〇一年のUNGASSに出席した欧州で唯一の国家元首だった。ルワンダの優れた戦略家であるポール・カガメ大統領。インドの八三歳になる元首相インドラ・クマール・グジュラール。私たちは、頂点に立つ指導者たちがもっと多くエイズとの闘いに参加するようになるにはどうしたらよいか、グローバルファンドへの資金拠出をさらに進めるにはどうしたらよいかといったことを話し合った。かつて考えられなかったところにまで保健問題の連携は広がっていた。

その後、まさに晴天の霹靂と言うべき事態が訪れた。二〇〇二年八月二三日、私はグロ・ハーレム・ブルントラントと、いつものとおりワーキング・ランチで、協力して行う事柄を話し合った。その二、三時間後の金曜午後（難しいニュースがもたらされがちな時刻だ）、グロは彼女の職員たちと公衆衛生の関係者たちを絶句させた。次期のWHO事務局長にはならないと発表したのだ。そんな素振りは、直前の会合ではまったく見せなかった。在任五年の間に、彼女はすでにWHOで語り継がれる伝説を作っていた。彼女が設けたマクロ経済と保健の委員会は、保健への投資が経済成長を促進することを示した〔加藤隆俊と三名のノーベル賞受賞者を含む一八名の委員による二〇〇一年の報告書〕。従来はその反対の見方が常識と思われていた。また極めて重要なのは、タバコ規制枠組条約を取りまとめたことで、この拘束力を持つ協定に署名した国の政府は、目下もっとも多くの人を死なせているものに対策を講じると誓約することになった。そのグロにも、WHOの因習的文化の変革と途上国における業務の改善をはかることはできなかった。それには、もう五年間必要だっただろう。

ブルントラントが辞めるのは不安だった。私たちはすべてに一致できたわけではないが、互いに支え合う建設的な協力関係を構築していた。彼女は有能な専門家を周囲に配していた。それでもWHOの官僚機構はまだかなりの程度、UNAIDSを邪魔者と見ているのが私には分かっていたので、後継者が攻撃に舵を切ることを恐れた。UNAIDSの外から、WHOの事務局長選挙に私が出馬するよう勧める声が出始めた。WHOのエイズとの取り組みを確実にし、他の国連機関と協調していくには、それがもっとも良い方策だと言うのだ。しかし私は、エイズについてまだなすべきことがたくさんあると思っていたので、最初は関心を示さなかった。

正直なところ、WHOの仕事が持つ権限や権威に興味はなかったが、権力のある人に会える立場、もっとも貧しい人びとの健康に配慮できる立場には就きたかった。同時に純粋にエイズのために尽力したいと望んでもいた。国際機関の長は能力本位で選ばれるのではなく、国際的な力関係による駆け引きの結果であることは、言うまでもないことだ。国際政治が決め手になることは、もちろん分かっている。地理的・政治的な支援、開発援助、それどころか単なる汚職のために票が取引される。WHOのような特別組織では選挙が規則で定められている。しかし、逆説的なことに、まったく民主的ではないが国連事務総長による指名の方が、より優れた指導者（とくに女性の指導者）が任じられることが、国連組織ではよくある。

ブルントラント後の有力な候補者の一人は、モザンビークの首相パスコール・モクンビだった。医師にして行政にも立派な実績を持ち、そしてたまたま私の友人でもあった。最初からモクンビが本命で、世界の指導的な医学雑誌である『ランセット』は巧妙に彼のためにキャンペーンを張り、多くの人がＷＨＯを主導するのは「アフリカの番」だと語った。私は若いベルギーの首相ギー・ヴェルホフスタットに会いに行き、助言を求めた。もしも出馬するなら、自国の支援が必要になるからだ（自国に指名されなければ候補者になれない）。ヴェルホフスタットは優れた人物だ。ベルギーは私を支援すると言ったが、何の見返りも、上前も求めず、何かをしてくれとは言わなかった。私は自分の国を誇りに思い、正式に立候補した。

メキシコの保健相のフリオ・フレンクも出馬を決めた。ブルントラントの事務局長補で私のよき友人でもあり、正直言ってもっとも適任であっただろう。しかし最後の段階で、李鍾郁《イ・ジョンウク》が急浮上してきた。韓国出身で、ＷＨＯに二〇年間勤務していた。

私は一二月初旬にリスボンでの理事会を終えてからＵＮＡＩＤＳを辞し、キャンペーン・チームを組織して、二〇〇三年一月下旬の選挙で投票権を持つＷＨＯ理事会のメンバー三二名ほぼ全員に働きかけるため、ノンストップの旅に出た。おそらく私の生涯でもっとも消耗した八週間で、エジプトのカイロでクリスマスを迎えたときには、疲労で気を失いかけていた。選挙キャンペーンは耐久テストであるとともに戦略的挑戦であり、せめぎ合う圧力に抗して自分を見失わずにいる試練だ。中絶、特許権、食品業界の利害、そしてＷＨＯ地域事務所の権限といった問題が決まって提起されたが、変化する世界の中でＷＨＯをどう強化するかについて展望を問う国は、ほとんどなかった。

新しい事務局長を選出するために、非公開の投票が七回行われた。その間私は自分のオフィスにいて、提出期限が過ぎた健康保険の書類に記入するといった雑用をしていた。投票のたびに、閉鎖された理事会の議場にいる大使の一人が電話をしてくる。スペイン語で（極秘の）結果を報告してくれるのだ。李と私との決戦は二度決着がつかなかったが、三度目に私が敗れた。議場にいた外交官によれば、一カ国が立場を変えたからで、米国代表の介入があったという。韓国外務大臣による理事会メンバーへの精力的な働きかけもあった。コフィー・アナンから一九九四年に聞かされた「血を流すな」という助言を思い出しながら、私は誰よりも早く、韓国のテレビカメラの前で李への祝辞を述べた。消耗し過ぎていて、残念とも感じず、私を応援してくれた人たちを自宅に呼んで盛大にパーティを開いた。後に李と私は、ジュネーブにいれば二カ月に一度は夕食をともにするようになった。トスカーナのワイン、ティグナネッロを傾けながら、彼は韓国がどのように投票を働きかけたかを話してくれた。勘定はいつも私が払うことになった。

確かに落胆はしたが、後から考えると、事務局長の役職に就けなかったことは、私の生涯にとって悪いことではなかったと言いたい。逆説的だが、私の政治的立場は強化された。一票差だったし、国連と外交界の誰もが、私のことをクリーンな候補者と認めていた。彼らは、私が途上国に支持されていたのを見ていた。尊敬すべきアフリカの候補者、モクンビがいたにもかかわらず、アフリカの理事会メンバーは、エリトリアを除いて全員、私に投票したように思われる。落選により、私はいるべきところに戻ることにもなった。

UNICEFのスタッフとアジアの若者の会合に出席するため、私は選挙後、ネパールへ飛んだ。UNICEFの事務局長キャロル・ベラミーはニューヨーク出身の仕事の虫で、このときに同行して盟友となった。カトマンズでは床に座り（足を組んでいたので一時間後に立ち上がるときは難儀した）、WATCHというセックスワーカーのグループのメンバー二五人と話をし、生活の苦労、顧客や警察や夫から日常的に受ける暴力について聞いた。私の心を揺さぶり、選挙戦の興奮から正気に引き戻してくれる話だった。それから私は、かねがね望んでいたことを実行に移した。グアテマラの美しい植民都市アンティグアへ行き、二週間すべてを忘れてスペイン語に没入し、その地域の先住民の歴史と苦難を学んだのだ。それは健闘した自分への褒美だった。

WHO事務局長選の最中《さなか》、二〇〇三年一月二八日に、米国のジョージ・W・ブッシュ大統領が一般教書演説でエイズへの援助に一五〇億ドルを要請した。これは驚きだった。保守的な大統領が、常に「自由主義的」と見られてきた課題に、かくも大胆にして画期的な方策を取るとは、大統領自身の党派を含めほとんど誰も予期してはいなかっただろう。何かが起ころうとしていることは私も察知していた。ワシントン駐在のUNAIDS代表にマイケル・イスコウィッツを任命していた。適任ではないと見る向きもあったが、機を見るに敏な策士だ。ポニーテールのゲイで、テッド・ケネディはじめ何人かの民主党議員の政策秘書を務めた経験もある。（私は議員の政策秘書を心から尊敬するようになった。容赦のない議会公聴会での質問を用意するのも彼らで、驚くほど広範な問題について深い知識を有している。イスコウィッツもその一人だ。）百科事典的知性に加えて、イスコウィッツには共和党の何人かの上院議員に太いパイプがあった。たとえば、ノースカロライナ選出の保守派ジェシー・ヘルムズに頼み込んで、アフリカへのエイズ対策基金法案の共同提案者になってもらい、ユタ選出のオリン・ハッチにもUNAIDSの貢献を上院で支持するよう説得していた。

かつてプロジェクトSIDAを共同で企画したアンソニー・ファウチとは、しばらくの間、緊密に連携を取り合っていた。彼は当時、ベセスダにある米国の国立アレルギー感染症研究所（NIAID）の所長の職にあり、私たちはエイズの流行とその対策に要する資金についてデータを共有していた。（統計の習熟に努めた甲斐があった。）二〇〇二年末になって、ファウチは大量の情報をすぐに欲しいと、矢継ぎ早に要求するようになったので、何か大きな動きがあると確信した。私たちが提供したデータは米国の新たな援助の規模を決めるために使われたことを後から知った。ワシントン政界が大規模に介入し始めた。心臓外科医で上院多数派（共和党）のリーダーとなったビル・フリストと民主党のジョン・ケリーとが、私も委員をしているワシントンの戦略国際問題研究所（CSIS）において強力なエイズ・タスクフォースを発足させた。エイズは、米国の政界においてはまれな超党派の課題となった（今もそうだ）。

ブッシュ大統領の一般教書演説の前日、イスコウィッツが電話で「明日、重大な声明が出されます。すぐに対応できるよう準備する必要があります」と知らせてきた。その声明が、大統領エイズ救済緊急計画（PEPFAR）の創設だった。五年間で一五〇億ドルを世界のエイズ対策に出資する構想で、このうち一〇〇億ドルは、米国のこれまでの貢献を超える新規の資金だった。一つの国による一疾病に向けた保健構想としては空前の規模だ。金額だけでなく、その半分以上が治療に向けられるということに私は感服した。PEPFARは二〇一〇年までに貧困国でエイズ患者二〇〇万人に治療を届け、七〇〇万人の新規感染を防ぎ、一〇〇〇万人にケアを提供することを目標としていた（目標2－7－10）。

米国はそれまで途上国におけるエイズ治療をまったく考慮してこなかったが、その政策が転換された。私は救われた気がして嬉しかった。ついに仕事が始められると思った。コフィー・アナンがエイズの軍資金と呼んだものが用意され、素晴らしい連携が示された。私がWHOの選挙に敗れたその日に、エイズとの闘いはブッシュ大統領によって先例のない段階へ押し上げられた。私にとってその闘いは高い職位よりはるかに重要だった。

PEPFARに対し、エイズ関係者は概ね懐疑的、批判的だった。視野狭窄の一例だが、多くのアクティヴィストやヨーロッパ人には、ジョージ・W・ブッシュがやることは何であれ悪いことだと思われていた。私個人としては、いくつかの領域でブッシュの政策は支持しないが、PEPFARについては極めて正しいと思った。米国が多国籍の取り組みであるグローバルファンドに参加したのはもちろん良いことだと思うが、多少とも米国政治について学んでいたので、それは米議会の選択ではないことも分かっていた。それでも世界のエイズ対策に米国の拠出が増えることは結局、グローバルファンドにも大きな利益となる。グローバルファンドにとって、米国は抜きん出て第一位の拠出国なのだ。

ブッシュの演説のライターであるマイケル・ガーソンやカリフォルニアのサドルバック教会のリック・ウォレンといった福音派キリスト教徒がPEPFARの設立に重要な役割を果たした。この新しいプログラムは、当時の次席補佐官で、後に首席補佐官となったジョシュア・ボルトンを介して大統領にほぼ直結しており、ワシントンのジャングルの中で極めて重きをなしていた。友人の何人かはうろたえたが、私はPEPFARの構想を歓迎し、連携に手を尽くすようイスコウィッツに指示した。

イーライリリー社のCEOだったランディ・トビアスがPEPFARの責任者［地球規模エイズ調整官（Global AIDS Coordinator）］に任命された。ワシントンで昼食をともにし、私たちには通じるところがあることに気づいた。おそらくは堅実な中西部人とフランドル人の気質なのだろう。トビアスは通信と製薬の業界で財をなした共和党員で、何かを世界に還元したいと思っていた。エイズについてはよく知らなかったが、ビジネスには通じていた。世界のあらゆる場所を訪ね、ホワイトハウスに直結していた。しかし、さまざまな疑惑を持たれてもいた。ブッシュの計画は産業界のためのもので、製薬企業に金を流す仕掛けに過ぎず、トビアスはその象徴というわけだ。しかし、エイズとの闘いには資金が必要であり、私たちは

UNAIDSとPEPFARの間に強固な連携を築いた。それはオバマ政権下のPEPFARの辣腕責任者、エリック・グースビーまで続いている。

諸機関を調整すべく作られたが、結局それらとは競合関係に立つ組織にいるという点で、トビアスと私が似たような課題に直面していることにも、すぐに気づいた。大きな違いは、彼は大金を支配しており、行政上、政治上の真の権限を持っていることだった。記録的な速さで巨大なプログラムを展開し、優先国における計画と実行の大部分において中央集権を排してボトム・アップ方式を採用した。当初、PEPFARの活動のほとんどは米国のNGOと大学によって実施され、そうした組織にとってPEPFARが主要な財源となっていたので、大学の本来の使命が損なわれると思われることもあった。しかし、よくあることだが、議会が何かと細かな注文をつけるようになり、イデオロギーが優先されて効率は失われていった。

マーク・ダイブルと私は、パリで開かれたある有意義な会合の後、夕食をともにして、どうしたらエイズの流行を終わらせることができるか、互いに知恵を出し合った。それがきっかけになり、今でも交流が続いている。マークはPEPFARでナンバー2の立場にあり、二〇〇六年にトビアスが退いた後、四三歳で米国の地球規模エイズ調整官になった。国務次官補としては初めて、同性愛者であることを公にしていた。希有なことだが、科学と政治の知性、芸術と精神の感受性、そしてストリート・ファイターの闘志を併せ持っていた。私たちは堅く結ばれた同志だった。二〇〇九年一月、ブッシュ政権からオバマ政権への移行期には、留任するよう打診されていたのに、オバマが政権に就いた翌日にマークは解任された。このときは、心底落胆した。マークは不寛容の犠牲者であり、必ずしも彼のせいではないのに、それまでの議会政治の責めを負わされてしまったのだ。［マーク・ダイブルは二〇一三年にグローバルファンド事務局長に就任した」

困難には何度か直面した。PEPFARは当初、ジェネリック薬には資金を出さなかった。納税者の金を無駄に使うだけでなく、途上国での治療に混乱が生じるという理由だった。たとえばタンザニアではARTの他のプログラムは廉価なジェネリック薬を使っていたが、米国の援助によるプログラムでは処方できなかった。二〇〇四年以降、そうした状況が少しずつ変わり出した。米国政府は、食品医薬品局（FDA）が承認したジェネリックのARVであれば、米国では売られていなくとも、世界のどこからであれ購入を認めたからだ。ここでもまた、エイズはゲームのルールを一つ、書き換えた。今回は、米国の一九三三年のバイ・アメリカン法［Buy American Act：国産品購入法］と国内の医薬品政策を迂回するかたちを取った。

他方で、政府と議会は科学的なエビデンスを無視して、硬直した姿勢を見せるようになった。この点については「反対への賛成」で、ランディと私は一致していた。注射針交換プログラムへの連邦資金拠出の禁止（クリントン政権に遡る）、売春に反対する誓約の要求、HIV対策費全体の三分の一は純潔のみの啓発に使途を限定。これには効果がないだけでなく、明らかな逆効果が現実に生じていた。（米国内の研究によれば、「純潔のみ」の教育を受けた十代の若者は、受けなかった若者に比べ、性を経験するのは少し遅かったが、以降はコンドームの使用頻度が低く、パートナーの数は実際には多かった。）ブッシュ大統領は中絶と家族計画に関する「国際口封じ令」［golden gag rule：米政策に違反した団体への資金援助の凍結］をPEPFARには適用しなかったにもかかわらず、現場では混乱が絶えなかった。PEPFARの恩恵をもっとも受けることになったのは宗教的背景を持ったNGOであり、その多くは、セックスをしない、相手は一人だけ、というABCキャンペーンのAB［二七六頁参照］のみの啓発を行った。しかし、HIVの性感染予防にはさまざまな選択肢を提供することが肝要だ（「複合予防」と呼ばれる）。米国の資金援助と結びついた条件を拒む途上国は、ほとんどなかった。私の知る限りではブラジルだけだ。皮肉なことだが、世界でもっとも多くコンドームを提供していたのも、やはり米国政府だった。

この逆効果の政策に対し、私たちはインタビューや講演、議員・行政官との会合で批判を続けながら、科学的にも考え方の面でも反論を整えた。また、拠出される資金を調整して、PEPFARの資金は承認が得られるプログラムの支出にあて、異論のある分野のプログラムはオランダ、英国、北欧諸国など他のドナー国が引き受けるようにした。ドナーによるこうした選り好みは大きなリスクを伴う。人気のないものが取り残されるからだが、それぞれの国でUNAIDSのカントリー・コーディネーターは首尾よく業務を進め、資金の偏りがない包括的で合理的な計画を策定した。

何よりもPEPFARは巨費を投じてARTの普及をはかり、何百万人ものいのちを救った。そしてまた、他の国にも拠出額を引き上げるよう促した。米国は今なお、さまざまなやり方で世界の課題を決めているからだ。こうして二〇〇三年七月には、英国のトニー・ブレアが他国に先駆けてブッシュに追随し、一五億ポンド（約三〇億ドル）の拠出を公約した。

グローバルファンドのリチャード・フィーチャムと私は二〇〇三年九月、WHOの新しい事務局長、李鍾郁とともに「3 by 5」の開始を発表した。李が主導するキャンペーンで、二〇〇五年末までに途上国の三〇〇万人にARTを届けようというものだった。李の前任者グロ・ブルントラントが二〇〇二年にバルセロナの国際エイズ会議で初めて提唱したとき、WHO内の反応は鈍かったが、李の助言者で創造力に富む韓国系米国人のジム・キムとブラジル出身でエイズ担当のパオロ・テイシェイラが、精力的なキャンペーンに押し上げた。これにはリスクもあった。発足したばかりのPEPFARの影が薄くなり、もうアメリカががんばるまでもないという印象を与えかねなかったからだ。（米国とグローバルファンドによって）資金は用意されたとはいえ、「3 by 5」は面倒を避けたいドナー国と途上国保健省の双方にとって、仕事を増やすことになった。短期間だが、ＷＨＯはエイズ治療に熱心に取り組んだ。それ自体はとても良いことなのだが、しばしば単独で先行したり、他の機関に任せればよい仕事を重複して行ったりしていた。組織というのは学ばないものだ。

四年後の二〇〇七年に、治療を受けているＨＩＶ陽性者は三〇〇万人に達した。二〇〇五年の期限には間に合わなかったが、目標を設定した意味はあった。他のキャンペーン、たとえば一九七八年のＷＨＯによる「二〇〇〇年までにすべての人に健康を」に比べ大きな成功を収めた。

ドナー国と私との関係は複雑だった。改革の志を持つ国も、真に支持してくれる国もあった。しかし、第一に考えるべきはもっとも弱い立場に置かれた人びとであり、流行の影響をもっとも強く受けている国々、つまりすべての途上国であり、そのほとんどはアフリカだと思っていた。したがって選択すべきときにはいつでも、ドナー国の利害ではなく、そうした人びとを優先した。この対立がもっとも先鋭化したのは、ＨＩＶ治療へのアクセスをめぐって延々と論争が繰り返されたときだった。

ＵＮＡＩＤＳに国連から割り当てられる予算はなく、一セントであれ毎年集めて回らなければならなかった。実績主義という意味では極めて公正なやり方だ。ただし、私はエイズとの闘いに全力を投じなくてはならないのに、年の三分の一は資金集めに奔走せざるを得なかった。さらに私たちは、出だしから躓いた。いくつかのドナー国はＵＮＡＩＤＳの設立を、それまでＷＨＯの旧ＧＰＡに出していた資金を減額する機会と見ていたからだ。いくつかのドナー国、とくに米英には、愛の鞭をふるわれた。英国のＤＦＩＤ

は、わけてもヒラリー・ベンが大臣だった当時、政治的には強力な支援者だったが、常に新たな実績目標を設定し、次から次へと報告書を要求した。「グローバル・アーキテクチャ」と「資金に見合った成果」のエビデンスに取り憑かれており、調整を強引に数量化しようとした。そうした介入は時として拷問に近かったが、建設的なところもあった。私たちは説明責任を目に見えるかたちで果たさなければならなかったからだ。米国の資金は、UNAIDSが発足した頃はUSAID経由で支出され、私たちは競合する米国のNGOと同じように扱われていた。

米国に関して厄介なのは、議会が連邦予算に細かな注文を付けてくることで、他の国とは比較を絶していた。それで私は、議員およびそのスタッフとの会合に多くの時間を費やし、資金投入の効果の説得に努めた。設立から一年もたたないときに、議会の予算執行監査機関である会計検査院（GAO）が、UNAIDSは予算どおりの執行をしていないという報告書を発表した。公聴会は試練の場だったが、その日の最後には、報告書の結論は尚早であり、エイズの流行を一年で止めることは誰にもできないことをすべての人が認めた。

それでも私にとっては、英国や米国の愛の鞭の方が、口先だけで金は出さない他の国のリップサービスよりは、はるかに好ましかった。G8の一つフランスは、UNAIDSへの拠出では一七位で、ルクセンブルクよりも少ないのに、フランス人の職員採用を執拗に求めてきた。（フランスはグローバルファンドの主要ドナーとなった。仏国籍のミシェル・カザツキンが二代目の事務局長になったときだ。）イタリアは約束することと自体を渋るという意味ではおそらく最悪だ。まったく拠出しないこともしばしばあった。WHOの選挙に出たとき、イタリアの行政官は図々しくも、私に投票する見返りにと、かなり若いイタリア人五名の履歴書を持ってきた。

どの国も、その政治と社会の文化に応じて、それぞれに特別なことを要求してきた。そこで、オランダ（常にＵＮＡＩＤＳへの大きな拠出国）や北欧諸国のような気心の知れたドナー国との毎年の会合では、告白するかのように問題をすべてテーブルの上に並べ（もう知られていたが）、罪滅ぼしするかのように改善すべきことを説明し、目標を設定した。率直な討議の後で、彼らは拠出額を告げ、すぐに払い込んできた。彼らの文化の中で効率を妨げているのは、情報操作をしたがることと過度の社交辞令だ。これとは反対に他の場所、たとえばワシントンでは、どんな問題も見せてはならないことを学んだ。それは弱みと思われるからだ。私は自分の中のカメレオンに呼びかけるのを忘れなかった。保護色で身を守れ。隅から隅までしっかりと目配りをしろ。しかし、頭は本当の目標に向けて動かすな。

第22章　終わっていない課題

二〇〇四年までに私たちは、政治と資金と各国の国内プログラムについて把握しており、何をすべきなのかは分かっていた。ＨＩＶ感染の拡大は抑えられつつあるとしても、何千人もが毎日死亡し、何千人もが新規に感染していた。初動の段階から事業規模を拡大する段階へと移行しなければならなかった。ＵＮＡＩＤＳにとって次の五カ年の主要課題は、現場の人びとのために資金を活用し、継続性を確保すること、注射薬物使用者のＨＩＶ感染予防からエイズ関連の人権侵害への対応まで困難な課題を克服していくことだった。

文字どおり何千という小さな組織とそれなりの数の大組織がエイズとの闘いに加わる中で、途上国の多くは、そうした組織と連絡を取り合う費用の負担、対策の重複、政策間の対立、必要不可欠な諸活動の欠落など、さまざまな問題に直面していた。少数の政府官僚が、資金拠出国や国際機関からの要請に応じ、時として年百件近い任務を担わなければならなかった。資金拠出国や国際機関の代表団は、自らの職位が次官以下でも、閣僚に面会を求めた。エイズの分野に限ったことではないが、対策資金が突如流れ込んできたことにより、とりわけ対応能力が限られたアフリカの国々では、政府の負担が激増した。二〇〇二年モントレー［開発資金国際会議］、二〇〇四年パリ［援助効果向上閣僚級会議］の二つの会議で作られた資金拠出国間の明確な合意、つまり支援組織の手続きと途上国の国内での作業との調和をはかるという合意にもかかわらず、問題は起きていた。アフリカから受け取る苦情が増えたので、私は大きく踏み込むべきときが来たと思った。そうしなければ、ＨＩＶの治療と予防のために必要な資金が浪費され、多くの人びとのいのちが失われることになる。

私はシグルン・モゲダルに対して、何が起きているのかを記録し、解決策を提案するよう依頼した。シグルンは豊かな経験を持ち尊敬されている国際開発の専門家であり、彼女の母国ノルウェーでは国際開発担当副大臣を務め、個人的にはルーテル教会のエイズ活動に積極的に加わっていた。私は人と組織に対し真摯に取り組む彼女の姿勢が好きだった。アフリカのさまざまな関係者や主要な資金拠出国と精力的に協議を重ね、二〇〇三年九月に報告書が提出された。分析は鋭かったが、いかんせん提言の数が多く、私は二、三回手にしては机の上に戻していた。二、三週間後に初めて通読し、エイズ分野の国際支援の改善には何が不可欠なのか、突如として私は理解した。すべての関係者によって策定されるただ一つの国家エイズ戦略。全権限を持ったただ一つの国家調整機関。そして活動を監視するただ一つの評価システム（すべての資金拠出国が自分たちのシステムと指標を各国に課していた）。ちょうど数字が効果的に使われた中国の啓発ポスターの展示を見た後だったので、報告書の表紙に「三つの統一（Three Ones）」という標語を書いた。それが、途上国のエイズ対策に秩序を与え、効率を高める簡潔な概念となった。三つの統一は二〇〇四年四月二三日、米国のランディ・トビアス、英国のヒラリー・ベン、そして私が共同議長を務めたワシントンの会合で、出席していたすべての資金拠出国と多数の途上国から賛同を得た。それは、財務・経済官僚が集まる世界銀行とＩＭＦの春季総会における関連会合だった。エイズ対策は国際開発の実践にも影響を与えるようになっていた。皮肉なことだがそれは、新たなタイプの資金メカニズム（PEPFAR、グローバルファンド）と新たな協力の仕組みが生み出した成果だった。基本となる考え方は直裁だったが、広がり方はゆっくりとしていた。アフリカのいくつかの国では対応能力が限られていたし、資金拠出国側の法的な支出条件も厳しいことが多かったからだ。

二〇〇五年までにHIVの治療と予防のプログラムの普及が進み、中・低所得国で治療を受けている人の数は一〇〇万人を超えた。大変な進歩だが、それでもまだ緒に就いたばかりだった。もどかしさが先に立つ。英国政府は、ドナー国間の調整にもっと力を入れ、UNAIDSの共同スポンサーである国連機関が仕事を分担することを強く求めていた。考え方は悪くなかったが、一回の会議で決めたり、外から実施を求めたりする性質のものではなかった。それを私は身をもって学ぶことになった。私たちはまた、英国の国際開発担当の政務次官だったガレス・トーマスおよび彼のもとでエイズを担当していたエイズアクティヴィストのロビン・ゴーナとの間で、国際的なエイズ資金の財政的枠組みをまとめるために「三つの統一」を活用することに合意した。通常なら純粋に技術的な問題だったはずのことが、悪夢に変わってしまった。国連職員、ドナー、アクティヴィストによる最悪の行動がいくつか重なったからだ。何が問題だったのか。UNAIDSはエイズの流行に立ち向かうために何が必要なのかを改めて精査し、私は二つのことを実行するよう求めた。一つは、エイズに直接の関係がない要素を取り除くこと、たとえば世界中のすべての孤児のケア、医療基盤整備と人材育成の費用負担といった問題を切り離すこと。今一つは、実施能力の段階的形成を考慮した新たなシナリオを用意すること。つまり、途上国が必要なサービスと対策のすべてを実施できるといった仮定に基づいてはならないということだ。基本的には、実行可能な計画の立案が必要だった。一方で、資金は無限ではないのだから、使い方を工夫しなければならない。私がそう語ると大混乱が起きた。国連の同僚たちからは、彼らの利害に結びつく資金の確保を怠ったと攻撃され、グローバルファンドからは、資金確保の努力が台無しになったと批判され、アクティヴィストからは、資金の一層の有効活用を主張すれば資金需要が縮小することになると非難され、ドナー国からは、資金拠出が増え国連機関に対するコントロールが失われることを責められた。私はほぼ全員を一斉に怒らせることに成功し、かわいそうなアハマット・ダンゴール、ジム・シェリー、ベン・プラムリーは、ロビン・ゴーナとともに、夜も昼もなく事態収拾と合意形成を求めて走り回ることになった。

二〇〇五年三月九日にロンドンで「資金を活かせ」という会議が開かれた。その会議の準備過程で、私のもとには連日、米国のアクティヴィストから大量の憎悪メールが送られてきた。もっとも素晴らしい標題は、「ドナーのあやつり人形、ピーター・ピオット」というものだった。私たちは二〇〇七年には、二〇〇五年の八〇億ドルのほぼ倍となる一四〇億ドルのエイズ対策費を求めていた（二〇〇七年の実際の支出額は一〇〇億ドルだった）。当時は、資金増額の要求しか眼中にない人たちもいた。他方でエイズ以外の分野で活動するグループは、エイズ対策の資金は多過ぎると文句をつけながら、自分たちの事業をエイズ予算に組み入れようと激しくロビー活動を展開し、それはしばしば成功した。何カ月にもわたって、UNAIDSの共同スポンサー相互の信頼関係は消失していた。いくつかの共同スポンサーとの話し合いは、ただちにその内容がアクティヴィストに流れてしまうことを覚悟しなければならなかった。それらはすべてインターネットで流されるので、合意の形成は極めて困難になった。科学的なエビデンス、職務上の組織に対する忠誠、アクティヴィズム、それらの境界があいまいになってしまったのだ。最終的に、私たちのしたことは技術的な基盤に基づいており、動じる必要はなかった。資金の調達だけでなく、その利用の最適化について議論が始められたことはよかった。どうしてあのような暴力的な反応が出てくるのか、いまだに私には理解できないが、そうした反応は、エイズ分野に関わる人びとの情熱を示すものであり、国際関係の分野において、エビデンスを共有して透明性の高い議論をすることの難しさを示すものでもあるのだろう。すべての議論が北の先進諸国の人びとや組織の間でなされていた。直接に関係する当事者たちは含まれていなかった。しかし、実際に動いているのは彼らなのだ。私はしばしば次のような実験を空想した。アフリカの若手エコノミストのチームがロンドンかワシントンへ行き、公的債務の削減や保健医療改革のために何をすべきかを政府に説く。メディアや議会では大きな騒ぎになるだろう。しかし、それは低所得国では毎日起きていることではないのか。

途上国の多くで、保健医療従事者の確保は、危機的状態にあったし、今もそうだ。このことがＨＩＶ治療の提供を大きく妨げてきた。それを痛感したのは、英国国際開発省（ＤＦＩＤ）のスマ・チャクラバルティ事務次官とともに二〇〇四年にマラウィを訪れたときだった。スマはいろいろな意味で優れた男で、若くして事務次官になり、国際開発政策と国連改革に取り組んできた。私はモスクワで初めて彼に会い、エイズ対策に個人的に関与してほしいと頼んだ。時々は一緒に旅行する約束をしたが、それは知的な楽しみとなり、いつも何か彼から学ぶことがあった。マラウィでは、医師や看護師が極端に不足し、海外に流出していることを目の当たりにした。すぐに私たちはマラウィ政府とすべてのドナー国に呼びかけ、その年のうちに六年間で二億七三〇〇万ドルの「緊急人材支援プログラム」を創設した。この結果、マラウィでは現在、医師も看護師も増加している。人材確保は緊急に対応すべき課題なのだが、組織的に取り組んでいる国はまだ少ない。エチオピアの保健大臣テドロス・アダノム博士は、アフリカでもっとも精力的な閣僚の一人で、大規模な医療従事者研修プログラムを開始し、それにはエイズ対策資金も活用された。

私はこの分野にもっと力を入れるべきだと考え、医療の人材確保のためのさまざまな計画を支援しようとした。十分な数の医師や看護師を育てる（そして国内にとどまれるようにする）には何十年もかかる。高等教育でなくとも、一定の訓練を受けた人に限定された特定の医療行為を認める職務移行（task shifting）が必要なことははっきりしていた。ウガンダの調査は、ＨＩＶ治療の継続支援なら、特別に訓練を受けたアシスタントでも専門職と同じようにできることを示している。だが残念なことに、エイズ分野で働いている人と保健基盤の強化に取り組む人とは、しばしばお互い目を合わせようともしないことに私は気づいた。二〇〇八年三月、ウガンダのカンパラで開かれた「保健分野の人的資源」に関する会議で、両者に真の協力を呼びかけたところ、四分の一ぐらいの参加者からブーイングが返ってきた。これには驚くとともに、意思疎通をはかる必要があることも理解した。

国連機関同士の協力を促すことは、私にとってもっとも困難な任務だったし、十分な成果を挙げられたとも思わない。制度上、ＵＮＡＩＤＳは各機関が善意で協力することを前提にしており、グローバルファンドへの協力、諸機関の間での仕事の分担、地球規模の活動の合同検証など、ある程度は束縛を受ける仕組みがあった。それが機能し、国連システムにおける他の機関の間の協力よりうまくいっている面も確かにあった。しかし、それぞれの機関の性格は異なり、銀行も技術提供機関も規範制定機関も、そして実施機関もあるので、統一した方策を取ることは極めて難しい。それぞれの機関が生き残るために資金を集めなければならず、それが相互の競争を生み、攻撃的な対応になることもある。理屈の上ではドナー国は発言どおりに支出すればよいのだが、現実には二枚舌を使うことも多い。ドナー国は、ＵＮＡＩＤＳの理事会では、エイズに対する国連の対応の統一が不可欠だと強調し、次のＷＨＯの理事会になると、他の機関の方がうまくできるものも含めて全面的にＷＨＯが取り組むよう主張する。さらには、国連機関の各国事務所には仕事の分担を伴う合同の行動計画に合意するよう圧力をかけたあとで（それがうまくいくのに数カ月はかかる）、ドナー国自身が合意の枠組みから外れた活動に資金提供を行う。こうした行動は明らかに、各国においても行政部門がたこつぼ状態で連携を欠いていることを反映しており、国連機関と変わるところはない。さらに大きな問題は、職員の人事評価の尺度が、各機関にどれだけ尽くしているかであって、国連全体の活動にどれほど貢献しているかではないということだった。UNAIDSのパートナーシップとは、すべての構成員が少しずつ犠牲を払い、最終的には全員でより大きな成果を挙げるということではなかったのか。

縄張り争いだけではなかった。国連と世銀では、HIV陽性の職員が自らの感染を明らかにすることもできなかった。偏見や差別を恐れ、また時には実際に受けていたからだ。WHOは、世界の保健分野の守護者として、HIVに関連した差別を非難する決議を何度も出しているが、世界に対してなすべきだと言っていることを、自ら実践することは拒んでいた（HIV陽性者の雇用をWHOが承認するまでに何年もかかった）。いくつかの国の事務所では、抗レトロウイルス治療（ART）を受けているというプライバシーを保護することすら困難だった。コフィー・アナンは、HIV陽性の国連職員グループであるUN＋と何度も会合を持った。すべての国連機関で働くHIV陽性の職員の利益を守り支援するグループだ。アナンの後任の潘基文《バン・キムン》も会合を続けた。潘は初めのうち、エイズの社会運動を支えるあまりにも個性的な人びとより外交官仲間といる方が快適そうだったが、後にUNAIDSの強力な支援者となった。国連の新事務総長にも、エイズが人びとの生活に持つ意味を理解してほしかったので、私は彼の就任早々、UN＋との会合をお膳立てした。メンバーはすべてHIV陽性だ。私は新しいボスに対し、国連組織の中でHIV陽性者が置かれている微妙な立場について事前に説明をした。そして陽性のスタッフには、事務総長に対する要求を簡潔かつ戦略的に行うよう勧め、リハーサルも行った。荘重な木製のパネルで囲まれた事務総長会議室に集まったときには、準備は万端と思われた。しかし、潘基文はゆっくりと参加者を見ながら「だけど、あなたたちは病気であるようには見えない……非常に健康そうに見える……」と語った。針が床に落ちる音だって聞こえそうだった。出席者は何と答えたらよいのかと尋ねるように私を見た。失敗したと思った。エイズアクティヴィストに批判されたらどうしようかとまで考えた。しかし、潘は「あなたたちが差別されているというのはショッキングなことです。私に何ができるのか、教えてください」と続けた。会合では、国連でＨＩＶ陽性者として働く中で日々直面する大小の問題が話された。潘基文はすべての国連職員に向けてメッセージを発し、この会合は自分の人生の中でもっとも重要な会合の一つであり、職場における差別は認めないと伝えたいと語った。その日のうちにそれは実行された。政治的に正しいやり方ではないとしても、心を込めて話をする人の方が結局、ブリーフィングのメモを読む人より好ましいと私は思う。アジアのエイズに関する有識者委員会がニューヨークの国連本部で報告書を発表した折にも、ＵＮＡＩＤＳのアジアの責任者プラサーダ・ラオがいつものように手際よく概要を説明した後で、潘基文はアジアの全国連大使を前にして、同性愛と売春行為の非犯罪化を呼びかけた。隣に座っていた私は、彼が委員会の提言を支持したことに驚いたが、彼はあっけにとられている聴衆に向かって、ためらうことなく語り続けた。

ＷＨＯの職員が頻繁に代わることも問題だった。エイズプログラムの新しい担当者は誰もが、対策の優先順位や私たちとの協力の仕方について、異なる見方をしていた。ＵＮＡＩＤＳ発足以来一四年間で、ＷＨＯのエイズプログラムの担当者は九人も代わった。

国連にとって、そして多国籍機関一般にとっても、極めて困難な時代を迎えていた。米国との関係はもっとも悪化していたが、それはイラク戦争と、それ以前の石油食糧交換プログラム［フセイン政権に対する経済制裁の緩和策、一九九五年－二〇〇三年］のスキャンダルによるものだった。このスキャンダルは、コフィー・アナンと国連システム全体の力を大幅に弱体化させた。極端なストレスにさらされていたにもかかわらず、アナンはエイズ対策には強い関心を持ち続け、精力的な働きかけを続けた。副事務総長だったマーク・マロック・ブラウンがコフィを巧みに補佐し、彼には私たちも助けられた。アナンは二〇〇五年一二月、すべての国の国連チームに対し「統一した合同支援プログラムを持つ、エイズ対策の国連合同チームを作る」ことを指示した。別の言い方をすれば、アナンは各国の国連機関事務所チームに対し、UNAIDSが作ろうとしていたものを作り、国連改革報告書のタイトルにあるような「一貫性を持った支援（deliver as one）」のお手本を示すよう求めたのだ。国連の視点からすると、これは大胆な動きだった。公式には事務総長は専門機関に対する何の権限も有していない。何人かの評論家はUNAIDSを「成功事例」と評した。外の世界から見れば、国連改革と共同行動の「手本」だった。そう言われるのは嬉しかったが、それにはまだまだやらなければならないことがたくさんあると私自身は感じていた。

遠くから見えるほどに、すべてがうまくいっていたわけではなかった。性感染するHIVの予防には、感情的判断や道徳的判断、過熱した学術論争がつきまとっていた。薬物使用について理性的に考えるには、他と比較を絶して、情熱が必要であり、かつ無力感にも襲われる。ヘロインとHIVの流行の組み合わせはおそらく、私の最大の政策課題だった。旧ソ連では、私たちは適切な対応を促すことに失敗した。九〇年代後半には、ヘロイン使用によるHIV感染の爆発的な拡大がロシアで起きていることがはっきりしていた。私たちの疫学的な予測を超える流行だった。過小評価していたということだ。穏やかな口調で話すワジム・ポクロフスキーはロシアのエイズセンターの所長で、私は一九八八年にモスクワに立ち寄ったときに会った。彼のような勇気ある疫学者が、相次いで警告の論文を発表したにもかかわらず、ロシア政府は現実を明らかにすることに執拗に反対した。そこでいつものように、私は虎の穴に入っていくことにした。一九九八年一一月の末、私は世界のエイズの流行の年次報告書を発表するためモスクワを訪れた。一九八八年以来、毎年一二月一日が世界エイズデーとされ、発表はその日に先だって行われた。ロシア国内でも、国際的にも、大きな関心を集めた発表だった。真夜中近く、疲れ切ったその日の最後の仕事は、フランスのテレビ局「フランス2」のインタビューだった。それは私にとってはもっとも恐ろしいインタビューになった。ロシアホテルの一一階の窓を開け放ち、氷のように冷たくて滑りやすい窓枠に座らされる。隣は赤の広場で、視聴者には背景にクレムリンが見えるというわけだ。私はかなりの高所恐怖症で、なかなかカメラに集中できなかった。それでも、ホテルの入口で笑っている売春婦たちや自動小銃を構えた兵士たちの上に落下して私の人生は終わるのか、などと考えながらほほえんでいた。UNAIDSの事務局長を務めるには、いろいろな技能が必要になる。努力は報われた。世界中のメディアが初めて、旧ソ連諸国でHIV感染が急激に広がっていることを取り上げたのだ。

私はモスクワが好きだった。その歴史も、博物館も、地下鉄も好きだし、ロシア人はもっと好きだった。彼らは非常に教養があり、温かく、優れたユーモアのセンスを持っていた。そのユーモアには、独特のかたちの世を厭う気持ちと、他の世界からは理解されないだろうという気持ちが混ざっていた。もっとも私は、次から次へと宴会に出なければならず、ウォッカの乾杯にはまったくついていけなかった（旧ソ連の独立国家共同体一二カ国の保健大臣が全員出席したディナーは、最大の試練だった。すべての国の乾杯が終わった後で、私が乾杯を行わなければならなかったのだ）。ロシアの文学者たちを愛し、親しい友人も何人かいたが、政府との関係は常に緊張していた。

私たちはほとんどの場合、ロシアの主任保健衛生医務官ゲナディ・オニシェンコと連絡を取っていた。彼は私と同年代で、GIカットの極めて旧ソ連型の男だった。彼と話をすると壁に話しかけているような感じになる。ロシア社会は同性愛嫌悪の傾向が強く、薬物使用者に関しては、どうして彼らの生死を気にかけるのか、政府当局者には理解すらできないようだった。私は二〇〇五年から二〇〇八年にかけて、東欧エイズ会議の準備会合に出席したが、オニシェンコは公の場でNGOやゲイを攻撃していた。当時のUNAIDSのロシア事務所代表で、経験豊富なスウェーデンの外交官ベルティル・リンドブラッドは、現地で非常に尊敬されており、国連エイズ特別総会では大いに私を助けてくれた。彼はロシア語に堪能で、私の期待どおり、ロシアの有力者と市民社会の両方に、広範なネットワークを築いていた。ベルティルはスターリン時代に立てられた巨大なランドマークである「ウェディングケーキ」型のビルの一つに住み、私のために夕食会を開き、ロシアのエイズの状況について、党の公式見解ではない意見を聞けるようにしてくれた。エイズアクティヴィストの若い男女は非常に勇敢であり、反体制派に厳しい体制の中で、資金不足に悩みながら活動していた。

かつてのソビエト連邦はきちんとした公衆衛生のシステムと衛生基盤を有し、感染症に対しては大規模で、しばしば強制的なサーベイランスシステムが機能していた。だが、ベルリンの壁が崩壊してからは公衆衛生分野への資金が滞り、冷酷な自由市場経済が勃興して伝統的社会規範の崩壊が始まった。一九九〇年代にはあらゆる流行が一気に広がった。エイズだけでなく、ジフテリア、肝炎、腸チフス、そして性感染症などだ。いくつかの散発的なHIV症例はほぼ海外での感染だったが、それ以外にソ連時代の一九八八年には約二五〇人の子供がＨＩＶに感染していた。そのほとんどは、カルムイク共和国のエリスタにある病院で医師や看護師が注射器やカテーテルを消毒せずに使い回していたことが原因だった。何人かの乳幼児からその母親にも感染していた。おそらくは、授乳のときにひび割れた乳首からと思われた。小規模の同様の感染は、別のところでも起きていた。一九九八年四月、私はサンクトペテルブルク郊外のＨＩＶ陽性の子供たちの施設を訪れた。子供たちの多くは誤った医療行為で感染していた。彼らは基本的に見捨てられていた。病院に連れてこられたときは栄養失調の状態で、看護師や子供たちは私に助けを求めたが、私にはなすすべがなかった。心が押しつぶされる経験であり、私は忘れることができない。ロシアの医療体制が非難されるので、当局はひた隠しにしていたのだと思う。

病院で子供たちのＨＩＶ感染が広がったことは悲劇だったが、成人の間でのエイズの流行は、世紀の変わり目から制御不能な規模に広がっていた。二〇〇五年には約一〇〇万人、つまり成人人口の一％以上がＨＩＶに感染していた。ロシア当局はＵＮＡＩＤＳの推計を否定していた（公式報告件数に基づく約三〇万人しか認めようとしなかった）。流行そのものが広がり始めて日が浅く、同時に若い層に広がる流行病でもあった。ＨＩＶ陽性者の八〇％が二九歳以下であり、四〇％が女性だった。初期には感染する人の圧倒的多数が注射薬物使用者だった。つまり薬物依存と社会崩壊が、ロシアおよびバルト三国やウクライナといった旧ソ連諸国におけるＨＩＶの流行の中心にあった。しかし、同じ注射針や注射器を何人もが使うことによって感染したのは主に若者であり、古典的な意味での薬物使用者ではなかった。また、アフガンから運ばれたヘロイン（アフガン戦争帰還兵から広がった）でもなかった。たいていは国内で製造されている通常の鎮静剤で「コムポット」と呼ばれるものを、友人の間で週末にときたま使うような人たちだった。ＨＩＶ感染の制御という点ではむしろ、その方が難しかった。注射針の交換やオピオイド使用に対する代替治療などのハームリダクションのアプローチは、常習者ではない人たちには効果が低いからだ。

ロシアには「ナルコロジスト」と呼ばれる依存治療専門の医師集団があり、アルコールや喫煙といった大規模な流行ではなく麻薬を対象にしている。その医師らの強い反対で、薬物使用を防ぐための教育や依存症治療、薬物取引の規制、清潔な注射針と注射器へのアクセスの確保、メサドンなどの経口代替療法といった方法を組み合わせる合理的な薬物対策は行われていなかった。ナルコロジストの手法は基本的に、麻薬常習者を冷たい部屋に閉じ込め、しばしば殴りつけ、抵抗すれば拘束服を着せて動けなくしてしまう。誇張ではなく、医学的な治療はそこにはまったくない。懲罰的な手法は薬物使用者を地下に潜らせるだけなのに、ロシア政府は今日に至るも疑うことなくこの方法を是認しているのだ。ナルコロジストたちがとりわけ強硬に反対したのは、メサドンを使って薬物依存を徐々に治療していく方法だった。一九五〇年代の初めから米国で画期的手法として取り入れられていた治療法だ。経口の依存性物質を提供することで、レクリエーショナルドラッグのような「ハイ」な気分にはならず、逆に薬への切望感を取り除くので、依存者との対話を促進し、治療と社会復帰の困難な過程をスタートさせることができる。また、注射をしないので、自分や他の人のいのちを脅かす感染症を防げるのだ。とりわけロシアの刑務所は、過密状態とレイプと注射針の使い回しによって、病気の培養器になっていた。（エイズだけでなく結核も深刻だった。免疫システムの弱体化で互いに誘発し合うのだ。結核の多くが薬剤耐性菌であることも問題を一段と深刻化させていた。）

ロシアは私がもっとも多く訪れた国の一つだが、大きな成果を挙げることはできなかった。指導者たちが人口統計学を重視しているのは私も知っていた。ソ連崩壊以来、移民の流入があっても人口は減少している。出生率が低く、死亡率が高いからだ。とりわけ男性の死亡率が高い。このことは軍事力や産業の生産力、そしてすべての面で国の将来に影響を与えることになる。ＨＩＶ陽性率は控え目に見積もっても一・一％で、エイズはロシアの人口減少を、もっと陽性率が高いアフリカの国よりも悪化させるだろう。アフリカの国では人口が、年に二％から三％増加しているからだ。私はそれがロシア当局者との議論の入口になるのではないかと思ったが、そうはいかなかった。他のほとんどの国と異なり、ロシアでは当時のウラジーミル・プーチン大統領との会談を申し込まなかった。会えば何かが変わったかどうかは、何とも言えない。民主主義の国では、統治の責任を明確にするシステムがあるのでトップに会う必要は必ずしもない。だが、より権威主義的伝統を持つ国では、国の指導者が実に小さなことにまで大きな影響力を持っていることを私は学んできた。サンクトペテルブルクで開かれたロシア初のＧ８サミットを準備する段階で、私はプーチンの後任となる当時の第一副首相、ドミートリー・アナトーリエヴィチ・メドヴェージェフと会った。メドヴェージェフは注意深く話を聞き、ロシアがエイズの問題を抱えていることを認め、ロシア連邦国家評議会幹部会はエイズ対策のための国家調整機関の設立を決定したところだと語った。画期的な決定だ。ただし、メサドン治療に関しては「非科学的」として政府が反対していることも確認した。これには失望したが、私は諦めずに、より有効かつ人道的なＨＩＶ予防対策を実現するよう働きかけを続けた。そのために、メディア関係者であるワジム・ポクロフスキーや、フランス人でロシア語が話せるグローバルファンドの新事務局長のミシェル・カザツキン、それにエイズ・インフォシェア、国境なき医師団、オープン・ソサエティ・インスティテュートなどの組織、さらにはロシア正教会の協力も得た。ロシア正教の総主教アレクシー二世に謁見したときに、私は聖職者のためのエイズ研修プログラムへの支援に同意した。教会が共産主義政権崩壊後の道徳的、思想的空白を埋めつつあったからだ。また、メディアの取材に同行して、セックスワーカーや注射薬物使用者に対するＨＩＶ予防活動を視察した。生活環境や警察官から受ける迫害は恐るべきものだった。悲しいことに訪問によって公式の政策が変わったことは一度もなかったが、地元レベルでの対策には影響を与えることができた。また、以前からロシアはエイズ患者にARTを提供していたが、基本的に「善良な市民」を対象にしたものであり、費用はしばしば西側諸国より高かった。おそらくは中間に何人か介在していたのだろう。

二〇〇六年四月にモスクワで開かれたG8保健大臣会議の閉幕後、WHOの李鍾郁事務局長と私はホテルのロビーで、会議の愚かな演出について語り笑い合った。私にとってはこれが、JW［ジョンウクの愛称］との最後の別れとなった。彼は意欲的だったが、非常に疲れているように見えた。そして二〇〇六年五月二二日、世界保健年次総会の直前に硬膜下血腫のため急逝した。WHO事務局長選挙の対立候補ではあったが、その後は良好な関係を結んでおり、私は悲しかった。（後になってたくさんの人が語っていたように、あのような地位のストレスは非常に強かったと思う。）歴史の皮肉というのだろうか。私はモスクワからジュネーブに向かう飛行機の中で、おしゃべりなマーガレット・チャンと座席が隣同士だった。私たちはその一〇年ほど前に彼女が香港保健局長だった当時、香港で会っていた。彼女は後にWHOのインフルエンザ対策の担当者になった。マーガレットのような起業家精神に富んだ女性が、ぜひとも必要だった。李の葬儀の間も、私は数カ国からWHO事務局長選への再出馬を促された。驚いた私は、すぐに今回は立候補しないことを決めた。WHOの選挙プロセスには自信がなかったし、少なくともフリオ・ソレンクとマーガレット・チャンという二人の素晴らしい候補がすでにいると思ったからだ。（チャンが勝利し、中国人として初の国連機関トップになった。）

ロシアの西隣のウクライナは、成人人口の一・五％にあたる五〇万人がHIV陽性と推定され、ヨーロッパでもっともHIVの影響が深刻な国だ。陽性者数は英仏独三カ国の合計よりも多かった。世紀の転換期に、ウクライナは東欧諸国でもっとも先進的なエイズ政策を採用し、二〇〇三年には代替療法を公式に認めている。私は首都である歴史都市キエフを数回訪れ、政治的に不安定だったウクライナがより開かれたエイズ政策を継続するよう働きかけた。新任の保健大臣には毎回、ゼロから話をしなければならない。国の政策と地方の施策との溝を埋めることにも力を入れた。明確な国の政策があるのに、HIV感染予防に従事する人びとが警察官に脅迫される。それどころか起訴されることも、オデッサのような都市で繰り返されていた。オデッサでは、注射薬物使用者の半数がHIV陽性だった。訪問時には必ず、UNAIDSグルジア事務所の所長アンナ・シャカリシュヴィリと緊密な連絡を取り準備をした。設立総会で私がスピーチをした全ウクライナHIV陽性者ネットワークのウラジーミル・ゾフティアークやナターリア・レオンチュクといった人たち、そしてエイズプログラムを海外から支援している英国ブライトンの国際HIV／エイズ・アライアンスなどの団体とも連絡を取った。いつものことだが、公式の会合に出るだけでなく、凍り付くような寒さの中でキエフ郊外の巨大団地も訪ね歩いた。かつての薬物使用者らが運営する注射針・注射器交換プログラムの活動を見るためだ。清潔な注射針を求める人は、麻薬常習者と聞いて想像するような人ではなく、犬と散歩している女性や自転車で買物に行く男性など、普段道で会うような人たちだった。こうした人たちとの接触は、私が政府担当者と交渉する際の重要な情報源になる。キエフを最後に訪れた二〇〇八年には、ノルウェーのメッテ－マリット皇太子妃と一緒だった。ベルギーのマチルド皇太子妃同様、メッテ－マリット妃もUNAIDSの親善大使として積極的に活動していた。お二人とも聡明で、高貴さと思いやりを併せ持ち、私は敬愛申し上げている。一緒に旅行をするときには警備上や儀礼上の制約が大きいが、堅実で親しみやすい方々だ。お二人がエイズに関するメッセージを公衆に広く伝えることで、欧州の政策策定者も影響を受ける。偉大な仲間なのだ。プリンセスの影響力にはいつも目を見張らされた。

インドのＨＩＶ感染はほとんどが性感染だが、北東部の州では薬物使用が拡大要因となっていた。ミャンマーに隣接したナガランド、マニプール、ミゾラムといった州では、成人の約一・五％がＨＩＶ陽性であり、隣国から簡単にヘロインが入手できた。若者の間では合法の薬剤による質の悪い依存症も見られた。腸仙痛の治療薬として処方されるスパスモープロキシフォン（塩酸ジシクロベリン）を水に混ぜ、ヘロインのように注射する。この薬の粉末は水に溶けず、注射したところに蓄積して血流を妨げるので、血管が硬くなってしまう。使用者の腕や足は、石の管が通っているようだった。膿瘍ができ、手足を切断し、感染症で死に至る。また、インドでは注射針の所持は犯罪なので、注射針の使い回しが行われ、多くの人がＨＩＶに感染した。

この薬は合法ではあるが、医学的な効果は疑わしく、政府は容易に市場から排除することができた。この他にも、ブプレノルフィン、デキストロプロポキシフェンなどの市販薬が、ミャンマーで大量に作られるアンフェタミンと同様に注射されていた。私が政府高官やインド連邦議会、州議会の議員らとこれらの州を訪問した後で、政府は代替薬としてメサドンを合法化し、スパスモープロキシフォンの販売を禁止することを約束したが、この約束が実行に移されるまでには、さらに数年かかった。

インドはすべての点で、ロシアよりはるかに合理的な議論に対応できる社会だった。少々ゆっくりではあるものの、物事は常に民主的に進められ、政党間の合意はエイズ対策超党派議員フォーラムを通じて形成されていく。インド国民会議のキングメーカーであるオスカー・フェルナンデスが議会の他会派の賛同者とともに設立したフォーラムだ。フェルナンデスはヨガの達人でカトリック教徒でもある。常に笑顔を絶やさない政治家だ。私はニューデリーをはじめ、この巨大な国の多くの州を何度も訪れた。最初は果てしない大群衆とインドの人たちの喧しさ、強引さに圧倒されたが、しばらくするとこの国の豊かな文化に惹きつけられた。問題は歓待してくれる友人が増え続けたことだ。夕食への招待をどうこなし、体重を維持するか。二〇〇三年七月、首相のアタル・ビハーリー・ヴァージペーイー、野党指導者のソニア・ガンディ、将来の首相候補のマンモハン・シンとともに、私はインドにおけるそれまでで最大のエイズイベントの壇上に並び、スピーチを行った。インド政界の苛酷なジャングルの中で合意を形成することは容易ではないが、米国の議会と同様、エイズに対しては政治的対立を超えて取り組むかたちができた。最初の否認の時期が過ぎると、インド政府は世銀の資金貸与支援を受けて国家エイズ対策機関（NACO）を設立し、与野党が協力して活動するようになった。NACOには何人かの素晴らしい指導者がいた。強固な基盤と戦略を築いたプラサーダ・ラオ、エイズ対策の有能な調整役で、後にインドの選挙管理委員長となるS・ヤコーヴ・クラシ（私は彼のロックバンドで歌ったことがある）、そして元気いっぱいで、各州に管理体制をしっかりと根づかせたスジャータ・ラオ。インド国内で積極的に発言し始めたコミュニティグループ、とくに女性陽性者ネットワーク（PWN＋）のような女性のグループと協力してスジャータは活動した。PWN＋を創設したコーサリアはタミル・ナードゥ州の小柄な女性で、家族の財産を守るために二〇歳のときに結婚した夫からHIVに感染した。インドではよくあるケースだったが、コーサリアはHIV陽性の女性の権利と要求を認めさせるために、自らの生存をかけて闘った。初めて会ったとき、彼女の英語を理解するのは難しかったが、後にはグローバルファンドの理事となり、国際的なイベントでもしばしばスピーチを行うようになった。インドでもう一つ注目すべき動きはAvahanだった。マッキンゼー・デリー支社の前支社長アショク・アレキサンダーが代表となり、ビル&メリンダ・ゲイツ財団の助成を受けて、

ＨＩＶ感染の高いリスクにさらされた集団を対象に進められた感染予防の大規模プログラムだ。こうしたさまざまな努力が組み合わされた結果、新規ＨＩＶ感染が大きく減少し、ＨＩＶ治療へのアクセスは拡大するという成果が現実に得られた。調査手法が全国各地で改良されていったことから、疫学のデータも精度が高まり、二〇〇七年前半には、ＵＮＡＩＤＳがインドにおけるＨＩＶの流行を過大に推計していたことが明らかになった。今は広大な国土の一〇〇〇カ所以上から実証的データが得られるようになったが、以前は一〇〇カ所あまりしかなかった。インドの膨大な地方人口のデータが入手され始めると、地方におけるＨＩＶ感染は、私たちが当初考えていたよりはるかに少ないことが分かった。これも重要なことだ。私は一瞬もためらうことなく推計の下方修正を公表した。厳しい批判にさらされることは分かっていたし、事実、ＵＮＡＩＤＳには攻撃が集中した。私が意図的にＨＩＶ感染の推計値を引き上げ、エイズ対策費の増大を謀ったとする陰謀説が、『ワシントン・ポスト』紙の一面に掲載された。まだ不完全な報告書の草稿を入手して書かれた記事だった。またしても苦境に立たされたが、私たちは科学的なエビデンスを政治的発言に優先させるというメッセージを世界に伝えた。疫学推計に影響を与えることはもともと不可能だった。ＵＮＡＩＤＳが疫学データを生み出すプロセスには文字どおり一〇〇人を超える専門家が関わっているからだ。推計に秘密などなかった。

依存症によっていのちを奪われるのは薬物使用者だけではない。家族や周りの人にも同じことがしばしば起きる。もっとも感動を受けた会合の一つは二〇〇三年、インドネシアの混乱に満ちた首都ジャカルタで開かれた。ＨＩＶ感染がインドネシアの薬物使用者に広がり始めた頃だ。エイズに対する偏見は極めて強く、ＨＩＶ陽性者グループは会合を開く場所を借りることすらできなかったので、ＵＮＡＩＤＳ事務所が安全な場所を確保し、すべてのコミュニティグループが利用できるようにした。その一つ、ＨＩＶ陽性の若い薬物使用者の両親、実際には母親のグループのメンバーから、子供を監獄から救い出すために警察官に賄賂を贈った話、家計が破綻した話など、悲惨な話を聞かされて心が痛んだ。私はここでも自分の無力を感じたが、同時に薬物依存に対する人道的対応を進めるために闘う決心も固めた。この旅行中、アジアの若く素晴らしい女性の陽性者、フリッカ・チア・イスカンダールに会った。ＨＩＶに感染したときは一七歳で、ジャカルタの薬物使用者だった。フリッカは内気で、ＨＩＶ陽性である自分と折り合いがつけられずにいたが、次第に世界でもっとも有名で尊敬されるエイズの偉大なスポークスパーソンになっていった。

現実の世界があり、そこにはＨＩＶに感染している薬物使用者も、していない薬物使用者も生きている。一方で、薬物政策を策定する人たちはしばしば超現実的な世界を頭に思い描いている。薬物使用者、ソーシャルワーカー、看守、依存症治療にあたる医師といった人たちと話をしたこともない政策策定者が多いのだ。それはおかしいと思い、同時に自分の立場上、麻薬委員会（ＣＮＤ）には薬物使用者の現実の姿を知ってもらわなければならないと感じた。ＣＮＤは一九四六年以来、世界の薬物の現状を毎年検証している組織で、ＵＮＡＩＤＳの七番目の共同スポンサーとなった国連薬物犯罪事務所（ＵＮＯＤＣ）を統括する理事会でもある。二〇〇三年四月、ウィーンで開かれたＣＮＤに参加すると、出席者のほとんどは各国の法執行機関の担当者だった。司法警察対公衆衛生の構図だ。私は薬物使用者のＨＩＶ感染の惨状について、そして薬物使用者間の感染拡大を防ぐための科学的に効果が証明されている手法について詳しく説明した。説明の後で、いくつかのヨーロッパの国とオーストラリアを除く、さまざまな立場の参加者から批判を受けた。日本の副大臣は怒りのあまり「自分の息子にも注射針を与えるのか」とほとんど叫ばんばかりだった。その程度のレベルの議論だったのだ。「ハームリダクション」のアクティヴィストの中にも私に反論する人がいた。私たちは人びとが有害な薬物を使用するのを防ぎ、依存症を治療するためにあらゆる努力を惜しんではならない。私がそう語ると、それは警察による薬物取り締まりを指すものだと彼らは感じた。私にはこれもまた視野の狭い見方に思えた。イタリアの経済学者でUNODC所長のアントニオ・マリア・コスタは、ハームリダクションに微妙な立場だった。主要な資金分担国の中で米国とスウェーデンの二カ国が強く反対していたからだ。ハームリダクションの技術をまだ受け入れていない国は多く、何万という人が避けられたはずの痛ましい死を迎えていた。政治の意志を欠いた科学的エビデンスは人びとのいのちを救えず、逆にエビデンスを否定する政策は人びとに大きな害を与えることになる。

中国では何につけてもだが、エイズの流行にも特別な要素があった。河南省を中心に売血で多数の人が感染していたにもかかわらず、指導者は何年も流行の現実を把握していなかった（ほぼ確実に一〇万人を超えていたが、中国当局が認めたのは三万五千人以下だった。それでも大変な数だ）。南部の省では薬物使用者の間で広がり、産業化が進み経済発展の推進役となっている地域では性感染が広がっていた。広州市のバーで会った男によれば「三つのM」（Mobile Men with Money：金を持って移動する男）が特徴的な地域だ。一九九〇年代の中国では、HIV感染が分かると処罰されたり、投獄されたりすることがしばしばあり、差別もひどかった。

私たちは二〇〇二年六月、「HIV／エイズ：中国のタイタニック危機」と題した報告書を発表し、中国が「信じがたい規模」の流行に直面していると警告した。世界最大の人口を持つ国のUNAIDS事務所長、エミール・フォックスは、世界でもっとも小さな国の一つ、ルクセンブルク出身で茶目っ気がある男だった。彼は副題にナポレオンの言葉を引用し「中国が目覚めたら、世界は震撼するだろう」と付け加えた。この言葉が神経を逆なでし、UNAIDSの北京事務所は閉鎖寸前にまで追い込まれた。実際、コフィー・アナンは（日曜日の午後に！）方針を変えるよう電話で私に警告した。「ピーター、君が勇敢なのは分かるが、中国に勝った人間はこれまで誰もいない。中国と橋を架け直したまえ。中国に加わってもらわなければ、何も変えられないぞ」と彼は言った。アナンは正しかった。それに私たちの疫学者も、中国では近い将来HIV陽性者が一〇〇〇万人に達するかもしれないといった予測を行うことは好まなかった。しっかりした根拠はなかったからだ。私は少なくとも年一回は中国を訪問し、さまざまな政府当局者との信頼関係を構築して、責任ある対策を取るよう勧め、基本的にはフォックステリアのように注意深く行動した。保健省の中でもまず地位の低い担当者と会い、そこから少しずつ高い地位へと進んでいった。数多くの宴会に出席し、親しくなるようにした。また、安全保障部、外交部、労働部、そしていくつかの主要な省政府、共産党幹部にも顔を知ってもらえるようにした。いったん顔なじみになって信頼関係を築けば、誰が采配を振るっているのか、何に関心を持っているのかといったことが分かってくる。北京在住のフランス人の友人、セルジュ・デュモンは、中国で活動するにはどうしたらよいかを教えてくれる貴重なアドバイザーだった。セルジュは流暢な北京語を話す紳士で、西側諸国が対中ビジネスの展開に現在ほど関心がなかった一九八〇年代に、広報業界の基礎を作ったと言われていた。オムニコム・アジア社の社長として、中国で初めてエイズの募金イベントを展開するのに、誰が頼りになり、誰が加わってくれるか、すべて知っているように思われた。二〇〇六年に私は彼をアジア担当のUNAIDS親善大使に任命した。

二〇〇三年の世界エイズデーに温家宝首相が北京市内の病院を訪れ、エイズ患者と握手をしたときから変化が始まった。同じ年のSARSの流行が（死者数はそう多くはなかったものの）経済的に莫大な損失をもたらしたことが警告になり、鉄の女と言われる呉儀副首相が暫定的に公衆衛生担当相になった。中国政府はまた、治療費が負担できないエイズ患者に無料でARTを提供するとの声明を出し、無料のHIV検査、無料の母子感染予防と治療、無料の幼児HIV検査、エイズ遺児に対する資金援助も約束した（「四つの無料と一つのケア」政策として知られる）。それは声明に過ぎず、現場の状況が変わったことを示す指標はまだあまりなかった。しかし、私は微妙な課題に少しずつ関われるようになり、広東省（香港の近く）の労働矯正施設を訪問する許可を得た。二〇〇四年五月に人民大会堂で呉副首相と会い、見たことを報告してほしいと求められたのだ。鮮烈な経験だった。売春や「反社会的」行為で訴えられた何百人もの女性が、大きな作業所で顔を上げることもなく、黙々と小さなブレスレットや安物の装身具を造り続けていた。その場で私は女性たちに話をするよう依頼され、エイズに関して彼女たちが何を知っているかを確かめるためにいくつか質問をした。まともに答えられたのは二人だった。私は監督官に対し、正規の終業時間を今日は少し早めてあげるよう頼むことぐらいしか思いつかなかった。今でも小さな飾り物を見るたびに、これを作ったのは誰だろうと思わずにはいられない。

大きな町にはどこでもHIV陽性者のグループがあり、それぞれの町を訪れるたびに私はそのグループのメンバーと会合を持った。彼らは依然、社会の中で孤立しており、警察やその他の人たちから迫害を受ける危険にさらされていた。どこに行っても、彼らは助け合い、自らの思いをアートで表現していた。その一人で、北京のホーム・オブ・ラビング・ケアのメンバーである李英東が私にくれた色紙には、HIV感染を知ったときの気持ちを表現した感動的な詩が書かれていた。「私はひとりぼっちで混乱していた／人生に選択肢はないことをついに理解した／……私は尊厳と意思を取り戻した／翼を奪われても／飛ぶ意思を持つことはできる／……だからともに闘う友人たちよ／力を合わせてエベレストを征服しよう」。詩は普遍だということ、苦しみとともに危機を乗り越える意思の力もあることを思い起こさせてくれた。

二〇〇一年が世界のエイズ対策に重要な意味を持っていたのと同じくらい、二〇〇五年は中国にとって重要だった。私は二〇〇五年六月、米国の地球規模エイズ調整官ランディ・トビアス、ＵＮＡＩＤＳ北京事務所長で沈着冷静なフィンランド人のジョエル・レーンストロームとともに、中国でもっともＨＩＶ陽性率が高い雲南省を訪れた。省の人口四四〇〇万人のうち八万人がＨＩＶに感染していると推定されていた。雲南は美しい山岳地帯であり、民族も多様だ。省都の昆明《クンミン》は市街だけでも人口三〇〇万。ロマンチックな翠湖《ツィフー》公園の湖畔には毎晩、たくさんの人が集まり、戸外で小さなグループごとに地元産の上質なプーアル茶を飲み、歌い、踊っていた。雲南省は一年以上前から極めて先進的なＨＩＶ政策を導入していた。私たちはミャンマー国境に近い箇旧《コーチウ》という町でそれを視察することができた。メサドンによる代替治療と注射針交換を行っている診療所を訪れたのだ。断薬と体罰という伝統的で冷酷な政策もまだ残されていたとはいえ、方針は大転換していた。翌日は思いがけない歓迎を受けた。私たちがエイズと薬物使用の教育プログラムに資金援助をしていた雲南警察学院を訪問すると、楽隊が行進曲の演奏を始め、私は歓迎パレードを観閲しなければならなかった。こうしたセレモニーで出迎えを受けるとは思ってもみなかったが、治安部隊までもがエイズを真剣に考えるようになったことは素晴らしいことだと感じた。

六月一三日の月曜日には温家宝首相が会見に応じた。これは重大なことだった。中南海の紫光閣に招かれ、私の人生の中でももっとも興味深い会見の一つとなった。中南海は有名な紫禁城に隣接しているが、一般の立入は禁止されている。人工池の周りに手入れの行き届いた庭園があり、中国伝統建築とスターリニズム様式の混じった複雑な建物の中で中国共産党の上級幹部たちが暮らし、働いているのだ。私は難しい会談になることを予想して準備をした。売春婦と薬物使用者のHIV問題を取り上げ、さらにHIV陽性者とエイズアクティヴィストに対する深刻な人権侵害についても話し合いたい。そう思っていた。何人もが殴られ、拘束されている。いつものように私は、いくつかの厳しい論点を書いたメモを袖にしのばせていた。

お決まりの外交辞令で時間を無駄にすることなく、温首相はすぐに核心に入った。もとは地質学を専門とする科学者なのだ。彼は概ね次のように語った。「何が問題なのかは分かっています。エイズと闘うには何が有効なのか、具体的に説明してください。お互いの立場は忘れましょう。有効な手段を知りたいのです。そのうえで、今できることを考えていきましょう。薬物使用者は犯罪者というだけでなく、病気を抱える人でもあり、患者として治療を必要としていることは分かりました。」

これで私の仕事は容易になった。エイズ対策における温首相の指導力に期待し、敬愛する新任の衛生部部長（保健大臣）、高強を称賛した。さらに、この問題に対し中国政府はもっとオープンになる必要があると話した。違法な行為や社会に受け入れられていない行為によってウイルスが広がるにしても、社会全体を守り、「小康社会」〔社会の調和、儒教の言葉、富の平等をはかる胡錦濤・恩家宝の政策〕を実現するには、流行の影響を受けている人たちを投獄するのではなく、ともに取り組むようにしなければならないということを述べた。薬物使用者には代替療法、注射針交換、そして人道的で医学的に効果が証明されている依存症治療の提供などが必要だ。売春については次のように話した。国として登録制にするかどうかは中国の問題で、私が関与することではない。しかし、一九八〇年代後半から中国を訪れ、宿泊したホテルの多くには明らかに数人の売春婦がいたことに驚かされた。人びとを守るには、性の取引の安全が確保されることが不可欠だ。私はまた、警察官と公安部職員に対する地方レベルでの研修の実施を進言した。温首相が個人的にエイズ患者と握手をしたとしても、警察官は依然、迫害を続けていたからだ。

この会合は私にとって、高位にある人と極めて率直に話ができた機会の一つだった。温首相は印象に残る政治家だった。多くの高官が同席し、一言一句をメモしていた。約一時間の会見が終わると、彼は私に感謝し、今後も継続して取り組むことを約束した。二日後の水曜日に、私は中国共産党中央党校で講演を行うことになっていた。外部の人間の講演は非常に珍しく、国連からはこのときが初めてだった。聞き手は支配層を守り、将来の指導者たちを養成している人たちだ。私はエイズが最大の社会的課題の一つであること、毛沢東主席が有名な論文と演説で説いている「二次的」な矛盾を解決する必要があることを話した。講演のために予習をしたのだ。講演の後のパーティで、校長が私の講演に対する乾杯の音頭を取り、英語で「party には二つの意味があり、私たちは両方ともうまくやっています」と言って「干杯」と締めくくった。

翌日、中国国務院が新たに発表したエイズに関する進歩的な布告は、極めて具体的な内容だったが、UNAIDSの資料を逐語訳したような部分もあり、大急ぎでまとめられたものに違いなかった。これほどUNAIDSの影響を示す事例は少ないだろう。HIV陽性者に対する差別と闘う必要があること、注射針交換やメサドン治療のためのドロップインセンター［誰でも自由に出入りできる施設］が必要であることが、個々の目標や予算確保の約束とともに強調されていた。これらすべてが通達されたのだ。

河南省で医療行為によって感染した人びとの問題は依然、扱いが困難だった。温首相とはこの点も話した。私は血液の安全性について説明し、感染した人びとや遺児たちへの補償を行う基金の設立を示唆した。温首相は「この問題を適切に公表できなかった」ことを認めたが、彼自身も数字を明確に把握していないという印象を受けた。中国は多くの人が考えているほど中央集権化されている国ではない。各地域の知事の権限は強く、河南省ではとりわけ秘密主義的傾向が強かったようだ。この問題で重い罪に問われた人は一人もいなかった。情報の隠蔽には、強い権限を持つ人びとが関与していたに違いない。

私は二〇〇一年に河南省のすぐ北にある山西省の聞喜県を訪れたことがある。規模は小さかったが、同じ問題を抱えていた。一九九〇年代の半ばに人びとは血液を売って収入を得ていた。非衛生的な条件のもとで数人分の血液を一緒にして血漿を分離し、残りの血液は提供した人たちに戻された。おそらくはその中に何人かHIV感染者がいたため、提供者は戻された血液により高い確率でHIVに感染し、死亡した。そのようにして感染した八人と、私は「温かい心」という名のセンターで会った（そのような名前が、孤立した冷たいコンクリートの建物に付けられるのは信じがたいことだった）。二〇〇一年時点で、この人たちは何の治療も受けておらず、抗レトロウイルス薬（ARV）を与えられずに死を宣告されていた。周囲の風景はすさんでいた。小さな炭鉱の産業廃棄物投棄場となって汚染がひどく、空はスモッグで覆われ、呼吸をするのも困難に感じた。省都の太原《タイユエン》（人口三〇〇万を超える都市だ）に戻り、知事と夕食をともにしたときに「エイズについて話をするために来たのですが、他にも呼吸器疾患や肺がんなど、健康上の重大な問題があるようですね」と尋ねた。知事は「まさか、どうしてそう思うのですか」と答え、もう一本タバコに火をつけた。完全な否認だった。簡単に解決できるとは思えなかったし、実際、簡単ではなかった。二〇〇七年になって初めて、私は許可を得て河南省の村を訪ねた。犯罪的な買血による多くの犠牲者が住む村、死者を出した村だ。驚いたことに血液の売買は、村に死をもたらす以前にまず、繁栄をもたらしていた。死につながる拝金主義がそこにはあったのだ。

期待を抱かせるような進歩はあったものの、エイズ対策も（中国が香港との関係について語るのと同様）一国二制度だった。二〇〇六年に私はやはり南部にある貴州省を訪れた。人口は五〇〇〇万以下だが、

「リハビリテーション解毒」および「メサドン治療」のための施設が六〇カ所もあった。織金県では中国保健省の何人かの担当者とともに労働再教育センターを訪れた。(それまでは担当者の誰一人、そうした施設を訪れたことはなかった。)それは刑務所で、青白い顔をして灰色のパジャマを着せられた若い男たちが、角にトイレが付いた部屋に九人ずつ収容されていた。午後二時までは房に閉じ込められ、六カ月間、一枚の紙に書かれた施設の規則を学習しなければならなかった。それが唯一、房の壁に貼られたものだった。私たちが話している間も何人かが、おそらくは脱薬の苦痛で身を震わせ、話しかけた一人は気を失って倒れた。治療はなく、暴れれば取り押さえられる。おぞましい場所であり、男たちは明らかに職員に怯えていた。次には、欧米型のメサドン治療と注射針交換が行われているドロップインセンターを訪れた。ほとんどすべての薬物使用者が脱薬施設に収容された経験を持ち、そこへ送り返されることを恐れていた。その一人は、メサドンクリニックに行くか、刑務所へ送られるかは、運と警察官に賄賂を贈れるかどうかにかかっていると語った。

だが全体としては、中国は流行に合理的に対応すべく迅速に動いていた。翌年、ニューヨークで会った中国の国連大使は、驚いたことに、私が中央党校で行ったスピーチのコピーを持っており、マーカーで黄色い線が引かれていた。大使は、私の発言について質問してきた。明らかに中国共産党の党員には、このスピーチを学習することが求められていたのだ。疑いもなくこれが、私のスピーチの中でもっとも広く読まれたものだろう。

中国は二〇〇五年半ばまでに立場を変え、合理的な対応を採用する側に加わった。その頃私は、HIV予防の公式な戦略を声明で示すよう求めるUNAIDS理事会メンバーの要求を抑えることは、もうできないと考えていた。声明は国連システム全体の公式方針であるだけでなく、各国にとっても信頼できる手引きにしなければならない。私は何年もの間、この仕事を回避してきた。理事会を構成する国々の意見がばらばらで、明確なメッセージにならず、無意味で浅薄な文書ができてしまう恐れがあったからだ。予防戦略が意味のあるものになるには、ゲイと女性の権利、注射針交換と薬物代替療法のプログラム、売春の文脈を含めたセーフセックスの普及策などを言葉ではっきりと表現する必要があった。プルニマ・マネ、ジム・シェリー、ベン・プラムリーと私は、そうした立場が圧倒的な支持を受けられるように舞台裏で精力的に動いた。とりわけ、注射針交換プログラムの反対意見をなだめようとした。しかし、理事会の準備段階では表向き沈黙を保っていたこともあって、ハームリダクションのアクティヴィストたちからは弱腰と見られた。文書の作成には三日間、深夜に及ぶ議論が続けられ、ロシアと米国を除くすべての国から、ようやくハームリダクション政策への同意を取り付けることができた。日本やスウェーデンのような国も反対はしなかった。米大統領エイズ救済緊急計画（ＰＥＰＦＡＲ）が主導的かつ柔軟に対応してくれたおかげで、注射針・注射器交換プログラムへの支援を強制されることはないという注をつければ、米国も合意を阻止はしないことになった。世界は初めて、合意されたＨＩＶ予防戦略を持ち、「複合予防（combination prevention）」という基本原則、つまりさまざまな方法を組み合わせてこの流行を止めるという原則が、世界政治に公式に根を下ろすことになった。このことによって私は、ＨＩＶ予防に唯一の特効薬を求める幻想に終止符を打つことができると考えたのだが、それは希望的観測に過ぎなかった。また他の分野同様、予防の知識と技術もエイズ研究に多額の投資を続けたおかげで進化していた。最近ではＨＩＶ感染を減らす手段は二〇〇五年当時よりはるかに多い。男性の割礼、ＨＩＶ感染予防としてのＡＲＴ、女性用マイクロビサイド、曝露前予防（ＨＩＶに感染する前にＡＲＶを服用すること）などだ。現在の課題は、異なる対象にそれぞれ最適の組み合わせを用意できるようにすることだ。

エイズに取り組むうえで人権を無視することはできない。私たちが大切にすべき価値の一部であるだけでなく、差別と偏見が予防と治療の両方へのアクセスを阻むことも経験から学んできた。エイズに関連した人権の擁護は、私たちの職務の不可欠な一部なのだ。HIV陽性の女性やゲイ男性に対しては極端な暴力事件や殺人さえ起きていた。南アフリカのググ・ドラミニは一九八八年一二月、テレビに出演して自らHIVに感染していることを明らかにした直後に地元ダーバンの郊外で惨殺された。この事件は世界に衝撃を与えたが、必ずしも特別なことではなかった。また、そうした事件によくあるように、彼女の殺害で罪に問われた者は誰もいなかった。HIV予防を阻むもう一つの大きな障壁は、成人の同性間の同意に基づく性行為を犯罪とする法律の存在だ。世界の七六カ国にそうした法律があり、七カ国では死刑もある。イランでは一九七七年以降、四〇〇〇人以上が同性愛行為で処刑されている。したがって、私は各国の首相や大統領との会談でこの問題を取り上げたが、控えめに言っても、簡単にはいかなかった。

HIV予防に従事する人やアクティヴィストが迫害、逮捕、監禁された際、UNAIDSが間に入ることはしばしばある。多くはアフリカや中央アメリカのいくつかの国やネパールの同性愛者のコミュニティの人びと、あるいは薬物使用者、セックスワーカーとともに活動している人びとだった。中国ではエイズアクティヴィストが定期的に公安当局に拘束されるので、釈放を交渉する窓口を探した。中央政府当局に介入を依頼し、法的な支援の提供を要請することもある。

あまりに超現実的な事件も、残念ながら現実に起きた。［一九九九年に］パレスチナ人医師一人とブルガリア人看護師五人が、リビアのベンガジの病院で四〇〇人以上の子供に故意にHIVを感染させたとして訴追され、繰り返し拷問を受けた。他の多くの人たちとともに私も、リビア政府に医療従事者の釈放を求めた。罪に問われるような証拠はまったくなかった。しかし、エイズという厄介な問題は、カダフィ体制に対し火に油を注ぐようなものだった。その後、二〇〇五年一二月にナイジェリアの首都アブジャの大統領宮殿で、オバサンジョ大統領と朝食をともにしたとき、私は手がかりを得たように思った。アフリカ式解決策の方が、西側からの圧力よりも、カダフィにははるかに受け入れやすいのではないか。オバサンジョはただちにリビアの駐ナイジェリア大使を呼び、この件でカダフィと話をしたいと告げて、医療従事者の解放と引き替えに子供たちの補償を行うことを示唆した。しばらくは何も起きなかったが、二〇〇七年七月にフランス政府と欧州連合の努力により、六人全員が解放された。

私のＵＮＡＩＤＳ任期中のもう一つの大きな課題は、ＨＩＶ陽性者に対する入国規制だった。短期の訪問も禁止していた米国をはじめ二〇カ国以上に規制があった。このため、ニューヨークの国連における私たちの仕事は複雑になった。私たちが開催する行事には、いつもＨＩＶ陽性者の参加を招請する。ある人は偽りの申告をしなければならず、別の人は特別の許可を申請した。それは極めて不公正であり、すでに一〇〇万人を超えるＨＩＶ陽性者が暮らしている国にとって、公衆衛生の観点からも正当化できなかった。レーガン政権当時からの入国禁止規制のために、米国では国際エイズ会議が開けなくなっていた。幸いにも米国が二〇〇九年に規制を撤廃したことから、同様の措置を取る国が相次いだ。中国でさえも二〇一〇年に入国規制を廃止したが、ロシアはこの点でもあいまいな政策をそのまま残している。

さまざまな機関の間のエイズ対策を調整すること、そして世界エイズ・結核・マラリア対策基金（グローバルファンド）の理事会など多数の会議に出席することに、私は多くの時間を割かなければならなかった。米国のエイズ支援は特定の国に集中していたので、それ以外の国はグローバルファンドがなければ、エイズの治療も予防も提供できない。したがって、その成果を確認し、資金確保に努力することは、私にとって優先事項の一つだった。また、各国のＵＮＡＩＤＳ事務所のスタッフの仕事の半分は、グローバルファンドへの申請書の作成を助け、助成が認められたらきちんと実施されるよう支えることだった。グローバルファンドは極めて短い期間にＨＩＶ治療を広く普及させ、二〇一一年までに一五〇カ国に対し二二〇億ドルを助成していた。いかなる意味においても目覚ましい成果だった。草の根のアクティヴィストやグローバルファンド自体、そしてボノ、ネルソン・マンデラ、ビル・ゲイツ、コフィー・アナンといった著名人による終わることのないキャンペーンのおかげもあって、資金が集められた。まったく新しいタイプの国際組織として、仕事のやり方のすべてを工夫し、苦しい時期を切り抜けていた。二〇〇七年二月、途上国と先進国が激しく対立した大荒れの理事会が、あまりに長い中断を挟んで二回開かれた末に、ミシェル・カザツキンが二代目事務局長に選ばれた。投票結果は、ＵＮＡＩＤＳで私の次長だったミシェル・シディベを僅差で上回った。ミシェル・カザツキンは、ロシア系の真のパリジャンで、知性と情熱とを備えたエイズの臨床医だ。フランスの国立エイズ・ウイルス性肝炎研究機関の所長だった当時からの旧友なので足並みを揃えることは容易だった。とりわけ、グローバルファンドの財源を確保するための一連の「増資会合」では、緊密に協力した。私はグローバルファンドの透明性をたたえた。助成金の詳細、支出、監査結果は、ウェブサイトで見ることができる。グローバルファンドは資金を提供した国の汚職やずさんな資金管理について勇気を持って明らかにし、批判を招くこともあったが、国際組織のモデルを示した。しかし、極めて機能的ではない理事会のあり方に対しては私にも不満があった。ドナー国は事務局に細かいところまで口を出しながら、戦略的な方針は示そうとせず、途上国に対しては厳し過ぎる条件を付ける。

アクティヴィストからの常に「もっとお金を」という要求に対しても、助成がすでに決まっている事業すら始められない国からの新規の要求に対しても、拒絶するだけの気概のある理事会メンバーは少なかった。困ったことは他にもあった。自国資金で十分にエイズ、結核、マラリア対策を進めていける、いわゆる中所得国に対しても、グローバルファンドは最近まで資金助成を行っていた。こうした管理の失敗が、経営の問題や国際金融危機の影響と相まって、カザツキンを退陣に追い込むことになった。グローバルファンドを守り、十分な資金を拠出することは、エイズだけでなく、結核やマラリアに打ち勝つためにも不可欠だ。

二〇〇五年六月にスコットランドのグレンイーグルズで開かれたG8サミットで「HIVの治療と予防へのユニバーサルアクセス実現に向けて可能な限り努力する」という約束がなされたことには大いに期待した。その半面、次のサミットでさらに踏み込んだ約束をするのは困難だろうというシニカルな思いもあった。いずれにせよ、G8サミットでエイズが大きく注目されるのはこのときが最後で、G20［金融・世界経済に関する首脳会合］は保健や社会的問題には関心がなさそうだった。

米国のPEPFARに十分な資金を確保することもすべての人の利益になることであり、私は毎年、議員たちにPEPFARの資金を拡大し、同時にUNAIDSとグローバルファンドにも拠出するよう要請を続けてきた。この三つは、世界のエイズ対策にとってそれぞれ独自であり、かつ相互に補完し合う貢献を果たしているからだ。米国の地球規模エイズ調整官マーク・ダイブルと私はしばしば、議会公聴会やシンクタンクのイベントに一緒に出席した。二〇〇七年にはカリフォルニア州オレンジ郡にあるリック・ウォレン師のサドルバック教会でスピーチを行ったこともある。福音派教会の支援はPEPFARの予算更新に重要だった。私はそれまでにもニューヨークの聖ヨハネ大聖堂やペルーのリマにある聖フランシスコ教会でもスピーチを行ったことがあるが、それらはすべてエイズイベントの中での話だ。今回は福音派の集会で説教を行う。しかも同性愛のような微妙な課題について話をしなければならない。この点は非常に心配だった。巨大なホールの演壇に上がる前に、私は大きく深呼吸し、同郷のダミアン神父のことを思い浮かべた。そして、私の故郷のキールベルゲンの村で話すようなつもりで語り始めた。三〇分後、リック・ウォレンは「ホームランだ」と言った（たぶん私は良い説教をしたのだろう）。米議会が二〇〇八年のＰＥＰＦＡＲ予算を四八〇億ドルに更新し可決したのは素晴らしいニュースだった。また選挙の年にワシントンで、二大政党の合意が成立するのは、非常にまれなことだ。私はホワイトハウスで行われたジョージ・Ｗ・ブッシュ大統領の署名式に出席した。このプログラムはオバマ大統領のもとでも引き継がれた。

私たちはそれでも、何度か厳しい後退を余儀なくされた。驚くことではないのかもしれないが、それはまず、初期に大きな成果を挙げた国で現れた。ウガンダでは二〇〇五年以降、ＨＩＶの新規感染が増加している。タイでは男性同性愛者や注射薬物使用者の間でＨＩＶ感染が増えている。おそらくこれは、ハームリダクションプログラムの導入を拒否し、いわゆる「麻薬戦争（War on Drugs）」政策を進めた結果だろう。それはタイのタクシン・チナワット首相のもとでは、薬物使用者に対する戦争だった。二〇〇七年に保健省から提出された優れた疫学データに基づき、ＵＮＡＩＤＳはタイに対して低い評価を下した。タイ北部のチェンマイで開かれたＵＮＡＩＤＳ理事会で、タイの代表者はこの評価に激しく抗議した。普段は説明責任と独立した評価を強く支持する人物だったが、自国に関してはそうではなかった。事実に論争の余地はなかったので、私はタイの評価を変えるつもりはなかった。「政府間」機関としての国連の現実の一つだが、正直な報告を行えば常に加盟国に振り回される。各国を比較する場合には、なおさらそうだ。

エイズは依然として地球規模の課題であり、世界中で毎日、感染が起きている。高所得国の問題は、アフリカのような地域に比べれば、絶対的にも相対的にもはるかに小さい。しかし、ＡＲＴが導入された後、ＨＩＶ予防の予算は減少し、ヨーロッパのほとんどの国でＨＩＶの新規感染が少しずつ、とりわけゲイ男性の間で増加している。英国ではＨＩＶ検査率が高く、国民健康保険（ＮＨＳ）により無料で治療が提供されているというのに、新規感染はこの一〇年で二倍に増えている。ほぼゲイ男性かＨＩＶ流行地域からの移住者だ。米国ではいくつか、ＨＩＶの流行が悪化している地域がある。私はワシントンＤＣをしばしば訪れているが、行動範囲はキャピトルヒル、ジョージタウン、デュポンサークルを結ぶ三角形内に限られ、たまに友人とその外にあるレストランに行くぐらいだ。二〇〇五年のあるとき、ＵＮＡＩＤＳのＤＣ駐在であるマイケル・イスコウィッツが、ワシントン市内のＨＩＶ陽性率は五％に達し、ほとんどの西アフリカ諸国より深刻だということを、改めて強調した。そして、議員や政府担当者、学者、白人のアクティヴィストといった人たち以外とも会うべきだと私に言った。ワシントンのアフリカ系アメリカ人居住地域にあるウィメンズ・コレクティブは、ハワード大学からもそれほど遠くないが、別の国のようだった。貧しい女性ＨＩＶ陽性者グループで、ほとんどが黒人だった。設立者のパトリシア・ナルスは勇気ある女性で、自らのＨＩＶ体験を積極的な行動に転化した。ノエリーン・カリーバがウガンダで行ったことと似ている。女性たちが次々に自分のことを語った。両親からの虐待、毎日のように続く暴力、レイプ、薬物使用、家庭の崩壊、飢えと貧困。四〇代だと言うが、どう見ても六〇歳を超えているとしか思えない小柄な女性が、ネズミにかじられた爪先を見せ、アパートではネズミにかじられないようにテントの中で寝ると語った。もう一人の女性は、空港の手荷物検査を通るときに液体容器を入れるのに使うような小さなプラスチックのバッグを見せてくれた。中には三発の銃弾が入っていた。夜の路上で暴行を受けたときの収穫物だという。私には言葉もなかった。人間はどこまで耐えられるものなのか。ホロコーストの生存者や、ルワンダの虐殺を経験したＨＩＶ陽性の未亡人に会った経験から、人間の生きる力、生きる意味を見い出す力に限界がないわけではないにしても、想像を超えるものであることを学んだ。いくつかの大陸で聞いたこのような話は、予防と治療のための持続的努力が必要であり、すぐに勝利の歓声を上げるようなわけにはいかないことを示唆していた。

世界中でエイズへの対応は強化されているとはいえ、南部アフリカではＨＩＶの極めて深刻な地域的流行（hyperendemic）が続いている。陽性率が非常に高く、新規感染が続いているということだ。この地域がアフリカの他の地域、および世界の他の地域とどうしてこれほど大きく異なってしまったのか、私にはずっと理解できなかったが、それでも、南部アフリカの流行を抑えるには、例外的な対応が必要だということは確信していた。南アフリカは数え切れないほど訪れているし、その周辺の、控えめに言っても同じくらい厳しいＨＩＶ流行に直面している国々も訪ねてきた。山に囲まれた内陸の王国レソトでは、二〇〇五年時点で、成人の三一％がＨＩＶ陽性で、地方によっては六〇％を超えていた。平均余命はＨＩＶ感染がなければ六五歳だったはずなのに、三五歳にまで下がった。それでも国際社会は完全に無視し、この国は中国企業の一大低価格製品製造工場になっている。レソトは貧困、栄養不良、エイズという前例のない三重の人道危機に直面していた。私はインディアナ出身で世界食糧計画（ＷＦＰ）事務局長のジム・モリス、ＵＮＩＣＥＦのキャロル・ベラミーとともに国際支援を呼びかけ、戸別訪問による全国ＨＩＶ検査キャンペーンを開始するにはどうすればよいかを検討した。人びとの反応は驚くほど良く、エイズの影響が至るところで感じ取れた。どのコミュニティでも主に女性が、家族のエイズに対応しようとして力を合わせ、率直に語ろうとする雰囲気が強かったが、コンドームに関してはそうではなかった。これとは対照的に、政府の反応は極めて官僚的だったので、私は国王レッツィエ三世とともにエイズ危機だということを強調した。国王は国民の生存を心から気遣い、エイズは国家的災害であると宣言した。私は同じ内陸国で少しだけ豊かなスワジランドに一九七七年、「性感染症制圧」のためにWHOから派遣されたことがあった。この国は二〇〇四年には世界最高のHIV感染率を示し、妊婦の四二％が陽性という恐るべき事態になっていた。HIV感染の流行は「女性化」しており、全HIV陽性者の五五％が女性で占められていた。平均寿命はエイズのために三二歳にまで低下していた。UNDPは報告書で「スワジランドの国としての存続は、深刻な脅威に瀕している」と警告した。中世のペスト流行を思い起こさせる。現代においてウイルスがそれほど大きな影響力を持つとは信じがたいことだが、二〇〇五年のスワジランドでは、人口一一二〇万人（それも減少しつつある）のうち、すでに七万人が孤児であり、子供が世帯主であることも珍しくない。

私が訪れたマンバトフェニ村では、子供たちを性的虐待などあらゆる種類の搾取から守り、孤児院に送らずに元の家で暮せるよう支援するために、コミュニティが努力していた。極めて限られた予算の中で、生きるための治療薬は国際的援助に頼るにしても、その他は外からの助けを待たずに、力を合わせるコミュニティの姿は、非常に印象的だった。アフリカ最後の絶対君主である国王ムスワティ三世にも私は数回、会ったことがある。彼は古くからの純潔の掟に触発されて、一八歳未満の女性の性行為を禁じたが、その直後に自らは一七歳の少女を一三番目の妻とした。政策と王自身の行動は、大きくかけ離れていた。HIVの新規感染率は高いままであり、スワジの男性には割礼の習慣がなかったことを考えれば、この国は明らかに大規模な男性の割礼普及キャンペーンの候補と思われた。

ボツワナは、同じように厳しいHIV流行に直面してはいたが、克服への道を歩んでいるようだった。それは、フェスタス・モハエ大統領の指導力とその全閣僚の対応、ダイヤモンド鉱山からの豊富で管理された資金源、そしてPEPFAR、ゲイツ財団、メルク、米国のいくつかの大学による国際支援のおかげだ。

しかしこの国も、新規感染の予防に関してはそれほど成功しているわけではないし、性的指向やジェンダーは依然、微妙な課題のままだ。

一九八〇年代にHIVが発見されて以来、ある晴れた日にエイズはなくなり、ワクチンや完治療法の進歩のおかげでHIVも消えてしまうだろう、といった希望が何となくあった。だが、そのような幸運に恵まれることはなかった。HIVは人の細胞内にも、社会の中にも、しっかりと定着している。私たちが対策を継続していけるのかどうか、それが大きな懸念だ。何十年にもわたる治療の費用は誰が負担するのか。現在の抗レトロウイルス薬に対してHIVが薬剤耐性を持ったときに、新しい薬が得られるのか。新しい第二選択薬の抗レトロウイルス薬を購入可能な価格で用意できるのか（ブラジルでは第二選択薬の需要が増えて、治療の予算が倍増している）。政治やコミュニティの指導力はどうすれば維持できるのか。予防対策は、治療とセーファーセックスの生涯にわたる継続は、等々。男性の割礼について話をしたときに、フェスタス・モハエ大統領が正しくも質問したように、新たな世代を守ろうとするなら、どうして若者や成人男性ではなく、新生男児全員に割礼を行うよう強調しないのか。私には彼の長期的展望は好ましいが、今は、長期の展望と短期の対応の両方に取り組む必要があることを強調した。残念ながら国際的な政策は今なお、短期的対応に終始しているが、それは間違いであり、機会を逸することになる。そう私は考えている。

エイズの流行の長期的な軌道はどうなるのか、とりわけ、将来可能な限り最善の結果を得るには、今何をなすべきなのか。それを考えるため、私は二〇〇三年にいくつかのプロジェクトを発足させた。私たちはサハラ以南のエイズの流行から取り組み始めた。それが優先課題であることは明白だった。ロンドンにあるシェル社の未来予測部門とチームを組み、アフリカに関心の高い何百人もの人に参加してもらった。ジュリア・クリーヴスが中心になって、二〇〇五年に「アフリカのエイズ：二〇二五年に向けた三つのシナリオ」という報告書をまとめ、南部および東アフリカでは、最悪の事態がまだこれから来る恐れがあることを明らかにした。報告書はまた、ＨＩＶの治療と予防の対策が効果を挙げるには一層の資金を投入するだけでは十分ではないこと、対策を支援する政策を打ち出し、管理の質を高めることも同じく重要であると、強く指摘した。それは革命的なこととは言えないが、すべての関心が資金確保に向かってしまうときには、とくに重要な指摘だろう。二年後に私は、「aids2031」というプロジェクトを発足させた（一九八一年に最初のエイズ症例が報告されてから、二〇三一年で半世紀になるからだ）。このプロジェクトにも何百人ものエイズ分野および他分野の専門家が集まり、アジア地域のエイズの流行予測に取り組んできたハイディ・ラーソンとステフ・ベルトッツィがまとめ役になった。作業は私が最初に予想していたよりも、はるかに困難なことがやがて分かった。おそらくそれは、私たちが日々、今ここにある危機への対応に追われ、ケアと治療を提供することに忙殺されているからだった。エイズの環境は高度に政治的なので、人びとはあえて枠組みを離れて考えようとはしなくなり、またエイズコミュニティの中には、今必要とされる行動を長期的な展望が妨げるという恐れを持つ人びともいたからだ。驚くことではないが、革新的なアイデアが出てくるのは若者からだった。とりわけ、グーグルプレックス（米カリフォルニア州マウンテンビューにあるグーグルの本社）で開かれたaids2031のイベントにおいて、当時二〇代だったジェナとバーバラのブッシュ姉妹とジョニー・ドーセットによって、国際保健部隊（Global Health Corps）が創設され、米国と途上国からの若者が協力して、保健プロジェクトに取り組むことになった。

aids2031はエイズ対策の再構築を提言した。つまり、世界中の多様なＨＩＶ流行のそれぞれの特異性に合わせた、よりテーラーメイドな対策の策定を提言し、そのためにHIV対策を最適化する多彩な方法を提案した。二〇一〇年に報告書が発表されると、提言のほとんどがいくつかの基金拠出機関とプログラム実施機関に取り上げられた。現在の関心の焦点は、持続可能性、資源活用の最適化、長期的な効果にある。テドロス・アダノム・ゲブレイエスス保健相やアグネス・ビナグワホ保健相といった人たちの洞察に満ちた指導力のおかげで、エチオピアやルワンダのような国ではエイズに特化された資金が保健全体の基盤強化にも生かされたが、ほとんどの国では、ドナーによる規制を厳格に守って、より持続的な対応を可能にする機会を失ってしまった。財政危機の時代には、こうしたことが鍵になる。しばらくは同じ状況が続くだろう。

任期も終わりに近づいた二〇〇八年六月、私は二年に一度のUNAIDS報告書を発表した。潘基文国連事務総長が出席して第一七回国際エイズ会議がメキシコシティで開催される直前のことだった。私は初めて、エイズによる死亡とHIVへの新規感染とが、(旧ソ連諸国を除き)ともに大きく減少していると発表することができた。ようやく、良いニュースを届けることができたのだ。

二〇〇八年一一月三〇日、日曜日の正午、私はコンゴ民主共和国の若き大統領、ジョゼフ・カビラの私邸で行われた非公式の朝食会からキンシャサのヌジリ空港に駆けつけたところだった。カビラ大統領とは、コンゴ東部における性的暴力の蔓延とHIV感染の増加にどう対応すべきかを話し合った。そこではなお、武力紛争が続いていたのだ。喧噪と混乱のVIPラウンジで、私たちはヨハネスブルグ行き南アフリカ航空機を待っていた。ヨハネスブルグではUNAIDSの事務局長として最後の世界エイズデーの演説を行うことになっていた。南アフリカでは九月にムベキ大統領が退任しており、ムベキ後の初の世界エイズデーでもあった。私のブラックベリーが鳴った。「ピオット博士ですか。事務総長がお話ししたいとのことです。少々お待ちください。」潘基文は、後任選出への私の協力について感謝の言葉をかけてくれた（私の任期は間もなく終わる。最長一〇年とされる国連機関のトップの在任期間をすでに超えていた）。そして、ミシェル・シディベとの面接でとても良い印象を受けたことを、私に伝えた。電話の状態は非常に悪く、空港のラウンジの騒音と音楽は、マトンゲのバーのように騒々しかったが、事務総長の穏やかな声はよく聞こえた。「二〇〇九年一月からシディベさんをＵＮＡＩＤＳの事務局長に任命することにしました。シディベさんに電話をして、引き継ぎが円滑に行われるように話し合ってください。」私は安堵した。ＵＮＡＩＤＳの舵取りは大丈夫だ。私はすぐにジュネーブのミシェルに電話を入れた。大声で携帯電話をかけているコンゴの人たちの雑踏に囲まれて、ほとんど叫ぶように言った。「兄弟よ、おめでとう（Mon frère, toutes mes felicitation!）。潘基文がたった今君を任命したよ。今週末にバマコでお祝いしよう。」（ミシェルの母国マリを一緒に訪れる予定があったのだ。）接続は突然、切れた。専門職として第一歩を踏み出した地コンゴで、私の仕事は一巡した。

終章

二〇〇八年一二月二六日、私は空っぽになった執務室のドアを閉めた。それからＵＮＡＩＤＳ本部ビルの高さ九メートルもあるガラス張りのロビーに出る。マリー・フィッシャー作の巨大な岩の彫刻の間を通り抜けるのもこれが最後だ。警備員とは毎朝、挨拶を交わした。私を支えてくれたマリーオディル、シルヴィ、カレン、キャロリーヌ、アニャ、ジュリア、ジュリアン、ベン、ロジャー、ティムらスタッフたちとの短い会話があったからこそ、私も長い間、何とか心を平静に保つことができた。廊下に飾られた現代アフリカ芸術の作品には、通り過ぎるたびに頭を刺激されたものだ。やがてはそうしたことを一つひとつ懐かしく思い出す日も来るだろう。数日後には後任のミシェル・シディベが着任し、ＵＮＡＩＤＳを率いて世界のエイズ対策を次のステージに導いていくことになる。オフィスの机や椅子を模様替えするのと同様、ＵＮＡＩＤＳという組織の運営やコミュニケーションについても、マリやフランスの豊かな文化、そしてジム・グラント時代のＵＮＩＣＥＦで働いた経験をもとに、自分のやり方を打ち出していくことだろう。国連の後継者選びも時にはうまく機能することを誇りに思う。

国連の影響力のあるポストを離れることで落ち込んだり、国際政治のヘビの穴から抜け出してほっとしたりする気持ちは私にはなかったし、職務に伴うそれなりの権力や快適なサポートを失うことで退職症候群に陥るようなこともなかった（絶望的なＩＴ機器のトラブルに見舞われたときは別だが）。退任の準備は、気持ちの上でも実務の面でも、一年前から進めていたからだ。とはいえ、エイズに関して世界のどこかで何かうまくいかないことがあっても、もう責任を取らずにすむ。これは素晴らしい。そう思ったことは認めざるを得ない。外に出た瞬間にすべてが終わり、私の心はもう未来に向かっていた。年が暮れる直前、私は新たな生活のためにジュネーブからニューヨークのハーレムへと飛び立った。

一二月にジュネーブで送別会が開かれたとき、一月は何をしたらよいかとコフィー・アナンに尋ねた。彼はすぐさま簡潔に「眠ることだね。たっぷり眠るのがいい。肩の荷を下ろして初めて、自分がどれほど疲れていたか分かるよ」と答えた。これまでもたびたびそうであったように、彼は正しかった。まがいものであることも多い危機のために果てしないストレスを感じていたし、一〇年間の睡眠不足と時差ぼけは私の体中の細胞に蓄積していた。どの政府が文句を言ってくるのか、怒ったアクティヴィストからどんなメールが届くのか、今度はどのドナーが何度も繰り返されているＵＮＡＩＤＳ評価の結果を発表するのか、どの国連機関がＵＮＡＩＤＳはいつから独立の機関になったのかと批判してくるのか、どれほど混乱して不快な新聞記事を今日は読まなければならないのか。朝、目が覚めるとしばし、そうしたことを考える。政治的な地位に就けば、こうした過酷な職務が待っているのだ。他の人ならもっとうまくやれたのかもしれないが、私は休暇中でも米国の会計検査院や記者がもう一度調査しようという気になるのではと考え、くつろげなかった。あまりにも仕事中心の生活で、家族を犠牲にしてきたことは本当に申し訳ないと思っている。家族の忍耐と助けがなければ、続けてはいけなかっただろう。

非常に孤独な仕事でもあった。信頼できる人は少ない。エイズに関して何が問題なのか、働く環境がどれほど複雑なのか、関わる人たちの振る舞いがいかに特異であるのか、といったことを理解してくれる人も少なかった。私が日々何をしているのかを友人や家族に正確に説明するのは容易ではない。たいていはパレートの法則［成果の八〇％は要因の二〇％が生み出す］の犠牲者であり、つまるところ昼間は会議に出てスピーチをし、夜は飛行機の中で寝ていると思われてしまうからだ。私にとって最大の関心事は、エイズの流行に対応するよう人びとを説得すること、そして世界規模であれ、各国レベルであれ、人びととエイズ対策を進める戦略を練ることだった。重要な人と会うときは、まず綿密に準備する必要がある。エイズの状況よりも、文化や政治の状況、相手のバックグラウンドを知らなくてはならない。シアトルの研究室で働いていた時代に恩師のスタンリー・ファルコーから、どのようにして病気が引き起こされるのか、細菌の視点から考えることを教えられた。その教えを忘れず、相手の立場から考えることを常に心がけた。人びとのニーズを理解することは、政策立案においてもっとも重要な原理だが、それが保健政策においては十分に配慮されていなかった。

国連システムは極めて多様な人びとが集まる拡大家族のようなものであり、そこで働くことは簡単なことではない。人道援助や、最近では女性問題もそうなってきたが、ＵＮＡＩＤＳは国連の「一貫性を持った支援」(deliver as one) のもっとも先進的な試みだった。ほとんどとまでは言わないものの、多くの国連スタッフは善意を持って働いているにもかかわらず、現行の国連の調整能力が有効に機能しているのかどうかは疑わしい。私は年々、懐疑的になっていった。一つの国連としての任務遂行を妨げている要因は大きく二つある。一つは個々の国連機関の実績、政治的影響力、予算といった面での利害であり、もう一つは加盟国が互いにばらばらで国内でもふらついていることだ。各国が異なる利害、時として排除し合う利害を持つだけでなく、各国内部の一貫性もなく、担当の省ごとに異なる課題を異なる国連機関で推し進めようとすることもある。国連の調整機能に関する私の結論を言えば、それは集合的な失敗例であり、現在のように国連機関が多くては費用がかかり過ぎるので、国際社会は大胆な吸収合併を行うか、あるいは、有効に運営されている機関のみ支援し、そうでないものは廃止したうえで、多元主義は力であるとして受け入れるか、どちらかを選択しなければならないだろう。私が世界エイズ・結核・マラリア対策基金を成功させようと働いた経験から言えば、国連システムの外に新たな機関を作っても、国連の問題の解決をはかることはできない。

欠陥はいろいろとあるにしても、国連の高官として働くことは大きな特権であり、地球規模課題に対して、他の立場ではなし得ない影響を及ぼすことができた。ベルギーのような小国の出身者にとってはとくにそうだ。また、国連内では上下を問わず、極めて賢明で思いやりのある人たちと数多く知り合うことができたし、事務総長の執行会議で深刻な議論をしていても、楽しく思われることがあった。UNAIDSは世界全体でも、また各国の国内においても、いろいろな立場のエイズ対策関係者が集まるユニークなプラットフォームであり、そのことが課題を解決していく力にもなった。したがって私たちの成果は、国連システムの内部だけではなく、世界全体で達成したものであり、それこそがもっとも重要なことだった。自分が雇われているのはエイズ対策の成果を挙げるためだ。私は常にそう考えてきた。それを通じて、国連の改革に貢献できたとしたら、それはそれでよいが、主目的ではない。これを弁えないと「手術は成功した、だが患者は死亡した」ということになってしまうだろう。

医科学分野の冒険家として過ごした人格形成期と、その後の国連機関の指導者としての経験との間にはこれ以上ないほどに大きな隔たりがあったが、私はこの異なる日々を大いに楽しんだ。転換は何年もかけてゆっくりと進み、研究者としての姿勢を放棄するよりもむしろ、外交的、経営的、政治的な手腕を身につけ、そのやり方を補うことに力を注いだ。医科学者としての経歴が信頼を獲得するうえで役立ったことは確かだが、それ以上に重要だったのは、新たな科学的情報を政策に反映させるための実行可能性を検討するうえで大いに役立ったということだ。私には二つの信念があった。エイズを貧しいアフリカのみの問題としてではなく、世界の課題としてとらえ続けること、そして科学と政治と現場の対策が一体となって進むようにすることだ。政治を抜きにした科学は影響力を持てず、科学を無視した政治には危険が伴う。現場の対策がうまくいかなければ、人びとが利益を得ることはできない。私の場合はＵＮＡＩＤＳの事務局長に就任した当初、仕事に必要なことは、エイズに関すること以外はすべて、新たに学んでいかなければならなかった。医学部でアクティヴィストだった経験は、実際の医学研修以上に役に立ったのではないかと思う。こうして回顧録を書いていると、同じ人が異なる時期に異なる役割を担って登場してくることが多いのに驚く。そうした人たちの助言と支援がなければ、事務局長としての機能を果たすことはできなかっただろう。

エイズ対策を生み出してきた歴史の文脈は極めて独特だが、同時に、エイズの経験は他の保健、社会問題にも応用することができる。二〇〇〇年前後には、経済は繁栄し、政府開発援助も拡大し、「ＷＥ」世代［団塊世代とその子供の世代］の若者たちはインターネットで世界とつながっていた。九・一一やイラン、アフガニスタン、コートジボワール、ソマリア、チェチェンなどで戦争があったにもかかわらず、かなり楽観的な考え方が広がっていた。

加えて、世界規模で流行が広がっていること、通常なら死ぬことの少ない若年成人層への影響が大きいこと、国全体を荒廃させること、社会から認められない行為と密接に関わっていることなどからしても、例外的な現象だった。インフルエンザやコレラと違って、バスに乗っていたり、汚れた水を飲んだりして感染するわけではない。ＨＩＶ陽性者やアクティヴィストの役割の大きな変化も、エイズへの対応の重要な特徴であり、それはこれまでの医療の世界の枠を大きく超えるものだった。国際エイズ学会の初代理事長でスウェーデン出身のラース・Ｏ・カリングスがかつて語ったように、エイズの持つ独特な性格と世界の幅広い層の人たちの関与とが組み合わされて、エイズはポストモダンの最初の流行病になった。この経験は歴史的に見ても独特だ。エボラ出血熱のように致死性は高いが短期間で収束する流行は、映画にはなりやすいとしても、長期間継続し同様に高い致死性を持つエイズの世界的大流行（pandemic）と比較することはできない。

しかし、エイズは例外的である一方で、私たちの性に対する認識、医師と患者の関係、国際政治課題としての保健、コミュニティが保健政策やプログラムに果たす役割、医薬品の価格、国際開発援助など、さまざまな分野に広範な影響を与えた。エイズの流行に対応する動きが「国際保健」という分野横断的な研究と実践の場の登場を促し、エイズに加えて、以前から毎年何百万人ものいのちを奪ってきたマラリアと結核という二大感染症の対策資金を生み出すという大きな付帯的利益ももたらした。

循環器病、糖尿病、癌、精神疾患など「非感染性疾患」は、喫煙や体に良くない食べ物、運動不足、さまざまな環境要因などが大きな原因となっており、二一世紀の世界的大流行としてとらえる必要がある。ここでもエイズの経験が役に立つはずだ。人類史上初めて、感染性の病原体ではなく、私たちの生活や社会のあり方が、人類という種の生存を脅かす保健上の脅威になっている。非感染性疾患を管理していくには、エイズ対策以上に大きな連携と資金の投入が必要になるだろう。

確かに私たちは大きな成果を挙げてきた。それでも、エイズの流行に終わりが見えてきたわけではない。もっと早期に、そしてもっと迅速に取り組むことができたのではないか。私はいつもその疑問に取り憑かれてきた。将来について言えば、エイズの流行への対策とＨＩＶ陽性者への対応を今後も継続していけるのか、非常に気がかりだ。ＨＩＶはおそらく、今後も数世代にわたって私たちとともに存在し続けると思われるので、高いレベルでの政治的な関与を維持し、それに見合った資金を確保するために、政策を戦略的に見直す必要がある。同時に、ＨＩＶ予防のための最新の医学的成果は、それをもっとも必要としていながら、たいていは経済的に手に入れることが難しい人たちが利用できるようにしなくてはならない。

私の短い人生の中でも、数多くの新たな病原体が人や動物から見つかっている。おそらくは食物連鎖や動物を通じてだろうが、新たな病気の流行は今後も出現し続けるに違いない。新たな未知の病原体による将来の流行発生を予期することはできるのだろうか。インフルエンザに関しては、かなり可能ではないかと思う。ただしＨ１Ｎ１型が、予想されていた東アジアではなくメキシコで発生したように、サプライズも起こりうる。検査施設の設置、サーベイランス体制の整備、関連分野の科学者の育成などを世界中で進めていくことは、早期発見・早期対応のために最低限必要だが、それで十分というわけではない。新たに見つかったウイルスが拡大するのかどうかもはっきり分からない状態のもとで、困難な社会的決断を下す必要があるからだ。そうした不確実な状態における政治的決定の能力向上をはかる投資も重要だ。そうしなければ、比類なき科学と技術を誇る私たちの時代でも、「諸君、決定権を持っているのは微生物だ」というルイ・パスツールの言葉は、依然として正しいことになってしまう。

何よりも、エイズの歴史は、治療法の欠如、敗北、偏見、制度的障壁などによって死がもたらされることを拒絶し、現状に甘んじることなく変革を目指す歩みだった。それは、偉大な英雄たちと、どこにでもいる小さな英雄たち、少数の悪人たち、そして責任を果たさなかった多数の人たち、すべての人が一緒に作り出した結果なのだ。人間の行動のもっとも素晴らしいところも、もっともひどいところも明らかにされた。自分は何なのかを知るのを助け、自分の力とともに弱さに気づかせてくれた。

エイズの流行に対する世界の対応は、国際援助とは基本的に外交政策と貿易の延長線上にあるものだという鉄のルールに対する希有な例外だった。生涯続く治療を貧しい国にも長期にわたって約束したことが、それを示している。世界中の人びとによる広範な運動と大きな道徳的な怒りが対策を推進してきた。パリのパスツール研究所の前所長、フィリップ・クーリルスキも書いているように、それはおそらく、国際社会の利他主義のもっとも力強い実例であり、かつてないほど強く相互に結びついた世界の合理的で必然的な帰結なのだ。

謝辞

長時間にわたるインタビューも含め、ルース・マーシャルは執筆の間、忍耐強く緻密な仕事を続けてくださった。また、綿密な調査で不正確な記録や記憶違いをただしていただいた。果てしない編集作業を支え、出版に向けて常に励まし続けてくれたシャーロット・シーディ、アンジェラ・フォン・デア・リッペ、ローラ・ロマンにも感謝したい。

ハイディの揺らぐことのない愛と支えと励ましがなければ、この本を完成させることはできなかっただろう。

困難なときにも変わらぬ愛情と理解で支えてくれたグレータ、ブラム、サラにはいつも感謝している。私自身にとってはわくわくするような生き方が、時として家族には大きな負担を強いていたのではないかと思う。

年を取ると、親から受けた計り知れない恩が分かってくる。教育を授け、冒険の世界へと送り出し、理解も想像もできないような途《みち》を進もうとしたときも支えてくれた。弟のヴィムとポル、妹のリーフェは困難なときも、そしてもちろん喜びのときも、いつも一緒にいてくれた。

ともに時代を歩み、この回顧録に登場する素晴らしい人びとから私は影響を受けてきた。アントワープの熱帯医学研究所、ザイールの出血熱国際委員会、キンシャサのプロジェクトSIDA、ナイロビ大学、ワシントン大学、マニトバ大学、国際エイズ学会、アフリカエイズ学会、WHOの世界エイズプログラム、国連合同エイズ計画（UNAIDS）、ビル&メリンダ・ゲイツ財団、ボードワン国王基金、ロンドン大学衛生・熱帯医学大学院の友人と同僚に、まずこころから感謝を申し上げる。

キング・ホームズ、スタンリー・ファルコー、ポール・ヤンセン、ミシェル・カレエル、ジェリー・フリードランド、マリー・ラガ、マーク・ダイブル、ミシェル・シディベは、私の生涯のさまざまな場面で、指導教員を務めてくれた。マリ＝オディル・エモンの助けなしにはやってこられなかっただろう。

名前を挙げるべくして失礼することを恐れるが、友人と同僚たちに感謝したい。ザッキー・アハマット、マイケル・アラリ、アショク・アレキサンダー、ジョージ・アライン、ロイ・アンダーソン、コフィー・アナン、ルイーズ・アーバー、ディルク・アヴォンツ、イヴェット・バテン、バイ・バガサオ、マドゥ・バラ・ナット、ロン・バラード、スティーヴン・ベッカー、フリーダ・ベヘッツ、ポール・ベンキムン、セス・バークリー、ステファノ・ベルトッツィ、アグネス・ビナグワホ、ボノ、ティナ・ボント、故ンガリ・ボセンゲ、キャロリーヌ・ブルニク、ジョエル・ブレマン、マリオ・ブロンフマン、リチャード・ブルジンスキー、グロ・ハーレム・ブルントラント、フランソワーズ・ブラン＝ヴェジネ、ジャン＝バプティスト・ブルネ、ボブ・ブランハム、パース・キャンベル、リサ・カーティ、アンドリュー・カッセル、ジョー・セレル、スマ・チャクラバルティ、ジェームス・チョウ、故ジュリア・クリーヴス、ヒラリー・ローダム・クリントン、ナタン・クリュメク、マイロン・コーエン、ボブ・コーレブンダース、アワ・コル＝セク、ラリー・コレー、デイヴィッド・コーカリ、サリー・コワル、アレックス・コウチーニョ、キャスリン・クラヴェロ、ジム・カラン、アハマット・ダンゴール、ケヴィン・デ・コック、ポール・デラエー、クリス・エリアス、ブライアン・エリオット、遠藤弘良、グニラ・アーンバーグ、ホセ・エスパルサ、マリカ・ファーレン、アンソニー・ファウチ、エリック・ファヴロー、オスカー・フェルナンデス、メリー・フィールダー、ジュリアン・フリート、マーク・フォスター、スキップ・フランシス、リーフエ・フランセン、ルイーズ・フレシェット、ジェフ・ガーネット、ローリー・ギャレット、ビル・ゲイツ、ヘレン・ゲイル、ジェイコブ・ゲイル、ヘノ・ヒスブレヒツ、エリック・グースビー、ロビン・ゴーナ、アナンド・グルーヴァ、メスケレム・グルニツキー＝ベケレ、ラジャ・グプタ、ロバート・ハマー、シルヴィ・ハーダ、デイヴィッド・ハイマン、マーク・ヘイウッド、レナート・イェルマーケル、故リチャード・ホルブルック、スーザン・ホーク、カレン・ホートン、リチャード・ホートン、池田千絵子、フリッカ・チア・イスカンダール、マイケル・イスコウィッツ、岩本愛吉、キャロル・ジェイコブス、故P・J・ヤンセン、フランソワーズ・イェンスケンス、カール・M・ジョンソン、ノエリーン・カリーバ、ラース・オロフ・カリングス、ジョセフ・ビラ・カピタ、ニルス・アルネ・カストベルフ、エリー・カタビラ、ミシェル・カザツキン、ジム・キム、マイケル・カービー、ダヴィッド・クラッツマン、フィリップ・クーリルスキー、リチャード・クローズ、マチルド・クリム、ウルフ・クリストファーソン、クリスチャン・クロル、ジャン＝ルイ・ランボレイ、ピーター・ランプテイ、デビー・ランディ、ジェプ・ランゲ、ヘールト・ラーレマン、ミシェル・ルシャ、スティーヴン・ルイス、デイヴィッド・メイビー、カムバラ・マガザーニ、マリナ・マハティール、アデル・マームド、マーク・マロック・ブラウン、プルニマ・マネ、エリザベス・マニプード、故ジョナサン・マン、ティム・マルティノー、故アルノー・マーティ＝ラヴォーゼル、マルタ・マウラス、マチルド王妃（ベルギー）、スレイマン・ムブプ、フランセス・マコール、メッテ＝マリット王太子妃（ノルウェー）、ジョー・マコーミック、アンドレ・メハース、マイケル・マーソン、シェイラ・ミッチェル、ハンス・ムルケルク、シグルン・モゲダル、ロブ・ムーディ、スティーヴン・モリソン、故ポル・モヤルト、ピエール・ムペル、ピーター・ムギエニ、ルウィ・ムセイ、ワレン・ナーマラ、デイヴィッド・ナマラ、ジェコニア・O・ンディンヤ-アコラ、イブラヒム・ンドイエ、ピーター・ンドゥムベ、エリザベス・ングギ、アニャ・ニチェ、ハーバート・ンサンゼ、ンジラ・ンジランビ、トラヤ・オバイド、オルシェグン・オバサンジョ、サム・オクワレ、ミード・オーヴァー、故ステファン・パッテン、マルチネ・ペータース、ジーン・ペゴッツィ、グレータ・ペイツ、ヨース・ペリエンス、ジョイ・プマフィ、ベン・プラムリー、フランク・プラマー、キャロル・プリサーン、Y・S・クラシ、トム・クイン、プラサーダ・ラオ、スジャータ・ラオ、ギータ・ラオ・グプタ、オリヴィエ・レイノー、ヘレン・リース、任明輝、メリー・ロビンソン、カルロス・ロンメル、アラン・ロナルド、クリスティーヌ・ルジオ、ジャン-フランソワ・リュポール、ロビン・ライダー、ナフィス・サディク、ロジャー・サラーントンガ、ジョルジェ・サンパイオ、エリック・ソーヤー、ジャン-ルイ・シルツ、ベルンハルト・シュヴァルツレンダー、ジム・シェリー、ウィラシット・シティトライ、マルティナ・スメードベリ、パパ・サリフ・ソウ、ポール・ストッフェルス、パティ・ストーンサイファー、ヨナス・ストレ、ジェフ・スターチオ、トッド・サマーズ、エルハッジ・アス・シィ、故アンリ・タルマン、竹本由紀、ダニエル・タラントーラ、樽井正義、リュック・タヤール・ドゥ・ボルム、テドロス・アダノム・ゲブレイエスス、マーリーン・テマーマン、ルーシー・トンプキンス、ランディ・トビアス、ハイド・ファン・デル・グルーン、エディ・ファン・ダイク、シモン・ファン・ニウエンホーフェ、イェンス・ファン・ルイ、ステファノ・ヴェラ、ヤン・フィールフォント、ミチャイ・ウィラワイタヤ、ポール・ヴォルバーディング、ジャン-ポール・ワルメス、ジュディス・ワッサーハイト、ジョナサン・ウェーバー、アリス・ウェルボーン、ジャック・ホワイツカーヴァー、アラン・ホワイトサイド、故ロス・ウィディーワースキー、マレイカ・ヴェインロクス、デイヴィッド・ウィルソン、ペル・ウォルドーオルセン、ジム・ウォルフォンソン、山田忠孝、エリアス・ゼホーニ、デブレワーク・ゼウディ、ウィンストン・ズル。

本書の執筆は、フォード財団の招聘を受けて二〇〇九年にニューヨークに滞在し、助成をいただいて始めることができた。

［訳者解説］ピオット博士と日本のエイズ対策

宮田一雄

二〇世紀の後半、医学分野の専門家の間で「感染症の時代は終わった」と語られていたのとほぼ同じ時期に、世界は実は「新興感染症の時代」に入っていた。世界保健機関（ＷＨＯ）が天然痘の根絶を宣言した一九八〇年には、エイズの原因ウイルスであるＨＩＶ（ヒト免疫不全ウイルス）の感染がすでに大陸を超えて拡大していたし、アフリカではそれより四年も前にエボラ出血熱の最初の流行を経験している。

本書はそのエボラとエイズの両方の流行と最前線で闘ってきたピーター・ピオット博士の回顧録（*NO TIME TO LOSE: A Life in Pursuit of Deadly Viruses*. New York: W. W. Norton, 2012）の全訳である。矢も楯もたまらずに訳し始め、慶應義塾大学の樽井正義教授、元ＮＨＫ記者で国際放送の英語キャスターを務めた大村朋子さんのお二人の強力な応援を得てもなお、翻訳には原著出版から二年もかかった。エイズ取材を四半世紀も続けてきた新聞記者としては、訳しながら「ああそうだったのか」「あれはこういうことだったんだ」と改めて納得する新発見の連続であった。

詳細はぜひ、本編をお読みいただくとして、ここではピオット博士との関わりを通して日本がエイズの流行にどう対応してきたのかを振り返っておこう。わが国のエイズ対策史の全体像を把握するような膂力はもとよりなく、記述が個人的な記憶に偏りがちなことは割り引いてお読みいただきたい。

ピオット博士は強調しても強調しきれないほどの実績を持つ同時代の偉大な研究者であり、同時に気さくな人柄で日本にも知己が多い。アクティヴィストから研究者、政治の指導者に至るまで、そのほとんどの人が親しみを込めて博士を「ピーター」とファーストネームで呼ぶ。私もどさくさに紛れてピオット博士ではなく、ピーターと呼ばせていただくことにする。非礼の段はお許し願いたい。

ピーター・ピオットの名前を私が最初に聞いたのは、一九九二年のことだ。当時、ピーターは国際エイズ学会（IAS）の理事長として横浜で開かれる第一〇回国際エイズ会議（一九九四年八月）の準備に関与していた。一九八五年の第一回アトランタ会議以来、医学者中心の集まりという印象が強かった国際エイズ会議は、八九年の第五回モントリオール会議あたりからその性格を大きく変えていった。

地元カナダのドン・ドュ・ガニエ氏がモントリオール会議の閉会式に登壇し、HIV陽性者として初めて会議の公式の場でスピーチを行ったことがきっかけになって、HIV陽性者やHIV／エイズ分野のNGOメンバーがその後の国際エイズ会議に積極的に参加し、発言の機会を増やしていったからだ。一九九二年の第八回国際エイズ会議は、米国がHIV陽性者への入国規制を撤廃しなかったことから、本書にも登場するジョナサン・マン博士が、会議直前になって会場を米国のボストンからオランダのアムステルダムに変更するという荒技を駆使し政府方針に抗議している。

HIV／エイズとの困難な闘いが生み出したこのような動きに対し、当時の医学界やWHO幹部の一部が苦々しい思いを抱いていたことは本書にも触れられているが、実は日本の医療関係者の間にも同様の感覚がかなり根強くあった。横浜会議の組織委員会も準備のスタート段階では「日本で開催する以上、純粋に医学的な会議にする。世界にお手本を見せてやろう」といった空気がかなり強かった。アクトアップ（ACT UP）などの欧米のアクティヴィスト団体が会議のたびごとに派手な抗議行動を繰り返し、それが医療関係者の神経に障っていたのかもしれない。

確か一九九二年の十一月だったと思うが、組織委員会の事務局長を務めていた当時のエイズ予防財団、山形操六専務理事が「いやあ、困りました」と頭を抱えていたことを思い出す。「どうしたんですか」と尋ねると「実は」と以下のような説明をする。

ＩＡＳのピオット理事長とＷＨＯの世界エイズ計画（ＧＰＡ）のマイケル・マーソン部長から「日本では純然たる医学の学会としてエイズ会議を考えているようだが、そのような了見では会議は開けませんよ」と言われた。つまり開催国の変更もあり得るということだ。二人が示した会議開催の条件は次の二つだったという。

一　ＨＩＶ陽性者やＨＩＶ／エイズ分野のＮＧＯメンバーの積極的な参加を促す窓口として会議の組織委員会に事務局と同格のコミュニティ・リエゾン委員会を設置する。

二　コミュニティ・リエゾンの委員長には日本のＨＩＶ／エイズ分野のＮＧＯを代表する人物を任命する。

この条件に山形さんは頭を抱えていたのだ。ただし、厚生省、環境庁（いずれも当時）の元医系技官だった山形さんが立派だったのは、一九八七年のエイズ予防財団設立以来、五年にわたる活動の中で、国内のＨＩＶ／エイズ分野のＮＧＯ関係者との交流を深め、リエゾンの委員長に誰が適任なのかが分かっていたことだ。逆に言えば、その段階ですでにＨＩＶ陽性者を支援し、ＨＩＶ感染の予防対策にも取り組む非営利の民間組織が、全国各地で小さいながらも充実した活動を続けていたということでもある。

厚労省エイズ動向委員会の資料によると、一九九二年の年間エイズ患者報告は五一人、ＨＩＶ感染者報告は四四二人。報告ベースではあるが年間の患者・感染者報告数は五〇〇人に満たない。現在の三分の一程度で、国際的に見ると流行は極めて低く抑えられている状態だったが、将来の流行拡大への危機感は強かった。そうした中で、ＨＩＶ陽性者やＨＩＶの流行に影響を受けている人たちへの支援を重視した困難な活動が確実に積み上げられていたのだ。

こうした動きは、血液製剤を通じてＨＩＶに感染した血友病患者のグループや海外からの情報をいち早く集めていたゲイコミュニティ内部のグループによる自発的な動きに負うところが大きかったが、それ以外にも医療界を含めさまざまな分野からエイズ対策に加わる人が少なからずいた。つまり、流行の極めて低い段階からすでにＨＩＶ／エイズとの闘いに取り組むコミュニティの運動が自発的なかたちで形成され、その後のわが国のエイズ対策の基本的な考え方に大きな影響を与えるようになっていた。この点はピーターが指摘するエイズとの闘いの例外的に素晴らしく、多彩な連携にも通じるものであり、わが国のエイズ対策を考えるうえで大いに評価しておく必要がある。

そうした人々の中からコミュニティ・リエゾン委員会の委員長には、特定非営利活動法人ぷれいす東京の代表の池上千寿子さん、副委員長にはエイズ＆ソサエティ研究会議の根岸昌功代表と野田衛副代表が就任した。委員長の選任に至るプロセスはいろいろとあったが、最初に白羽の矢を立てたのは山形さんであり、これはまさしく慧眼と言うべきだろう。ＩＡＳが二〇〇八年に発行した『20 Years of the International AIDS Society（ＩＡＳ二〇年史）』には横浜会議について以下のように書かれている。拙訳で恐縮だが、その部分を紹介しよう。

《組織委員会は保守的な日本社会と欧米のアクティヴィストとの衝突を避けるための対応もきちんと行った。アクティヴィストたちは刺激的な戦術をとることがしばしばあり、それは日本では嫌悪の対象になりかねないからだ。同じ部屋に泊まることを望むゲイカップルやセーフセックスとコンドーム使用のプロモーションを行うサンフランシスコのドラァグクイーンに失礼な対応がないよう組織委員会はホテルの従業員にも研修を行った。出入国管理事務所の職員はセックスワーカーの権利擁護のグループ（日本ではセックスワークは表向き禁じられている）や薬物使用者の代替治療のためのメサドンの持ち込みなどにどう対応するか、徹底的に研修を受けた。ＩＡＳとホスト国はこの膨大な準備作業がホスト国の態度や法律、政策に永続的な影響を与え、アジア地域が流行はまだ始まったばかりであることを認識して対応を急ぐようになることを期待した》

その後の日本のエイズ対策は必ずしも素晴らしかったとは言えないが、横浜会議が契機となってエイズの流行に関心を持ち、その後も継続してＨＩＶ／エイズとの闘いに関与してきた人たちがいたからこそ、わが国の流行は緩やかな増加傾向をたどりつつもなお、国際的なエイズの流行の三分類（低流行期、局限流行期、広汎流行期）の中の低流行期に何とか踏みとどまっていることができた。このことはあえて指摘しておきたい。

一九九四年一二月、ピーターは後にＵＮＡＩＤＳ（国連合同エイズ計画）と命名される国連の新組織の事務局長に任命された。一年の準備期間を経てＵＮＡＩＤＳは一九九五年一二月一日の世界エイズデーにニューヨークの国連本部で発足式を開いている。だが、会場となった国連経済社会理事会の議場は閑散としていた。ピーターは本書の第16章で、その事情を「すべての加盟国代表団と多数の著名人やアクティヴィストを招待していた。それなのに外部からも人が来ることを国連の警備員に連絡し忘れていたので、多数のゲストが入館を差し止められ、時間どおりに出席することができなかった」と書いている。

そのとおりかもしれないが、当時たまたまニューヨークで国連取材を担当していた私の感想は少し異なる。少なくとも加盟国代表団は警備員の許可を得なくても議場には入れる。また、国連の取材記者証を持つ各国メディアの記者も取材は可能だったが、私以外に取材で議場に来ていた記者はいなかったのではないか。そう思いたくなるほど会場は空席だらけだった。

発足式には国連で働くＨＩＶ陽性者のフォーカルポイント（中心人物）という地位にあった国連開発計画（ＵＮＤＰ）のマーク・ハミルトン氏やアクトアップ・ニューヨークのエリック・ソーヤー氏など取材を通じて知り合った旧知の人物もゲストスピーカーとして招かれていた。マークはすでにエイズを発症して何度か入退院を繰り返しており、非常に疲れている様子だった。会場の閑散とした雰囲気を含め、新組織の前途が希望に満ちたものであるようには思えなかった。

私が直接、ピーターに会ったのはこのときが初めてだった。発足式終了後に一応、挨拶して名刺を渡したが、上着のポケットに突っ込んでいた手を出して握手をするような気さくな人物だったという印象が強い。国連機関のトップというイメージからはかなり遠かった。各国の国連外交官の関心も低く、それほど期待されていない組織なんだろうなと思ったことを覚えている。その後の歴史的展開を振り返れば、記者としてニュースに対する感度の低さを反省せざるを得ない。

横浜会議の後も、ピーターはＵＮＡＩＤＳの事務局長として何度も日本を訪れ、ともすれば社会的な関心の低下を嘆き、心がくじけそうになるエイズ対策関係者を励まし、支えてきた。二〇〇五年七月には、神戸で第七回アジア・太平洋地域エイズ国際会議が開かれているが、この会議もＵＮＡＩＤＳの強力なバックアップがなければ開けなかっただろう。神戸ポートピアホールで行われた開会式は、ぷれいす東京の池上千寿子代表と日本ＨＩＶ陽性者ネットワーク・ジャンププラス（ＪａＮＰ＋）の長谷川博史代表（肩書きはいずれも当時）がＭＣ（司会）を担当し、本書にも登場するインドネシアのＨＩＶ陽性女性、フリッカ・チア・イスカンダールさんが感動的なスピーチを行った。日本の厚生労働大臣は出席の予定だったが、国会審議の都合で前日になってキャンセルするという素晴らしい国際感覚を披露した。さらに代理で登壇した政務官が薬物対策であまりにも場違いの発言を繰り返したことから会場には失望の表情が広がった。

だが、そのおかげで会議の開催期間中、長谷川さんのもとには、アジア・太平洋諸国のＮＧＯ関係者や研究者、ＨＩＶ陽性者から「ヒロシ、あの政府のもとで君たちはよくここまで会議の開催にこぎつけたよ」とたくさんの激励と称賛の声が寄せられた。会議はもともと二〇〇三年開催の予定だったが、ＳＡＲＳ（重症急性呼吸器症候群）の流行に配慮して二年間延期された。その延期に対する批判もこれで帳消しになったような印象を受け、後ろで聞いていた私も、ひそかに「あの政府」に対する感謝の念を抱いたことを覚えている。

第一〇回国際エイズ会議が開かれた横浜でも、第七回アジア・太平洋地域エイズ国際会議が開かれた神戸でも、地元のＮＧＯやＮＰＯの人たちが積極的に会議開催の準備に取り組み、その中で生まれた行政機関との信頼関係を生かして、その後のＨＩＶ陽性者支援や予防啓発活動を続けている。こうした動きは、感謝とともに高く評価する必要がある。横浜では会議の年から毎年八月にＡＩＤＳ文化フォーラムin横浜という定期イベントが開催されており、二〇一四年には二〇周年を迎えた。神戸でも会議一〇周年の二〇一五年にはこの一〇年の活動を踏まえた記念行事が計画されていると聞く。こうした継続の力にこそ、希望を託したい。

ピーターは二〇一三年にウガンダのアレックス・コウティーニョ博士とともに第二回野口英世アフリカ賞を受賞し、わが国との絆は一段と強くなった。また、その前年の二〇一二年一一月には第二六回日本エイズ学会学術集会・総会（樽井正義会長）で三〇年間のＨＩＶ／エイズ対策の歴史を振り返り、「エイズ対策の基盤としての科学と人権」をテーマに講演している。同じ年の七月に米国の首都ワシントンで開かれた第一九回国際エイズ会議では、治療の進歩を背景にして「エイズ流行の終わりの始まり」をめぐる議論が活発化していた。一方、日本の世界エイズデー国内啓発キャンペーンのテーマは『AIDS GOES ON… ～エイズは続いている』だった。

エイズ学会の講演でピーターはこの点に触れ、「終わりの始まりなどではなく、エイズは続いているという日本のキャンペーンテーマの方が認識としては正しい」と語っている。抗レトロウイルス治療の普及によってコミュニティ全体のウイルスの総量を減らすことになれば、ＨＩＶの新規感染予防にも大きな効果をもたらす。そうした期待を否定するわけではないが、「予防としての治療」への期待に過度に傾斜することで、逆に治療を取り巻くさまざまな課題への目配りを欠くようなことになるとすれば、実現の可能性はむしろ遠のいていく。

ＨＩＶ／エイズの流行がどれほど大きな国際社会の危機であり、その流行への対応が世界のどの国にとっても、いかに例外的に重要な意味を持つものであるかということは、ピーター自身が本書の終章で強調しているので、どうかそれをお読みいただきたい。

日本は他の国に比べれば流行の拡大を低く抑えられている国として評価されてきた。治療の環境も途上国に比べれば整っている。それでもなお年間一五〇〇人前後の新規ＨＩＶ感染者・エイズ患者が報告されている。長期の増加傾向を示してきた報告数は二〇〇八年ごろから横ばいに転じているとはいえ、二〇一三年は一五九〇件と過去最多だった。厚労省エイズ動向委員会の岩本愛吉委員長は「横ばいのまま高止まり」との認識を示している。

その高止まり傾向が今後、減少へと転じていくのか、それとも再び増加傾向が始まるのか。日本のＨＩＶ／エイズ対策もまた、困難な分岐点に差しかかっている。どうしたらいいのか。本書にはそのためのヒントも数多く記されている。読み方次第だろう。言わずもがなのひと言ではあるが、日本もまた、「NO TIME TO LOSE」（時間を無駄にはできない）の状態であることは、あえて本書の原題に即して付け加えておきたい。

『NO TIME TO LOSE』日本語版刊行に寄せて
――日本の感染症対策の経験とグローバルヘルスへの貢献

黒《くろ》川《かわ》　清《きよし》
特定非営利活動法人日本医療政策機構（ＨＧＰＩ）代表理事、
政策研究大学院大学（ＧＲＩＰＳ）アカデミックフェロー、
公益社団法人グローバルヘルス技術振興基金（GHIT Fund）会長

ＢＴスリングスビー
公益社団法人グローバルヘルス技術振興基金（GHIT Fund）ＣＥＯ

「感染症」と聞いて、すぐさま日本を思い浮かべる読者は多くはないかもしれない。実は日本もそう遠くはない過去に、さまざまな感染症問題に直面していたが、高度経済成長とともに公衆衛生状態を急速に向上させた。ピーター・ピオットが歩んだ道と成し遂げた成果を描く『No Time to Lose』は感染症対策の緊急性、そして国境と分野を超えたパートナーシップの重要性を訴える、非常に適時的かつ重要な本である。二〇一四年、この本に登場するエボラ出血熱は西アフリカを中心に大流行し世界的な脅威となり、日本においては七〇年間も国内感染が見られなかったデング熱の感染が東京を中心に全国で多数確認された。この他にもまだまだ理解や対策が不十分な病気があり、また今後新たな感染症が発見される可能性ももちろんある。こういった二一世紀の感染症対策は国境と分野を超え、官民学の連携が必要となり、ここに日本も積極的に関わっていく必要がある。

日本は困難な公衆衛生問題に立ち向い、解決した経験があるからこそ、ピーター・ピオットが育んできたような国際的・分野横断的なグローバルヘルスのコラボレーションに加わり、日本が有するイノベーションを最大限活かすことで世界に貢献することが可能であると私たちは信じている。

第二次世界大戦直後の日本は劣悪な公衆衛生の状態に直面していた。悲惨な戦災と荒廃、アジア諸国や旧ソ連からの復員と引揚げの混乱を背景に、食糧の生産・運搬・配給そして、公的な保健医療の提供が途絶し、感染症が急速に蔓延しやすい状況下で、国民の大半が土壌伝播寄生虫に感染し、マラリア、フィラリア、住血吸虫症なども見られた。しかし、行政、専門家、住民が一体となった包括的な公衆衛生活動や寄生虫対策を実施した結果、日本はこれらの感染症の制圧に成功した。一方で、今もなお開発途上国を中心に、顧みられない熱帯病（Neglected Tropical Diseases; NTDs）は人々の健康に大きな影響を及ぼしている。

日本は、今まで政府開発援助（ＯＤＡ）や無償技術供与などで開発途上国の発展に大きな貢献を果たしてきた。また、国連機関などの国際機関への拠出金でも世界のトップレベルにある。その一方、保健医療分野に関する支援額は政府開発援助の二％にとどまり、グローバルヘルスの研究開発分野における金額に関しても日本の存在感は決して大きくはない。対ＧＤＰ比で見ても、日本はその国力と比較して十分な貢献ができていないという現状だ。

しかし、日本の研究開発能力が世界でもトップレベルであることに疑いの余地はない。国際特許出願件数、新薬開発数のいずれにおいても、日本は世界の科学技術をリードしている国の一つである。その研究開発能力、すなわち日本が持っている技術とイノベーション創出能力を開発途上国の感染症制圧のために活かすことは、今後の日本にとって大きな意味を持っている。二〇一三年四月に正式に発足したグローバルヘルス技術振興基金（GHIT Fund）は、日本の国際保健分野では初の官民パートナーシップであり、開発途上国で蔓延する感染症という喫緊の課題に取り組むべく、創薬開発の促進および支援を行っており、ピーター・ピオットも理事として参画している。ピーター・ピオットは、アフリカでの感染症等の疾病対策のための研究において顕著な功績を遂げた者に授与される、「野口英世アフリカ賞」の第二回（二〇一三年）受賞者でもある。途上国の感染症制圧に向けて、urgency（切迫感）を持って取り組むGHIT Fundにとって、ピーター・ピオットの幅広い知見、そして深い洞察力に基づく彼の感覚がもたらす影響力は計り知れない。このようにグローバルヘルスの領域において積極的に開発途上国の課題解決に貢献していくことは日本の役割であり、国際社会のリーダー国としての責任でもある。今まさに日本がグローバルヘルスの分野でも積極的にイニシアティブを取り、リーダーシップを発揮する重要なときを迎えている。

この本に書かれている、ピーター・ピオットの冒険的なこれまでの活躍や成果を読んで、遠く離れた国々が舞台だから「日本とは関係ない」と思った読者も少なくないかもしれない。しかし、決してそんなことはない。日本も遠くはない過去において感染症や寄生虫病の蔓延国であったが、優れた技術、分野をまたいだ協力と連携を通じて国内の公衆衛生を急速に向上させた。これらの経験、そして技術立国としてのイノベーションを最大限活用することで、二一世紀の日本は途上国で蔓延する感染症対策を推進し、保健医療の面から国際的に貢献できる余地はいくらでもある。ピーター・ピオットが活躍する感染症との戦い、日本人にとってもそう遠い話ではない。

訳者謝辞

二十余年来の畏友ピーター・ピオットさんは、翻訳を快諾したばかりに、多忙を極める中、訳者からのあまたの問い合わせを受けることになりましたが、その一つひとつに丁寧に対応してくださいました。ハイディ・ラーソンさんには、たくさんの貴重な写真を整理し、日本語版のために提供していただきました。岩本愛吉さんは、医学の素人である訳者の疑問に、懇切に答えてくださいました。エイズ&ソサエティ研究会議（ＪＡＳＡ）の根岸昌功さん、池上千寿子さんはじめ、多年にわたりともにＨＩＶに取り組んできた諸兄姉には、改めて多くのことを教えていただきました。にもかかわらず残されているであろう不備の責は、言うまでもなくすべて訳者にあります。

出版に際しては、公益社団法人グローバルヘルス技術振興基金（GHIT Fund）の黒川清さん、ＢＴスリングスビーさん、公益財団法人日本国際交流センター（ＪＣＩＥ）の大河原昭夫さん、伊藤聡子さんから、多大なご助力をいただきました。

及川健治さん、奥田詠二さんはじめ慶應義塾大学出版会の皆様には、よりよい書籍にするべくご尽力いただきました。

大岩隆明、宮田典子、樽井由紀子には、いつに変わらず、この翻訳の間も支えてもらいました。

この翻訳もまた、多くの方々の連携によって刊行することができました。すべての方々に、こころより感謝を申し上げます。

二〇一五年一月

訳者